北京大学
医院医疗管理制度
（2019版）

北京大学医学部 编写

参编单位

◇ 北京大学第一医院　　◇ 北京大学人民医院
◇ 北京大学第三医院　　◇ 北京大学口腔医院
◇ 北京大学肿瘤医院　　◇ 北京大学第六医院
◇ 北京大学深圳医院　　◇ 北京大学首钢医院
◇ 北京大学国际医院　　◇ 北京大学滨海医院

北京大学医学出版社

BEIJINGDAXUE YIYUAN YILIAO GUANLIZHIDU（2019 BAN）

图书在版编目（CIP）数据

北京大学医院医疗管理制度：2019版/北京大学医学部编写．—北京：北京大学医学出版社，2019.7（2024.3重印）
ISBN 978-7-5659-2006-6

Ⅰ．①北… Ⅱ．①北… Ⅲ．①医院－医药卫生管理－规章制度－北京 Ⅳ．① R197.31

中国版本图书馆CIP数据核字（2019）第 124471 号

北京大学医院医疗管理制度（2019版）

编　　写：北京大学医学部
出版发行：北京大学医学出版社
地　　址：（100191）北京市海淀区学院路38号　北京大学医学部院内
电　　话：发行部 010-82802230；图书邮购 010-82802495
网　　址：http://www.pumpress.com.cn
E-mail：booksale@bjmu.edu.cn
印　　刷：中煤（北京）印务有限公司
经　　销：新华书店
责任编辑：刘陶陶　责任校对：靳新强　责任印制：李啸
开　　本：787 mm×1092 mm　1/16　印张：35　字数：890千字
版　　次：2019年7月第1版　2024年3月第3次印刷
书　　号：ISBN 978-7-5659-2006-6
定　　价：180.00元
版权所有，违者必究
（凡属质量问题请与本社发行部联系退换）

北京大学医院医疗管理制度

（2019版）

编写委员会

总　顾　问	詹启敏　刘玉村
顾问委员会	刘新民　潘义生　姜保国　赵　越　乔　杰　金昌晓
	郭传瑸　周永胜　季加孚　朱　军　陆　林　王向群
	顾　晋　向平超　陈　芸　王　涛　张　俊　李长春
	陈仲强　刘　洋
主任委员	刘晓光
副主任委员	肖　渊　张　骞　王　平　张　俊　付　卫　蔡志刚
	郭　军　孙洪强　王　琦　王海英　杨雪松　杜新平
编委会成员	詹启敏　刘玉村　刘晓光　张　骞　王　平　张　俊
	付　卫　蔡志刚　郭　军　孙洪强　王　琦　王海英
	杨雪松　杜新平　李　岩　庹　琳　林　箐　刘　霞[*]
	杨毅恒　李六亿

编写工作组

项目总策划	刘晓光
项目总协调	张 骞　李 岩
编写指导	李 岩
项目协调	庹 琳　李 清　简 忠　刘 玮　夏 静
参编人员	（按姓氏笔画排序）

丁小容　丁炎明　丁建芬　王小鸥　王凤廷　王　方
王　平　王　迎　王　泠　王海英　王　涌　王晶桐
王　德　尹绍尤　邓述华　古　今　左晓霞　石　允
东　静　付　卫　付京波　付俊英　冯婉玉　匡季秋
朱硕斌　刘天钊　刘　兰　刘　宇　刘　红　刘　丽
刘　玮　刘　坤　刘晓光　刘翠梅　刘　霞[*]　刘　霞[**]
江婵娣　许春娟　孙洪强　孙培红　纪少博　杜云霞
李六亿　李　华　李自力　李秀娥　李　岩　李欣欣
李　清　李　琪　李葆华　李　谦　李海峰　李静文
李静姿　杨万杰　杨　虹　杨雪松　杨　煦　杨毅恒
吴金秋　吴清香　佘永军　谷友惠　谷心灵　应菊素
宋　玮　宋　蕊　张子凡　张文丽　张宁波　张　伟
张会芝　张　红　张秀英　张良辉　张艳华　张晓静
张海英　张　超　张　颖　张　骞　张　霁　张翠翠
张耀东　陆宇晗　陈　京　陈美恋　陈斌斌　范　昭
林海燕　林　箐　易　黎　周小二　周晶娟　郑利光
郑秋实　赵世隆　赵电红　赵　彦　胡小素　胡　凯
胡美华　柏冬丽　柳　鹏　段京莉　施祖东　洪　颖
胥雪冬　姚　希　姚贵忠　袁泽恩　袁晓宁　夏宇曦
夏　雨　夏　静　高　玥　高　燕　郭　军　郭秀英
郭春梅　郭海飞　黄　剑　黄　婧　曹　庚　曹　洋
曹煜隆　庹　琳　康海华　梁红元　程秀玲　谢华晓
赖文娟　简　忠　裴　征　管艳萌　熊玉兰　颜　东
薛　冬　薄天慧　戴　欣

[*] 北京大学第一医院刘霞；[**] 北京大学首钢医院刘霞

前言

《明茨伯格管理进行时》中说："设法弄清楚什么使管理者有效，哪怕只是设法评估管理者是否有效，都是件相当困难的事。如果相信答案很简单，问题只会变得更难。"如何实现大型三级甲等医院的"科学规范、有效管理"是个复杂问题，尤其在深化医疗体制改革的当下，解题路径尤显驳杂。

北京大学拥有6家直属附属医院、4家共建附属医院及14家教学医院，百余年来始终肩负国家医学科学发展引领重任。同时，我们也深刻意识到大学附属医院所面临的各种挑战。随着新技术、新方法、新药物的引入，医疗技术有了长足发展，但在体制管理、制度创新等方面尚未实现同步发展。管理制度上的相对滞后，延宕了医院的行进步伐。这也是我们启动《北京大学医院医疗管理制度》（以下简称《制度》）编写工作的初衷。我们期望以此为基础，未来逐步实现医院管理有依据、管理方式规范、管理结果可评估的全程科学管理模式。

《制度》是在认真研究了大量的国内外医院医疗管理先进经验的基础上，广泛吸取了先进的医院医疗管理研究成果，充分结合我国国情和现状组织编写出版的。其信息主要来源于北京大学十家附属医院，经百余位医院管理者集思广益、充分研讨、反复推敲，从医疗、护理、药事、医院感染等4个部门现行制度的近3000个条目中，提炼整合出最终的200余个条目，并实现了名称、内容、编写版式、监管表述的四个统一。《制度》的主要内容为医疗管理制度和医疗管理参考信息。第一章为医疗质量安全管理的18项核心制度，第二到七章为医疗、护理、药事、医院感染、特殊专业、应急等章节，为医疗诊治活动中必备的基础管理制度。第八章为医疗管理参考信息，收录了中国政府网、国家卫生健康委员会等网站发布的现行法律法规、政府文件、国家标准、行业标准等相关信息。《制度》在整合中对极为个性化的内容采用了提出管理原则的方式，为医院预留了管理空间。

《制度》编撰始终得到北京大学医学部党政领导的高度重视，在医学部主管领导的亲自部署、医院管理处全体同仁的努力、十家附属医院百余位医院管理者及出版社编审人员的奋勉下，以及第一三共（中国）投资有限公司的支持，终究得以付梓。但由于时间有限，书中缺憾在所难免，其内容、可操作性、实用性方面将会不断修订和完善，以适应我国不断发展的医疗卫生事业的需求。

全民健康，强国之基。医院管理是片沃土，让我们一起耕耘，共赏绿意盎然。

北京大学医院医疗制度编委会

2019年春

目 录

第一章 医疗质量安全管理核心制度 ············· 1
- 一、首诊负责制度 ············· 3
- 二、三级查房制度 ············· 4
- 三、会诊制度 ············· 7
- 四、分级护理制度 ············· 8
- 五、值班和交接班制度 ············· 10
- 六、疑难病例讨论制度 ············· 11
- 七、急危重患者抢救制度 ············· 12
- 八、术前讨论制度 ············· 14
- 九、死亡病例讨论制度 ············· 15
- 十、查对制度 ············· 16
- 十一、手术安全核查制度 ············· 17
- 十二、手术分级管理制度 ············· 19
- 十三、新技术和新项目准入制度 ············· 21
- 十四、危急值报告制度 ············· 22
- 十五、病历管理制度 ············· 22
- 十六、抗菌药物分级管理制度 ············· 25
- 十七、临床用血审核制度 ············· 26
- 十八、信息安全管理制度 ············· 27

第二章 医疗管理制度 ············· 30
- 一、医疗相关管理委员会工作制度 ············· 33
- 二、医师依法执业管理制度 ············· 35
- 三、医疗技术临床应用管理规定 ············· 36
- 四、患者隐私权利保护制度 ············· 38
- 五、知情同意告知制度 ············· 39
- 六、转科、转院制度 ············· 41
- 七、手术部位标识管理制度 ············· 41

目 录

　　八、手术风险评估管理制度 ………………………………… 42
　　九、临床用血管理制度 ……………………………………… 43
　　十、电子病历管理规定 ……………………………………… 45
　　十一、临床路径管理制度 …………………………………… 50
　　十二、单病种管理制度 ……………………………………… 52
　　十三、医嘱管理制度 ………………………………………… 54
　　十四、放射防护管理制度 …………………………………… 55
　　十五、门诊工作制度 ………………………………………… 57
　　十六、多学科诊疗管理制度 ………………………………… 62
　　十七、远程医疗会诊管理制度 ……………………………… 63
　　十八、医用耗材管理制度 …………………………………… 65
　　十九、医疗安全（不良）事件报告制度 …………………… 67
　　二十、投诉管理制度 ………………………………………… 70
　　二十一、医疗纠纷处理制度 ………………………………… 71
　　二十二、重大医疗纠纷处理制度 …………………………… 72

第三章　护理管理制度 ……………………………………… **74**
　　一、组织体系建设 …………………………………………… 75
　　二、人力资源管理 …………………………………………… 81
　　三、临床护理管理 …………………………………………… 89
　　四、护理教育培训与科研 …………………………………… 110

第四章　药事管理制度 ……………………………………… **120**
　　一、药事管理与药物治疗学委员会工作制度 ……………… 124
　　二、处方管理制度 …………………………………………… 128
　　三、药品目录动态调整管理办法 …………………………… 135
　　四、国家基本药物使用管理制度 …………………………… 137
　　五、医院药品采购管理制度 ………………………………… 138
　　六、临时采购药品审批管理制度 …………………………… 139
　　七、麻醉药品、第一类精神药品管理制度 ………………… 140
　　八、第二类精神药品管理制度 ……………………………… 147
　　九、药品类易制毒化学品管理制度 ………………………… 148
　　十、医疗用毒性药品管理制度 ……………………………… 149
　　十一、放射性药品管理制度 ………………………………… 149

十二、临床科室备用药品管理制度	150
十三、药品召回管理制度	155
十四、重点监控药品管理制度	156
十五、药品用量动态监测及超常预警制度	158
十六、突发事件药事管理应急预案	159
十七、突发事件特殊管理药品药事管理应急预案	159
十八、医院用药错误监测与报告管理制度	159
十九、医院防统方管理规定	162
二十、医院退药管理规定	163
二十一、药品质量管理制度	165
二十二、药品不良反应/事件报告和监测管理制度	168
二十三、药品严重不良反应/事件应急预案	172
二十四、药品安全危害事件管理制度	173
二十五、临床合理用药管理制度	176
二十六、超说明书用药管理规定	178
二十七、处方点评管理制度	182
二十八、高警示药品分级管理制度	185
二十九、抗菌药物管理制度	187
三十、抗肿瘤药物管理制度	194
三十一、生物制品管理制度	197

第五章 医院感染管理制度 …… **200**

一、医院感染质量管理制度	202
二、医院感染管理知识培训制度	210
三、医院感染监测制度	212
四、清洁与消毒制度	217
五、手卫生与隔离制度	228
六、重点部门医院感染管理制度	239
七、重点部位医院感染监测与防控制度	294
八、关键环节医院感染监测与防控制度	300
九、多重耐药菌监测与防控制度	305
十、传染病防控相关制度	310
十一、医务人员职业暴露管理制度	316
十二、医疗废物管理制度	318

目　录

第六章　特殊专业管理制度　324
- 一、急诊管理　326
- 二、重症监护管理　329
- 三、产科和新生儿护理管理　330
- 四、手术室管理　339
- 五、消毒供应中心管理　344
- 六、血液净化管理　349
- 七、精神科管理　351

第七章　应急管理制度　357
- 一、突发事件紧急医学救援制度　358
- 二、药事管理相关应急处理　366
- 三、护理服务相关应急处理　368
- 四、其他突发事件应急处理　375

第八章　参考信息　378
- 一、医疗风险管理　380
- 二、质量管理工具　386
- 三、质量管理指标　393
- 四、相关法规文件　476

第一章 医疗质量安全管理核心制度

一、首诊负责制度 ················· 3
    （一）目的 ····················· 3
    （二）定义 ····················· 3
    （三）基本要求 ················· 3
    （四）具体细则 ················· 3

二、三级查房制度 ················· 4
    （一）目的 ····················· 4
    （二）定义 ····················· 4
    （三）基本要求 ················· 5
    （四）具体细则 ················· 5

三、会诊制度 ····················· 7
    （一）目的 ····················· 7
    （二）定义 ····················· 7
    （三）基本要求 ················· 7
    （四）具体细则 ················· 7

四、分级护理制度 ················· 8
    （一）目的 ····················· 8
    （二）定义 ····················· 8
    （三）基本要求 ················· 8
    （四）具体细则 ················· 8

五、值班和交接班制度 ············· 10
    （一）目的 ···················· 10
    （二）定义 ···················· 10
    （三）基本要求 ················ 10
    （四）具体细则 ················ 11

六、疑难病例讨论制度 ············· 11
    （一）目的 ···················· 11
    （二）定义 ···················· 11
    （三）基本要求 ················ 12
    （四）具体细则 ················ 12

七、急危重患者抢救制度 ··········· 12
    （一）目的 ···················· 12
    （二）定义 ···················· 12
    （三）基本要求 ················ 12
    （四）具体细则 ················ 13

八、术前讨论制度 ················ 14
    （一）目的 ···················· 14
    （二）定义 ···················· 14
    （三）基本要求 ················ 14
    （四）具体细则 ················ 14

九、死亡病例讨论制度 15
（一）目的 15
（二）定义 15
（三）基本要求 15
（四）具体细则 16

十、查对制度 16
（一）目的 16
（二）定义 16
（三）基本要求 16
（四）具体细则 16

十一、手术安全核查制度 17
（一）目的 17
（二）定义 17
（三）基本要求 17
（四）具体细则 17

十二、手术分级管理制度 19
（一）目的 19
（二）定义 19
（三）基本要求 19
（四）具体细则 19

十三、新技术和新项目准入制度 21
（一）目的 21
（二）定义 21
（三）基本要求 21
（四）具体细则 21

十四、危急值报告制度 22
（一）目的 22
（二）定义 22
（三）基本要求 22
（四）具体细则 22

十五、病历管理制度 22
（一）目的 22
（二）定义 22
（三）基本要求 23
（四）具体细则 23

十六、抗菌药物分级管理制度 25
（一）目的 25
（二）定义 25
（三）基本要求 25
（四）具体细则 25

十七、临床用血审核制度 26
（一）目的 26
（二）定义 27
（三）基本要求 27
（四）具体细则 27

十八、信息安全管理制度 27
（一）目的 27
（二）定义 28
（三）基本要求 28
（四）具体细则 28

第一章　医疗质量安全管理核心制度

医疗质量管理直接关系到人民群众的健康权益和对医疗服务的切身感受。持续改进质量，保障医疗安全，是卫生事业改革和发展的重要内容和基础。2016年7月26日《医疗质量管理办法》（以下简称为《办法》）讨论通过，于2016年11月1日起施行。《办法》的出台，为各级卫生健康行政部门以及各级各类医疗机构加强医疗质量管理工作，规范医疗服务行为，保障医疗安全奠定了法律基础。

医疗质量管理是医院管理的核心，各级各类医疗机构是医疗质量管理的第一责任主体，医疗质量管理工作作为一项长期工作任务，需要有制度保障。本章节汇集北京大学10家附属医院现有制度，并进行充分论证和萃取，最终整合成能够为十家医院管理提供保障的、符合国家卫生健康委要求的18项医疗质量安全管理核心制度，以及医疗、护理、药事和医院感染管理的基础制度。

医疗质量安全管理核心制度（以下简称《核心制度》）是指医疗机构及其医务人员在诊疗活动中应当严格遵守的相关制度，主要包括：首诊负责制度、三级查房制度、会诊制度、分级护理制度等18项管理制度。"核心制度"的撰写体例与其他章节制度的撰写有所不同，文中将国家卫生健康委员会发布的《医疗质量安全核心制度要点》（国卫医发〔2018〕8号）放在制度中呈现，旨在使管理者更好地把握制度要求的方向和要点，准确地理解"核心制度"的内容，扎实地落实制度中的各项要求。

一、首诊负责制度

（一）目的

为了更好地保证医疗服务的及时性、连续性、有效性和安全性，提高医疗质量，提高患者诊治水平，制定本制度。

（二）定义

首诊负责制度是指患者的首位接诊医师（首诊医师）在一次就诊过程结束前或由其他医师接诊前，负责该患者全程诊疗管理的制度。医疗机构和科室的首诊责任参照医师首诊责任执行。

（三）基本要求

1．明确患者在诊疗过程中不同阶段的责任主体。

2．保障患者诊疗过程中诊疗服务的连续性。

3．首诊医师应当作好医疗记录，保障医疗行为可追溯。

4．非本医疗机构诊疗科目范围内疾病，应告知患者或其法定代理人，并建议患者前往相应医疗机构就诊。

（四）具体细则

1．首诊医师不得以任何理由拒绝诊治患者，而应在接到接诊信息后立即到岗，热情接待，详细检查，认真书写病历，提出诊断和处理意见。如果诊断为非本科疾患，亦应当做必要的处置，书写病历，同时请示上级医师，必要时请有关科室会诊。若属危重抢救患者，首诊医师必须及时抢救患者，同时向上级医师汇报。坚决杜绝科室间、医师间推诿患者。

2．首诊医师请其他科室会诊必须先经本科上级医师查看患者并同意。被邀科室亦应当有二线医师以上人员参加会诊。

3．两个科室的医师会诊意见不一致时，须分别请示本科上级医师，直至本科主任。如果双方仍不能达成一致意见，由首诊科室上报医院医务管理部门协调解决。在诊疗方案未达成之前，由首诊科室医师负责诊治，不得推诿。

4．被邀会诊的科室医师须按时会诊，执行医院会诊制度，发表意见并做病历记录，协助处置。会诊意见必须向邀请科室医师书面交代。

5．复合伤或涉及多科室的危重患者抢救，在未明确由哪一科室主管之前，除首诊科室负责诊治外，所有的有关科室须执行危重患者抢救制度，协同抢救，不得推诿，不得擅自离去。各科室分别进行相应的处理并及时做病历记录。

6．首诊医师对需要紧急抢救的患者，须先抢救，同时由患者陪同人员办理挂号和交费等手续，不得因强调挂号、交费等手续延误抢救时机。

7．首诊医师抢救急、危、重症患者，在患者稳定之前不得随意转院，因医院病床、设备和技术条件所限，须由二线或上级医师亲自查看病情，决定是否可以转院，对需要转院且病情允许的患者，须由责任医师（必要时由医院管理部门或总值班）先与接收医院联系，对病情记录、途中注意事项、护送等均须作好交代和妥善安排。

8．应当做好医疗文书的记录，保障医疗行为可追溯。

9．首诊医师下班前，应将患者移交接班医师，把患者的病情及需注意的事项交代清楚，并认真做好交接班记录。

10．凡在接诊、诊治、抢救患者或转院过程中未执行上述规定者，追究首诊医师、当事人和科室的责任。

二、三级查房制度

（一）目的

为随时了解、掌握患者病情变化，解决医疗问题，保证医疗安全和医疗质量，提高医师的基础理论和诊疗水平，制定本制度。

（二）定义

三级查房制度是指患者住院期间，由不同级别的医师以查房的形式实施患者评估、制定与调整诊疗方案、观察诊疗效果等医疗活动的制度。

（三）基本要求

1．医院实行科主任领导下的三个不同级别的医师查房制度。三个不同级别的医师可以包括但不限于主任医师或副主任医师-主治医师-住院医师。

2．遵循下级医师服从上级医师，所有医师服从科主任的工作原则。

3．医院应当明确各级医师的医疗决策和实施权限，明确各级医师的岗位职责。

4．医院应当严格明确查房周期。工作日每天至少查房2次，非工作日每天至少查房1次，三级医师中最高级别的医师每周至少查房2次，中间级别的医师每周至少查房3次。术者必须亲自在术前和术后24 h内查房。

5．医院应当明确医师查房行为规范，尊重患者，注意仪表，保护隐私，加强沟通，规范流程。

6．开展护理、药师查房的可参照上述规定执行。

（四）具体细则

1．三级医师查房其级别应包括但不限于：初级职称医师（住院医师/进修医师）、中级职称医师（主治医师）、高级职称医师（副主任医师/主任医师）。

2．查房时间

除按照国家卫生健康委规定的查房周期外，对危重患者，住院（进修）医师应随时观察病情变化并及时处理，根据病情随时请主治医师、副主任医师、主任医师、科主任检查患者。

3．科主任、主任医师、副主任医师或主治医师查房时，住院（进修）医师、护士长和有关人员必须参加。查房要自上而下逐级严格要求。

4．上级医师查房前，住院（进修）医师须认真准备，并把所需各种资料备齐。查房时，住院（进修）医师简要报告病历、目前病情，随时回答上级医师的提问，提出需要解决的问题。上级医师查房的意见和决定，要详细记录在当日的病程记录中。

5．科主任、主任医师或副主任医师查房

对新入院的患者，72 h内副主任以上职称医师要进行查房，确定疑难、危重患者的诊断及治疗计划；决定重大手术及特殊检查治疗；介绍国内外的新进展、新观点、新疗法；检查医嘱、病历、护理质量；听取下级医师和护士对诊疗护理的意见，进行必要的医疗、教学指导工作。

对诊断不清、治疗不顺利，或有教学意义，或有医学鉴定等情况的患者，要组织全科查房讨论。如果全科讨论仍不能明确诊治，或有重要教学意义的病历应提请医院管理部门组织全院讨论或组织院外会诊。典型病例及少见病例可作示教性查房。

6．主治医师查房

对新入院的一般患者查房必须在48 h内完成，危重患者入院后立即查房，并在病历中体现出查房意见。对住院后的患者，主治医师第二次查房间隔不得超过3天。查房内容包括但不限于：

（1）检查指导下级医师工作，尤其对新入院、危重、诊断未明、治疗效果不佳的患者，对有潜在医疗纠纷的患者等进行重点检查和讨论。

（2）检查病历并纠正错误记录。

（3）了解患者病情变化。

（4）检查医嘱执行情况及治疗效果。

（5）确定患者的诊断及治疗原则。

（6）决定患者会诊、出院、转院等事宜。

（7）遇有危重及疑难病例及时向上级医师汇报、请示。

（8）介绍诊疗新进展。

7．总住院医师查房

（1）指导住院医师对新入院患者的诊断和治疗，提出初步的处理意见，指导危重患者的初步诊断和处理，并及时向上级医师汇报。

（2）检查上级医师查房意见和医嘱的执行情况，检查病历书写和医疗质量。

8．住院医师查房

（1）每日查房两次，及时准确掌握患者的病情变化，重点巡视危重、疑难、待诊断、新入院、手术后的患者，对危重患者、手术后患者须随时观察病情变化，根据病情申请各项化验和检查，分析检查结果，采取相应的措施，主动向上级医师汇报。

（2）检查当天医嘱执行情况；给予必要的临时医嘱并开写次晨特殊检查的医嘱；了解患者的心理及饮食情况；主动征求患者对医疗、护理、生活等方面的意见。

（3）为上级医师查房准备好有关资料，准确汇报病历，提出诊疗方案及需要解决的问题，汇报上级医师指示的执行情况。

9．三级医师节假日查房

（1）住院医师或值班医师应按住院医师查房要求进行查房。

（2）主治医师应按主治医师查房要求进行查房。

（3）科主任、上级医师应保持信息通畅，随叫随到，以保证患者节假日医疗安全。

10．医院应指定相关管理部门负责对该制度实施情况的监督与管理，院科两级定期考核三级查房记录。

11．查房时注意保护患者隐私，遵守保护性医疗制度。

12．严格执行三级医师管理。科室三级医师人员不完备时，上级医师可以替代负责下级医师工作，下级医师不可以替代负责上级医师工作。

三、会诊制度

（一）目的

为了更恰当地解决疑难病例的诊疗，提高医疗质量、保障医疗安全的重要环节，加强各科室之间或各医院之间协作，制定此制度。

（二）定义

会诊是指出于诊疗需要，由本科室以外或本机构以外的医务人员协助提出诊疗意见或提供诊疗服务的活动，规范会诊行为的制度称为会诊制度。

（三）基本要求

1．按会诊范围，会诊分为机构内会诊和机构外会诊。机构内多学科会诊应当由医疗管理部门组织。

2．按病情紧急程度，会诊分为急会诊和普通会诊。机构内急会诊应当在会诊请求发出后 10min 内到位，普通会诊应当在会诊发出后 24h 内完成。

3．医院应当统一会诊单格式及填写规范，明确各类会诊的具体流程。

4．原则上，会诊请求人员应当陪同完成会诊，会诊情况应当在会诊单中记录。会诊意见的处置情况应当在病程中记录。

5．前往或邀请机构外会诊，应当严格遵照国家有关规定执行。

（四）具体细则

1．会诊目的须明确。

2．会诊医师资格

原则上须由主治医师或主治医师职称以上的医师承担院内会诊工作，如被邀科室的医师因故不能及时到场，须由科室安排本科同级或以上医师代为会诊。按会诊级别，由相应资质医师申请和完成。

3．会诊时对疑难病例诊断不清或处理有困难，会诊医师可请本科上级医师协作会诊或提请多学科会诊。

4．会诊后确认需转科的患者，由会诊医师签署转科意见，自签署时起，患者的诊疗责任由转入科室负责。因各种原因暂时不能转入时，转入科室须确保患者不发生诊疗延误。抢救及危重患者须及时转入，确有困难时须上报医务管理部门协调解决。

5．会诊医师需全面详细询问及查体，详细阅读病历，按照基本要求，完成会诊全流程。

6．科际会诊须经主治医师审核并签字。如为急会诊，需直接注明。危重患者可电话通知有关科室医师来紧急会诊。如会诊值班医师正在手术或抢救患者，由上级医师或科主任参加。

7．多学科联合会诊，由申请科室将会诊时间、地点报医院医务管理部门统一协调，并按照制度基本要求填写会诊单。申请会诊科室需明确会诊主持人（主持人需副主任医师或以上职称）。申请会诊科室须提前做好会诊准备；受邀会诊专家需按时到达会诊地点，完成会诊工作。必要时，医院管理部门派人参加。会诊后，申请科室应及时书写院内会诊记录，并登记。申请科室应将会诊意见以及执行情况在病程记录中详细记录，并向患者及家属交代。

8．邀请院外会诊

本院不能诊治的疑难病例或特殊病例，按制度基本要求填写申请单后，将会诊申请报医院医务管理部门与有关单位联系，确定会诊时间。同时需要向患者说明会诊目的、费用等情况，征得患者同意。对不具备完全民事行为能力的患者，须征得其近亲属或者监护人的同意，在病程记录中记录。会诊时须有副主任医师或以上职称的医师陪同，经治医师要详细介绍病情，做好会诊前的准备工作，并做好会诊记录。

9．医师外出会诊

副主任医师或以上职称者，经科室考核后，报医院管理部门备案，方可参加外出会诊。医疗管理部门对外派医师会诊的医院，审核是否具备相关的诊疗科目。以上情况在（急危重症）急会诊、抢救情况下除外。外出会诊医师返回医院报医疗管理部门，个人多点执业不属于本制度规定范围。

四、分级护理制度

（一）目的

为加强医院临床护理工作，规范临床分级护理及护理服务内涵，保证护理质量，保障患者安全，制定本指导原则。

（二）定义

分级护理制度是指医护人员根据住院患者病情和（或）自理能力对患者进行分级别护理的制度。

（三）基本要求

1．医疗机构应当按照国家分级护理管理相关指导原则和护理服务工作标准，制定本机构分级护理制度。

2．原则上，护理级别分为特级护理、一级护理、二级护理、三级护理4个级别。

3．医护人员应当根据患者病情和（或）自理能力变化动态调整护理级别。

4．患者护理级别应当明确标识。

（四）具体细则

1．分级护理原则

（1）分级护理分为4个级别　特级护理、一级护理、二级护理和三级护理。

（2）临床护士根据患者的护理级别和医师制订的诊疗计划，为患者提供基础护理服务和护理专业技术服务。

（3）确定患者的护理级别，应以患者病情和（或）生活自理能力为依据，护士在工作中发现患者病情变化，应当及时与医师沟通，根据患者的情况变化进行动态调整。

2．特级护理

（1）分级依据（符合以下情况之一，可确定为特级护理）

1）维持生命，实施抢救性治疗的重症监护患者。

2）病情危重，随时可能发生病情变化需要进行监护、抢救的患者。

3）各种复杂或大手术后、严重创伤或大面积烧伤的患者。

（2）护理要点

1）严密观察患者病情变化，持续监测生命体征。

2）遵医嘱正确实施治疗、给药措施。

3）根据医嘱，准确记录出入量。

4）正确实施基础护理和专科护理，六洁到位，安全措施到位。保持患者的舒适和功能体位。

5）提供护理相关健康指导。

6）床旁交接班，重症记录符合要求。

3．一级护理

（1）分级依据（符合以下情况之一，可确定为一级护理）

1）病情趋向稳定的重症患者。

2）病情不稳定或随时可能发生变化的患者。

3）手术后或治疗期间需要严格卧床休息的患者。

4）自理能力重度依赖的患者。

（2）护理要点

1）每小时巡视患者，观察患者病情变化。

2）根据病情，监测生命体征。

3）遵医嘱正确实施治疗、给药措施。

4）根据患者病情正确实施基础护理和专科护理，六洁到位、安全到位。

5）提供护理相关的健康指导。

4．二级护理

（1）分级依据（符合以下情况之一，可确定为二级护理）

1）病情趋于稳定或未明确诊断前，仍需观察，且自理能力轻度依赖的患者。

2）病情稳定，仍需卧床，且自理能力轻度依赖的患者。

3）病情稳定或处于康复期，且自理能力中度依赖的患者。

（2）护理要点

1）每2 h巡视患者，观察患者病情变化。

2）根据病情，监测生命体征。

3）遵医嘱正确实施治疗、给药措施。

4）根据患者病情，正确实施护理措施和安全措施。

5）提供护理相关的健康指导。

5．三级护理

（1）分级依据病情稳定或处于康复期，且自理能力轻度依赖或无需依赖的患者。

（2）护理要点

1）每3 h巡视患者，观察患者病情变化。

2）根据患者病情，测量生命体征。

3）遵医嘱正确实施治疗、给药措施。

4）提供护理相关的健康指导。

五、值班和交接班制度

（一）目的

为了规范交接班工作，提高工作效率，确保医疗安全，制定本制度。

（二）定义

值班和交接班制度是指医院及其医务人员通过值班和交接班机制保障患者诊疗过程连续性的制度。

（三）基本要求

1．医院应当建立全院性医疗值班体系，包括临床、医技、护理部门以及提供诊疗支持的后勤部门，明确值班岗位职责并保证常态运行。

2．医院实行总值班制度，有条件的医院可以在医院总值班外，单独设置医疗总值班和护理总值班。总值班人员需接受相应的培训并经考核合格。

3．医院及科室应当明确各值班岗位职责、值班人员资质和人数。值班表应当在全院公开，值班表应当涵盖与患者诊疗相关的所有岗位和时间。

4．当值医务人员中必须有本机构执业的医务人员，非本机构执业医务人员不得单独值班。当值人员不得擅自离岗。

5．各级值班人员应当确保通讯畅通。

6．四级手术患者手术当日和急危重患者必须床旁交班。

7．值班期间所有的诊疗活动必须及时记入病历。

8．交接班内容应当专册记录，并由交班人员和接班人员共同签字确认。

（四）具体细则

1．医院应建立医疗值班体系，各值班岗位职责明确，设立总值班。临床科室和医技科室根据本科室医疗工作情况明确岗位职责和人员资质，核定夜间、周末及节假日值班工作岗位及人员数量。

2．交接班是指在正常工作时间与夜班或节假日时间，由主管医师和值班医师或值班医师之间，将病区的医疗工作嘱咐委托。

3．实行三级医师值班制。原则上一线值班医师由住院医师担任，二线值班医师由主治医师或以上医师担任，三线值班医师由副高职称以上医师担任。

4．各级值班医师不得擅离职守。各科室可根据实际情况，在保证医疗质量和安全的前提下适当调整，调整方案须向医院管理部门提出申请，批准后未在院留宿医师必须保证电话畅通，随叫随到。

5．接班后一线值班医师全面负责病区的医疗工作，按照常规完成患者的医疗诊治，特别注意危重和手术后患者，并作病程记录。对急诊入院的患者，及时接诊，按规定书写病历，给予必要的处置，参加急诊手术。

6．二线值班医师负责本科（或本病区）疑难问题的处理和院内科际间的急会诊。对疑难和危重患者应及时请上级医师或请专科医师会诊。

7．三线值班医师负责本科疑难危重患者的诊治和抢救，负责科际间的医疗行政协调工作。

8．值班人员保证按时到岗交接班，应在交接班记录本上规范记录并由交接班双方签字。

9．交接班基本内容包括：当日手术及操作患者、当日急诊入院患者、当日病情有变化的患者、一级护理和特级护理的患者、其他生命体征不平稳患者、需要输血患者和需要接班后进一步处理的患者。

10．药剂科、检验科、医学影像科、血库/输血科等医技科室，须根据情况制定并落实本部门值班和交接班规定，值班人员必须坚守岗位，保证临床医疗工作的顺利进行。

11．总值班人员应接受相应的培训后可上岗。

六、疑难病例讨论制度

（一）目的

为尽早明确诊断或完善诊疗方案，提高诊断率、治愈率和抢救成功率，培养各级医师诊疗水平，制定本制度。

（二）定义

疑难病例讨论制度是指为尽早明确诊断或完善诊疗方案，对诊断或治疗存在疑难问题的病例进行讨论的制度。

（三）基本要求

1．医院及临床科室应当明确疑难病例的范围，包括但不限于出现以下情形的患者：没有明确诊断或诊疗方案难以确定、疾病在应有明确疗效的周期内未能达到预期疗效、非计划再次住院和非计划再次手术、出现可能危及生命或造成器官功能严重损害的并发症等。

2．疑难病例均应由科室或医疗管理部门组织开展讨论。讨论原则上应由科主任主持，全科人员参加。必要时邀请相关科室人员或机构外人员参加。

3．医院应统一疑难病例讨论记录的格式和模板。讨论内容应专册记录，主持人需审核并签字。讨论的结论应当记入病历。

4．参加疑难病例讨论成员中应当至少有2人具有主治及以上专业技术职务任职资格。

（四）具体细则

1．疑难病例讨论会根据诊疗工作需要不定期举行，可在主任医师/科主任查房时进行。

2．讨论由主管医师报告病史，主治医师及以上人员介绍有关病情、诊断、治疗经过并提出有待解决的问题，由全体参加人员讨论分析，讨论分析内容应包括病情分析、诊断意见、检查意见、治疗方案、疗效分析以及预后的评估。

3．指定专人记录讨论内容，经主持讨论的上级医师审查后，记入病历。

4．疑难病例讨论记录的保管：住院患者的疑难病例讨论记录除在本病区病例讨论本上完成记录并于本病区保存外，还应在住院病历中有讨论的主要内容。

5．存在医疗争议的讨论由科室主任提出申请，医疗主管部门主持，医患关系、医疗质量等相关管理部门及其他相关临床科室共同参与讨论，并组织实施。医疗争议病例讨论应记录于科室专用本，其主要诊断治疗意见应在病历中体现。

七、急危重患者抢救制度

（一）目的

为了迅速调动医疗资源，使急危重症患者能够得到及时有效规范的救治，挽救生命。

（二）定义

急危重患者抢救制度是指为控制病情、挽救生命，对急危重患者进行抢救并对抢救流程进行规范的制度。

（三）基本要求

1．医疗机构及临床科室应当明确急危重患者的范围，包括但不限于出现以下情形的患者：病情危重，不立即处置可能存在危及生命或出现重要脏器功能严重损害，生命体征不稳定并有恶化倾向等。

2．医疗机构应当建立抢救资源配置与紧急调配的机制，确保各单元抢救设备和药品可用。建立绿色通道机制，确保急危重患者优先救治。医疗机构应当为非本机构诊疗范围内的急危重患者的转诊提供必要的帮助。

3．临床科室急危重患者的抢救，由现场级别和年资最高的医师主持。紧急情况下医务人员参与或主持急危重患者的抢救，不受其执业范围限制。

4．抢救完成后6h内应当将抢救记录记入病历，记录时间应具体到分钟，主持抢救的人员应当审核并签字。

（四）具体细则

1．危重患者抢救严格执行首诊负责制，全体工作人员不得以任何借口推迟抢救，必须全力以赴，分秒必争，并做到严肃、认真、细致、准确，各种记录及时全面。

2．危重患者的抢救工作，一般由科主任或负责人统一组织并主持。科主任或负责人因故未到抢救现场时，由主治科室现场职称最高的医师主持抢救工作，但必须及时通知科主任或负责人。涉及多专业病伤时，由主治科室负责邀请有关科室参加抢救。

3．参加危重患者抢救的医护人员必须熟悉抢救措施，护士应备齐抢救物品，明确分工、紧密合作、各司其职、坚守岗位，所有参加抢救人员要听从指挥，无条件服从主持抢救医师的医嘱，但对抢救患者有益的建议，可提请主持抢救医师认定后用于抢救患者，原则上不得以口头医嘱形式直接执行，特殊紧急情况下的口头医嘱应经主持抢救医师核对后执行。

4．危重患者抢救时应有医技科室、后勤部门及相关职能部门的全力配合，以充分支持和保证抢救工作的顺利进行，各科室、各部门不得借故推诿。抢救工作中遇到诊断、治疗、供应、技术操作等方面的困难时，组织抢救科室可直接与有关科室联系或由医院负责医疗工作相关部门联系安排，迅速解决。

5．急危重症、大手术及需跨科协同抢救的患者，或遇突发、群体性事件时应及时报告医院负责医疗、护理工作相关部门（或总值班）以及主管院长，以便组织有关科室共同进行抢救工作。

6．病情许可情况下，紧急意外事件患者可转重症监护病区以加强治疗。首诊负责医护人员必须床旁交接，详细介绍病情变化及用药情况，保证危重患者抢救连续性。

7．主管医师应根据患者病情适时与患者家属（或随从人员）进行沟通，进行书面告知病危并签字。危重患者抢救经过必须详细记录在病历内。因抢救条件所限当时未能及时书写病历的医务人员在抢救结束后6h内应据实补记，记录时间应具体到分钟，主持抢救的人员应当审核并签字。每次抢救重危患者后应总结经验和教训，以便提高工作质量。

8．急危重患者诊治，不得以患者交费等理由延误患者治疗及抢救。

9．因纠纷、斗殴、交通或生产事故、自杀、他杀等原因致伤的病员及形迹可疑的伤病员，除积极进行抢救工作外，还应同时向保卫部门报告。

10．各临床科室均应设置急救箱或急救药品，准备必备的急救器材，并放置于固定位置，指定专人管理。急救用品必须实行"五定"，即定数量、定地点、定人员管理、定期消毒灭菌、定期检查维修。保证抢救时完好使用。

八、术前讨论制度

（一）目的

为了规范手术患者全程管理，降低手术风险，保证医疗质量和患者安全。

（二）定义

术前讨论制度是指以降低手术风险、保障手术安全为目的，在患者手术实施前，医师必须对拟实施手术的手术指征、手术方式、预期效果、手术风险和处置预案等进行讨论的制度。

（三）基本要求

1．除以紧急抢救生命为目的的急诊手术外，所有住院患者手术必须实施术前讨论，术者必须参加。

2．术前讨论的范围包括手术组讨论、医师团队讨论、病区内讨论和全科讨论。临床科室应当明确本科室开展的各级手术术前讨论的范围并经医疗管理部门审定。全科讨论应当由科主任或其授权的副主任主持，必要时邀请医疗管理部门和相关科室参加。患者手术涉及多学科或存在可能影响手术的合并症的，应当邀请相关科室参与讨论，或事先完成相关学科的会诊。

3．术前讨论完成后，方可开具手术医嘱，签署手术知情同意书。

4．术前讨论的结论应当记入病历。

（四）具体细则

1．除以紧急抢救生命为目的的急诊手术外，所有住院患者手术必须实施术前讨论，术者必须参加。

2．患者手术前必须在上级医师主持下，对患者的病情及手术相关事宜进行讨论，最终确定术者及手术方案等。本制度中的上级医师，是指根据医院手术分级管理制度能够实施相应手术医师的上一级医师。

3．必须由科主任主持进行术前讨论的手术包括但不限于以下几种类型：新开展的手术、多学科参与的四级手术、可能导致毁容或致残的、已经或预期可能发生医疗纠纷的、因术后严重并发症需再次手术并有医疗纠纷倾向的、外院医师会诊主持的手术（须提前办理会诊、进手术室审批等手续）、重要器官摘除及器官移植手术、患者病情较重或手术难度较大。

4．术前讨论参加人员

根据手术大小，分别由科主任、主治医师或总住院医师主持，重大、疑难及新开展的手术，必须由科主任主持。由科主任主持讨论的手术，要求科内所有医师参加；非科主任主持讨论的手术，要求手术医师、护士长和责任护士参加。对于病情复杂需相关科室配合者，应提前邀请相应科室人员参加。

5．术前讨论完成时限

科内的术前讨论至少应于手术前1天完成（急症手术除外），具体时间由主持讨论者与参加人员约定；需要其他学科参与的术前讨论一般应于术前两天完成。

6．术前讨论形式

由相应主持人主持，住院医师汇报病历资料，主治及副高以上级别医师补充；讨论时需遵照先下级后上级、先本专业后相关专业的发言顺序。参加人员应充分发表意见，全面分析，任何意见均应有充分的理论根据。

7．术前讨论内容

患者的诊断及其依据、鉴别诊断、术前准备情况、手术指征（包括手术适应证和禁忌证）、拟实施手术方案（含术式和麻醉方式）、手术可能发生的风险、并发症及其防范措施等。

8．参加讨论人员充分发表意见后，主持人必须总结并明确术者、手术方案、手术风险及并发症相应的防范措施。

9．讨论后不能有满意结论的，由主持人向科主任汇报，科主任决定是否手术和手术具体安排。

10．术前讨论记录

由住院医师将讨论内容、参加讨论者的姓名及专业技术职务、具体讨论意见及主持人小结意见、讨论日期整理后记入病历并签名，上级医师复核并签名确认。

11．各级医师应遵守手术分级管理制度，严格执行手术权限规定，不得越级和超范围手术；对于病情紧急、危重而又必须做的手术可由副主任及以上级别医师主持紧急讨论，并将其汇报科主任同意，报告医院负责医疗工作部门（夜间节假日报告总值班）备案。

九、死亡病例讨论制度

（一）目的

为提高医疗质量，保障患者安全，实现通过死亡病例讨论持续改进医疗质量，特建立死亡病例讨论制度。

（二）定义

死亡病例讨论制度是指为全面梳理诊疗过程、总结和积累诊疗经验、不断提升诊疗服务水平，对医疗机构内死亡病例的死亡原因、死亡诊断、诊疗过程等进行讨论的制度。

（三）基本要求

1．死亡病例讨论原则上应当在患者死亡1周内完成。尸检病例在尸检报告出具后1周内必须再次讨论。

2．死亡病例讨论应当在全科范围内进行，由科主任主持，必要时邀请医疗管理部门和相关科室参加。

3．死亡病例讨论情况应当按照本机构统一制定的模板进行专册记录，由主持人审核并签字。死亡病例讨论结果应当记入病历。

4．医疗机构应当及时对全部死亡病例进行汇总分析，并提出持续改进意见。

（四）具体细则

1．所有死亡病例均应在科室内部进行讨论。应在患者死亡后1周内进行，特殊病例应及时讨论。尸检病例待出尸检报告后1周内必须再次讨论。

2．死亡病例讨论应当在全科范围内进行，由科主任主持，必要时邀请医疗管理部门和相关科室参加，相关管理部门及时对全部死亡病例进行汇总分析，并提出持续改进意见。

3．科室内部死亡病例讨论会由主管医师详细介绍病史、诊断、治疗及抢救经过、死亡原因以及工作中可能存在的缺陷等，与会人员认真分析并发表意见，着重讨论应汲取的经验教训，由主持者归纳小结。

4．科室内部死亡病例讨论过程应由专人记录，包括参加人员、时间、地点、病例摘要、讨论结果等，经整理后按照本机构统一制定的模板进行专册记录，由主持人审核并签字，死亡病例讨论结果记录在病历中。

十、查对制度

（一）目的

通过严格执行查对制度，提高医务人员对患者身份识别的准确性，确保与患者相关的诊疗行为准确无误，保障患者安全。

（二）定义

查对制度是指为防止医疗差错，保障医疗安全，医务人员对医疗行为和医疗器械、设施、药品等进行复核查对的制度。

（三）基本要求

1．医疗机构的查对制度应当涵盖患者身份识别、临床诊疗行为、设备设施运行和医疗环境安全等相关方面。

2．每项医疗行为都必须查对患者身份。应当至少使用两种身份查对方式，严禁将床号作为身份查对的标识。为无名患者进行诊疗活动时，须双人核对。用电子设备辨别患者身份时，仍需口语化查对。

3．医疗器械、设施、药品、标本等查对要求按照国家有关规定和标准执行。

（四）具体细则

1．查对制度是保证患者安全，防止差错发生的重要制度，全院医、技、护各部门和岗位均须严格执行。

2. 执行各项诊疗前，至少使用两种标识确认患者的身份（如姓名、病历号、出生日期等），并以反问方式的开放性问题询问患者，避免让患者回答"是"或"否"的问题，意志清楚的患者须其本人参与查对，无法与本人核对的患者，需与第三方进行核对，经核对无误后方可执行。

3. 为无名患者进行诊疗活动时，须双人核对。用电子设备辨别患者身份时，仍需口语化查对。

4. 直接或间接用于患者的各种诊疗方法、各种药品器械及物品，都必须查对品名、品规、包装、有效期，物品外观表现应符合安全要求。凡字迹不清楚、包装破损以及有疑问的，应禁止使用。

5. 在诊疗过程中如患者出现不适等症状，必须再次进行查对工作，原因不明者所用物品不得丢弃，应立即通知相关的管理部门按要求妥善保管备查。

6. 原则上不得以口头医嘱形式直接执行，特殊紧急情况下的口头医嘱应经主持抢救医师核对后执行。

十一、手术安全核查制度

（一）目的
为减少手术错误，防范医疗风险，保障患者安全，执行落实相关管理要求，特制定本制度。

（二）定义
手术安全核查制度是指在麻醉实施前、手术开始前和患者离开手术室前对患者身份、手术部位、手术方式等进行多方参与的核查，以保障患者安全的制度。

（三）基本要求
1. 医疗机构应当建立手术安全核查制度和标准化流程。
2. 手术安全核查过程和内容按国家有关规定执行。
3. 手术安全核查表应当纳入病历。

（四）具体细则
1. 手术安全核查是指由手术医师、麻醉医师和手术室护士三方，分别在麻醉实施前、手术开始（切皮）前和患者离开手术室前，共同对患者身份、手术部位及手术方式等内容进行核查。

2. 手术患者均应配戴标示有患者身份识别信息的腕带，执行落实手术部位标识，以便开展手术安全核查。

3. 患者在进入手术室前，应当由手术医师认真逐项填写本机构按照国家标准统一制定的《手术安全核查表》中的患者基本信息,以便进入后续的三方核查程序、手术安全核查的内容及实施流程(见表1-1)。

表1-1 手术安全核查的内容及实施流程

1. 麻醉实施前核查
   1.1 麻醉实施前的核查由当日麻醉医师主持,核查结束后,由麻醉医师在核查表相应位置签字;
   1.2 患者进入手术室后各项准备工作就绪实施麻醉前,由麻醉医生主导进入核查程序;
   1.3 对处于清醒状态的成年患者,由麻醉医师、巡回护士和患者本人进行核查;未成年患者(18周岁以下)或处于意识不清醒状态的患者,由手术医师、麻醉医师和巡回护士进行核查。
2. 核查的内容和方式
   2.1 由患者本人/手术医师陈述患者的姓名、性别、年龄、手术方式、部位,由麻醉医师和巡回护士与患者的腕带、手术标识和住院病历进行核对;
   2.2 由麻醉医师陈述手术/麻醉同意书的签署状态及麻醉方式,由患者本人/手术医师和巡回护士进行核对;
   2.3 由巡回护士检查患者皮肤、静脉通道、过敏史及抗菌药物皮试结果等内容,由患者本人/手术医师和麻醉医师进行核对。
3. 手术开始(切皮)前核查
   3.1 手术开始(切皮)前的核查由当日手术医师主持,核查结束后,由手术医师在核查表相应位置签字;
   3.2 患者麻醉显效后手术切皮前,由手术医师主导,手术医师、麻醉医师和巡回护士进入核查程序。
4. 核对的内容和方式
   4.1 由手术医师陈述患者的姓名、性别、年龄、手术方式、部位,由麻醉医师和巡回护士与患者的腕带、手术标识和住院病历进行核对;
   4.2 由手术医师陈述预计手术时间、预计失血量、手术关注点等内容,必要时回答麻醉医师和巡回护士的疑问;
   4.3 由麻醉医师陈述麻醉关注点等内容,必要时回答手术医师和巡回护士的疑问;
   4.4 由巡回护士陈述物品灭菌是否合格,仪器设备、术前术中药品、影像资料等是否齐备,由手术医师和麻醉医师进行核对。
5. 患者离开手术前核查
   5.1 患者离开手术室前的核查由当日巡回护士主持,核查结束后,由巡回护士在核查表相应位置签字;
   5.2 患者手术完成后拟转出手术室前,由巡回护士主导,手术医师、麻醉医师和巡回护士进入核查程序。
6. 核对的内容和方式
   6.1 由手术医师确认患者的姓名、性别、年龄、实际的手术方式、术中用药/血情况,手术物品、标本的清点,以及患者皮肤完整性等情况,由麻醉医师和巡回护士对照患者病历和实际物品进行核对;
   6.2 由巡回护士检查各种管路的通畅和固定情况,由手术医师和麻醉医师进行核对;
   6.3 由麻醉医师报告患者的去向,由手术医师和巡回护士进行确认。

4. 手术安全核查过程中,由主持核查的人员对照《手术安全核查表》对已完成核对/查的项目进行打钩确认,每一步核查无误后方可进行下一步操作,不得提前填写表格。

5. 术中用药、输血的核查:由麻醉医师或手术医师根据情况需要下达医嘱并做好相应记录,由手术室护士与麻醉医师共同核查。

6.《手术安全核查表》均应纳入病历管理。

7. 主持人是相应阶段核查的负责人，应当严格按照手术的进展情况，及时组织相应的核查工作，并对核查后的内容负责。手术科室、麻醉科与手术室的负责人是本科室实施手术安全核查制度的第一责任人。

8. 医院相应主管部门应当定期对手术安全核查的执行落实情况进行督查和监管。

9. 医院应结合相关科室的实际情况，制定手术安全核查更为具体管理要求和操作流程，并不断完善和改进，以保障医疗质量和患者安全。

十二、手术分级管理制度

（一）目的

为了规范和加强手术分级管理，提高医疗质量，保障患者安全，结合相关管理规范和标准指南的要求，特制定本制度。

（二）定义

手术分级管理制度是指为保障患者安全，按照手术风险程度、复杂程度、难易程度和资源消耗不同，对手术进行分级管理的制度。

（三）基本要求

1. 按照手术风险性和难易程度不同，手术分为4级。具体要求按照国家有关规定执行。

2. 医疗机构应当建立手术分级管理工作制度和手术分级管理目录。

3. 医疗机构应当建立手术分级授权管理机制，建立手术医师技术档案。

4. 医疗机构应当对手术医师能力进行定期评估，根据评估结果对手术权限进行动态调整。

（四）具体细则

1. 手术分级管理目录由卫生行政部门或其委托的专业学会制定。卫生行政部门或者专业学会未制定手术分级目录或者目录外的手术，由各医院或其指定的科室结合自身情况，制定相应的手术分级目录并进行公示。

2. 根据手术风险性或难易程度的不同，手术分为4级：

一级手术是指风险较低、过程简单、技术难度低的手术；

二级手术是指有一定风险、过程复杂程度一般、有一定技术难度的手术；

三级手术是指风险较高、过程较复杂、难度较大的手术；

四级手术是指风险较高、过程复杂、难度大的手术。

在上述手术分级的基础上，医院或科室可以确定高风险手术目录，作为科室手术资格授予和考核的重点内容进行动态强化管理。

3．医院可以指定或者委托专门委员会、专业科室专家组确定本院所有专业手术的分级目录，并定期予以更新和公示。

4．临床开展的新技术新疗法项目中涉及的手术分级，由项目组提出申请，经医院相关负责部门审核后，确定其手术级别并进行动态管理。

5．实行医师手术资格准入审批授权制度。

医师的手术级别应当定期进行考核，结合考核结果进行动态调整。

医院可以结合信息管理手段，实现医师手术资格授权的信息系统权限限制，保障相关分级权限的有效落实。

6．医师的手术资格准入审核根据临床能力、专业特点、医师实际的专业技术岗位和职称进行审批授权，原则上实行：

主任医师：可以开展各级手术，重点开展三、四级手术和高风险手术；

副主任医师：可以开展各级手术，在上级医师的指导下可以开展高风险手术；

主治医师：可以开展一、二级手术，在上级医师指导下可以开展三级手术；

住院医师：可以开展一级手术，在上级医师指导下可以开展二级手术。

进修医师的手术权限管理根据各医院或科室的管理要求，实行考核后确定授予。

在医师手术资格授予考核周期内，如医师的专业技术职称发生变化，根据其职称变化情况，随时进行审核以调整其手术准入级别。

7．上级医师在指导下级医师开展手术时，应当以"其他手术医师"或者"手术助手"的方式参与到指导手术的过程中，并应当在手术记录中体现出指导医师的指导内容。

8．因患者病情危急需行手术抢救时，参与手术的医师不受其手术分级资格的限制，但应当及时向相关管理部门进行说明备案。

9．医院应当指定部门和管理委员会，负责审核医师的手术分级准入资格和定期能力考评，并对高风险手术医师的资格进行审核和定期考评。

10．医院应当指定部门负责医师手术分级的日常监管工作，建立医师手术分级资格准入申报和临床应用能力定期考核流程、健全医师技术管理档案、定期抽查科室和医务人员的手术分级的执行落实情况。

11．各级各类医师应当严格按照被授予的手术分级资格开展相应的手术，未取得相应的资格、非因抢救患者的需要独自开展更高级别的手术者，视情节暂停、降级或者取消其已经获得的分级手术资格。

12．医院应结合本部门的实际情况，制定手术分级管理的具体管理要求和操作流程并不断完善和改进，以保障医疗质量和患者安全。

十三、新技术和新项目准入制度

（一）目的

为加强医疗技术临床应用准入管理，促进医学科学发展和医疗技术进步，保障医疗质量和患者安全，制定本制度。

（二）定义

新技术和新项目准入制度是指为保障患者安全，对于本医疗机构首次开展临床应用的医疗技术或诊疗方法实施论证、审核、质控、评估全流程规范管理的制度。

（三）基本要求

1．医疗机构拟开展的新技术和新项目应当为安全、有效、经济、适宜、能够进行临床应用的技术和项目。

2．医疗机构应当明确本机构医疗技术和诊疗项目临床应用清单并定期更新。

3．医疗机构应当建立新技术和新项目审批流程，所有新技术和新项目必须经过本机构相关技术管理委员会和医学伦理委员会审核同意后，方可开展临床应用。

4．新技术和新项目临床应用前，要充分论证可能存在的安全隐患或技术风险，并制定相应预案。

5．医疗机构应当明确开展新技术和新项目临床应用的专业人员范围，并加强新技术和新项目质量控制工作。

6．医疗机构应当建立新技术和新项目临床应用动态评估制度，对新技术和新项目实施全程追踪管理和动态评估。

7．医疗机构开展临床研究的新技术和新项目按照国家有关规定执行。

（四）具体细则

1．医疗技术临床应用应当遵循科学、安全、规范、有效、经济、符合伦理的原则。

2．建立新技术和新项目的审批流程和论证制度，所有新技术和新项目须经过医院内相关技术管理委员会和医学伦理委员会审核，对技术能力和安全保障能力进行论证，通过论证批准后方可开展临床应用。

3．建立医疗机构内部医疗技术临床应用管理制度，包括目录管理、手术分级、医师授权、质量控制、新技术和新项目动态的评估等制度。对新技术和新项目实施全程追踪管理和动态评估，对医务人员建立医疗技术临床应用管理档案，对其实施手术授权与动态管理制度。

4．加强禁止类和限制类等医疗技术负面清单管理，严格按照国家卫生健康委有关规定执行。

十四、危急值报告制度

（一）目的

为加强医疗质量，保障医疗安全，做到医技科室与临床科室之间危急值结果的快速、准确、有效报送，制定本制度。

（二）定义

危急值报告制度是指对提示患者处于生命危急状态的检查、检验结果建立复核、报告、记录等管理机制，以保障患者安全的制度。

（三）基本要求

1．建立住院和门急诊患者危急值报告具体管理流程和记录规范，确保信息准确、传递及时，各环节无缝衔接且可追溯。

2．制定危急值项目表及界限值并定期调整。

3．出现危急值时，出具检验检查结果报告的医技部门报出前，应双人核对确认，夜间或紧急状态下可单人双次核对。

4．临床科室接收到危急值信息的人员应当准确记录、复读、确认危急值结果，并立即通知相关医护人员。

5．建立临床危急值信息登记专册或模板，有条件可实行电子信息留存。确保危急值信息报告全流程的人员、时间、内容等关键要素可追溯。

（四）具体细则

1．临床医师或相关人员对所报危急值应及时识别，并予处理。对于检验科危急值，若与临床表现不符，应注意排除是否存在样本留取缺陷等因素，必要时应立即重新留取标本进行复查。处理过程应在病程中记录。

2．在危急值处理过程中，如情况必要，可同时上报医疗管理部门或行政总值班，以保证患者的安全转移与处置。

3．危急值报告实行首接负责制，各临床医护人员不得以任何理由延误危急值报告。

十五、病历管理制度

（一）目的

为加强医院病历管理，保障医疗质量与安全，维护医患双方的合法权益，根据《医疗机构病历管理规定（2013年版）》制定本制度。

（二）定义

1．病历是指医务人员在医疗活动过程中形成的文字、符号、图表、影像、切片等资料的总和，包括门（急）诊病历和住院病历。病历归档以后形成病案。

按照病历记录形式不同，可区分为纸质病历和电子病历。电子病历与纸质病历具有同等效力。

2．病历管理制度是指为准确反映医疗活动全过程，实现医疗服务行为可追溯，维护医患双方合法权益，保障医疗质量和医疗安全，对医疗文书的书写、质控、保存、使用等环节进行管理的制度。

（三）基本要求

1．医疗机构应当建立住院及门急诊病历管理和质量控制制度，严格落实国家病历书写、管理和应用相关规定，建立病历质量检查、评估与反馈机制。

2．医疗机构病历书写应当做到客观、真实、准确、及时、完整、规范，并明确病历书写的格式、内容和时限。

3．实施电子病历的医疗机构，应当建立电子病历的建立、记录、修改、使用、存储、传输、质控、安全等级保护等管理制度。

4．医疗机构应当保障病历资料安全，病历内容记录与修改信息可追溯。

5．鼓励推行病历无纸化。

6．医务人员应当严格保护患者隐私，禁止以非医疗、教学、研究目的泄露患者的病历资料。

7．任何人不得随意涂改病历，严禁伪造、隐匿、销毁、抢夺、窃取病历。

（四）具体细则

1．医院建立和完善门（急）诊病历和住院病历编号制度，为同一患者建立唯一的标识号码。电子病历在建立过程中，应当将病历标识号码与患者身份证明编号相关联，使用标识号码和身份证明编号均能对病历进行检索。

2．门（急）诊病历和住院病历应当标注页码或者电子页码。

3．医务人员应当按照《病历书写基本规范》《中医病历书写基本规范》《电子病历基本规范（试行）》《中医电子病历基本规范（试行）》要求书写病历。

4．医院对住院病历排序、装订、保存要有明确、统一要求，对临床科室提出的新增病历附页模式、规格、病历模式修改等要求，要通过医院病案质量委员会审批后方可进行临床使用。

5．由患者负责保管门诊病历，医院应当将检查检验结果及时交由患者保管。

6．由医院保管的门诊病历，医院应当在收到检查检验结果后24h内，将检查检验结果归入或者录入门（急）诊病历，并在每次诊疗活动结束后首个工作日内将门（急）诊病历归档；保存时间自患者最后一次就诊之日起不少于15年。

7．所有出院患者病历由医院病案管理部门负责保管。特殊病历由病案管理部门施行封闭式管理。住院病历保存时间自患者最后一次住院出院之日起不少于30年。

（1）患者住院及急诊留观期间，住院病历由所在病区统一保管。因医疗活动或者工作需要，须将住院病历带离病区时，应当由病区指定的专门人员负责携带和保管。

（2）病区应当在收到住院患者检查检验结果和其他相关资料后24h内归入住院病历。

（3）患者出院后，住院病历及急诊留观病历由医院病案管理部门统一保存、管理。

8．病历的借阅与复制

（1）除为患者提供诊疗服务的医务人员，以及经卫生健康行政部门、中医药管理部门或者医疗机构授权的负责病案管理、医疗管理的部门或者人员外，其他任何机构和个人不得擅自查阅、复制患者病历资料。

（2）其他医疗机构因科研、教学需要查阅、借阅病历的，应当向病案管理部门提出申请，经审核同意并办理相应手续后方可查阅。查阅的病历资料不得带离指定的区域。

医院可以根据院内管理的需求，指定科研教学病历借阅查询的具体流程，便于统一规范执行，保护患者隐私。

（3）下列人员可以向医院病案管理部门提出复制或者查阅病历资料申请：

1）患者本人或者其委托代理人/法定监护人。

2）死亡患者法定继承人或者其法定继承人的委托代理人。

（4）医院病案管理部门负责受理复制病历资料的申请，要求申请人提供有关证明材料，并对申请材料的形式进行审核。

（5）医院病案管理部门可以为申请人复制其门诊病历、住院志、体温单、医嘱单、化验单（检验报告）、医学影像检查资料、特殊检查同意书、手术同意书、手术及麻醉记录、病理资料、护理记录、医疗费用以及国务院卫生主管部门规定的其他属于病历的全部资料。

（6）公安、司法、人力资源与社会保障、保险以及负责医疗事故技术鉴定的部门，因办理案件、依法实施专业技术鉴定、医疗保险审核或仲裁、商业保险审核等需要，提出审核、查阅或者复制病历资料要求的，经办人员提供相关证明材料并由医疗管理部门审批后，病案管理部门根据相关规定需要提供患者部分或全部病历。

（7）按照《病历书写基本规范》和《中医病历书写基本规范》要求，病历尚未完成，申请人要求复制病历时，可以对已完成病历先行复制，在医务人员按照规定完成病历后，再对新完成部分进行复制。医疗机构应对封存病历开列封存清单由医患双方签字或盖章，各执一份。

（8）医院病案管理部门受理复制病历资料申请后，指定专（兼）职人员在规定时间内将需要复制的病历资料送至指定地点，并在申请人在场的情况下复制；复制的病历资料经申请人和病案统计科人员双方确认无误后，加盖病历复制专用章。

（9）医院病案管理部门复制病历后，可以按照规定收取工本费。

9．病历的封存与启封

（1）患方依法提出封存病历要求时，应当在医院或者委托代理人、患者或者其代理人/法定监护人在场的情况下，对病历共同进行确认，封存的病历资料可以是原件，也可以是复制件，由医疗机构保管。

封存病历时，医院应当告知患者或者其代理人共同实施病历封存；但患者或者其代理人拒绝或者放弃实施病历封存的，医院可以在公证机构公证的情况下，对病历进行确认，由公证机构签封病历复制件。

（2）医院指定部门负责封存病历复制件的保管。

（3）封存后病历的原件可以继续记录和使用，但任何科室、部门和人员不得对已封存部分的内容、形式进行任何方式的修改。

按照《病历书写基本规范》《中医病历书写基本规范》《医疗纠纷预防和处理条例》等要求，病历尚未完成但患方提出封存要求时，可以对已完成病历先行封存，当医师按照规定完成病历后，再对后续完成部分进行封存。

（4）病历资料封存后医疗纠纷已经解决，或者患者在病历资料封存满 3 年未再提出解决医疗纠纷要求的，医疗机构可以自行解封。

十六、抗菌药物分级管理制度

（一）目的

为促进抗菌药物临床应用管理，规范临床应用，控制细菌耐药，提升临床合理使用抗菌药物水平，保障患者用药安全，根据相关规定和要求，特制定本制度。

（二）定义

抗菌药物分级管理制度是指根据抗菌药物的安全性、疗效、细菌耐药性和价格等因素，对抗菌药物临床应用进行分级管理的制度。

（三）基本要求

1. 根据抗菌药物的安全性、疗效、细菌耐药性和价格等因素，抗菌药物分为非限制使用级、限制使用级与特殊使用级三级。

2. 医疗机构应当严格按照有关规定建立本机构抗菌药物分级管理目录和医师抗菌药物处方权限，并定期调整。

3. 医疗机构应当建立全院特殊使用级抗菌药物会诊专家库，按照规定规范特殊使用级抗菌药物使用流程。

4. 医疗机构应当按照抗菌药物分级管理原则，建立抗菌药物遴选、采购、处方、调剂、临床应用和药物评价的管理制度和具体操作流程。

（四）具体细则

1. 抗菌药物是指治疗细菌、支原体、衣原体立克次体、螺旋体、真菌等病原微生物所致感染性疾病病原的药物，不包括治疗结核病、寄生虫病和各种病毒所致感染性疾病病原的药物以及具有抗菌作用的中药制剂。

2．抗菌药物实行分级管理

根据抗菌药物的安全性、疗效、细菌耐药性、价格等因素，将抗菌药物分为三级，即：

（1）非限制使用级抗菌药物　经长期临床应用证明安全、有效，对细菌耐药性影响较小，价格相对较低的抗菌药物。

（2）限制使用级抗菌药物　与非限制使用级抗菌药物相比较，在疗效、安全性、对细菌耐药性影响、药品价格等方面存在局限性，不宜作为非限制级药物使用。

（3）特殊使用级抗菌药物　具有明显或者严重不良反应，不宜随意使用的抗菌药物；需要严格控制使用避免细菌过快产生耐药的抗菌药物；新上市不足5年的抗菌药物，疗效或安全性方面的临床资料较少，不优于现用药物的抗菌药物；价格昂贵的抗菌药物。

（4）各医院要将本院临床使用的抗菌药物实行目录管理并进行动态更新，详细列明常用抗菌药物的名称、剂型、品规和分级情况，指导临床合理选用。

（5）临床使用抗菌药物应遵循《抗菌药物临床应用指导原则》的要求，根据感染部位、严重程度、致病菌种类及细菌耐药特点、患者病理生理特点、药物价格因素等综合考虑，合理使用。

（6）各医院要结合医师的职称、专业、参与抗菌药物合理使用培训和考核结果，分别授予医师相应级别抗菌药物处方权，并进行动态调整。

要充分发挥信息系统在医师抗菌药物处方权限限制和合理使用方面的监管辅助作用。

（7）因抢救生命垂危患者等特殊紧急情况需要，医师可以越级使用抗菌药物，但处方量原则上不得超过24 h用量，并应当进行记录。

（8）各医院应当指定部门和管理委员会，负责动态调整本院的抗菌药物品种和目录，开展合理使用知识和管理要求培训，动态考核授予医师的抗菌药物处方权限。

（9）各级各类医师应当严格按照被授予的抗菌药物处方权限，根据抗菌药物合理使用的原则临床使用抗菌药物。对于违反抗菌药物分级管理要求的医师，视情节暂停、降级或者取消其已经获得的抗菌药物处方资格。

（10）各医院应结合本部门的实际情况，制定抗菌药物分级管理的具体管理要求和操作流程并不断完善和改进，以保障医疗质量和患者安全。

十七、临床用血审核制度

（一）目的

为加强临床用血管理，推进临床科学合理用血，保护血液资源，保障临床用血安全和医疗质量。

（二）定义

临床用血审核制度是指在临床用血全过程中，对与临床用血相关的各项程序和环节进行审核和评估，以保障患者临床用血安全的制度。

（三）基本要求

1．医疗机构应当严格落实国家关于医疗机构临床用血的有关规定，设立临床用血管理委员会或工作组，制定本机构血液预订、接收、入库、储存、出库、库存预警、临床合理用血等管理制度，完善临床用血申请、审核、监测、分析、评估、改进等管理制度、机制和具体流程。

2．临床用血审核包括但不限于用血申请、输血治疗知情同意、适应证判断、配血、取血发血、临床输血、输血中观察和输血后管理等环节，应全程记录，保障信息可追溯，健全临床合理用血评估与结果应用制度、输血不良反应监测和处置流程。

3．医疗机构应当完善急救用血管理制度和流程，保障急救治疗需要。

（四）具体细则

1．严格落实《中华人民共和国献血法》《医疗机构临床用血管理办法》《临床输血技术规范》等国家关于医疗机构临床用血的有关规定，医疗机构法定代表人为临床用血管理第一责任人。

2．设立临床用血管理委员会，制定医疗机构内部血液预订、接收、入库、储存、出库、库存预警、临床合理用血等管理制度，完善临床用血申请、审核、监测、分析、评估、改进等管理制度、机制和具体流程。

3．设置输血科或者血库，并根据自身功能、任务、规模，配备与输血工作相适应的专业技术人员、设施、设备。不具备条件设置输血科或者血库的医疗机构，应当安排专（兼）职人员负责临床用血工作。

4．强化临床用血审核管理，包括但不限于用血申请、输血治疗知情同意、适应证判断、配血、取血发血、临床输血、输血中观察和输血后管理等环节，应全程记录，保障信息可追溯，健全临床合理用血评估与结果应用制度、输血不良反应监测和处置流程。

5．完善急救用血管理制度和流程，保障急救治疗需要。

6．落实临床用血分级管理制度。

十八、信息安全管理制度

（一）目的

为保证医院计算机网络和医院信息系统的正常运行和健康发展，根据《中华人民共和国计算机信息系统安全保护条例》《中华人民共和国计算机信息网络国际联网管理暂行规定》《关于加强信息安全保障工作的意见》和国家有关法律法规，制定本制度。

（二）定义

信息安全管理制度是指医疗机构按照信息安全管理相关法律法规和技术标准要求，对医疗机构患者诊疗信息的收集、存储、使用、传输、处理、发布等进行全流程系统性保障的制度。

信息系统管理硬件设备包括计算机、打印机、扫码枪、读卡器等主机及外设，网络设备包括服务器、路由器、交换机、通信线路、不间断供电设备、机柜、配线架、信息点模块等提供网络服务的设施及设备。

信息系统是指利用电子计算机和通讯设备，为医院所属各部门提供患者诊疗信息和行政管理信息的收集、存储、处理、提取和数据交换的能力并满足授权用户的功能需求的平台。

数据信息是指在医院信息系统中产生的各种形式的医疗资料（包括患者基本信息、病历记录、诊断报告、化验检查结果、处方信息等）。

（三）基本要求

1．医疗机构应当依法依规建立覆盖患者诊疗信息管理全流程的制度和技术保障体系，完善组织架构，明确管理部门，落实信息安全等级保护等有关要求。

2．医疗机构主要负责人是医疗机构患者诊疗信息安全管理第一责任人。

3．医疗机构应当建立患者诊疗信息安全风险评估和应急工作机制，制定应急预案。

4．医疗机构应当确保实现本机构患者诊疗信息管理全流程的安全性、真实性、连续性、完整性、稳定性、时效性、溯源性。

5．医疗机构应当建立患者诊疗信息保护制度，使用患者诊疗信息应当遵循合法、依规、正当、必要的原则，不得出售或擅自向他人或其他机构提供患者诊疗信息。

6．医疗机构应当建立员工授权管理制度，明确员工的患者诊疗信息使用权限和相关责任。医疗机构应当为员工使用患者诊疗信息提供便利和安全保障，因个人授权信息保管不当造成的不良后果由被授权人承担。

7．医疗机构应当不断提升患者诊疗信息安全防护水平，防止信息泄露、毁损、丢失。定期开展患者诊疗信息安全自查工作，建立患者诊疗信息系统安全事故责任管理、追溯机制。在发生或者可能发生患者诊疗信息泄露、毁损、丢失的情况时，应当立即采取补救措施，按照规定向有关部门报告。

（四）具体细则

1．医院应依照国家法规建立覆盖患者诊疗信息管理全流程的制度和技术保障体系，完善组织架构，明确管理部门，落实信息安全等级保护等要求。

2．院长是医疗机构患者诊疗信息安全管理第一责任人。

3．医院确保医院内患者诊疗信息管理全流程的安全性、真实性、连续性、完整性、稳定性、时效性、溯源性。建立患者诊疗信息安全风险评估和应急工作机制，制定应急预案。

4．建立患者责任管理、追溯机制。

5．医院对患者诊疗信息有职责明确、岗位权限清晰和严明可行的保护和处罚制度，使用患者诊疗信息遵循合法、依规、正当、必要的原则，对出售或擅自向他人或其他机构提供患者诊疗信息个人和部门应严格执行相关制度，情节严重者诉诸法律。

6．医院对员工授权要权责清晰，明确员工的患者诊疗信息使用权限和相关责任。在为员工使用患者诊疗信息提供便利和安全保障的同时，对执行个人授权信息保管不当造成的不良后果由被授权人承担相应的责任。

7．医院要对信息系统升级改造有定期预算和投资，不断提升患者诊疗信息安全防护水平，防止信息泄露、毁损、丢失。

8．定期开展患者诊疗信息安全自查工作，建立患者诊疗信息系统安全事故责任管理、追溯机制。

9．在发生或者可能发生患者诊疗信息泄露、毁损、丢失的情况时，应当立即采取补救措施，按照规定向有关部门报告。

10．护理信息安全管理可参阅表1-2。

表1-2 护理信息安全管理（供参考）

1．医疗网络计算机为院内医疗护理电子信息系统专用设备，严禁他用，设专人管理、定期检查维护。
2．注册护士需要在信息中心开通使用权限后，方可进行病区医用计算机操作。
3．操作密码由本人设置并负责保密，同时承担相应法律责任。
4．操作人员离开计算机，要退出操作系统，避免他人盗用权限修改数据。
5．严禁擅自在病区医用计算机上安装/删除软件，或连接存储设备存储/导出数据信息。未经信息中心批准不得与院外网络系统及互联网连接。
6．除本病区注册护士外，其他人员不得擅自使用护理工作站系统；发现可疑人员操作医疗网络应主动核实对方身份，如为违规操作立即制止。
7．出现系统故障或发现系统漏洞、错误、病毒须及时通知信息中心进行维护。
8．当计算机系统出现人为损坏时，应举报责任人，医院根据情节轻重，对责任人进行处罚。
9．禁止故意制作、传播计算机病毒等破坏性程序以及其他危害医院计算机信息系统安全的操作，违者追究法律责任。
10．严禁利用医疗网络计算机进行娱乐活动，如玩游戏、听音乐、看小说等，违者按违反劳动纪律处理。
11．信息系统内存储的所有数据，其所有权均归属医院。严禁个人未经批准将医院信息系统数据库中的资料以任何形式有偿或无偿地提供给非授权组织（包括其他科室、院外机构或公司和厂商）和个人。
12．操作者须注意计算机使用硬件安全。

第二章 医疗管理制度

一、医疗相关管理委员会工作制度… 33
 （一）目的 … 33
 （二）定义 … 33
 （三）基本要求 … 33
 （四）具体细则 … 33

二、医师依法执业管理制度 … 35
 （一）目的 … 35
 （二）定义 … 35
 （三）基本要求 … 35
 （四）具体细则 … 35

三、医疗技术临床应用管理规定 … 36
 （一）目的 … 36
 （二）定义 … 36
 （三）基本要求 … 36
 （四）具体细则 … 37

四、患者隐私权利保护制度 … 38
 （一）目的 … 38
 （二）定义 … 38
 （三）基本要求 … 38
 （四）具体细则 … 38

五、知情同意告知制度 … 39
 （一）目的 … 39
 （二）定义 … 39
 （三）基本要求 … 39
 （四）具体细则 … 39

六、转科、转院制度 … 41
 （一）目的 … 41
 （二）定义 … 41
 （三）基本要求 … 41
 （四）具体细则 … 41

七、手术部位标识管理制度 … 41
 （一）目的 … 41
 （二）定义 … 42
 （三）基本要求 … 42
 （四）具体细则 … 42

八、手术风险评估管理制度 … 42
 （一）目的 … 42

（二）定义 42
　　（三）基本要求 42
　　（四）具体细则 42

九、临床用血管理制度 43
　　（一）目的 43
　　（二）定义 43
　　（三）基本要求 43
　　（四）具体细则 44

十、电子病历管理规定 45
　　（一）目的 45
　　（二）定义 45
　　（三）基本要求 45
　　（四）具体细则 46

十一、临床路径管理制度 50
　　（一）目的 50
　　（二）定义 51
　　（三）基本要求 51
　　（四）具体细则 51

十二、单病种管理制度 52
　　（一）目的 52
　　（二）定义 52
　　（三）基本要求 52
　　（四）具体细则 53

十三、医嘱管理制度 54
　　（一）目的 54

　　（二）定义 54
　　（三）基本要求 54
　　（四）具体细则 54

十四、放射防护管理制度 55
　　（一）目的 55
　　（二）定义 55
　　（三）基本要求 55
　　（四）具体细则 56

十五、门诊工作制度 57
　　（一）医师出诊管理规定 57
　　（二）预约挂号管理规定 59
　　（三）门诊医疗文书管理规定 60

十六、多学科诊疗管理制度 62
　　（一）目的 62
　　（二）定义 62
　　（三）基本要求 62
　　（四）具体细则 63

十七、远程医疗会诊管理制度 63
　　（一）目的 63
　　（二）定义 64
　　（三）基本要求 64
　　（四）具体细则 64

十八、医用耗材管理制度 65
　　【医用耗材准入管理】 65
　　（一）目的 65

（二）定义 …………………………… 65
（三）基本要求 ……………………… 65
（四）具体细则 ……………………… 65
【医用耗材院感管理】……………… 66
（一）基本要求 ……………………… 66
（二）采购管理 ……………………… 66
（三）储存管理 ……………………… 67
（四）使用管理 ……………………… 67
（五）使用后处理 …………………… 67

十九、医疗安全（不良）事件报告
　　　制度………………………………… 67
（一）目的 …………………………… 67
（二）定义 …………………………… 68
（三）基本要求 ……………………… 68
（四）具体细则 ……………………… 69

二十、投诉管理制度…………………… 70

（一）目的 …………………………… 70
（二）定义 …………………………… 70
（三）基本要求 ……………………… 70
（四）具体细则 ……………………… 70

二十一、医疗纠纷处理制度………… 71
（一）目的 …………………………… 71
（二）定义 …………………………… 71
（三）基本要求 ……………………… 71
（四）具体细则 ……………………… 71

二十二、重大医疗纠纷处理制度…… 72
（一）目的 …………………………… 72
（二）定义 …………………………… 72
（三）基本要求 ……………………… 72
（四）具体细则 ……………………… 72

第二章　医疗管理制度

一、医疗相关管理委员会工作制度

（一）目的

根据国务院《医疗机构管理条例》、国家卫生健康委员会《医疗质量管理办法》等法律法规规定，为健全医疗管理组织体系、保障医疗质量与医疗安全，制定本制度。

（二）定义

本制度所称医疗相关管理委员会，系指所有基于医疗管理目的而成立的，由医院医务管理部门作为执行机构协助执行的全面或专门委员会。

（三）基本要求

1．医疗院长为各委员会主要负责人，相关职能部门负责组织开展并积极协调各委员会工作。

2．各委员会委员应由相应专业的医疗人员和相应职能部门的管理人员组成。

3．委员应当具有本专业副高以上技术职称并在本科室承担医疗相关管理工作，或在相应职能部门负责该项业务的主要管理工作。

4．各委员会组成人员由院长办公会审批。

5．各管理委员会应有明确工作职责。

（四）具体细则

1．各委员会应有明确工作职责（表2-1）。

2．各委员会由主任委员、副主任委员、委员、秘书组成，具体承担人员及数量各医疗机构可根据实际情况自行设置。委员会成员可根据工作内容、参会情况及时间调整更新。

3．各委员会每年开展各项活动（会议）应当不少于两次，每次活动（会议）应有主题，重大活动（会议）或议题应当有院长或主管院长参加。

4．委员会各项活动（会议）应有记录，该记录由委员会秘书完成；记录内容应包括时间、地点、参加人员、活动主题、过程、结果、改进建议、信息反馈结果。

5．委员应按时参加活动，如有特殊情况应向相关负责部门请假。

6．凡涉及评选、评审等需要表决的专项活动，委员出席应当达到2/3人员以上，凡涉及委员本人参与评审、评选活动，该委员应当回避且无表决权。

7．各医院根据情况制定委员改换相关办法。

北京大学医院医疗管理制度

表 2-1　医院管理委员会工作职责（供参考）

1. **医疗质量和安全管理委员会职责**
    1.1 对全院的医疗质量、服务流程、医疗文书等进行检查、分析与评价；
    1.2 督促、检查一级和二级医疗质量监控体系的工作，听取工作汇报，分析、评价全院医疗质量管理工作，并提出改进建议和意见；
    1.3 对重大医疗不良事件进行鉴定，并提出处理意见；
    1.4 对修订的医疗规章制度和医疗服务流程等进行论证；
    1.5 对临床新技术新业务进行准入管理；
    1.6 对人员从业资质进行认定；
    1.7 对各级医疗质量检查中发现的问题，提出改进建议和意见。

2. **病案管理委员会职责**
    2.1 依据卫生部有关管理要求制定医院病案书写质量要求及管理制度；
    2.2 定期完成临床各科室的病案书写质量检查，提出问题和改进措施并施行技术指导；
    2.3 承担对病案管理部门病案质量管理的检查及技术指导工作；
    2.4 研究确定医院各类疾病诊断名称和手术操作名称，促进医院疾病诊断和手术操作名称书写规范化、标准化以及病案编码的标准化管理；
    2.5 审批各种医疗表格病历的试用、初印和规范化使用；
    2.6 传达病案管理发展信息，促进交流，提高病案书写质量及管理水平。

3. **临床用血管理委员会职责**
    3.1 认真贯彻临床用血管理相关法律、法规、规章、技术规范和标准，制订医院临床用血管理的规章制度并监督实施；
    3.2 负责医院临床输血的规范管理与技术指导，对临床输血全过程实施监督，指导临床科学合理用血；
    3.3 开展临床输血质量管理和科学合理用血的教育、培训和考核；
    3.4 负责评估确定临床用血的重点科室、关键环节和流程；
    3.5 定期监测、分析和评估临床用血情况，开展临床用血质量评价工作，提高临床合理用血水平；
    3.6 分析临床用血不良事件，提出处理和改进措施；
    3.7 指导并推动开展自体输血等血液保护及输血新技术；
    3.8 开展无偿献血的宣传与教育；
    3.9 承担医院交办的有关临床用血的其他任务。

4. **药事管理与药物治疗学委员会职责**
    4.1 贯彻执行医疗卫生及药事管理等有关法律、法规、规章。审核制定本院药事管理和药学工作规章制度并监督实施；
    4.2 制定、修订本院《药品手册》和《药品处方集》；推动药物质量相关临床诊疗指南和药物临床应用指导原则的制定与实施，监测、评估本机构药物使用情况，提出干预和改进措施，指导临床合理用药；
    4.3 分析、评估用药风险和药品不良反应、药品损害事件，提供咨询与指导；组织评价上市后药品的临床疗效与安全性，对超说明书使用的药品进行技术评估，提出淘汰疗效较差、不良反应严重的药品和制剂的意见，对医、护、药人员用药合理性进行考核；
    4.4 建立药品遴选制度，审核本机构临床科室申请的新购入药品、调整药品品种或者供应企业、申报医院制剂、体外诊断试剂的品种审核等事宜；
    4.5 监督、指导麻醉药品、精神药品、医疗用毒性药品、易制毒药品及放射性药品的临床使用与规范化管理；
    4.6 对医务人员进行有关药事管理法律法规、规章制度和合理用药知识教育培训；向公众宣传安全用药知识；
    4.7 提出与药事管理、临床用药情况有关的奖惩事项的建议。

二、医师依法执业管理制度

（一）目的

根据中华人民共和国《执业医师法》的规定，为了加强对执业医师的管理，保障其执业活动的合法性，根据医院实际情况，特制定本制度。

（二）定义

执业医师是指具有医师执业证及其"级别"为"执业医师"且实际从事医疗、预防保健工作的人员。

（三）基本要求

1．医师执业必须取得《医师资格证书》和《医师执业证书》，方可从事医师工作，独立开展诊疗活动。

2．未取得《医师资格证书》和《医师执业证书》或未办理变更注册手续的人员必须在上级执业医师指导下开展诊疗活动，不得单独从事医师执业活动，包括不能出具任何形式的医学证明文件和医学文书。未进行执业注册的医师书写的有关诊疗活动的记录，必须由上级执业医师签字确认。

（四）具体细则

1．临床研究生（包括长学制学生、硕士研究生、博士研究生），根据各医院相关情况安排参加国家医师资格考试，考取《医师资格证书》通过考试后，注册《医师执业证书》后方可在注册机构单独从事医师执业活动。

2．医院调入、借调或聘用的医师以及在医院进修学习、在职攻读临床研究生学位的医师，如需独立从事医师执业活动，必须进行执业医师注册或变更注册，确保依法行医，如未在医院进行执业注册，则不可独立从事医师执业活动。

3．已办理执业注册，需改变原执业类别或执业范围的，须经有关科室主任同意后，向所在医院医务部门提出申请，医务部门依法审核后按照国家有关规定办理执业变更。

4．具有《医师资格证书》和《医师执业证书》的医师，必须按注册的地点、机构、类别和范围执业，但下列情况例外：

（1）对患者实施紧急医疗救护的。

（2）临床医师依据《住院医师规范化培训规定》和《全科医师规范化培训试行办法》等，进行临床转科的。

（3）依据国家有关规定，经医疗、预防、保健机构批准的卫生支农、会诊、进修、学术交流、承担政府交办的任务和卫生行政部门批准的义诊等。

（4）省级以上卫生行政部门规定的其他情形。

5．从事医学影像、病理、超声、心电图等专业技术工作的，其诊断报告必须由具有执业医师资格的人员出具。

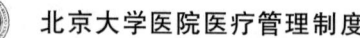

6. 对于既往不符合《执业医师法》规定，未进行执业注册，仍从事临床工作的人员，不得独立开展诊疗活动或予以转岗等措施，确保依法行医。

7. 对于取得国家执业医师资格的人员，医院根据人事工作安排和工作岗位需要，安排相关的工作。医院聘用岗位不属于独立开展诊疗活动者，不予进行医师执业注册。

8. 医师因退休、辞职或工作调动等原因不在本医院从事医疗活动的，应按相关规定办理执业事宜。

9. 医务部门，配合医院人事管理部门、教育部门组织相关人员参加国家执业医师资格考试工作，并协助进行医院医师执业注册工作的办理和管理。

10. 未取得医师资格的医学专业毕业生，违反规定擅自在医疗机构中独立从事临床工作的；取得医师资格但未经医师注册取得执业证书而从事医师执业活动；以及不按执业注册地点、机构、类别和范围执业的人员，按《中华人民共和国执业医师法》第三十九条规定处理；造成患者人身损害的，按照《医疗事故处理条例》第六十一条的规定处理或承担相关的法律责任。

11. 关于医师多点执业管理按当地相关规定执行。

三、医疗技术临床应用管理规定

（一）目的

为加强医疗技术临床应用管理，建立医疗技术准入和管理制度，促进医院科学发展和医疗技术进步，提高医疗质量，保障医疗安全，根据《执业医师法》《医疗机构管理条例》《医疗事故处理条例》《医疗技术临床应用管理办法》等有关法律、法规和规章，制定本规定。

（二）定义

本规定所称医疗技术，是指医院临床医技科室及其医务人员以诊断和治疗疾病为目的，对疾病作出判断和消除疾病、缓解病情、减轻痛苦、改善功能、延长生命、帮助患者恢复健康而采取的诊断、治疗措施。

本规定所称医疗技术临床应用，是指将经过临床研究论证且安全性、有效性确切的医疗技术应用于临床，用以诊断或者治疗疾病的过程。

（三）基本要求

1. 医疗技术临床应用应当遵循科学、安全、规范、有效、经济、符合伦理的原则。

2. 遵守国家医疗技术临床应用负面清单管理制度，对禁止临床应用的医疗技术实施负面清单管理，对部分需要严格监管的医疗技术进行重点管理。其他临床应用的医疗技术由医疗机构自我管理。

3. 医疗机构开展医疗技术服务应当与其技术能力相适应。医疗机构主要负责人是本机构医疗技术临床应用管理的第一责任人。

（四）具体细则

1. 严格遵守国家卫生健康委员会制定发布的禁止类技术目录，具有下列情形之一的医疗技术禁止应用于临床：临床应用安全性、有效性不确切；存在重大伦理问题；该技术已经被临床淘汰；未经临床研究论证的医疗新技术。

2. 严格遵守国家卫生健康委员会、省级以上卫生行政部门制定发布的限制类技术目录，具有下列情形之一的医疗技术由省级以上卫生行政部门严格管理：技术难度大、风险高，对医疗机构的服务能力、人员水平有较高专业要求，需要设置限定条件的；需要消耗稀缺资源的；涉及重大伦理风险的；存在不合理临床应用，需要重点管理的。

3. 医疗机构拟开展限制类技术临床应用的，应当按照相关医疗技术临床应用管理规范进行自我评估，符合条件的可以开展临床应用，并于开展首例临床应用之日起15个工作日内，向核发其《医疗机构执业许可证》的卫生行政部门备案。

4. 设立医疗技术临床应用管理的专门组织，由医务、质量管理、药学、护理、院感、设备等部门负责人和具有高级技术职务任职资格的临床、管理、伦理等相关专业人员组成。

5. 建立机构内医疗技术临床应用管理制度，包括目录管理、手术分级、医师授权、质量控制、档案管理、动态评估等制度，保障医疗技术临床应用质量和安全。

6. 开展医疗技术临床应用应当具有符合要求的诊疗科目、专业技术人员、相应的设备、设施和质量控制体系，并遵守相关技术临床应用管理规范。

7. 制定本机构医疗技术临床应用管理目录并及时调整，对目录内的手术进行分级管理。

8. 依法准予医务人员实施与其专业能力相适应的医疗技术，并为医务人员建立医疗技术临床应用管理档案，纳入个人专业技术档案管理。建立医师手术授权与动态管理制度，根据医师的专业能力和培训情况，授予或者取消相应的手术级别和具体手术权限。

9. 建立医疗技术临床应用论证制度。对已证明安全有效，但属机构内首次应用的医疗技术，应当组织开展本机构技术能力和安全保障能力论证，通过论证的方可开展医疗技术临床应用。

10. 建立医疗技术临床应用评估制度，对限制类技术的质量安全和技术保证能力进行重点评估，并根据评估结果及时调整机构内医疗技术临床应用管理目录和有关管理要求以及医师相关技术的临床应用授权。对存在严重质量安全问题或者不再符合有关技术管理要求的，要立即停止该项技术的临床应用。

11. 医疗机构所开展的限制类技术目录、手术分级管理目录和限制类技术临床应用情况应当纳入本机构院务公开范围，主动向社会公开，接受社会监督。

12. 人体器官移植技术、人类辅助生殖技术、细胞治疗技术的监督管理不适用本规定。

北京大学医院医疗管理制度

四、患者隐私权利保护制度

（一）目的

为依法尊重和保护患者隐私，特制定本制度。

（二）定义

患者隐私指患者诊疗过程中向医务人员和医疗机构提供的个人私密信息。

患者的隐私受法律保护，非经患者本人或监护人授权，不被他人非法知悉、收集、利用和公开。

（三）基本要求

医务人员应当对患者的隐私保密。泄露患者隐私或者未经患者同意公开其病历资料，造成患者损害的，应当承担侵权责任。

（四）具体细则

1．患者对在诊疗过程中由于医疗需要而提供的个人隐私信息有要求保密的权利，医疗机构和医务人员有保护患者隐私的义务。应避免向患者本人以外的人泄露患者隐私，得到患者本人授权或其他特殊紧急情况除外。

2．医疗场所应采取必要的保护隔离措施保护患者隐私。患者接受医疗检查时有权对检查环境提出合理的声音和形象方面的遮蔽要求。

3．因医疗需要必须暴露患者隐私部位检查时，应在征得患者同意后检查，尤其女性患者应有女性医务人员或家属在场或有两名以上医务人员在场。

4．医务人员在公共场所应当避免谈论患者病情，防止造成患者隐私泄露；在涉及床边会诊讨论时患者有权要求不涉及其医疗的人员回避。

5．特殊情况下的医疗教学行为（实习医师参观、性病病史询问或涉及其他隐私问题）应在征得患者同意后进行。参加观摩性手术应取得患者同意后进行，同时注意患者身份保密等。

6．拍摄医学影像资料应当事先征得患者同意。未征得患者允许不得随意拍摄使用可暴露患者身份或特征的影像资料。

7．涉及艾滋病等性传播疾病、遗传疾病等特别信息或患者本人特别声明要求保护的信息，按照有关管理规定执行。

8．患者本人不具备完全民事行为能力或暂时丧失意思表示能力时，其监护人因履行监护责任必要有权知晓患者的隐私信息。

9．患者授权委托的人所能获知的患者信息以其授权委托事项为限。

10．医务人员应根据医疗规范将患者的信息记录在病历资料等医疗文书中，不得记录在与医院规定的工作任务无关的文件中。在进行科研、教学时除已取得权利人知情同意的情形外不得披露患者的真实姓名等涉及隐私的信息。

11．患者的医疗文书应受到妥善保管，任何人不得在未经授权的情况下翻阅和复制。

12．必须通过电话、电子邮件等方式通报患者信息时，医务人员需确认信息接受者为患者本人或其近亲属，否则应避免披露患者信息，除非处于紧急事态。

13．未经患者本人同意或其监护人授权的情况下，除行政部门、司法部门及其他法定有权部门依法执行公务外，不得向任何单位或个人提供记载有患者隐私信息的医疗文书。执业律师阅读或复制病历等医学文书必须经过患者一方当事人的授权，律师的权利范围与授予其代理权的当事人完全相同，并无任何特权。

14．保险机构要求调阅复印患者病历的，应当按照法律规定提供保险合同原件，承办人员的有效身份证明，患者本人或者其代理人同意的法定证明材料；患者死亡的，应当提供保险合同复印件，承办人员的有效身份证明，死亡患者近亲属或者其代理人同意的法定证明材料。合同或者法律另有规定的除外。

15．遇有医院受第三方委托医疗检查的情况（如入职体检），医院依据合同可以向委托人提交被检查人信息，被检查人本人如基于隐私保护的理由特别要求医院不得向委托人提供其信息时，应书面向医院提出要求，医院应将此情况通知委托方。如委托方与被检查人协议不成、委托方不能出示被检查人书面签署的同意将检查信息向委托方公开的证据时，医院不向委托方提供该信息。

五、知情同意告知制度

（一）目的

为依法保障患者的知情同意权利，规范医患沟通的过程，减少医疗争议，特制定本制度。

（二）定义

患者知情同意即患者对病情、诊疗（手术）方案、风险益处、费用开支、临床试验等真实情况有了解与被告知的权利，患者在知情的情况下有选择、接受与拒绝的权利。

为保障患者的知情同意权利，医务人员有提供必需的信息、履行告知的义务。

（三）基本要求

医务人员在诊疗活动中应当向患者说明病情和医疗措施。需要实施手术，或者开展临床试验等存在一定危险性、可能产生不良后果的特殊检查、特殊治疗的，医务人员应当及时向患者说明医疗风险、替代医疗方案等情况，并取得其书面同意；在患者处于昏迷等无法自主作出决定的状态或者病情不宜向患者说明等情形下，应当向患者的近亲属说明，并取得其书面同意。

（四）具体细则

1．履行患者知情同意可根据操作难易程度、可能发生并发症的风险与后果等情况，决定是口头告知或是同时履行书面同意手续。

2．在接诊后应向患者进行病情的一般告知，内容有：需要进行的检查、诊断、治疗方案、治疗中可能的不良反应、疾病的转归等。告知情况应在病程记录中体现，也可履行书面知情同意手续。

3．对于患者需要手术、特殊检查、特殊治疗、较大费用开支等情况应严格履行书面告知程序，在取得患者的知情同意并履行签字手续后，方可实施。

4．如果患者对检查、治疗有疑虑，应当向患者解释，并向上级医师或科主任报告，做出进一步解释。如果患者执意不同意接受应该施行的检查或治疗，则不可施行，但应告知可能产生的后果由患者、监护人或委托代理人在知情同意书上签字表达意见。

5．在实施各类手术、有创诊疗前，操作者必须亲自与患者或其亲属详细交代病情、检查治疗的目的、可能发生的并发症等情况，经患者本人或其亲属知情同意的情况下，医患双方应当履行知情同意签字手续，方可实施操作。

6．实施麻醉前，麻醉医师必须与患者或其亲属详细交代麻醉的方式，可能发生的麻醉并发症及意外情况等，医患双方知情同意并履行签字手续后，方可实施麻醉。

7．使用血液及血液制品前，经治医师必须对患者或其亲属详细交代使用血液及血液制品可能发生血源传播性疾病、输血反应等情况，经医患双方知情同意并履行签字手续后，方可安排使用血液及血液制品。

8．在开展临床实验性治疗时，治疗负责人要如实向患者或其亲属告知所进行的治疗属于临床实验性治疗。在患者或其亲属知情的情况下，履行相关书面知情同意签字手续，方可进行。

9．所有死亡患者（尤其对死因有异议的）均应由医务人员向患方提出尸检建议，履行尸检知情同意手续；拒绝尸检的应由患方在病历上签署意见；拒绝尸检又不签字者，经办医师应将谈话内容、时间、地点及参加人员记录在病历上。

10．各种专项诊疗知情同意书应由病案管理委员会统一制订格式及内容，或由专业科室制订格式及内容，专项诊疗必须签署专项诊疗知情同意书。

11．履行知情同意签字手续的应为具有执业资格的医务人员。

12．知情同意书应由患者本人签字，本人不能签字时应由直系亲属或按相关法律程序规定的相关人员和委托代理人签字，方能生效。

13．对于需要抢救的急诊、危重患者，在患者本人无法履行知情同意手续又与亲属无法取得联系，或其亲属短时间内不能来院履行有关手续，且病情又不允许等待时，应由经治医师提出医疗处置方案，填写相关知情同意书，经科室主任认可，报医疗管理部门或主管院长（或总值班）同意后实施。

14．患者委托代理人时，应由患者本人和拟委托代理人共同签署"授权委托书"。

15．各医院和科室可以结合具体的诊疗操作过程和环节制定具体的告知操作程序，便于临床统一遵照执行。

六、转科、转院制度

(一) 目的
为了保障病情复杂、特殊的患者,尽早获得相应的诊疗资源,并使患者安全地到达诊疗目的地制定本制度。

(二) 定义
因患者住院期间出现其他科室病情或确诊为非本科疾病需要持续性地治疗,或因患者所住医院设备条件、技术力量有限,不能处理的患者可以实施转科或者转院治疗。

(三) 基本要求
1. 医院对转院或转科患者有明确执行标准。
2. 医院要有明确的患者转科、转院的工作流程及相关人员职责,保障患者安全。

(四) 具体细则
1. 医院内转科

患者转科须经转入科会诊同意。转科前,由经治医师开转科医嘱,并写好转出记录,按双方科室商定的时间转科。

危重患者转科,转出科室需派医护人员护送到转入科室并交代有关情况。

转入科室于患者转入后书写转入记录。

2. 医院间转院

(1) 遇有医院尚缺专科的患者(精神病患者等),经主治医师以上职称的医师同意即可转院;限于医院技术和设备原因,而不能继续诊疗的患者,由经治科室讨论或由科主任提出并签字,经报医院相关部门同意后,邀请接收医院会诊,征得同意后进行转院治疗。

(2) 危重患者转院,须先征得转入医院同意。如预估途中可能加重病情或死亡者,应留院处置,待病情稳定或度过危险期后再行转院。较重的患者转院时,须向家属进行告知义务并家属履行签字,并携带病历摘要,转院途中应有本院或转入医院或急救中心医务人员护送。

3. 落实病情和病历等资料交接制度,保障诊疗的连续性。
4. 传染病转院按《传染病防治法》规定执行。

七、手术部位标识管理制度

(一) 目的
为了保障患者安全,明确手术部位标识的方法,防止手术部位发生错误,规范和明确手术标识管理要求,特制定本制度。

（二）定义

手术部位标识是指对所有需要手术患者（除剖宫产），进手术室前必须有规范统一的标记，术前一天由手术医师按照术前讨论后的手术方案确定手术部位标识的位置，手术医师与患者进行手术前手术部位确认后进行标记。

（三）基本要求

1．原则上所有手术患者送达术前准备室或手术室前已标记手术部位，无需或无法进行手术部位标识的患者需各医疗机构结合自身实际情况制定明确清单，规范统一手术部位标识的样式、符号和具体操作程序在医院内进行公示。

2．医院对标记方法、标记颜色、标记实施者及患者参与有统一明确的规定。

（四）具体细则

1．手术患者被转运至手术室前，应当核查手术标识的执行情况和清晰程度。对于应当标识而未标识或者标识不清、有误的患者，转运人员应当及时向手术医师进行反馈，并有权在纠正以前拒绝转运患者。

2．在实施手术三方核查过程中，相应医护人员应当把手术部位标识作为重点事项进行复核，并应当按要求进行记录。在实施手术患者麻醉前安全核查时，如果发现患者的手术部位标识与医师陈述不一致或未进行标识，麻醉医师不应予实施麻醉。

3．在手术部位标识、核查和复核过程中，应当鼓励患者参与，以尽可能减少手术患者、手术部位或术式出现错误。

4．抢救过程中或者无意识、未成年患者，应当通过多种方式标识、复核患者身份和手术部位，确保患者安全。

八、手术风险评估管理制度

（一）目的

为保障手术患者安全，提升医院手术质量，降低患者术后并发症的发生风险和可能损害后果，特制定本制度。

（二）定义

手术风险评估是指对所有拟行手术患者在手术开始前，手术医师、麻醉医师对拟施手术患者的拟施手术风险进行综合评估（包括病情评估、心理评估）。

（三）基本要求

鼓励各医院结合实际情况，在保障患者安全的基础上，结合上述内容增加术前风险评估的项目，经所在医院确认后实施。

（四）具体细则

1．手术风险评估应当在手术开始之前完成。手术医师应当认真填写《手术风险评估表》患者基本信息，以便开展后续的风险评估程序。

2．手术风险评估的内容及实施流程

（1）术前一天，手术医师、麻醉医师应当结合手术风险评估的项目和内容，进行合理评估打分，并应当在表格中进行签字。评估过程中的特定风险应当及时跟患者本人和（或）委托人进行充分沟通，并征得患方明确的知情同意。急诊手术应当在手术前完成手术风险评估。

（2）手术前，手术医师、麻醉医师和巡回护士再次对照表格对患者的情况进行评估，并按照要求进行签字确认。

（3）患者出院前一天，由手术医师完成风险评估表的随访情况记录并签字。

3．对于术前风险评估超过特定分值的患者，各医院可以结合情况制定需要上报或者启动特定风险预案的程序，以保障手术患者的安全。

4．住院患者《手术风险评估表》应归入住院病历中保管。

5．签字人员是相应阶段患者风险评估的负责人，应当严格按照手术的进展情况，执行落实风险评估工作，并对签字后的内容负责。

6．各医院和科室应当定期对手术风险评估的执行落实情况进行督查和监管。

7．各医院应结合本部门的实际情况，制定手术风险评估更为具体的管理要求和操作流程并不断完善和改进，以保障医疗质量和患者安全。

九、临床用血管理制度

（一）目的

为加强临床用血管理，推进临床科学合理用血，保护血液资源，保障临床用血安全和医疗质量，根据《中华人民共和国献血法》《医疗机构临床用血管理办法》和《临床输血技术规范》制定本制度。

（二）定义

临床用血管理制度是指在医疗机构内与临床用血相关的各项程序和环节的管理，以保障患者临床用血安全的制度。

（三）基本要求

1．加强临床用血管理，将其作为医疗质量管理的重要内容，完善组织建设，建立健全岗位责任制，制定并落实相关规章制度和技术操作规程。

2．设立临床用血管理委员会，负责机构内临床合理用血管理工作。主任委员由院长或者分管医疗的副院长担任，成员由医务部门、输血科、麻醉科、开展输血治疗的主要临床科室、护理部门、手术室等部门负责人组成。医务、输血部门共同负责临床合理用血日常管理工作。

3．医疗机构法定代表人为临床用血管理第一责任人。

（四）具体细则

1．使用卫生行政部门指定血站提供的血液，配合血站建立血液库存动态预警机制，保障临床用血需求和正常医疗秩序。

2．对血液预订、接收、入库、储存、出库及库存预警等进行管理，保证血液储存、运送符合国家有关标准和要求。

3．接收血站发送的血液后，应当对血袋标签进行核对。符合国家有关标准和要求的血液入库，做好登记；并按不同品种、血型和采血日期（或有效期），分别有序存放于专用储藏设施内。血袋标签核对的主要内容是：血站的名称；献血编号或者条形码、血型；血液品种；采血日期及时间或者制备日期及时间；有效期及时间；储存条件。禁止将血袋标签不合格的血液入库。

4．在血液发放和输血时进行核对，并指定医务人员负责血液的收领、发放工作。

5．储血设施应当保证运行有效，全血、红细胞的储藏温度应当控制在 2～6℃，血小板的储藏温度应当控制在 20～24℃。储血保管人员应当做好血液储藏设备温度的监测记录。储血环境应当符合卫生标准和要求。

6．医务人员应当认真执行临床输血技术规范，严格掌握临床输血适应证，根据患者病情和实验室检测指标，对输血指证进行综合评估，制订输血治疗方案。

7．建立临床用血申请管理制度。同一患者一天申请备血量少于800ml的，由具有中级以上专业技术职务任职资格的医师提出申请，上级医师核准签发后，方可备血。同一患者一天申请备血量在800～1600ml的，由具有中级以上专业技术职务任职资格的医师提出申请，经上级医师审核，科室主任核准签发后，方可备血。同一患者一天申请备血量达到或超过1600ml的，由具有中级以上专业技术职务任职资格的医师提出申请，科室主任核准签发后，报医务部门批准，方可备血。以上规定不适用于急救用血。

8．在输血治疗前，医师应当向患者或者其近亲属说明输血目的、方式和风险，并签署临床输血治疗知情同意书。因抢救生命垂危的患者需要紧急输血，且不能取得患者或者其近亲属意见的，经医疗机构负责人或者授权的负责人批准后，可以立即实施输血治疗。

9．积极推行成分输血，保证医疗质量和安全。积极推行节约用血的新型医疗技术。三级医院应当开展自体输血技术，建立并完善管理制度和技术规范，提高合理用血水平，保证医疗质量和安全。应当动员符合条件的患者接受自体输血技术，提高输血治疗效果和安全性。

10．根据国家有关法律法规和规范建立临床用血不良事件监测报告制度。临床发现输血不良反应后，应当积极救治患者，及时向有关部门报告，并做好观察和记录。

11．制订应急用血工作预案。为保证应急用血，医疗机构可以临时采集血液，但必须同时符合以下条件：危及患者生命，急需输血；所在地血站无法及时提供血液，且无法及时从其他医疗机构调剂血液,而其他医疗措施不能替代输血治疗;具备开展交叉配血及乙型肝炎病毒表面抗原、丙型肝炎病毒抗体、艾滋病病毒抗体和梅毒螺旋体抗体的检测能力;遵守采供血相关操作规程和技术标准。同时医疗机构应当在临时采集血液后10日内将情况报告县级以上人民政府卫生行政部门。

12．建立临床用血医学文书管理制度,确保临床用血信息客观真实、完整、可追溯。医师应当将患者输血适应证的评估、输血过程和输血后疗效评价情况记入病历;临床输血治疗知情同意书、输血记录单血液条码等随病历保存。

13．加强无偿献血知识的宣传教育工作。建立培训制度,加强对医务人员临床用血和无偿献血知识的培训,将临床用血相关知识培训纳入继续教育内容。新上岗医务人员应当接受岗前临床用血相关知识培训及考核。

14．建立科室和医师临床用血评价及公示制度。将临床用血情况纳入科室和医务人员工作考核指标体系。禁止将用血量和经济收入作为输血科或者血库工作的考核指标。

十、电子病历管理规定

（一）目的

为促进医院电子病历的应用与完善,规范电子病历使用行为,维护电子病历实施后各方当事人的合法权益,根据《中华人民共和国执业医师法》《医疗机构病历管理规定》《病历书写基本规范》《护士条例》《处方管理办法》《医疗机构药事管理规定》《电子签名法》《医疗机构管理条例》《医疗事故处理条例》《电子病历基本规范（试行）》等,结合医院实际情况制定本规定。

（二）定义

电子病历是指医务人员在医疗活动过程中,使用信息系统生成的文字、符号、图表、图形、数字、影像等数字化信息,并能实现存储、管理、传输和重现的医疗记录,是病历的一种记录形式,包括门（急）诊病历和住院病历。

电子病历系统是指医疗机构内部支持电子病历信息的采集、存储、访问和在线帮助,并围绕提高医疗质量、保障医疗安全、提高医疗效率而提供信息处理和智能化服务功能的计算机信息系统。

（三）基本要求

1．医疗机构应用电子病历应当具备以下条件：

（1）具有专门的技术支持部门和人员,负责电子病历相关信息系统建设、运行和维护等工作;具有专门的管理部门和人员,负责电子病历的业务监管等工作。

（2）建立、健全电子病历使用的相关制度和规程。

（3）具备电子病历的安全管理体系和安全保障机制。

（4）具备对电子病历创建、修改、归档等操作的追溯能力。

（5）其他有关法律、法规、规范性文件及省级卫生健康行政部门规定的条件。

2．《医疗机构病历管理规定（2013年版）》《病历书写基本规范》《中医病历书写基本规范》适用于电子病历管理。

3．电子病历使用的术语、编码、模板和数据应当符合相关行业标准和规范的要求，在保障信息安全的前提下，促进电子病历信息有效共享。

4．电子病历系统应当为操作人员提供专有的身份标识和识别手段，并设置相应权限。操作人员对本人身份标识的使用负责。

5．有条件的医疗机构电子病历系统可以使用电子签名进行身份认证，可靠的电子签名与手写签名或盖章具有同等的法律效力。

6．电子病历系统应当采用权威可靠时间源。

（四）具体细则

1．电子病历的建立

（1）所有电子病历均应于医院电子病历系统或医院其他系统生成，并在电子系统中规范呈现。

（2）建立电子病历的医务人员为具有医院合法执业资格的医务人员及相关人员，电子病历的最终审核应由具备合法执业资质的医师完成，未取得本院执业资质的医师书写的病历应由有资质医师审核。所有医师的账号应由医院相关部门进行统一管理。

（3）建立住院电子病历的对象应为在医院已办理住院手续患者。建立门（急）诊电子病历的对象应为在医院门（急）诊挂号就诊的患者。

（4）特殊的急症病例（如产科急诊患者等）在患者来院后先建立临时档案并接受紧急处置，同时尽快办理住院手续，手续完备后转为正式病历。医嘱处理为补记，有处理时间和补记时间。

2．电子病历的格式要求

（1）所有电子病历格式均应由各科室或专业结合具体情况制定，由医院医务部门及相关部门审核，由信息中心统一设置。每一患者均建立个人信息数据库（包括姓名、性别、出生日期、民族、婚姻状况、职业、工作单位、住址、有效身份证件号码、社会保障号码或医疗保险号码、联系电话等），有唯一标识号码并与患者的医疗记录相对应。

（2）未经医院医务部门及病案管理部门审核批准，任何科室和个人不得擅自新建、更改或删除电子病历系统中已建立的模板。

（3）所有电子病历的格式及内容要求均依照《医疗机构病历管理规定》《病历书写基本规范》及《电子病历基本规范（试行）》制定，符合其内容和格式的要求。

（4）制作病历模板时应参考医院医务部门提供的《电子病历模板制作指南》，结合本专业及病种的具体要求制定。

3．电子病历的书写

（1）电子病历的书写内容要求依照现有纸质病历的规范。遵循客观、真实、准确、及时、完整、规范的原则。使用电子病历系统的复制功能时，同一患者的相同信息可以复制，复制内容必须校对，不同患者的信息不得复制。

（2）所有病历文书的提交时间为病历完成时间。其电子版本提交时间应符合《病历书写基本规范》的要求。出院患者的病历应按照《病历书写基本规范》的要求及时完成。

（3）无医院执业资质人员可以书写的病历部分应符合医院的《病历书写基本规范》要求，包括病程记录、出院总结等，书写完成后由符合执业资质的人员进行审核。

4．电子病历的修改

（1）医务人员在完成病历书写之后应仔细检查，确证无误后再提交。提交之前的修改在电子文档中无痕迹。提交后且未经上级医师审修签字之前，如果有改动可修改并重新提交，该修改在电子文档中留有修改痕迹，此痕迹不出现在打印的纸质病历中。如病历已经由上级医师修改并提交，下级医师则不能修改。

（2）上级医务人员有审查、修改下级医务人员书写的病历的责任。修改时，系统自动记录修改日期、修改人员。修改痕迹记录，包括新出现的修改和原有文字均保存在电子文档中，不出现在打印的纸质病历中。

（3）已完成打印的病历，如对其电子文档进行修改则必须重新打印，病历主管医师及按权限对病历进行修改的上级医师有责任保证病历纸质版本和电子版本的一致性。

（4）患者出院后，主治医师应在3个工作日内完成病历质控并向医院病案管理部门签名提交，主任医师在规定的时间内完成病历质控工作并向医院病案管理部门签名提交。向医院病案管理部门提交电子病历后，住院医师不再具有修改权限。对质控过程中发生的任何修改和补充均应由修改者同时打印纸质版本，并将纸质版本交给医院病案管理部门替换原打印件。

5．各级医务人员的数字化签名章应用

（1）医院仅向具备医院执业资格的医务人员发放电子文本的数字化签名章，执业资格的审核工作由医院医务部门负责。

（2）具有医院执业资格的医务人员与医院签署协议，认可该数字化签名章的法律效力等同于其手写签名。

（3）具有数字化签名章的医务人员应为其数字化签名章设立可靠的密码，并妥善保管。

（4）具有数字化签名章的医务人员不得主动将密码和相应权限授予他人，因上述行为导致的一切不良后果由该数字化签名章拥有者负担全部责任。

（5）具有数字化签名章的医务人员因疏忽泄露密码而导致的一切不良后果由该数字化签名章拥有者负担全部责任。

（6）无数字化签名章的工作人员和学生不得利用他人的数字化签名章独立从事病历

书写和行使医疗行为。上述行为一经发现,按非法行医处理。

(7)医务人员在终止或暂停医院执业时,其数字化签名章即刻由医院收回。由医院医务部门即刻冻结该数字化签名章的使用权。

(8)数字化签名章图片的创建、修改和停用功能在电子病历系统维护模块中,该模块仅由电子病历系统的系统管理员使用,其他用户无法变更系统中的任何签名章。电子病历系统管理员应通过电子病历系统的数字化签名章维护模块进行对数字化签名章图片的创建、修改和停用设置,并通过用户权限管理实现。其他非电子病历系统管理员用户无法登录数字化签名章维护模块。

(9)数字化签名章在电子病历系统数据库中以 Base64 码存储,数字化签名章图片仅由医务人员本人使用本人密码登录到电子病历系统方可使用。

6. 各级医务人员的权限

(1)一线主管医师可以建立、随时调阅并书写自己所管患者的病历。无特定授权的情况下,无书写其他患者电子病历的权利。

(2)主管病区的主治医师及以上职称的医师可以调阅、书写、修改所管病区内所有患者电子病历;护士长可以调阅、书写、修改所管病区内所有患者的电子护理记录;主管护士可以调阅、书写、修改所管患者的电子护理记录。所有修改痕迹保存在电子版本。

(3)值班医务人员可以建立、调阅、书写当值病区内所有患者的电子病历。如值班的一线医师为需要在上级医师指导下工作者,应在当日值班的有资质的医师账户下设立临时账户,并由后者负责对一线医师书写的病历及开具的医嘱进行审查和修改。

(4)值班的二线及以上职责医师可以调阅、书写、修改所管病区内所有患者的病历。

(5)各科室可以按照各自的工作流程需求设定医师或护士的医疗管理、病历管理人员的权限,但应符合医院各级医师及护士以及其他工作人员的工作职责要求。

7. 电子病历的打印和调用

所有电子病历均应由病历书写者在规定时间内完成提交并打印成纸质病历。

(1)每份电子病历只能生成一份纸质打印件,在规定时间内提交医院病案管理部门。不得以任何理由生成其他任何形式的打印件。

(2)患者需要的任何病历复制资料均应按照《医疗机构病历管理规定(2013年版)》求到医院病案管理部门进行复制。其他科室及工作人员不得为患者出具任何形式和内容的打印件或复印件。

(3)除正式归档病历中以外的任何病历打印件或复印件均为无效件。

(4)未经允许,任何人员不得调用与其自身工作范畴无关的患者病历(包括电子文档和纸质病历)。

(5)医院病案管理部门按照《医疗机构病历管理规定》为符合复制病历手续条件的患者提供已完成全部病历归档流程的病历复印件或打印件,并加盖病历复印封存专用章。

（6）医院病案管理部门可以为符合复制病历手续的患者提供已完成全部病历归档流程的与纸质版本一致的最终电子版本。

8．电子病历医嘱管理

（1）医务人员必须以本人的电子病历系统身份登录医师工作站系统并开具医嘱。

（2）医师开具医嘱后以本人的数字化签名章签名并提交系统。

（3）非紧急抢救情况下，护士仅执行已提交的有数字化签名章的医嘱。

（4）紧急抢救时的口头医嘱应在抢救结束后及时补记，补记的医嘱条目后注明是补记。

9．电子病历首页的填写

（1）除首页自动生成的项目，医师和护理人员应如实、准确填写所有首页空白栏目。

（2）医务人员如发现首页信息内存在错误条目，应及时通知患者及家属前去住院处更正系统信息。

（3）首页应在患者出院后24h内完成，随同病历其他内容一同提交医院病案管理部门。

10．电子病历的归档

（1）门急诊电子病历中的门（急）诊病历记录以接诊医师提交即为归档，归档后不允许修改。

（2）患者出院后，主管医务人员应按照《病历书写基本规范》的时限要求，完成该患者的电子病历的书写并向医院病案管理部门提交归档。同时，打印出纸质文本，连同手写部分共同整理后交付医院病案管理部门。患者的主管医务人员有责任保持归档病历电子文本和纸质病历的一致性。

（3）主治医师、主任或主任授权的副高级以上医师签字应在患者出院后规定的时限内完成。上级医师完成签字时如发现有必须进行的修改，可在系统中生成修改的电子文档并签署电子签名后提交归入电子文档，新生成部分或修改部分由书写者负责打印后交给医院病案管理部门归入纸质病历。系统将记录电子文档中的修改痕迹和新添加内容和发生时间。

（4）除有明确规定的部分以外，所有已提交归档的病历（包括电子文本和纸质病历）均不得修改。

（5）电子病历的归档由医院病案管理部门相关工作人员确认签收。纸质病历的回收及后续的管理参照原纸质病历管理规定执行。医院病案管理部门应建立签收、借阅及开放修改电子病历的管理流程。

11．已归档住院病历的调阅

按照《医疗机构病历管理制度规定（2013年版）》中病历借阅相关规定执行。

12．电子病历的质量管理

（1）电子病历的书写人员应及时进行病历的自我质量控制，并有责任完成合格的电子病历。

（2）病区主管医师对所管辖病区所有医师书写的病历均负有监督检查责任。

（3）病区的护士长、主管护士对所管辖患者的护理记录均负有监督检查责任。

（4）医院医务部门负责安排对运行病历和终末病历的质量检查。

（5）医院医务部门依据《病历书写基本规范》制定病历质检标准，定期对全院病历质量进行质控。

13．医疗纠纷时的病历封存

（1）当患方提出封存病历时，应在医院医务部门工作人员、患者主管医师、患者或者其代理人共同在场的情况下进行，即刻封存已打印的纸质病历或其复印件。

（2）封存纸质病历同时由医院信息部门协助将需封存病历的电子文档冻结，封存以前的病历及相关内容不能被更改。此过程由医院医务部门、医院病案管理部门共同参与完成。

14．电子病历的安全技术保障

（1）医务人员都应使用自己的用户名及密码登录电子病历系统，并为该账户在系统中的所有操作负责。

（2）电子病历系统软件使用特定编辑器软件，所有病历模板和病历文件在存储和传输的过程中均采用加密后的自定义格式保存。

（3）在电子病历系统中，所有对病历文件进行编辑、修改的操作均仅能通过专用编辑器来完成。所有修改记录均以加密文件的形式存储在电子病历服务器上。

（4）在电子病历系统中建立系统安全日志，内容主要包括：医师每次登录和退出系统的时间、打开的文件、书写、修改、保存、签字等操作。同时建立安全日志的定期备份机制并且永久保留备份文件。

（5）电子病历系统管理员通过用户权限管理使其他非管理员用户不具有访问及修改系统安全日志内容的权限。

（6）信息管理中心负责建立病历文件每日全备份机制，每日定时将所有的病历文书都以加密的纯文本格式保存在服务器中，并且永久保留所有备份文件。

（7）信息管理中心负责采取有效措施保障电子病历服务器的系统安全、网络安全及硬件安全，并应负责保障电子病历数据库的数据安全。

（8）医院信息部门应建立健全内部的管理规范和条例，建立有效的内部监督机制并记录其实施情况。

十一、临床路径管理制度

（一）目的

为全面贯彻落实国家卫生健康委关于临床路径管理等文件精神，制定临床路径管理制度。

（二）定义

临床路径是以循证医学证据和疾病诊疗指南为指导，由相关专业的诊疗小组人员共同针对某一疾病的诊断、治疗、护理、康复等建立一套具有严格的工作顺序和目的、准确的时间要求、能够适合大部分患者的标准化治疗模式与治疗程序，是一个有关临床诊疗的综合模式，最终起到规范医疗行为、减少变异、降低成本、提高质量的作用。

（三）基本要求

1．凡符合标准住院流程中规定的进入路径标准的病例，原则上一律纳入临床路径管理。凡纳入临床路径管理的病例，全院各科室均应积极配合，满足临床路径表单所规定的所有检查、治疗等时限要求。

2．各科室临床路径开展应当遵循科学、安全、规范、有效、经济的原则，并与科室功能任务相适应，需具备符合资质的专业技术人员、相应的设备、设施和质量控制体系；各级医务人员要严格执行相关病种的诊疗护理规范、常规，优化质控病种的诊断、治疗环节质量。

（四）具体细则

1．设立组织，加强督导

（1）在分管院长的领导下，建立三级医疗控制体系负责开展临床路径工作，并负责该工作的管理、督导。

（2）医院成立临床路径管理领导小组或相关指导评价小组，主要负责制定临床路径管理有关规章制度，对医院临床路径管理质量进行指导、监控和评估，协调临床路径实施过程中遇到的问题。相关科室成立临床路径实施小组，由临床科室科主任担任组长，医疗、护理人员任成员。主管医师主要负责临床路径的实施，临床路径实施过程的效果评价和分析，实施小组设立路径管理员，负责相关材料的收集、记录和整理及信息上报，日常工作的联络。

2．实施、质量控制及评估改进

（1）实施过程

1）临床路径文本制定：

各科室临床路径小组根据国家卫生健康委制定的病种临床路径管理标准，结合临床工作实际情况，选择适合的病种，编制临床路径标准及临床路径表，上报院临床路径管理领导小组及指导评价小组审议通过后实施。同时确定标准化医嘱，方便临床路径的顺利进行。

2）开展培训指导：

对各专业人员进行系统培训，使医护人员及其他各科室人员明确各自职责，宣传临床路径实施的意义，培训临床路径管理知识。

3）组织实施：

确定实施临床路径工作的科室，通过临床试行对临床路径进行检测，发现存在的问题，加以改进，逐步完善成一套合理、切实可行的临床路径。

（2）评价与总结

各科室路径管理员负责监管临床路径执行情况，定期对执行情况及变异情况进行汇总，科主任签字确认后汇总至医院医务部门。根据诊疗规范和临床执行情况不定期修订临床路径。

医院医务部门定期对全院临床路径的效果实施评价总结及分析，提出持续改进措施，反馈至科室并留存档案。

3．临床路径管理的工作要求

（1）各有关科室务必认真学习有关规定，按照病种临床路径管理标准和方法实施确定病种的临床路径管理，由科室质控小组负责日常督查，以规范诊疗行为，确保医疗服务质量的稳步提高。

（2）强化监管、务求实效。临床路径管理实行"检查、备案和督查"制度。医院医务部门或其他管理部门定期考核入径人数、平均住院天数、平均药品费用、等质量和效率指标指标，进行路径管理效果评价；定期对临床路径管理效果进行通报。

（3）严格考核、落实责任。建议将临床路径考评结果纳入科室绩效及年终考核，切实落实工作责任，保证临床路径管理工作顺利开展。

十二、单病种管理制度

（一）目的

为了落实国家卫生健康委关于单病种质量管理的要求，规范临床诊疗行为、提高医疗质量、改进医疗服务水平，特制定单病种管理制度。

（二）定义

单病种质量管理是以病种为管理单元，运用在诊断、治疗、转归方面具有共性和某些重要的医疗质量指标，用数据进行质量管理评价；通过单病种质量管理，对疾病诊疗过程及终末质量进行控制，持续改进和提高诊疗技术水平，评价和规范医师诊疗行为。

（三）基本要求

1．医疗质量、医疗安全第一原则。

2．持续改进和提高医疗服务水平原则。

3．信息数据上报及时性、准确性、完整性原则。

4．单病种质量控制指标达标率持续改进原则。

5．单病种质量管理实行院科二级管理。

（四）具体细则

1．院级单病种质量管理组织为医疗质量与安全管理委员会，履行下列职责：

（1）研究制定医院单病种质量管理相关制度。

（2）根据国家卫生健康委下发的单病种质量管理控制指标组织实施。

（3）制订单病种质量管理培训计划。

（4）督导、检查各科室单病种质量管理工作开展情况。

（5）对单病种质量管理实施效果进行评估、分析。

2．科级单病种质量管理组织为单病种质量管理实施小组；组长为临床科室主任，成员由临床科室医疗、护理人员和相关科室人员组成。履行下列职责：

（1）负责单病种质量控制方案的实施。

（2）负责上报单病种质量控制信息。

（3）提出科室在单病种质量控制实施中存在的问题。

（4）讨论研究单病种质量控制指标改善措施，持续改进单病种医疗质量。

（5）对本科室单病种质量控制效果进行评价与分析。

3．单病种选择原则

（1）医院实行单病种管理的首选病种为国家卫生健康委员会分批下发的单病种管理的病种。

（2）选择本地区的常见病、多发病，选择覆盖率较大的病种。

（3）选择最能代表临床科室医疗特色的病种。

（4）所选病种能对应一个明确的疾病分类编码或一定的编码范围。

4．单病种质量控制指标管理

（1）以国家卫生健康委员会要求的单病种质量控制指标作为医院单病种质量控制指标。

（2）医院单病种质量控制目标为：单病种的过程（核心）质量控制指标总体达标率应达到所在省市同级医院较好水平。

5．单病种质量管理实施前应当进行相关培训

（1）医院通过讲座、业务例会、院刊宣传等对单病种质量管理进行全员培训。

（2）临床科室开展内部讲座学习本专业单病种质量管理内容，充分理解单病种质量管理具体实施方法。

（3）实施单病种质量管理的医护人员应通过自学掌握本专业单病种质量管理内容，会具体运用开展临床工作。

6．单病种质量控制管理流程

（1）单病种患者入住临床科室后，按单病种质量控制指标、诊疗规范进行诊治。并在病历中如实记录每一个质量控制节点是否按要求执行。科室主任或上级医师查房时应认

真审查每份病历的诊疗过程是否符合质量控制要求，督促、指导下级医师诊疗工作，不断强化各级医护人员的自我监控意识。

（2）单病种质量管理实施小组定期对各单病种质量控制的开展情况进行检查，认真进行调研、分析、评估。在科室内讨论未达到标准的相关因素，提出改进措施。对本科室不能解决的问题，上报医院医务部门或医疗质量管理委员会协调解决。

（3）医院医务部门应持续追踪单病种质量管理改进效果。

7．临床科室单病种质量管理实施小组应定期组织活动，分析本科室各项指标的变化趋势，衡量本科室的诊疗能力与质量水平。研究落实单病种质量管理相关规定的方法，采取有针对性的改进措施。单病种质量管理实施小组应有活动记录。

8．各医技科室做好配合工作，保证单病种质量控制指标的完成。

9．医院医务部门负责科室单病种质量管理的日常监管。定期监督、检查相关临床科室单病种质量管理情况，发现问题及时向临床科室、医疗质量管理委员会及相关职能部门反馈。

单病种质量控制指标纳入全国单病种质量管理控制工作病种信息报送范围的，应按照国家卫生健康委要求做好信息报送工作，加强单病种质量管理与控制。

十三、医嘱管理制度

（一）目的

为了规范临床医护人员正确下达和执行医嘱，保障医疗质量和患者安全，特制定本制度。

（二）定义

医嘱是指在医疗活动中，根据病情的变化和诊疗的需要，由医师下达的医学指令。

（三）基本要求

1．下达医嘱的医师必须取得在本机构独立的处方权，实习、进修医师或未取得独立处方权的住院医师所下达的医嘱需经过上级医师的审核并签字方具有执行的效力。

2．执行医嘱的人员资质遵循上述规则。

3．以信息系统开具和记录执行医嘱的，系统应当限定开具和执行人的相应权限。信息系统的签名依据电子签名相关的要求进行。

（四）具体细则

1．医嘱分为长期医嘱、临时医嘱和口头医嘱。

2．长期医嘱一般用于重复执行不少于两次的医嘱。

3．临时医嘱一般只限于一次性执行的医嘱。

4．口头医嘱仅限于紧急抢救或无菌操作过程中，医师以口头方式开具的临时医嘱。

5．各机构应当根据临床工作的实际情况和相关的规定，确定长期医嘱和临时医嘱开具和执行的时间要求，并应当记录、保留相关的痕迹。

6．口头医嘱应当在抢救或操作结束后的6h内进行补记。

7．医嘱的开具应当遵循特定的书写规则。必要时，可以增加相应的本机构或部门通识的提示信息，以提醒执行人员给予特别注意。

8．修改和取消应当保留可辨识的痕迹，必要时应当通知拟执行该医嘱的医护人员。

9．医护人员在执行医嘱前，应当进行复核，复核认为可疑的医嘱，不得执行并向上级主管医护人员进行报告。

10．口头医嘱在执行前，必须由执行人向医嘱下达人进行明确完整复诵，经医嘱下达人明示确认后方可执行。

11．各医院、各病区应结合本部门的实际情况，制定医嘱开具和执行的具体管理要求和操作流程，以保障医疗质量和患者安全。

12．各类医嘱在执行过程中或执行后，应及时观察患者的反应，如发现患者出现异常情况，应当立即停止医嘱的执行，并应当立即报告上级主管医护人员。

13．其他医嘱管理的具体要求和程序由各机构和病区结合本规定的总体要求，结合自身情况制定完善并持续改进。

十四、放射防护管理制度

（一）目的

为全面贯彻落实《放射性同位素与射线装置安全和防护条例》《放射性废物安全管理条例》《放射性同位素与射线装置安全许可管理办法》《放射诊疗管理规定》《放射性同位素与射线装置安全和防护管理办法》《放射工作人员职业健康管理办法》等相关法律、法规的要求，为加强医疗机构放射防护工作，保障从事射线与辐射工作人员及患者的健康与安全，依据相关法律法规制定本制度。

（二）定义

放射性防护是指一定量放射性物质进入人体后，为避免或减弱放射性物质及其辐射伤害人体采取的措施。

（三）基本要求

1．医院应设置放射防护管理部门或组织，并有专人负责。

2．医院和相关人员应取得放射执业相关资质。

3．对放射人员培训、职业防护、健康档案应有明确的管理要求。

4．对放射性废物的处理应严格执行国家相关要求执行。

5．对放射事件应急处置有明确要求。

（四）具体细则

1．医院设置放射防护管理部门或组织，成立领导小组并配备专职或兼职放射防护管理人员，负责放射诊疗工作的质量保证和安全防护，定期进行检查，发现安全隐患及时整改。

2．放射性同位素、电离辐射源的应用单位新建、扩建、改建工程（以下简称建设项目）的辐射卫生防护设施，必须与主体工程同时设计审批、同时施工、同时验收投产，其设计审查和工程竣工验收，须通过卫生行政部门、公安部门、环境保护行政部门批准。验收合格并取得《放射诊疗许可证》后方可从事许可范围内的工作。

3．医疗机构应当定期对放射诊疗工作场所、放射性同位素储存场所和防护设施进行放射防护检测，保证辐射水平符合有关规定或者标准。

4．放射性同位素放置、存放于专门房间（标记室），操作间标有放射性警示标志，非工作人员严禁入内。不得与易燃、易爆、腐蚀性物品同库储存，以避免发生因燃烧、爆炸、腐蚀等原因造成的放射性同位素失控，形成放射性污染事件。储存场所应当采取防火、防水、防盗、防丢失、防破坏、防泄露的安全措施，要安装防盗门窗，并安装必要的报警装置。

5．使用、贮存放射性同位素与射线装置的场所，应当按照国家有关规定设置明显的电离辐射标志，放射工作场所的入口处应悬挂电离辐射警示标志，机房内布局要合理，不得堆放与诊疗工作无关的杂物，机房要保持良好的通风。机房门外要有电离辐射标志，并安设醒目的工作指示灯，保证工作指示灯、门－机连锁装置能正常使用。机房内应配备可供放射工作人员、受检者、陪检者防护用品（包括铅帽子、铅围脖和铅围裙）或立体防护铅衣等防护用品。

6．放射性同位素储存场所应当有专人负责，确认和保障所收药品的准确和安全。有完善的存入、领取、归还登记和检查的制度，做到交接严格，检查及时，账目清楚，账物相符，记录资料完整。保管人应指定责任心强的同志担任，并要经过专门的业务培训，并持证上岗，严格操作规程。

7．放射工作人员需持有《放射工作人员证》上岗开展工作，对于需要操作大型设备的工作人员，须持有大型设备上岗证上岗。

8．放射工作人员上岗前应当接受放射防护和有关法律知识培训，考核合格方可参加相应的工作。培训时间不少于4天。

医院应当定期组织本单位的放射工作人员接受放射防护和有关法律知识培训。放射工作人员两次培训的时间间隔不超过2年，每次培训时间不少于2天。

参加环保部门认可的培训机构组织的辐射防护培训，经考核取得培训合格证书后方可上岗，取得辐射安全培训合格证书的人员，应当每四年接受一次再培训。

9．医疗机构应当按照有关规定和标准，对放射诊疗工作人员进行上岗前、在岗期间和离岗时的健康检查，定期进行专业及防护知识培训，并分别建立个人剂量、职业健康管理和教育培训档案。组织上岗后的放射工作人员定期进行职业健康检查，两次检查的时间间隔不应超过2年，必要时可增加临时性检查，并建立个人健康档案。

10．放射工作人员必须按照国家有关标准、规范的要求，接受个人剂量监测。工作期间内必须佩戴个人剂量计。各科室按照辐射活动类型配备辐射防护监测仪。外照射个人剂量监测周期为90天；内照射个人剂量监测周期按照有关标准执行。

11．医疗机构安排专人负责个人剂量监测管理，建立辐射工作人员个人剂量档案。个人剂量档案应当包括个人基本信息、工作岗位、剂量监测结果等材料。建立并终身保存个人剂量检测档案。

12．放射诊疗工作人员对受检者进行医疗照射时，应当遵守医疗照射正当化和放射防护最优化的原则，有明确的医疗目的，严格控制受照剂量；对邻近照射野的敏感器官和组织进行屏蔽防护，并事先告知受检者辐射对健康的影响。

13．放射工作医疗机构必须接受上级卫生行政部门的监督指导。必须采取有效措施，提高影像质量；减少重拍率、误诊率及漏诊率；注意受检者的屏蔽防护，减少和控制受检者的照射剂量，做好放射卫生防护及影像质量保证工作。

14．严格执行《中华人民共和国放射性污染防治法》《城市放射性废物管理办法》《放射性废物管理规定》《放射性废物分类》等要求进行放射性废物处理。

15．放射工作医疗机构应当制定防范和处置放射事件的应急预案；发生放射事件后应当立即采取有效应急救援和控制措施，防止事件的扩大和蔓延。发现放射性同位素丢失、被盗、失控或泄露等事件，应立即及时上报，不得缓报和隐瞒。根据发生事件的性质，采取相应的措施，减少危害造成的损失。

十五、门诊工作制度

（一）医师出诊管理规定

1．目的

为了规范门诊医疗行为，保障医疗安全和医院医疗秩序，确保门诊工作顺利进行，制定本规定。

2．定义

医师出诊管理规定指规范门诊医生出诊资质和诊疗行为的规定。

3．基本要求

（1）具备下列条件之一的医师才具备医师出诊资格

1）取得《医师资格证》《医师执业证》，并主执业机构为医院、按期进行医师定期考核且合格的医师。

2）主要执业机构为外院，但在医院办理多点执业或多机构备案的医师。

3）在医院进修的医师原则上不独立出诊。

（2）医师出诊标准

1）按出诊医师的医疗技术职称设定普通、副主任医师、主任医师、知名专家门诊。

2）各临床科室要依据需求，合理组织安排普通门诊、专科门诊、专家门诊、特需门诊的诊疗力量，结合开诊情况，动态调整和分配好具有副主任医师及以上专业技术职务任职资格的医师从事普通门诊、专家门诊和特需门诊的比例。

4．具体细则

（1）医师出诊申请　医师提出申请，科室负责人同意，经医疗管理部门批准后方可出诊，出诊医师需接受出诊前培训。

（2）医师出诊要求

1）医师应按时出诊，不得迟到、早退；出诊期间医师不得随意离开门诊区域。如遇特殊情况需要离开时，应安排其他医师接诊已挂号的患者，并报告医疗管理部门，经批准后方可离开。

2）医师出诊安排应当固定，如有出诊时间变更，须由提前进行申报，经医疗管理部门同意后方可变更。

3）未经医务管理部门批准，出诊医师不得擅自停出诊。如特殊情况必须停出诊时，应安排同级别或高级别医师替诊。

4）各科室如对出诊医师、出诊单元数量以及单元接诊人次有特殊安排，应医务管理部门批准、备案。

（3）门诊服务及质量要求

1）出诊医师应当落实首诊负责制，患者首次就诊时，如接诊医师发现患者就诊科别有误或需其他专业会诊，接诊医师应为患者预约其他专业号源或转科就诊。

2）出诊医师应亲自接诊患者，规范书写门诊病历，做到项目齐全，主诉、查体、诊断、检查、处理记录详细完整；告知患者检验和治疗方面的注意事项。

3）遇有疑难病例不能确诊者，经治医师应及时报请医务管理部门组织疑难病会诊。

4）出诊医师应根据《处方管理办法》的要求开具处方；对于开具不合理处方者，将按照医院《门诊医疗文书管理规定》进行处罚。

5）出诊医师应在开具的检查申请单上，写明检查目的并标明阳性体征，凡特殊的检查项目，应在申请单上注明检查地点、时间或留取标本的方法等注意事项。

6）出诊医师根据病情需要，做必要的辅助检查，按照患者知情权利的要求说明其必要性和费用，取得同意后方可开申请单，并对其病情进行必要的解释，体格检查完毕后要及时洗手。

7）出诊医师采用特殊或有风险的检查、操作或治疗时，要向患者解释该疗法的效果、危险性及预防措施，取得患者知情同意后方能执行，并记录在病历中。

8) 出诊男医师为女性患者查体时，注意保护措施和患者隐私，须有护士或家属等第三人在场。

9) 门诊患者需要入院治疗时，经治医师应告知患者入院诊断、入院后可能要进行的检查、入院治疗的大致方案、患者大致住院时间和费用、治疗预期效果等，得到患者的理解并同意后填写入院通知单。患者入院、转科或会诊前，需进行必要的检查，检查结果未出来之前，患者不应入院、转诊或会诊。对于急诊或危重患者，其诊断性检查可在入院后进行。

10) 医师出诊遇门诊患者突发事件，应按照医院《门诊患者突发事件应急处理管理规定》要求，主动无条件承担应急工作，不得延误抢救。

11) 医师出诊引发有效投诉或医疗纠纷，须配合管理部门进行事件调查。

（4）对于因违规给医院造成不良影响的医师，将取消其出诊资格，并视情节严重程度，可给予通报批评、警告、记过等处分，并酌情停止医疗工作。

（二）预约挂号管理规定

1. 目的

为优化医疗服务流程，提升医疗服务效率，改善患者的就诊秩序，减少挂号及候诊排队时间，方便就医，进一步规范并推动门诊预约挂号服务，制定本规定。

2. 定义

预约挂号指除外患者就诊当日通过人工窗口挂当日号的行为。规范预约挂号行为的规定称为预约挂号管理规定。

3. 基本要求

医疗机构应当为患者提供多种形式的预约挂号模式。

4. 具体细则

（1）预约号源管理

1) 对初诊和复诊患者均提供预约挂号服务，推广非急诊患者全面预约，逐步提高预约号源投放比例。

2) 开展电话预约、网络预约、诊间预约、社区预约、出院复诊预约、手机客户端预约等多种形式的预约挂号服务。

3) 积极开展分时段预约，划分时间区间安排患者预约就诊，推进"预约优先"，引导患者错峰就诊，减少等候时间。

（2）预约挂号保障措施

1) 严格遵守实名制预约挂号，分诊人员应认真核对就诊者身份信息是否与预约信息一致。

2) 各科室加强医师停诊管理，如医师停诊，应安排同级别或高级别医师替诊，并妥善解决已预约成功挂号患者的就诊，各科停诊率应控制在5%以内。

3）对于需要复诊的患者，医师应利用医师工作站积极为患者进行复诊预约。

4）完善信息系统功能，确保预约挂号的后台管理准确、及时、有效；并逐步推进自助预约挂号工作。

（3）组织管理机构及职责

1）门诊部负责预约挂号组织和管理工作。

2）临床科室应积极参加医院的各项预约工作，确保预约工作的顺利开展。

3）信息中心中心负责预约挂号的技术支持工作。

4）挂号室负责预约挂号的具体实施，挂号室应安排专人进行预约挂号以及相关后台维护工作。

（三）门诊医疗文书管理规定

1．目的

为加强医院门诊医疗文书管理，保障医疗质量与安全，维护医患双方的合法权益，制定本规定。

2．定义

门诊医疗文书是指医师在门诊医疗活动过程中形成的文字、符号、图表、影像、切片等资料的总和，包括门诊病历、门诊处方、疾病诊断证明书、病假证明书等。规范门诊医疗文书书写及管理的行为规定称为门诊医疗文书管理规定。

3．基本要求

（1）门诊医疗文书的书写应当客观、真实、准确、及时、完整、规范，应明确书写格式、内容和时限等。

（2）医师应当严格保护患者隐私，禁止以非医疗、教学、研究目的泄露患者的医疗文书资料。

4．具体细则

（1）门诊病历

1）医师应当按照《病历书写基本规范》《电子病历基本规范（试行）》的要求书写病历。

2）门诊病历一般由患者负责保管。使用电子病历的医疗机构应当为患者打印门诊病历。门（急）诊病历由医疗机构保管的，保存时间自患者最后一次就诊之日起不少于15年。

3）患者出院后，急诊留观病历由住院病案管理部门统一保存、管理。

4）任何人不得随意涂改病历，严禁伪造、隐匿、销毁、抢夺、窃取病历。

5）病历的借阅与复制依照《医疗机构病历管理规定》执行。

（2）门诊处方

1）本规定所称处方，是指由医师在诊疗活动中为患者开具的、由药师审核、调配、核对，并作为患者用药凭证的医疗文书。

2) 医师处方权的获得、处方的开具、处方书写、处方的调剂、应当严格依照处方管理的规定执行。

3) 处方点评工作应当严格按照卫生健康行政部门相关医院处方点评管理规定执行。

4) 对开具门诊不合理处方医疗行为进行处罚。不合理处方指不合理处方包括不规范处方、用药不适宜处方及超常处方。

5) 不规范处方是指未写临床诊断或临床诊断不全的处方超过卫生行政、医疗保险等管理部门文件规定用量的处方、未执行医院有关规定而开具的麻醉药品、精神药品、医疗用毒性药品、放射性药品等特殊管理药品的处方、未按照抗菌药物临床应用管理规定开具的抗菌药物处方。

6) 用药不适宜处方是指适应证不适宜的处方、遴选的药品不适宜的处方、药品剂型或给药途径不适宜的处方、无正当理由不首选国家基本药物的处方、用法及用量不适宜的处方、联合用药不适宜的处方、有配伍禁忌或不良相互作用的处方、重复给药的处方、其他用药不适宜情况的处方。

7) 超常处方是指无适应证用药处方、无正当理由开具高价药的处方、无正当理由超说明书用药的处方、无正当理由为同一患者同时开具两种以上药理作用相同的药物处方、冒名开具药品的处方。

(3) 疾病诊断书和病假证明书

1) 疾病诊断书和病假证明书是具有一定法律效力的医学证明文件，在开具疾病诊断书和病假证明书时，临床医师应以科学严谨的态度规范开具。

2) 出具疾病诊断书和病假证明书的人员应为医院注册的执业医师。出具疾病诊断书的人员应具有主治医师及以上职称；不得出具非本人执业范围的医学证明文件。

3) 医师须亲自诊查患者后方可出具医学证明文件，须有本院相关的检查，每项诊断都应具备科学的、客观的诊断依据，并与病历中记载的病情和检查结果相符，主要处理意见也应在病历中记载备查。

4) 严格掌握开具病假证明书的指征，不具备休假条件的不应开具休假证明。

5) 医师未经特殊授权不得出具劳动能力、伤残程度及职业病等专用诊断证明文件。凡涉及司法办案需要的证明文件，以及用于因病退休、伤害、残疾、工伤、劳动鉴定、保险索赔、办理低保、生育第二胎等专用诊断证明文件，由当事人或家属持公检法、交通管理、劳动保障等相关部门的介绍信，经医院管理部门审核后，由相应科室医师按照相关规定开具疾病诊断书，介绍信由盖章处负责保存。

6) 对学术上有争议的诊断或其他特殊情况，需开疾病诊断书时，应由相关科室及行政管理部门讨论研究，慎重出具疾病诊断书。

7) 疾病诊断书和病假证明书打印或书写应清楚，项目填写齐全，病假证明书上的休息时限必须大写，涂改无效。

8）患者因使用麻醉药品或第一类精神药品需开具疾病诊断书时，医师应写明疾病名称、疼痛。

9）患者因转诊、转院、外购药品需开具疾病诊断书时，应写明相应理由、转诊期限，直接由医疗保险办公室审核盖章。

10）病假证明书只证明患者因病需要休息和病休时间，仅供患者单位参考；疾病诊断书只证明患者疾病诊断和医疗建议，不得出现疗养、免工作等非临床医学治疗内容，不应提及与医疗不相关的其他处理意见。

11）疾病诊断书应加盖医院专用诊断印章方为有效，疾病诊断书和病假证明书的复印件、复写件不予盖章，严禁涂改、伪造、弄虚作假。

十六、多学科诊疗管理制度

（一）目的

为提高疑难复杂疾病的规范化诊疗水平，为患者提供科学合理的治疗方案，提高疾病的治愈率和患者的生存质量，减轻患者经济负担，制定本制度。

（二）定义

多学科诊疗（multi-disciplinary team，MDT）模式是指以患者为中心、以多学科专业人员为依托，为患者提供科学诊疗服务的模式，具体通过MDT病例讨论会形式开展。

（三）基本要求

1. 医院应成立MDT工作委员会，委员会成员由医院相关职能处室及临床医技科室负责人组成。委员会主要职责为审议医院MDT相关工作制度、工作计划及实施方案。

工作委员会下设MDT办公室，负责MDT工作委员会交办的各项具体事务，包括完善相关管理制度，优化工作流程，进行质量管理，收集议题、定期组织召开委员会会议，组织全院医务人员进行各项诊疗规范的培训等工作。

2. 医院应按照学科或病种等成立MDT专家组，由来自多个相关学科、相对固定的专家构成，专家组团队组成如下：

（1）组长　一般由具备高级职称、具有专业影响力和领导力的专家担任，负责MDT病例讨论的主持工作。

（2）组员　一般由副主任医师及以上职称人员担任，包括临床科室、医技科室专家及麻醉、护理、康复、临床药学、营养等专业的专家。

（3）协调员　负责安排病例讨论会、收集患者资料、准备必要的设备设施、记录MDT病例讨论会的决议、追踪MDT治疗方案的落实情况和执行效果、协调MDT成员之间的关系。

MDT专家组职责包括：确定病例纳入标准，并根据工作的推进情况和学科发展不断更新纳入标准；根据要求及时参加MDT讨论会，提出本专业的诊治意见；对患者病情进行全面评估并制定合理诊疗方案。

3．医院应成立MDT评价小组，由相关专业专家和相关职能处室负责人组成，负责行政、业务及工作流程执行情况督查，定期召开评价小组会议，讨论工作中存在的问题，并提出解决方案。

4．MDT执行原则　MDT必须以循证医学为依据，以患者为中心。一般在固定时间、固定地点开展病例讨论会，参与人员均可发言，共同讨论形成诊疗决议。

5．MDT诊疗方案的实施　患者MDT诊疗方案形成后应由患者的首诊医师/主管医师向患者进行充分沟通告知，并引导患者落实各项诊疗方案。如未按照MDT诊疗方案实施，应及时在病历中记录相关原因。

6．MDT团队应当建立病例随访机制，为患者提供连续性诊疗服务。

（四）具体细则

1．门诊患者MDT流程

（1）预约挂号　接诊医师判断患者符合纳入标准后，应向患方充分沟通告知，获得同意后，引导患者预约MDT门诊。同时MDT门诊团队可选择由患者自主预约挂号。

（2）MDT讨论过程　MDT门诊团队按照诊疗常规接诊患者，共同讨论形成诊疗方案并书写病历。团队所有出诊医师共同审核病历并签名。

2．住院患者MDT流程

（1）申请与准备　主管医师判断患者需要进行MDT讨论后，应向患方充分沟通告知，获得同意后，填写MDT申请单提交至相应病种MDT协调员。协调员组织通知本MDT专家组成员。被邀请专家无特殊情况不得拒绝及推诿，确有特殊情况不能参加者，必须安排本专业其他副主任及以上职称医师代为参加，并向协调员报告确认。患者主管医师在讨论前须完善各项准备工作。

（2）MDT讨论过程　由患者主管医师向MDT专家组详细汇报病史，提出拟解决的问题。必要时，MDT专家组成员到病房进一步询问病史，体格检查。专家组成员共同讨论形成诊疗方案。主管医师负责记录讨论意见并保存到病历。

十七、远程医疗会诊管理制度

（一）目的

为规范医院远程医疗会诊工作流程，最大限度地满足患者的医疗需求，根据《医疗机构管理条例》《医疗机构管理条例实施细则》《卫生部办公厅关于加强远程医疗会诊管理的通知》等规定，制定本管理制度。

（二）定义

远程医疗会诊是医疗机构间运用通讯技术和计算机多媒体技术，采用网络视频、音频同步的方式，为患者完成病例分析、病情诊断和进一步确定治疗方案的医疗咨询服务。规范远程医疗会诊管理的制度称为远程医疗会诊管理制度。

（三）基本要求

1．参加远程医疗会诊医师必须是取得执业证书，并在医院办理医师注册、变更或多机构备案的临床、医技科室的学科带头人或业务骨干，具有主任医（技）师任职资格者、或由科主任指定的取得副主任医（技）师及以上任职资格者。

2．远程医疗中心由医疗远程会诊中心（也可以是医务部门或其他相关部门）负责管理，信息中心协助技术支持医疗远程会诊中心（也可以是医务部门或其他相关部门）负责接收远程会诊的申请、安排会诊时间；信息科负责设备调试、日常维护。

3．医疗远程会诊中心（也可以是医务部门或其他相关部门）负责协调申请方、会诊（培训）专家、信息科，确定并通知远程会诊（培训）时间。

4．信息中心提供远程医疗会诊技术支持平台，确保接收和发出的信息快捷、准确，会诊前提前完成与远程会诊医院的对接调试。为保证会诊流程畅通，需工程师协助至会诊结束。

5．申请会诊对象限于疑难危重病例及少见病例，并且已经经过科内或全院会诊，仍然不能明确诊断或治疗效果不佳者。

（四）具体细则

1．应邀会诊

（1）医疗远程会诊中心（也可以是医务部门或其他相关部门）负责受理外院远程医疗会诊的申请，并进行初步审核。

（2）若同意会诊申请，要求申请会诊的医院提前把病例资料（病历摘要、各种检验报告单、检查报告单、影像资料、照片、各类电生理描记图和病理图文资料）传送至远程会诊信息平台。

（3）医疗远程会诊中心（也可以是医务部门或其他相关部门）与相关科室确定会诊专家及会诊时间，会诊的病历资料至少在会诊前转发给会诊专家。

（4）会诊结束后，由会诊专家填写会诊记录表，医疗远程会诊中心（也可以是医务部门或其他相关部门）将会诊记录表留档后发送至申请医院。

2．申请会诊

（1）申请科室填写远程医疗会诊申请单及患者知情同意书，提前报送主管部门审核并报请业务副院长批准。

（2）审核批准后，申请会诊医院的主管部门与被申请远程会诊单位的主管部门约定会诊时间及专家安排。

(3) 申请科室将会诊病例资料（病历摘要、各种检验报告单、检查报告单、影像资料、照片、各类电生理描记图和病理图文资料）传送至远程会诊信息平台。

(4) 申请科室的相关人员应在会诊约定时间前提前携带病历资料进入医院远程医疗会诊中心，必要时请患者一同前往。

(5) 申请科室指定医师汇报病历和诊疗情况，回答会诊专家的提问，并详细认真记录会诊意见，会诊记录存入病历。

十八、医用耗材管理制度

【医用耗材准入管理】

（一）目的

为加强医用耗材临床应用管理，提高合理使用水平，提升医疗质量，保障医疗安全，制定本制度。

（二）定义

本办法所指医用耗材是指医院在开展医疗服务过程中使用的，按国家相关法规纳医疗器械注册管理的或经相关行政主管部门批准的具有医疗特征的消耗性材料，包括一次性及可重复使用医疗器械等。

（三）基本要求

1．医用耗材准入本着可促进学科发展、提高工作效率、保障医疗质量和患者安全、控制医疗成本、减轻患者负担、引进先进、淘汰落后产品的原则。

2．建立健全医用耗材准入的组织机构、工作制度和内部监督机制，规范工作流程，做好医用耗材全过程管理。

（四）具体细则

1．科室申请医用耗材准入，须严格执行"三重一大"制度，经科室核心组集体讨论通过后，填写医用耗材准入申请表。

2．医疗机构应建立医用耗材管理委员会，作为医用耗材准入的决策机构，由院级领导、医用耗材管理部门、医务部门、审计部门、财务部门（物价部门）、医保部门、院感部门、护理部门和临床使用科室等的相关人员参与，同时纪检监察部门可以委派监督员参加。

3．医院建立《医用耗材临时采购流程》，医疗机构如遇有临床急救抢救等特殊情况，确需临时使用本单位医用耗材准入目录以外的医用耗材的，须按照《医用耗材临时采购流程》进行申请、审核、备案后，方可采购、使用。

4．医疗机构应建立医用耗材使用监控制度，统计分析本单位医用耗材使用情况。

5．医疗机构在医用耗材采购过程中与供应商签订购销合同时，必须同时签订廉洁协议，或将廉洁协议载入购销合同。

6. 医疗机构对发生产品质量问题、群体不良事件所涉及的医用耗材，按照国家和属地的有关规定立即停止使用，并及时向有关政府部门上报。

7. 医疗机构应根据管理的需要，对于增加医用耗材规格、试用医用耗材、专机专用类医用耗材、科研教学用医用耗材可制定细化的管理规定。

【医用耗材院感管理】

根据国家《医疗器械监督管理条例》《消毒管理办法》《医院感染管理办法》《一次性使用无菌医疗器械监督管理办法》等相关法规及有关文件的要求，为加强医院一次性使用无菌医疗器械的管理，减少医疗相关感染的发生，保证医疗质量和患者安全，制定本制度。

（一）基本要求

1. 组织管理

医院应明确牵头管理的部门，并明确牵头管理的部门和相关部门的职责。

2. 实行全流程监管

医院对一次性使用无菌医疗器械进行全流程管理，包括采购、储存、使用及用后的处置；医院相关管理部门制定相应的工作流程，责任到位，各环节的工作落实到人。

3. 医院应定期对一次性使用无菌医疗器械进行督查；各相关部门应定期自查；发现问题及时改进。

4. 医院对一次性使用无菌医疗器械的监督管理宜采用信息化管理，提高管理效能。

5. 发生一次性使用无菌医疗器械有关事件，怀疑与医院感染有关时，应报告医院的感染管理部门，感染管理部门应及时开展相关的调查与处置工作，及时汇报与总结。

6. 医院应开展相关人员的培训，内容包括法规相关要求和专业相关知识与技能。

（二）采购管理

1. 医院应制订采购计划，统一采购，未经医院采购部门审核的一次性使用无菌医疗器械不得用于临床诊断、治疗及科研工作。

2. 从具有《医疗器械生产企业许可证》或《医疗器械经营企业许可证》的企业购进无菌器械，对其生产企业、经营企业及销售人员资质进行审核、备案。

3. 医院应建立一次性使用无菌器械采购制度，严格执行并做好记录。采购记录至少应包括：购进产品的企业名称、产品名称、型号规格、产品数量、生产批号、灭菌批号、产品有效期等。按照记录应能追查到每批无菌器械的进货来源。

4. 采购部门应进行检查验收，包括订货信息与货物内容相一致、货款汇寄账号应与生产企业/经营企业相一致，并查验每箱（包）产品的检验合格证，生产日期、消毒或灭菌与失效期等，进口的一次性使用无菌医疗器械应有中文标识。

5．采购部门应收集一次性使用无菌医疗器械使用不良事件，定期向卫生行政部门报告。应关注临床使用情况及对产品的意见，对于临床反映问题或不良事件较多的产品，及时通知临床科室停止使用，暂停采购。

（三）储存管理

1．复检产品包装及中、小包装情况，抽查产品外观质量，查验产品批批检合格报告。

2．对入库产品进行登记，建立登记账册，登记项目包括入库时间、生产厂家、产品名称、批号、数量、规格、单价、消毒或灭菌日期、失效期、经办人等。

3．库房要求阴凉、干燥、通风，室内保持清洁，物品置于物架上，离地≥20cm、离墙≥5cm，防止污染。不同种类、不同型号的产品应分别放置。

4．严格执行产品发放制度，不得将包装破损、失效、霉变的产品发放至使用科室。

（四）使用管理

1．科室收货人员负责复验产品小包装情况、生产批号及产品外观质量等。

2．使用人员使用前应检查小包装的密封性、有效消毒或灭菌日期及失效期、产品外观质量等，遇包装破损或不合格的医疗器械，不应使用，按医疗废物进行处理，并报告医疗器械不良事件。

3．使用过程中应密切观察，出现异常反应，应立即停止使用，做好留样与登记，报告科室主任、护士长，送样进行热原检验，报告医院感染管理部门及相关管理部门，上报医疗器械不良事件。对同批未用过的物品及药品应封存备查。

4．使用大型医疗器械以及植入和介入类医疗器械的，应当将医疗器械的名称、关键性技术参数等信息以及与使用质量安全密切相关的必要信息记载到病历等相关记录中。

5．使用科室不得自行购置一次性使用无菌医疗用品。

（五）使用后处理

1．使用后的一次性使用无菌医疗器械应按医疗废物进行处理。

2．一次性使用无菌医疗器械不得重复使用。

十九、医疗安全（不良）事件报告制度

（一）目的

为发现医疗过程中存在的安全隐患、防范医疗事故、提高医疗质量、保障患者安全、促进核心制度落实，依据《医疗机构管理条例》《医疗事故处理条例》和《重大医疗过失行为和医疗事故报告制度的规定》等，制定本制度。

规范医疗安全（不良）事件的主动报告，对不良事件进行全面报告，可增强全院内职工风险防范意识，及时发现不良事件和安全隐患，及时并有效避免医疗差错与纠纷，保障患者安全；通过将获取的医疗安全信息、不良事件进行分析，有利于发现存在的不足，提

出改进措施,从院内管理体系、运行机制与规章制度上进行有针对性的持续改进;提高对错误的识别能力,不断吸取经验教训,避免此类事件的再次发生。

(二)定义

医疗安全(不良)事件指临床诊疗活动中以及医院运行过程中,任何可能影响患者的诊疗结果、增加患者痛苦和负担,并可能引发医疗纠纷或医疗事故,以及影响医疗工作正常进行和医务人员安全的因素和事件。针对医疗安全(不良)事件的管理制度称为医疗安全(不良)事件管理制度。

1. 医疗安全(不良)事件的分级

Ⅰ级:警告事件。非预期的死亡,或是非疾病自然进展过程中造成永久性功能丧失。

Ⅱ级:不良后果事件。在医疗过程中因诊疗活动而非疾病本身造成机体与功能损害。

Ⅲ级:未造成后果事件。虽然发生了错误事实,但未给机体与功能造成任何损害,或有轻微后果而不需任何处理可完全康复。

Ⅳ级:隐患事件。由于及时发现,错误在实施之前被发现并得到纠正,未造成危害。

2. 医疗安全(不良)事件的分类 压力性损伤不良事件、跌倒不良事件、坠床不良事件、药物相关不良事件、医疗器械相关不良事件、用血相关不良事件、手术麻醉相关不良事件、标本相关不良事件、管路相关不良事件、自杀走失不良事件、医院感染不良事件、其他不良事件。

(三)基本要求

1. Ⅰ、Ⅱ级事件属于强制性报告范畴,要求医务人员必须按规定及时上报。

2. Ⅲ、Ⅳ级事件属于自愿报告系统范围,是强制报告系统的补充,鼓励医务人员积极、主动上报。

3. 医疗安全(不良)事件的报告具有保密性、非处罚性、及时性和公开性原则。

(1)保密性:科室及管理部门必要时对报告者的个人信息保密;

(2)非处罚性:报告内容不作为报告人、被报告人或其他相关部门的违规处罚依据;

(3)及时性:医务人员应及时上报,管理部门应及时对事件进行分析、调查及反馈。

(4)公开性:对医疗安全信息及其结果进行分析,用于院内、部门和科室的质量持续改进,但对报告人和被报告人的个人信息参照保密性原则给予保密。

4. 医疗安全(不良)事件管理部门定期召开例会,讨论、决定、布置患者安全相关重要事项或议题;分析医疗安全(不良)事件,提出处理和改进措施;督导及落实改进措施;定期发布医院患者安全管理信息;定期向医疗质量管理委员会汇报医院患者安全管理工作;指导并推动医院患者安全工作系统持续改进。

5. 全院人员(包括医辅人员、保洁、后勤等人员)均有责任上报医疗安全(不良)事件,鼓励患者参与不良事件上报。在上报时尽可能确保事件信息真实、准确与客观,并积极参与、配合医疗安全（不良）事件系统改进与落实工作，保障患者安全。

6. 科室应支持医务人员上报事件，配合医院管理部门进行调查，实施改进方案，督导改进方案的实施效果与评价。

（四）具体细则

1. 报告方式包括电话报告、表单报告、经系统报告等。除实名报告外，支持报告者匿名上报。

2. 报告内容

（1）报告事件资料（事件发生时间、地点、受影响的对象、相关人员、事件发生后的不良后果）。

（2）报告事件类别（如跌倒、坠床、药物、手术、输血、感染等）。

（3）事件发生后立即采取的处理措施。

（4）报告人情况（包括医院、科室、姓名、岗位类别、联系方式）。

3. 处理流程

（1）医疗安全（不良）事件主管部门接到报告后，进行信息分类、整理及转交给相关职能部门。

（2）严重事件（Ⅰ、Ⅱ级事件）应及时直接汇报主管院领导，提交医疗质量管理委员会讨论分析。相关职能部门及时指导科室尽快处理安全问题，消除不良事件造成的影响。

（3）已造成患者伤害的不良事件，将事件的损害降低到最小。

（4）对未造成患者伤害的不良事件，减少或避免类似事件的再次发生。

4. 报告及处理时限

（1）Ⅰ、Ⅱ级医疗安全（不良）事件：医务人员应于事件发现后第一时间电话上报，并在规定时间内完成系统上报/表单上报，主管职能处室尽快完成调查，给予科室反馈。

（2）Ⅲ、Ⅳ级医疗安全（不良）事件：医务人员应于事件发现后尽快上报/表单上报，主管职能处室需尽快完成调查，给予科室反馈。

5. 奖惩办法

（1）鼓励全院人员及患者主动报告医疗安全（不良）事件，尤其鼓励报告不针对个人的、威胁患者安全的、由制度性或服务缺陷造成的不良事件的具体案例。对报告医疗安全（不良）事件并有效避免医疗差错和医疗事故发生的个人或科室，将给予奖励。

（2）医疗安全（不良）事件管理纳入科室绩效管理。

（3）对隐瞒不报并给医院造成不良后果或损失的个人或科室，将予以相应惩罚，具体由各医院制定奖惩办法。

北京大学医院医疗管理制度

二十、投诉管理制度

（一）目的

为加强医院投诉管理，规范投诉处理程序，维护正常医疗秩序，保障医患双方合法权益，根据相关法律、法规和管理规定，制定本办法。

（二）定义

投诉管理，是指患者就医疗服务行为、医疗管理、医疗质量安全等方面存在的问题向医疗机构反映情况，提出意见、建议或者投诉请求，医疗机构进行调查、处理和结果反馈的活动。

（三）基本要求

投诉的接待、处理工作应当贯彻"以患者为中心"的理念，遵循合法、公正、及时、便民的原则。

（四）具体细则

1．各医院应当设立一站式的投诉管理部门，统一接待患者在诊疗过程中的投诉、意见和建议。

2．医院各科室、职能部门应配合投诉管理部门做好投诉处理工作，指定专人负责与本科室、职能处室相关的投诉处理工作。

3．投诉接待实行"首诉负责制"。被投诉部门、科室的工作人员应当予以接待，尽可能当场协调；对于复杂或涉及其他部门问题，接待人员要主动引导投诉人到投诉管理部门。

4．投诉接待人员应当认真倾听投诉人意见，准确记录以备核实相关信息，耐心告知问题处理流程，稳定投诉人情绪，避免矛盾激化。

5．投诉管理部门接到投诉后，应当及时向当事部门、科室和相关人员了解、核实情况。医院要对复杂事件涉及的当事部门、科室具体处理问题时限和处理方式有明确要求并将信息公开，接受监督。

6．对于属于下列情形之一的投诉，投诉管理部门不予处理，但应当向患者说明情况，告知相关处理规定：

（1）患者已就投诉事项向人民法院起诉的或者向第三方申请调解的；

（2）患者已就投诉事项向卫生健康主管部门或者信访部门反映并作出处理的；

（3）没有明确的投诉对象和具体事实的；

（4）投诉内容已经涉及治安案件、刑事案件的；

（5）其他不属于投诉管理部门职权范围的投诉。

7．投诉人应当依法文明表达意见和要求，提供真实、准确的书面投诉资料，配合投诉接待部门的调查和询问，不得扰乱医疗正常秩序。对于投诉人采取违法或过激行为的，接待部门和人员应当及时通知保卫处。保卫处负责引导投诉人文明投诉，对违法或过激行为依法制止，并及时报告公安机关。

8．纠纷投诉接待管理部门也应接待临床一线工作人员反应的问题，及时向有关职能部门反映和对接，及时处理、反馈。

9．对于患方提出的因医疗行为致使患者受到损害，患方提出索赔要求的投诉转入医疗纠纷处理程序。

二十一、医疗纠纷处理制度

（一）目的

为了预防和妥善处理医疗纠纷，保护医患双方的合法权益，维护医疗秩序，保障医疗安全。

（二）定义

医疗纠纷是指医患双方因诊疗活动引发的争议（依据《医疗纠纷预防和处理条例》）。

（三）基本要求

医院逐步健全纠纷投诉接待制度，设置统一的纠纷投诉管理部门或者配备专（兼）职人员，在医院显著位置公布医疗纠纷相关法律法规、解决途径、程序和联系方式等，方便患者投诉或者咨询。

（四）具体细则

1．纠纷投诉管理部门建立医院投诉登记制度，对前来投诉者，除耐心告知国家省市规范的医疗纠纷处理流程外，对负责事件，要完成书面登记。

2．医院纠纷投诉管理部门如果现场无法解决投诉问题，及时反馈相关科室，科室主任组织科室讨论，遇到重大疑难案例，纠纷投诉管理部门要参与讨论。科室将讨论结果书面资料在各医院规定期限内书面报告纠纷投诉管理部门。

3．医院对纠纷投诉管理部门首次接访后与患方再次沟通、交流信息以及讨论意见结果反馈的各个时间节点和内容要有明确要求，并公开明示，接受各方面监督。

4．对于医患双方沟通后不能达成共识的案例，纠纷接待人员需耐心、详细告知患方医疗纠纷处理流程，医疗纠纷人民调解机构的功能、法律诉讼或者行政调解的处理方式等。

5．对于发生赔偿的医疗纠纷当事科室应当在规定的期限内，提交科室整改书面汇报，纠纷投诉管理部门要将科室、外部处理情况同时报医疗质量管理委员会。

6．医院对医疗事故或因责任原因造成医疗损害的当事科室及个人等处理纳入当年绩效考核。

7．纠纷投诉管理部门对结案案件，应按照相关法律法规要求归档、上报。

二十二、重大医疗纠纷处理制度

（一）目的

为应对处置重大医疗纠纷事件，维护临床诊疗秩序和职能部门办公秩序，规范各相关部门在应急处置中的职责，理顺接待和处理流程，特制定本制度。

（二）定义

重大医疗纠纷是指符合下列情况之一的：

1．围手术期或内镜、穿刺等有创操作实施后出现患者死亡、重度残疾或其他严重不良后果所引发的医疗纠纷。

2．患方多人来访、情绪激动、存在打砸暴力倾向的医疗纠纷。

3．患方多次来访，有缠访、闹访倾向的医疗纠纷。

4．其他相关纠纷处理部门视具体情况认为属于重大医疗纠纷的情况。

重大医疗纠纷同时适用普通医疗纠纷处理相关规定。

（三）基本要求

医院有应对重大医疗纠纷的部门职责及清晰可行的处理程序。

（四）具体细则

1．发生重大医疗纠纷时，院内各部门职责

（1）在发生重大医疗纠纷时，院内应紧急成立重大医疗纠纷特别工作组，工作组成员包括纠纷投诉管理部门、协调部门、保卫部门及当事科室。

（2）纠纷投诉管理部门是重大医疗纠纷处置的主要工作部门。纠纷投诉管理部门应当妥善处理重大医疗纠纷，及时向工作组领导汇报重大医疗纠纷处置情况，组织召开工作组工作会议。

（3）相关科室在重大医疗纠纷处理期间应配合纠纷投诉管理部门处理纠纷。

（4）在院内发生重大医疗纠纷期间，保卫部门应采取紧急措施保证医院工作人员人身安全和医院财产安全；对于特殊区域或医院有重大活动期间应采取临时特别保护措施；在遇到患方采取极端行为时，应及时到场，控制局面，劝离闹访者，必要时及时通知公安机关。

（5）各相关职能部门应配合纠纷投诉管理部门妥善处理纠纷。

（6）工作组办公室设在纠纷投诉管理部门，负责会议的组织与记录工作。

2．处理程序

（1）在遇到重大医疗纠纷时，科室应及时报告纠纷投诉管理部门，紧急情况下应通知保卫部门处理；纠纷投诉管理部门应及时向工作组组长汇报重大医疗纠纷的情况，必要时组织工作组召开紧急工作会议。

（2）重大医疗纠纷处置管理工作组工作会议各成员应做到信息共享，充分沟通：会议应当形成记录包括：纠纷投诉管理部门说明事件情况与进展，需要各部门配合协调事宜；各部门充分讨论分析事件性质与应对策略，厘清分工，积极配合，最终形成统一、具体的应对方案；妥善处理重大医疗纠纷。

医患接待部门应当设立一键报警设备，与保卫处联动快速响应，保证医疗秩序和人员安全。

（3）对于院内有重大活动时，保卫部门应当紧急启动特殊区域保卫措施，如启用门禁等措施。

（4）纠纷投诉管理部门或临床科室等在遇到患方众多人员来访时，应及时通知保卫部门，做好安保工作。

（5）患方以任何理由采取极端方式（拉横幅、摆灵堂、撒纸钱、扰乱临床科室工作、办公区域吵闹、扰乱会场等非理性行为）威胁医院财产安全或工作人员人身安全时，医院工作人员应及时通知保卫处和公安部门依法维权，保卫部门应及时到场，控制局面，劝离闹访者，保护医院财产和职工人身安全。

第三章 护理管理制度

一、组织体系建设 ······················ 75
 （一）行政管理 ······················ 75
 （二）委员会工作管理 ············ 77
 （三）优质护理服务管理 ········ 79
 （四）质量管理 ······················ 79

二、人力资源管理 ······················ 81
 （一）人力资源 ······················ 81
 （二）人员配置 ······················ 81
 （三）人员调配 ······················ 83
 （四）岗位管理 ······················ 84
 （五）岗位聘任 ······················ 86
 （六）绩效管理 ······················ 87
 （七）护理员管理 ·················· 88

三、临床护理管理 ······················ 89
 （一）常规制度 ······················ 89
 （二）患者安全 ······················ 95

 （三）风险管理 ······················ 97
 （四）病区管理 ······················ 98
 （五）门诊管理 ···················· 101
 （六）药品管理 ···················· 102
 （七）临床用血 ···················· 103
 （八）感染管理 ···················· 104
 （九）健康教育 ···················· 104
 （十）文书与信息管理 ········ 105
 （十一）仪器设备 ················ 107
 （十二）职业防护 ················ 109

四、护理教育培训与科研 ········ 110
 （一）实习护生管理 ············ 110
 （二）继续教育 ···················· 111
 （三）教学管理 ···················· 115
 （四）护理师资管理 ············ 116
 （五）科研与新技术 ············ 117

第三章　护理管理制度

一、组织体系建设

（一）行政管理

1．护理部工作制度

（1）在院长、主管院长的领导下健全护理部管理体制，实行三级管理。

（2）完成医院下达的各项任务，与医院各管理部门、临床科室之间沟通、协作，参与医院管理。

（3）拟订全院护理工作发展规划，经院长、主管院长审批后组织落实。制定年度计划、月计划、按阶段评估总结。

（4）负责全院护士的聘任、培训、岗位调配、奖惩、资质认证等事宜，负责护士长的评聘管理，参与护理职称评审工作。

（5）负责拟订和组织完善修改护理管理制度、各级护理人员岗位职责、护理常规。

（6）建立并逐步完善护理人员的培训体系和考核评价标准，提升各级护理人员的综合素质。负责全院护士继续教育的管理工作，包括计划、组织实施、考核评估及学分认证。

（7）负责全院的护理质量安全管理，包括质量评价标准的制定与修改、组织进行护理质量安全检查、检查结果的评价分析及反馈，提高全院整体的护理质量水平。

（8）领导并支持护理各专业委员会的工作。

（9）护理部负责全院护理教学工作的实施、协调、教学资料存档、带教资质认证。

（10）负责全院的护理科研管理工作，包括科研档案的管理，科研能力的培训，组织各类学术活动，定期组织论文的审阅并推荐参加相应的会议和投稿相关期刊，鼓励优秀论文参加国内国际会议的交流。

（11）负责全院护理信息的报道，包括对外的宣传、院内外信息的上传下达、护理相关数据的审核等。

（12）贯彻落实"三重一大"制度管理要求，建立护理部重大事件、决策监督管理机制，执行并记录。

护理组织管理体系：实行三级管理制度，组织架构图如下（图3-1）。

2．护理会议制度

（1）护理部主任、科护士长、护士长按三级管理组织召集护理管理会议，各级人员应主动参与相关会议并遵守会议纪律。

（2）组织者围绕护理管理工作设定会议主题、时间、地点、议程，并做好会议准备。

（3）会议纪要设专人记录，经审阅后签发。

（4）会议决议涉及人员认真执行，护理部负责督查落实情况。

（5）严格考勤纪律，认真做好会议记录，科护士长/护士长应及时查收会议纪要，并依据会议纪要的内容准确地向管辖区域的护士长/护士传达，科室/病区按规定时间对需

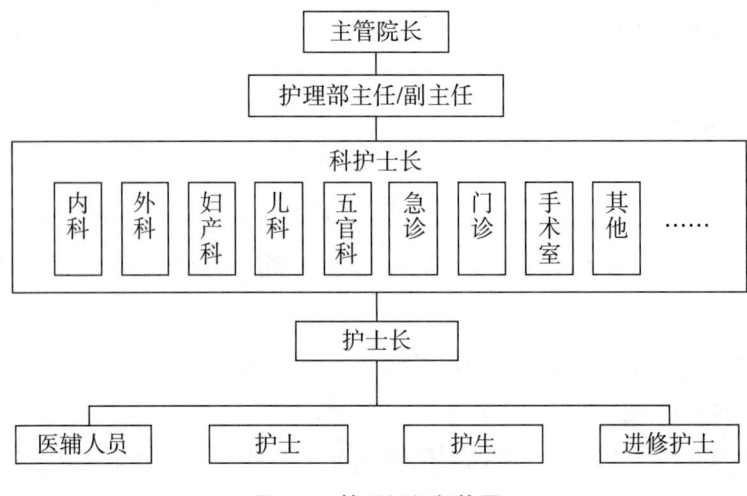

图 3-1 护理组织架构图

反馈的内容及时反馈。

3．护理部与相关科室及职能部门联席会议制度

（1）组建联席会议是为了协调好护理部与职能部门之间的工作，保障信息畅通而提供的交流平台，对医院涉及护理与其他部门之间问题共同商议、决策、实施。

（2）由护理部牵头组织召开，问题涉及的相关部门成员参加，必要时邀请有关部门负责人参加。

（3）需要医院内其他部门协助支持的工作，会上征求其意见，进行部署、协调。

（4）针对医院护理工作中的重大、重点、难点问题进行专题讨论，商议解决方案。涉及重大事项或部门之间协调解决不了的事宜，要及时按程序向分管领导请示汇报，不得延误。

（5）每次会议需由护理部指定专人进行记录，及时完成会议纪要发送至所有参会成员及相关部门。

4．护理规章制度修订制度

（1）护理规章制度包括护理制度、职责、规定、操作规范、疾病护理常规等与护理工作相关的所有文件。

（2）护理规章制度修订实行护理部、科室、病区三级负责制，每一层级规章制度不得与上一层级规章制度矛盾。

（3）护理规章制度应根据国家及医院的相关规定，结合临床实际工作制定，当发生变化时及时修订。

（4）护理制度、操作常规变的重大更要与医疗管理职能部门做好协调，保持医疗护理一致性，并向全院通报。

（5）定期修订、审核护理规章制度，并注明修订日期。

5．护理部工作报告制度

（1）护士长、科护士长定期对各病区、科室护理工作进行归纳总结并及时上报动态信息，为护理部了解和掌握各临床科室的护理管理工作情况提供依据。

（2）报表由护士长、科护士长逐级完成，按医院工作报告栏目要求如实填写，数据准确，能反映工作动态。

（3）护理部按医院管理报告要求汇总后，上报医院主管领导。

（二）委员会工作管理

1．护理管理委员会工作制度

（1）护理管理委员会是护理部领导下的三级护理管理组织，负责督导临床具体落实护理部各项护理管理工作。如护理质量管理委员会、护理专科管理委员会、护理教学管理委员会、护理科研管理委员会等。

（2）构建"全员参与护理质量管理模式"，通过护理质量管理委员会下设各护理管理组和专业小组，鼓励与吸纳护士参与临床护理管理及决策。

（3）根据护理部发展战略目标制定各管理组、专业组发展战略目标及年度工作计划，并有效实施。

（4）负责制定、修订相关规章制度、管理要求及考核评价标准，将护理新理念、规范及工作的关键点、薄弱点、风险点纳入护理管理重点，运用管理工具持续改进护理质量。

（5）负责三级护理质量及护理安全培训。

（6）定期组织临床督导，并召开护理管理委员会工作会议，总结检查中存在的问题，分析原因，提出改进方案，推进临床护理工作的持续改进。

2．护理管理委员会职责

（1）在护理部主任的领导下开展工作，负责医院护理工作的全面监督与管理。

（2）负责全院护理制度的审核工作，根据实际需要定期讨论、完善护理管理制度。

（3）制定护士人力资源管理工作制度，建立全院护士档案资料库，负责护士的岗位设置、岗位培训及动态管理工作，提出护理人员晋升、培养和奖罚的建议。由各病区护士长按能级管理原则负责实施与考评，护理管理委员会负责监督并完善。

（4）讨论制定和不断完善护士分层管理制度，根据护士的学历、年资、职称及工作能力等对护士进行全面评价，并负责对具体执行情况进行监督和管理。

（5）建立全院护士绩效考核评价标准，由各病区具体细化实施。

（6）定期与临床护理人员及科室护士长沟通、交流，及时发现护理工作流程的不足。对出现的问题进行整理、讨论并及时做出优化，同时做好后续跟踪工作。

（7）利用信息系统实现护理质量科学化管理，为持续质量改进、合理配置护理人力和绩效考核提供依据。

3．护理质量管理委员会职责

（1）在护理部领导下开展工作，建立医院护理质量管理体系，负责医院护理质量和安全的全面监督、控制与管理。

（2）依据有关政策法规，负责讨论制定和不断完善护理质量管理规章制度、护理技术操作规程、护理工作质量标准及护理质量考核评价标准等，建立质量可追溯机制。

（3）负责修改和完善医院护理质量管理方案和护理质量持续改进方案；负责检查各级质控部门落实护理质量管理的执行情况。

（4）按护理质量标准及考核要求，对护理质量实施检查，量化考核结果，对检查结果及时分析、评价、反馈，并提出整改措施，落实整改，体现护理质量的持续改进。

（5）针对临床护理质量存在的问题进行汇总、分析讨论，制定整改措施并通报，以促进护理质量的持续改进与提高。

（6）实行质量改进例会制度，研究、讨论和解决有关护理质量方面的管理问题并提出应对措施，定期传达和反馈质量管理信息。

（7）对全院护理安全实施监控，对护理不良事件、护理缺陷进行分析，及时发现和提出护理工作流程中的不足，提出整改意见，并向护理部提交讨论与处理结果，以保证护理安全的相关制度和措施落实。

（8）开展全院护理质量与安全教育，提高护理人员的安全意识，对全院护理质量实行目标责任制，并将责任落实到科室和个人。

4．护理教学管理委员会职责

（1）在护理部主任的领导下开展工作，负责医院护理教育培训工作的全面监督与管理。

（2）负责全院护理理论及技能的培训工作，完善护理教育培训制度及护理技能操作标准。

（3）建立、健全临床护理带教教师资格认定标准和体系。

（4）负责组织制定全院护理人员的基础知识、基本理论、基本技能（三基）培训，组织制定医院护士的岗前培训、护士毕业后三年的规范化培训、特殊岗位专业护士核心能力培训计划，制定培训方案，组织实施，并监督执行。

（5）组织安排护理专业实习生（大专、本科、研究生）、护理进修人员的临床带教工作。

（6）组织优秀带教老师、优秀科研论文等评奖工作。

（7）组织护理竞赛评比，表彰先进，树立典型，不断增强护理团队的凝聚力和工作热情。

（8）申办各级继续教育项目。

5．护理专科管理委员会职责

（1）在护理部主任的领导下开展工作，负责医院各专业组及专科护士工作的全面监督与管理。

(2) 负责组织修订、完善各专科相关的规章制度及操作流程。

(3) 负责制定护理专科会诊制度及流程。

(4) 负责组织全院护士进行各类护理专科相关的理论及技能培训。

(5) 负责制定专科护士的培养计划，实施专科护士的培训及考核工作。

(6) 负责专科基地学员的组织、培训和管理工作。

（三）优质护理服务管理

1．围绕医院护理理念，落实优质护理服务方案。

2．逐渐完善优质护理保障体系。

3．实行责任制整体护理，责任护士对患者进行全面、全程、连续的护理服务。

4．合理设置护理岗位，执行弹性排班制度。

5．拓展护理专业内涵，开展项目化管理。

6．开展多种形式的延伸护理服务。

7．完善监督检查机制，制定优质护理评价标准，开展阶段性评价。

8．定期开展患者、护士及医生的满意度调查。

9．护理部根据科室及个人落实优质护理服务工作情况，树立典型并推选其参加各级优质护理服务先进的评选。

10．落实优质护理绩效考核方案，体现护士劳动强度、岗位风险及技术含量等。

（四）质量管理

1．护理质量安全管理制度

(1) 加强全院护理人员的医德医风教育，建立健全各项规章制度，增强法律意识。

(2) 明确岗位职责及工作标准，并根据情况及时加以调整和补充，实行规范化、标准化管理。

(3) 加强对全院护理人员的业务培训，制定明确的继续教育培训计划，并执行严格的督导制度。

(4) 建立健全督查制度，应用质量评价标准进行全院的质控，及时反馈检查结果；定期督导落实情况，及时发现和解决临床工作中存在的问题，提出改进措施。

(5) 建立通畅的沟通、投诉渠道，护理部定期进行满意度调查，及时调整工作，改进不足，力争零投诉。

(6) 检查时发现工作中有违规、违纪不符合标准时，按规定扣除质量安全分值或积分，特殊情况提交护理管理委员会讨论。

(7) 对护理质量检查中普遍存在或需要警示的问题须在护士长会上进行案例分析，提出防范及改进措施。

（8）对纠纷或投诉类的问题处理按医院相关制度，分析原因，确定问题，制定措施，提交全体护士长会公布。

（9）加强对患者安全管理的评估，采取措施，消除安全隐患；告知患者及家属，做好自我管理，确保患者安全。

2．护理质量管理工作制度

（1）护理部主任、科护士长、护理部质控护士长组成的护理质量管理委员会负责全院《护理质量考核评价标准》的制定和督导检查。

（2）临床科室由科护士长、护士长、护理骨干组建科室护理质量管理小组，全面落实各级护理质量管理。

1）质量控制小组是护理部设立的质量检查机构，由护理部工作人员及护士长组成，主要负责全院护理工作质量的检查、督导工作。

2）制定和完善与护理质量有关的各项制度、考核标准、疾病护理常规、各级护理人员岗位职责和护理质量标准，制定质控计划及临床护理工作考核内容并实施检查和考核。

3）定期对全院进行护理质量检查，分析并量化考核结果，在护士长会上反馈质控结果，指出在检查中发现的问题，并制定改进措施。

4）参与临床科室护理质量问题的讨论、分析，提出改进措施，负责质量监控。

5）各级护理质量管理人员应经常深入临床了解情况，准确、完整地保留与质量及质量管理有关的各种原始记录。

（3）定期进行质量分析反馈，突出问题，进行质量跟踪。

（4）不良事件案例在会议上进行分析和讨论，提出持续改进措施。

3．护理质量持续改进工作制度

（1）强化三级护理管理体系，落实各级护理管理者的岗位责任制，护理管理者应针对护理工作中潜在的、安全隐患或已发生的有关护理服务、安全、质量等方面问题，进行护理质量缺陷持续改进。

（2）护理部、科护士长、护士长应按照护理质量相关规定，定期对所管辖病区的护理服务、安全质量等工作进行指导及监督检查，做到有记录、有反馈。按照三级护理管理体系持续改进要求，对本单元存在问题进行持续改进并记录。

（3）病区在制定整改措施后积极进行整改，按时完成自查。

（4）各层级根据护理质量问题的性质进行追踪、评价和记录。

（5）定期对护理安全事件进行汇总、分析，督导落实和培训。严重不良事件及时召开会议通报警示。

（6）每年度统计质量安全持续改进工作的项目。

二、人力资源管理

（一）人力资源

1．准入与注册

（1）由医院人力资源部门、护理部共同制定护理人力资源发展规划和年度计划，包括：招聘、培训、评聘、职业发展等方面，做好人才发展的长期规划和持续发展。

（2）护理部建立人力资源档案，动态掌控全院各病区的人力资源配置情况，在全院范围动态调配人力。

（3）护理人员从事临床护理工作，必须按《护士条例》《护士执业注册管理办法》要求取得中华人民共和国护士执业证书，并完成注册。

（4）完善人才退出机制，做好人才发展的长期规划和持续发展。

2．培训与考核

（1）新护士上岗前须经过医院、护理部及科室新护士岗前培训及考核，考核通过者方可上岗。建立新护士规范化培训制度，并按计划完成培训及考核。

（2）特殊岗位护士（如急诊科、监护室、手术室等）应通过科室专业培训考核方可独立工作。

（3）健全护理教育管理组织架构，完善继续教育管理制度，积极组织各级护理人员培训，统筹安排并督导各科室、病区完成规定的继续教育内容。

（4）结合临床工作开展多种形式的人才评估，做好护士职业定向发展和专科护士培养，不断挖掘护理人才并开展针对性的培训，使护士专业水平不断提升。

（5）护理部、科室、病区定期对护理人员进行能级评定及绩效考核，做到合理配置人力、同工同酬。

3．员工发展

（1）鼓励并支持护理人员参加学术活动、发表文章，参与各类科研、教学活动，定期开展院内学术活动，支持开展新技术、新项目。

（2）建立合理的休假制度，确保护士享有法定节假日、病假、婚假、产假、丧假、工伤假等休假权利。

（二）人员配置

1．配置依据

依据《三级综合医院评审标准实施细则（2011年版）》《全国护理事业发展规划（2016—2020年）》要求，护士人力应根据医院功能定位、服务半径、床位规模、临床工作量等科学合理配置。其中，到2020年，三级综合医院、部分三级专科医院全院护士总数与实际开放床位比达到0.8∶1，病区护士总数与实际开放床位比达到0.6∶1。

2．配置原则

按照岗位要求和科室具体护理工作内容、工作量合理配置。

（1）护理管理岗位的人员应当具有临床护理岗位的工作经验，具备护理管理知识和能力；通过公开竞聘，选拔符合条件的护士从事护理管理岗位的工作。

（2）临床护理岗位的人员配置应当按照临床护理岗位的分类、要求并结合工作量、技术难度、专业要求、工作风险等要素，合理、动态地配置相应资质的护理人员。

3．具体要求

（1）病区护理人员配备原则应符合国家卫生主管部门的要求。

1）普通病区：病房护理人员与实际床位比 $\geqslant 0.4:1$；床位使用率 $\geqslant 93\%$ 时，病房护理人员与实际床位比不低于 $0.5:1$；床位使用率 $\geqslant 96\%$、平均住院日小于 10 天时，病房护理人员与实际床位比不低于 $0.6:1$；各病区在以上原则的基础上，根据收住患者特点、护理等级比例、床位使用率、患者平均住院日等，按护理人员弹性调配制度进行人员调配，适当地增加护士配比，满足患者需求，确保医疗安全。

2）综合 ICU：护理人员与实际床位比不低于 $(2.5\sim3):1$，护士长应具备中级以上专业技术职称；其他监护室参照综合 ICU，根据患者病情及重危患者的数量适当增减护理人员，儿科 ICU 护理人员与实际床位比不低于 $1.5:1$。

（2）门诊、急诊、手术室、血液透析等部门的人员配置应当根据门（急）诊量、治疗量、手术量、血液透析患者数量等因素合理配置护理人员。

1）急诊科应根据每日就诊人次、病种、急诊科医疗和教学功能等配备护理人员，确保急诊患者的医疗护理安全和质量；护理人员以护师以上职称为主体（在岗 $\geqslant 70\%$）；固定的急诊护理人员不少于在岗护理人员的 75%；护士长应具备主管护师以上职称和 5 年以上急诊临床护理工作经验。

2）手术室护士与手术间比不低于 $3:1$；工作经历 2 年以内护理人员数占比 $\leqslant 20\%$；护士长具备主管护师及以上专业技术职称、5 年及以上手术室工作经验。

3）依据血液透析质量控制管理规范及血液净化标准操作规程等相关规定，血液净化室（中心）应当配备具有血液净化从业资质的护士长和护士，护士配备应根据透析机和患者的数量及透析布局等合理安排，每个护士每班次最多负责 5 台透析机的操作及观察。

（3）各科室根据工作特点、护理工作量、护理人员能级等要素科学排班，合理弹性调配使用护理人员。在护理工作量较大的时间段和科室，适当增加护士数量，保障护理工作规范、患者安全。

（4）全院适当配备机动护理人员，制定护理队伍紧急调配预案，建立机动护士人力资源库，以补充临床护理人员临时性短缺，应对突发事件以及特殊阶段临床护理的紧急需要。

（三）人员调配

1．人员调配制度

（1）护理部整合全院护理人力资源，建立人力资源档案，及时更新。

（2）护理人员需经过培训、考核具有相应岗位胜任力，以便于岗位调配，应对临床临时人力短缺现象。

（3）护理部建立科学的护理工作量评价体系，根据科室工作性质、岗位需求、床位使用情况等客观指标评价各病区的护理工作量，对全院护士进行动态管理，实施弹性调整。

（4）科护士长负责本科室护士人力调配，如出现短期工作量增加、人员临时短缺严重、且科室内弹性调配不能满足需求时，科护士长应及时将科室人力及护理工作量动态变化向护理部汇报，申请护理部协调解决。

（5）护士长负责本病区护士人力调配，如出现短期工作量增加、人员临时短缺严重、病区内弹性调配不能满足需求时，护士长应及时将护士在岗情况及护理工作量动态变化向科护士长汇报，由科护士长在本科室内调配。

（6）如有突发公共卫生事件等紧急情况时，护理部按《紧急情况下护理人力资源调配制度》对护理人员进行调配，科护士长、护士长须配合护理部完成调配工作。

2．护理排班制度

（1）各病区按照责任制整体护理模式，以患者需求为中心，在满足临床护理工作的基础上，结合护理人员意愿，合理安排班次。

（2）各班护理人员配置结构合理，按照层级和能力配置排班，保证患者护理质量与安全。

（3）排好的班次，原则上不进行更改，特殊情况由护士长安排同级护士调换。

（4）护士长根据病区工作规律、患者病情及数量的动态变化，合理安排各班护理人员，实行弹性排班。

（5）各科室需设置备班，要求备班人员24h保持手机通讯通畅，接到通知后必须及时到达现场。

（6）无护士执业资格护士不能独立值班，包括独立分管患者和节假日、夜班等。

（7）遇突发事件如重大抢救事件、突发公共卫生事件需增加人力时，病区逐级上报，由科室、护理部统一进行护理人员调配。

3．紧急情况下护理人员调配制度

（1）为保证紧急情况下迅速调配护理人员，有效应对突发事件，确保临床工作高效、安全、有序的开展，护理部应建立紧急情况下护理人力资源调配制度。

（2）建立以主管院长为领导，护理部主任为组长，科护士长、护士长为成员的护理人力应急调配领导小组；各科室及病区分别成立应急护理小组。

（3）护理部、科室应有计划、有组织、系统地对应急护理小组成员进行业务培训，提高小组成员思想认识、专科理论知识、实践技能及应急反应能力。

（4）遇有突发事件，护理部需根据上级要求集结护理人力应急调配领导小组，统一指挥，对护理人力资源进行调配，各临床科室应急护理小组人员应给予全力配合。

（5）应急护理小组成员需保持通讯畅通，接到紧急调派通知后，应根据指令及时到岗，不得耽搁、推诿。

（6）凡接到紧急事件通知不能及时到岗者或不服从调配者，视情节严重程度按医院或国家相关法规给予相应处理。

（7）护理部按照紧急状态的持续时间和发展进程动态调配，及时分析总结，按需调整参与应急人员，并将所有应急过程记录在案。

（四）岗位管理

1. 护士岗位管理制度

（1）根据《卫生部关于实施医院护士岗位管理的指导意见》及《全国护理事业发展规划（2016—2020年)》，以改革护理服务模式为基础、以建立岗位管理制度为核心、以促进护士队伍健康发展为目标，建立医院护理岗位管理制度。科学设置护理岗位，根据岗位需求，对护士的人力配置、绩效考核、职称晋升、岗位培训等实施科学管理，充分调动护士积极性。

（2）护士岗位管理包括岗位设置、岗位人力配置、岗位培训、岗位绩效考核与分配以及相应的保障机制。

（3）护理部根据医院及科室需求设定相应护理岗位，主要分为护理管理岗位、临床护理岗位及其他护理岗位。各护理岗位需有明确的岗位职责和工作标准，且需根据岗位职责、工作性质、工作任务、责任风险及技术难度明确各护理岗位的任职条件。

（4）护理管理岗位指从事医院护理管理工作的岗位，包括护理部主任、副主任、护理干事及护士长。临床护理岗位指为患者提供直接护理服务的岗位，包括病区、门诊及医技科室的各护理岗位。其他护理岗位指间接为患者提供服务的岗位，包括供应室、医院感染管理科等。临床一线护理人员应当占全院护士总数的95%以上。

（5）护士的年资、职称、学历、专业技术职称、技术水平等应与岗位的任职条件相匹配。

（6）护理部根据各病区护理工作量合理配置人力，科室结合各岗位的工作量、技术难度、专业要求和工作风险合理配置护士，动态调整以保证护理质量和患者安全。

（7）以岗位职责为基础、日常工作表现为重点，结合工作业绩、职业道德、业务水平，并以工作质量、数量、技术水平及患者满意度等方面为主要考核依据，建立并实施护士定期考核制度。考核结果与护士的薪酬分配、收入、职称评聘、职务晋升、奖励评优等挂钩，体现同工同酬、多劳多得、优绩优酬。

（8）根据医院护士的实际业务水平、岗位工作需要以及职业生涯发展，建立并完善护士岗位培训制度，制定、实施本医院护士在职培训计划，加强护士的继续教育，包括新护士、专科护理及护理管理培训。以岗位需求为导向、岗位胜任力为核心，定期对相应岗位护理人员进行培训，突出专业内涵，注重实践能力，提高人文素养，以适应临床护理发展的需要。

2．护士分层管理制度

（1）根据《卫生部关于实施医院护士岗位管理的指导意见》及《全国护理事业发展规划（2016—2020年）》，各医院在改革临床护理模式、落实责任制整体护理的基础上，以实施护士岗位管理为切入点，从护理岗位设置、护士配置、绩效考核、职称晋升、岗位培训等方面制定和完善制度框架，建立和完善能调动护士积极性，激励护士服务临床一线，有利于护理职业生涯发展的岗位制度安排，护理部应建立体现"能级对应"的符合护理工作特点的护士分层及管理制度。

（2）护理部制定护士分层划分原则，建立健全护士层级培训方案、晋升标准并组织实施。

（3）护理部根据护士分层标准和各岗位实际情况，制定各层级护士工作岗位职责。通过临床护士分层管理、全面落实责任制整体护理，充分发挥不同层级护士的作用。

（4）护理部、科室、病区三个层面制订护士层级培训计划，实施培训计划并对培训进行效果评价，定期督导各科室护士分层培训计划落实情况，分析反馈存在的问题，提出改进措施，评价改进效果。

（5）临床科室依据护士分层划分原则，结合专业工作特点、护士工作能力、技术水平、工作年限、职称和学历等综合能力评定护士层级。层级评定主要权重指标为护士临床实际工作能力。

（6）病区合理安排不同层级护士的岗位，护士所在岗位与其级别相匹配，体现能岗对应的原则，并与薪酬分配原则挂钩。

（7）各层级护士应熟悉所属层级的工作职责、能力要求及准入岗位的岗位职责，并在相应岗位上履行责任，同时完成相应层级的培训内容。

3．护士执业管理制度

（1）护理部负责全院护士执业管理工作。未经执业注册取得《护士执业证书》者，不得从事诊疗技术规范规定的护理工作。

（2）护理人员需通过医院人力资源部门、护理部组织的面试与考核，且体检符合国家卫生主管部门规定的健康标准，具有完全民事行为能力，并通过医院组织的岗前培训，考核合格后方可进入临床工作。

（3）在岗护士注册必须在有效期内，并按规定参加复注册。在护士执业注册有效期届满前30天向当地卫生主管部门申请延续注册。中断护理执业活动超过3年，重新申请注册的，应提交申请执业注册的相关资料，及在省、自治区、直辖市人民政府卫生行政部门规定的教学、综合医院接受 3 个月临床护理培训并考核合格的证明。

（4）调入护士须持有在注册有效期内的护士执业证书并按规定办理执业地点变更。

（5）护理进修人员必须具有护士执业资格，来医院进修学习需持有在注册有效期内的执业资格证书。

4．未注册护士管理制度

（1）严格执行《护士条例》规定，没有取得护士执业资格的未注册护士及实习护生，不能独立从事护理工作。

（2）新毕业/未取得执业证书护士上岗前，须接受护理部组织的岗前培训。

（3）各科室认真落实未注册护士临床带教计划，注重培养爱伤观念，加强护理技能、理论与实践相结合能力的培养，并做好记录。

（4）护士长负责监督及考核未注册护士的工作，进行阶段性考核、评价并备案，合理安排新护士轮转岗位，专人带教。

（5）未注册护士须在上级注册护士的指导下从事护理工作，不得独立从事诊疗技术规范规定的护理活动，不得独立值班，不得独立签各种给药和有创治疗等执行单。

（6）未注册护士书写的护理记录，必须由上级注册护士审阅并签字。

（7）新毕业/未取得执业证书护士培训期间发生考核不达标、不能胜任本岗位、出现差错事故者视情节轻重，按医院规定给予延迟转正、解除聘任等。

（8）护理部对未注册护士的带教工作进行定期检查监督及反馈。

（五）岗位聘任

1．护理人员聘用制度

（1）护理人员招聘工作由医院人力资源部门、护理部、科室等部门共同进行。

（2）聘用原则

1）坚持标准、保证质量、全面考核、公正评价、平等竞争、双向选择、择优聘任。

2）坚持按需设岗、按岗计酬、同工同酬。

（3）聘用职位基本要求

1）具有完全民事能力，在中等职业学校、高等学校完成国家教育主管部门和国家卫生主管部门规定的普通全日制 3 年以上护理专业课程，在三级教学、综合医院完成 8 个月以上临床护理实习，取得相应学历证书。

2）应届毕业生护士执业资格考试合格，非应届护理专业毕业生须持有护士执业资格证书。

3）三级医院原则上聘用大专及以上学历护士。

4）热爱护理事业，具备较高的个人修养和专业素质。

5）身心健康，仪表形象好，沟通能力强。

(4) 护理人员的聘用管理

1) 除满足聘用职位基本要求外，护理人员的聘用还需满足医院要求，如英语水平、科研能力等其他条件。

2) 通过医院人力资源部门组织的面试、护理部组织的考试（理论、技术操作）且体检合格者，方可签署聘用合同。

3) 新聘护理人员应及时完成执业注册或注册地点的变更。

4) 护理部负责建立新聘护理人员培训考评档案，指导和监督科室对新聘护理人员实施培训与考评。

5) 新聘护理人员所在科室负责具体业务和行政管理，并分别在试用期满、转正定级时完成聘用人员的综合考评。

(5) 解除聘用合同的条件，参照医院人力资源部门相关管理规定执行。

2．护士长任免管理制度

(1) 凡符合竞聘条件（工作年限、学历要求、职称要求、选择标准等）的护士均可自愿报名参加竞聘，填写护士长竞聘申请表。

(2) 医院人力资源部门与护理部根据制定的相应流程进行资格审核与筛选。

(3) 由医院/护理部领导、科主任、科护士长、科室护士对竞聘者的综合能力进行评价，按择优录用原则确定人选，并根据医院相关规定聘任。

(4) 符合以下情况者则免除护士长职务：护士长自愿提出免职申请；人员调动、退休等原因；护士长任职期间综合考评不达标或出现严重违纪现象。

（六）绩效管理

1．绩效管理制度

(1) 绩效管理目的　根据稳定、激励、公平、效益原则，科学构建各病区及护理岗位绩效考评制度，确保高技术、高风险和高工作量的岗位获得高报酬，提高护理质量，稳定及激励护理队伍，体现业绩与报酬之间的公平性。

(2) 护理绩效分配原则

1) 依据全院各护理岗位的专业工作内涵、技术难度、风险程度、工作量、工作质量，以及责任权利统一的原则，统筹建立并合理划分全院护理工作的绩效分配原则。

2) 建立优先临床的激励机制，实现不同聘任方式护士间同工同酬及多劳多得、优劳优酬的分配机制，充分调动护士积极性，稳定临床一线护士队伍。

(3) 护理部、科室、病区对护士全面落实绩效管理，利用科学的方法建立有效的绩效考核方案，并与护士的奖金、评优、晋升等挂钩。

(4) 护理部负责对全院病区定期进行绩效考核，包括护理质量、护理工作量、工作性质、岗位风险及护理教学、科研工作等。

(5) 护理部负责对全院护士长定期进行绩效考核，制定护士长绩效考核方案，考核内容包括护理部安排的各项管理工作落实情况、科室护理质量和患者安全、患者满意度、参与院内质控工作完成情况、劳动纪律等，护理部定期下发考核结果。

（6）各科室和病区定期对护士进行绩效考核，依据护理部绩效考核原则制定护士绩效考核方案，体现多劳多得、优劳优酬的原则。

（7）年终考核按德、能、绩、勤、廉等方面进行自评，各科室进行综合评估，按要求评出等级。

2．护理人员评优制度

（1）护理部每年秉承客观、公平、公正的原则评选并表彰在本职岗位做出突出贡献的护理人员。

（2）建立优秀护理人员（含护士、护士长）评价体系，包括评优的项目、标准、流程、奖励方法，并作为制度予以贯彻。

（3）评优范围应覆盖全院所有科室、病区。

（4）评优标准涵盖职业道德、临床工作、教学、科研等方面，评优人员要起到模范及标杆作用。

（5）评优的标准和流程要公开透明，引导护士积极进取，争创评优。

（6）科室严格按护理部制定的评选标准产生优秀护士，并将名单上报护理部，由护理部审批。

（7）医院对评优人员给予奖励。

（七）护理员管理

1．护理员录用

（1）护理部对护理员录用有指导及监管职责。

（2）相关职能部门与承包此项业务的机构密切沟通，对录用人员规定、程序、档案管理实施监管。

（3）护理员工作状况、科室及患方反馈的意见及时与该机构交流，妥善解决问题。

2．护理员培训

（1）护理员正式上岗前经过规范的岗前培训。

（2）上岗后各病区护士长根据本病区患者的特点，对护理员进行培训；护理部、感控处、保卫处等科室每年对护理员进行培训；持证上岗的护理员培训情况上报给护理部；护理部应按照当地卫生主管部门的要求，定期对培训情况进行评估。

3．护理员人员管理

（1）护士长根据病区的实际情况，安排护理员的工作时间；护理员应遵守医院及聘用机构的规章制度，并根据其工作职责工作；护理员不得从事工作职责以外的其他工作。

（2）若病区因为各种原因需要增加或减少护理员时，需由病区护士长向护理部递交申请；护理部协调护理员派出机构予以落实。对不能胜任其工作的护理员及时反馈给护理员派出机构,重新派遣。

(3) 护理员考勤与请假管理　护理员的考勤与请假由各病区护士长及护理员派出机构共同负责。

4．护理员质量监督管理

(1) 护理部负责监管护理员派出机构的工作质量,定期到科室进行现场检查,发现问题及时督导改进。

(2) 各病区护士长直接对护理员的工作情况进行监管。

(3) 护理部定期向全院护士长发放病区对护理员工作满意度调查问卷并向聘用机构反馈。

三、临床护理管理

(一) 常规制度

1．分级护理制度(参见第一章医疗质量安全管理核心制度)

2．查对制度

(1) 医嘱查对制度

1) 医嘱处理：医嘱须经双人核对无误后方可执行;如有疑问,必须与医生核实,经确认无误后方可执行。

2) 医嘱核对

①当日医嘱核对：下一班查对上一班医嘱,发现疑问和差错及时核实、纠正。

②每周全面核对医嘱至少一次,护士长须参与全面查对医嘱。

③查对后记录查对时间、查对者姓名。

3) 医嘱执行

①除抢救外,口头医嘱不执行;医嘱不全不执行;医嘱不清不执行;用药时间、剂量不准确不执行;自备药无医嘱不执行。

②抢救急危重患者需执行口头医嘱时,护士必须复述一遍,医生确认无误后方可执行,必须保留用过的空安瓿,待抢救结束双人核对无误后方可丢弃,并做好相关记录。

(2) 用药查对制度

1) 执行用药医嘱时,须严格执行"三查、八对、一注意"。三查：用药前查、用药中查、用药后查；八对：床号、姓名、药名、浓度、剂量、给药途径、给药时间、药品有效期；一注意：注意治疗后的反应。

2) 摆药前检查药品质量：无变质、变色,包装无破损、在有效期内,不符合要求或标签不清严禁使用。

3) 给药前询问患者有无过敏史,按药品说明书执行药敏试验,药敏试验阴性方可用药。

4) 使用多种药物时，注意查对药物配伍禁忌。

5) 药物应现用现配，核对无误后加药，粘贴输液标签。

6) 给药时，严格查对，核对无误后方可执行。

(3) 手术查对制度

1) 接患者时，手术室人员携带手术患者交接登记本/单与病区护士共同至患者床旁，由病区护士查对患者科室、姓名、性别、床号、ID号/病案号、诊断、手术名称，并让患者自行说出姓名、所患疾病及部位、手术名称进行共同确认；同时查对携带的病历、影像资料、药品、物品，并在手术患者交接登记/单中签字。

2) 患者进入手术室后，手术室护士持病历查对患者科室、姓名、性别、年龄、ID号/病案号、诊断、手术名称、手术部位，并让患者自行说出姓名、所患疾病及部位、手术名称进行确认；同时查看手术同意书，血型和感染筛查结果，并询问患者过敏史、手术史、既往病史、体内有无金属植入物；核查所携带物品、药品。

3) 患者进入手术间后执行手术安全核查制度，手术室护士在麻醉前、手术切皮前及患者出手术室前应与麻醉师及手术医生三方共同查对患者信息。洗手护士查对手术使用的无菌用物（器械、敷料和耗材）的有效期，包装完整性、灭菌方式、灭菌时间以及灭菌效果。

4) 洗手护士及巡回护士在术前、关闭体腔前、关闭切口前执行手术室物品清点制度，清点核对敷料、器械等术中用物的数量和完整性；手术过程中增减器械、敷料，洗手护士与巡回护士随时清点，巡回护士及时补充记录。

5) 留取标本时执行手术病理留存制度，须由洗手护士与手术医生共同核对患者科室、姓名、ID号/病案号、病理名称、数量以及病理留存方式等内容。

(4) 输血查对制度

1) 输血科交叉配血合格后，由医护人员到输血科取血。

2) 取血时查对：取血者和发血者双方须共同查对科室、床号、姓名、性别、ID号/病案号、交叉配血结果、血型、种类、血量、献血员编码、血液失效日期。检查血袋外观有无破裂、有无凝血块或溶血。双方查对无误后签字方可发出/领取。

3) 输血前查对：由两名医护人员共同核对医嘱、发血报告单及血袋标签上各项内容，检查血袋及血液质量，核对无误后在输血治疗单上双签字后方可输血。

4) 输血时查对：由两名医护人员共同到患者床旁，核对发血报告单、输血治疗单及血袋标签上的各项信息，同时核对患者信息，核对无误方可进行输血操作，并在输血治疗单上双签字。

5) 输血完毕，血袋低温密闭保存24h，以备必要时核查。

(5) 母婴查对制度

1) 新生儿娩出后，助产士与产妇进行新生儿性别确认。

2) 新生儿腕带须经双人核对无误后方可佩戴。核对内容包括产妇姓名、ID号/病案号、新生儿性别，并以让产妇自行说出姓名的方式进行确认。

3) 产妇转入病区时，须由助产士、病区护士与产妇及家属共同核对产妇及新生儿信息，核对内容包括：产妇姓名、ID号/病案号、分娩时间、新生儿性别。

4) 母婴分离时，责任护士须与产妇或家属及陪同工作人员共同核对新生儿腕带信息，内容包括：产妇姓名、ID号/病案号、新生儿性别，并由新生儿直系亲属陪同。

5) 新生儿出院时，责任护士与产妇或家属共同核对新生儿身份，内容包括：产妇姓名、ID号/病案号、新生儿性别、分娩时间、出院诊断等，核对无误后方可办理出院手续。

(6) 消毒供应中心查对制度

1) 接收器械包时：污染区操作人员接收污染器械、并进行清点、拆分，查对品名、种类、数量、规格、完好性。

2) 制作器械包时：清洁区工作人员核对品名、种类、数量、规格、清洁度、完好性。

3) 灭菌前：由灭菌员检查待灭菌物品的包装是否完整无破损；物品名称、包装者、灭菌器编号、灭菌批次、灭菌日期、失效日期等追溯标识是否齐全；灭菌器程序选择是否正确。

4) 灭菌后：由灭菌员和无菌室护士双人核对灭菌监测的物理参数，合格后方可卸载；确认化学监测、生物监测合格后方可放行。

5) 发放时：由无菌室护士核对无菌包物品名称、包装者、灭菌器编号、灭菌批次、灭菌日期、失效日期等追溯标识是否齐全，化学指示胶带变色是否合格、包装是否严密、有无潮湿、有无破损。如不符合要求不能发放。

6) 在设置打号机有效日期时、打印标签及追溯条码时、粘贴标签及追溯条码时须查看物品名称、包装者、灭菌器编号、灭菌批次、灭菌日期、失效日期。

3．医嘱执行制度

(1) 医生开具医嘱，主班护士审核医嘱无误后确认，如有模糊医嘱联系主管医师核实。

(2) 主班护士打印各类医嘱执行单，与责任护士双人核对无误后签字。

(3) 主班护士处理各类检查单及化验单等，与责任护士双人核对，如需打印标签，将其粘贴在相应的检验单和标本容器上。

(4) 主班护士处理停止医嘱，双人核对无误后修改各类执行单。

(5) 责任护士持各类医嘱执行单，依据查对制度，准确执行相关操作。

(6) 医嘱执行后，责任护士再次核对医嘱执行单无误后签字。

(7) 口头医嘱

1) 在紧急抢救时，医生下达口头医嘱，护士应向医生复述，双方核对无误后，方可执行。

  2) 保留药品空安瓿，经二人核对登记后再弃去。执行口头医嘱后督促医生及时补开医嘱。

  4．护理交接班制度

（1）各班护士需在交班前完成交班报告。

（2）白班交班报告由主班护士及责任护士共同书写，夜班交班报告分别由大、小夜班护士书写并签字。

（3）交班护士必须在交班前完成本班的各项护理工作，处理好用过的物品，为下一班工作做好准备。完成交接班后方可离开。

（4）接班护士提前到岗，按各岗位职责要求，阅读交班报告，了解患者病情，做好物品、药品、仪器等清点记录并签名。

（5）接班护士未到岗，交班护士不得离开岗位。接班护士因特殊情况不能到岗，应及时上报护士长，按紧急状态护理人力资源调配制度进行协调，等待应急替代人员到达并完成交接班后，交班护士方可离岗。

（6）交班中发现患者的治疗、处置、药品、物品等不符时，应立即查问，交接班时发现的问题由交班护士负责；接班后发现的问题由接班护士负责。

（7）每日晨8点集体交接班，全体医护人员参加，夜班护士汇报患者病情，医疗护理工作及处置情况。

（8）交接班内容及要求

 1）住院患者总数、出院（转院、转科）、入院（转入）、手术、分娩、病危、病重、死亡人数。

 2）当日新入院（转入）、手术前、手术日、分娩、危重、抢救、病情变化、特殊检查等患者的诊断、病情、麻醉和手术名称、分娩方式、管路、特殊用药、治疗、护理等情况，以及心理、情绪异常等患者的情况。

 3）床旁重点交接危重、新入院、术前、术后、病情有特殊变化、特殊治疗、检查前后，以及心理、情绪异常等患者的病情及护理。根据患者具体情况，查看生命体征、意识、皮肤、各种管路、治疗等，以及实施护理措施后的效果，注意保护患者隐私。

 4）对剧毒、麻醉、急救药品及物品重点交接。

 5）交班报告书写要求：眉栏填写齐全，叙述内容准确、简明扼要、重点突出、顺序正确，运用医学术语，用蓝黑签字笔或钢笔书写，字迹工整、清晰。

 6）护士长对交接班质量、上一班工作情况进行综合评价，并给予指导。

  5．患者转交接制度

（1）护士接到转科医嘱，与转入科室联系，双方做好转科准备，确认转科时间。

（2）转出科室完成患者病历资料书写，物品、药品准备等工作，并填写患者转科护理交接单。

(3) 应根据患者病情确定转运人员，危重患者需由医务人员陪同。

(4) 转运过程中严密观察患者病情变化，如需紧急抢救，应以就地抢救为原则，最近的病区给予配合抢救。

(5) 转运过程中注意保护患者隐私。

(6) 转出与转入双方应严格执行查对制度，核对患者信息，当面交接患者情况及治疗护理等重点内容，完成交接记录，双方确认签字。

(7) 转出与转入双方科室完成医嘱系统转交接。

(8) 新生儿转交接

1) 新生儿转运由护士及家属共同转运，危重者需由医生陪同。

2) 转出、转入双方及家属共同核对母亲姓名、新生儿性别及出生体重。

3) 完成交接记录，双方确认签字。

(9) 急诊患者转交接

1) 医生开具转科医嘱，向患者及家属交代转运途中注意事项及转运途中的风险，并填写急诊患者转运风险告知书。

2) 转出科室护士与转入科室联系，双方做好转科准备，确认转科时间。

3) 责任护士对患者进行病情评估，备好转运时需要的仪器设备如氧气瓶、监护仪、抢救用药等，确保生命体征平稳时，方可转科。

4) 由主管医生及责任护士携带病历、交接记录及抢救仪器等，护送患者至转入科室。

5) 转运过程中密切观察患者生命体征、病情变化及输液情况，出现病情变化及时采取措施。

6) 转出、转入双方进行床旁交接，包括患者信息核对、患者病情及治疗护理等重点内容，移交病历，转入科室核对无误后，完成交接记录，双方确认签字。

7) 负责转运的医生和护士将患者所用转运物品带回，使之处于完好备用状态。

(10) 手术患者转交接

1) 手术室护士负责准确填写手术患者交接登记本/单内手术患者相关信息，双人核对，签字确认。

2) 医辅运送人员与责任护士共同至床旁交接，双方根据手术查对制度核对患者身份，逐项核对手术患者交接登记本/单内容，清点病历、影像资料、术前带药及物品等，核对无误后双方签字。

3) 责任护士认真核实术前准备情况。

4) 患者进入手术室后，医辅运送人员与手术室护士进行交接，双方共同核对患者身份，核对手术间，清点患者所有资料及物品。

5）手术医生、麻醉医生和手术室护士三方按手术安全核查制度进行手术安全核查。

6）手术结束后，手术室护士评估患者情况，准确填写手术患者交接登记本后签字确认。

7）手术室运送人员送患者回相应的科室（如麻醉恢复室、ICU、病区等），相应科室的责任护士同手术室护士共同按照手术患者交接登记本核对患者身份，清点物品，交接患者的病情、术中特殊情况和重点观察要求等，并签字确认。

8）转运过程中要密切观察患者的情况，防止意外事件发生。

6．危重患者护理管理制度

（1）为保障急危重症患者得到及时有效的抢救治疗，医院实行绿色通道，以先入院抢救，同时办理入院手续为原则。

（2）当急危重患者需立即急诊住院时，由相关科室医生、急诊护士携带抢救药物、设备，直接护送至相应科室。

（3）严密观察患者病情变化，根据病情选择合适的评估工具。根据评估结果采取相应的护理措施，并观察实施后的效果，记录在一般护理记录单/病重（病危）患者护理记录上。

（4）普通病区危重患者应安排在抢救室，情况不允许时应尽量安排在离护士站近的房间，便于治疗与病情观察。

（5）进行床旁交接班，交接患者的神志、生命体征、皮肤、管路、安全和用药情况。

（6）危重患者需由经过危重患者护理理论与技术培训的护士主管。接到重病通知医嘱后，责任护士应及时完成重病护理计划。

（7）制订个体化的危重患者护理计划。护理措施量化、系统化、规范化，减少因各种原因导致的护理措施执行不统一，甚至疏漏的情况。

（8）按时巡视，患者病情有变化及时通知医生，做好抢救准备工作。

（9）危重患者风险评估

1）危重患者均需进行风险评估，科室对危重患者的管理应责任到人。

2）护士要全面掌握危重患者的病情及治疗护理方案，及时、准确执行各类治疗处置。

3）严密监测患者的生命体征，如有病情变化，及时通知医生。

4）加强患者的基础护理和专科护理，预防相关并发症。

5）危重患者风险包括病情变化风险、并发症风险、压力性损伤风险、跌倒坠床风险、管路滑脱风险，设备设施及意外伤害风险等可能给患者造成不良后果的情况。

6）应根据危重患者各种安全风险的评估结果，积极采取相应措施，预防跌倒、坠床、压力性损伤、管路滑脱等不良事件发生。对躁动、意识不清的患者遵医嘱予以适当约束。

7）对已存在的风险，需严格交接班，积极采取防范措施，告知患者及家属并记录。

（10）危重患者的抢救（参见第一章医疗质量安全管理核心制度）

(11) 危重患者访视

1) 各病区对危重疑难病历及时上报护理部,并注明上报日期。

2) 各病区护士长须对危重患者的护理情况进行查房,了解护理计划的落实情况并记录。

3) 责任护士向护士长或护理部派出的访视人员汇报病历,提供相关病历资料,并做好访视记录。

4) 护理部统一访视排班,有专人负责此项工作安排和资料整理。

5) 派出人员对危重患者护理质量进行专业技术性的指导和风险评估并做好记录,对存在的质量安全问题提出防范措施,需要持续改进的向病区做好交班,有查房价值的病例推荐组织全院护理查房,访视后将记录交回护理部整理保管。

6) 特殊情况和节日长假的访视工作由护理部安排,以保证工作落实。

7) 访视人员遇特殊情况不能参加访视时须提前向护理部请假。

7. 护理会诊制度

(1) 凡本科室不能独立解决的临床疑难护理问题,需要其他科室进行专业指导的均可申请院内护理会诊。

(2) 护理会诊由护理部负责组织,并协调相关专业组符合资质要求的护理人员进行会诊。

(3) 护理会诊申请单应写明患者病情及会诊目的,被邀请科室应及时前往会诊科室。会诊结束后认真填写会诊记录。

(二) 患者安全

1. 病区安全管理制度

(1) 人员管理

1) 评估患者安全危险因素,向患者、家属/陪伴人员进行住院期间风险安全教育,使其参与风险管理,遵守各项管理规定,维护病区秩序。

2) 医务人员在保护自身安全的同时,有责任和义务保护患者在院期间人身安全。

3) 对于儿童、老人、沟通障碍、环境辨别能力差等无自主行为能力的患者禁止单独离开病房,外出检查、治疗时应有人陪伴。

4) 加强患儿、危重患者及有自杀、自伤、伤人、逃跑等倾向患者的安全管理,防止意外事件的发生。

(2) 环境管理

1) 全员参与环境安全管理,降低医院环境潜在安全风险(如跌倒、坠楼等),各病区设专人对环境、设施、设备等定期检查,发现安全隐患应立即采取措施,通知相关部门进行维修并上报。

2) 公共区域应设有明显标志,保持地面干燥,防止患者跌倒。

3）值班人员应坚守岗位、定时巡视，夜间重要工作场所（如治疗室等）、空房间、消防楼梯、连接走廊等加强管理，防止非值班人员随意进入或滞留，如发现可疑人员应及时处理或上报保卫部门。

4）做好防火、防盗、防损伤的安全管理工作，消防通道通畅无障碍，消防设备齐全、标志醒目，专人管理并放于固定位置，有火灾事故的应急预案。贵重物品应妥善保管。

5）教育患儿远离危险物品，锐器玩具、易碎物品不能带入病房，做好患儿的安全保护工作，避免意外发生。

6）发生人身伤害及财产损失时，及时按不良事件上报并通知相关部门协调处理。

（3）设施设备

1）氧气做到"四防"（防火、防油、防震、防热），室内禁止吸烟，易燃、易爆等危险物品要定点存放、妥善保管。

2）病房设施应定位放置，处于安全良好状态，发现问题应及时处理。

3）有停电的应急措施，病房应备应急灯或其他照明设施。

4）无菌耗材及药品等重要医疗物资按要求存放，发现状态异常不得使用并及时上报。

5）护士长作为病房管理人员，负责协调、督促设备管理、物业后勤等相关部门及时完成保洁、检测、维护、维修等工作，并做好部门间沟通。

2．外出检查安全管理制度

（1）护士接到检查通知后，应通知患者及家属，告知检查目的，讲解注意事项，按要求做好检查前准备。

（2）陪检人员在患者出科检查前，应与责任护士认真核对患者身份、检查申请单及相关医疗资料。

（3）根据病情选择合适的运送方式。

（4）陪检人员不得将所携带的病例等医疗资料交给患者或家属，检查完毕带回交还护士。

（5）携带引流管的患者在外出检查前应由护士妥善固定，并告知相关注意事项。

（6）重症患者需经主管医生实行综合评估，告知家属转运风险，必要时签署知情同意并做好相关记录。

（7）运送患者过程中，应随时观察患者的反应，保证患者安全。

（8）患者因病情需要行院外检查者，应通知患者家属陪同，必要时由医护人员陪同。

3．患者身份识别制度

（1）应对就诊患者实行唯一标识，如门诊ID号/病案号、住院ID号/病案号、医保卡号、新型农村合作医疗卡编号、非医保患者医联码等。

（2）接诊室护士接到住院单时必须依据患者的身份证、医保卡等有效证件仔细核对患者的身份信息，与病历首页及入院须知一并送至相应科室。

（3）病区护士接待新患者时，核对腕带上打印的信息与患者本人身份准确无误。

（4）所有患者住院期间须全程佩戴腕带，如患者腕带丢失、损坏、字迹不清等，需及时更换。

（5）在为患者进行各种操作、治疗、护理、检查、转科、转运及手术前，必须严格执行患者身份识别制度，至少同时使用两种患者身份识别方法。核对时应由患者或家属陈述患者姓名。

（6）在急诊、重症监护室、手术室、麻醉恢复室等特殊科室以及意识不清、语言障碍、新生儿等患者，重点流程如手术、有创操作、采血、输血、给药等，必须使用腕带识别患者身份。

（三）风险管理

1．护理风险评估制度

（1）建立风险管理的环境，统一全院护理风险管理的模式和运行方法，定期组织相关培训，提升风险防范意识。

（2）严格规范地落实风险评估，内容包含但不限于：压力性损伤风险评估、跌倒风险评估等。

（3）对于评估为高风险的患者，需针对性提供护理安全措施。

（4）各级护理管理者应对护理风险评估的规范落实，及对识别出的高风险患者防范措施落实情况有定期的督导。

（5）各级护理管理者应定期组织护理人员安全警示教育培训，对发生的护理安全事件案例有分析、讨论，并持续改进。

2．护理不良事件管理制度

（1）上报原则

1）护理不良事件报告依据保密性、自愿性和非惩罚性原则，鼓励护士主动报告。

2）报告人可报告自己发生的问题，也可以报告所见他人发生的问题，应遵循真实、本人亲身经历的原则陈述事件，严禁虚假、诽谤，否则将按照相关规定严肃处理。

3）当事人及所在科室，不得瞒报漏报不良事件。

（2）管理规程

1）发生护理不良事件后，当事人立即报告主管医师和护士长，采取补救措施，避免或者减轻对患者身体健康的损害。

2）护士长接获信息后，立即同时向科护士长及护理部报告发生不良事件，24h内对不良事件经过、采取措施及后果等完成书面记录。

3）发生不良事件后的各种有关记录及造成不良事件的药品、标本、器械均应妥善保管，不得擅自涂改、销毁，以备鉴定。因抢救急危患者，未能及时书写病历，有关医务人员应当在抢救结束后6h内据实补记。

4) 护理部在接到报告后,立即组织调查、核实,根据事件的伤害等级、性质进行处理。

5) 当事人需在24h内,据实记录事件发生的经过上报护士长。

6) 相关管理人员及时组织护理人员进行讨论,分析事件发生的原因、性质并提出可执行的改进措施;依据PDCA的原则进行改进。

7) 根据护理部分层管理体系,各层级动态监测本区域内护理不良事件管理情况。

8) 护理部每季度汇总分析全院不良事件数据,对于不良事件趋势、共性高危因素、典型案例等进行全院警示;对不良事件漏报情况进行核查。

(3) 伤害等级同医疗部分。

3.跌倒/坠床管理制度

(1) 对新入院、手术后、转科后、病情变化的患者,进行风险评估。

(2) 对评估为高风险的患者,应做好警示标识及针对性的护理措施,同时做好相关的健康指导,将风险告知患者及家属。

(3) 患者发生跌倒/坠床后,积极采取应对措施,减少患者的损害。

(4) 患者发生跌倒/坠床后,责任护士应依照护理不良事件报告制度,及时上报不良事件,并报告护士长。科室针对事件原因进行分析改进,在规定时限内完善并提交上报表单。

4.压力性损伤管理制度

(1) 对入院/转入患者8h内完成压力性损伤风险首次评估。

(2) 对有压力性损伤风险的患者应制定具体评估频次。

(3) 预防压力性损伤护理措施与上报

1) 熟悉压力性损伤产生的原因、高发部位,对于年老体弱、长期卧床和危重患者应采取有效方法预防压力性损伤发生。

2) 根据患者的情况,合理使用预防压力性损伤敷料、压力缓解或压力再分布设施(如减压气垫)。

3) 注意预防医疗器械对皮肤带来的伤害。

4) 指导患者及家属掌握预防压力性损伤的知识,告知其皮肤检查和自我护理方法、有效减压的措施。

5) 手术室护士进行术前访视时,需评估患者压力性损伤风险,针对高风险患者手术室护士应在术前访视后及时告知病区责任护士,为患者准备适宜的预防压力性损伤敷料,作为术中预防性使用。术中科学、合理摆放体位,做好压力性损伤的预防。

6) 发生压力性损伤应按照护理不良事件报告制度和程序,及时上报。

(四)病区管理

1.病区管理制度

(1) 病区实行护士长负责制,在科主任和科护士长指导下完成日常管理工作。

(2) 保持病区整洁、舒适、安全、安静。

(3) 病区内设备及物品管理参照安全管理制度、病区物品管理制度。

(4) 病区内床位要定位摆放整齐,床头桌物品放置整齐,屋内不悬挂杂物。

(5) 各类标识设置符合医院要求,位置固定,不擅自改动。

(6) 护士站台面保持整洁,不放置与工作无关物品。及时整理,用物放回原位。

(7) 医疗文件妥善保管,病历不能带出病区。

(8) 住院患者统一着病员服,妥善保管自己的物品,严禁携带危险品。

(9) 病区内禁止吸烟、饮酒。

(10) 病区定期召开工休座谈会,听取患者对医疗、护理、饮食、服务态度及管理工作的意见和建议,持续改进工作质量。

2. 病区物品管理制度

(1) 专人负责病区的物品管理、器材的领取、保管、报损,并建立账目明细,分类保管,定期检查,做到账物相符。

(2) 病区物品应根据需要固定品种、数量,定点放置。

(3) 一次性使用无菌物品使用及管理应遵守院内感染控制相关规定。

(4) 大型及贵重的医疗器械专人负责,定期清洁,保持功能状态。

(5) 相关职能部门定期对物品、账目进行检查。

3. 患者入院、出院管理制度

(1) 入院制度

1) 患者入院由本院门(急)诊医师根据病情决定,凭医师开具的住院证,按制度办理入院手续,由住院处通知病区。急危重患者可以由急诊科电话通知病区或手术室,直接进入病区或手术室进行抢救、治疗或手术后,再补办有关手续。

2) 在护送危重患者时应密切观察病情,确保安全。

3) 病区护士接到住院处通知后,立即准备床位和用物,对急诊手术或危重患者,须立即做好术前准备或抢救工作。

4) 患者到病区后,双人核对患者身份,确认无误后及时为患者佩戴腕带。

5) 由护士通知负责医师检查患者并及时执行医嘱。必要时协助医生做紧急处理,并做好记录。

6) 护士完成各项护理评估,包括生命体征、日常生活自理能力、跌倒/坠床风险、压力性损伤风险等。根据入院护理评估结果及患者的病情实施护理措施。

7) 医护人员共同根据病情和(或)自理能力确定患者护理级别。

8) 做好入院介绍,介绍医院及病区的人员、制度、设施使用方法。了解患者的病情和心理状态,生活及饮食习惯等。对病重患者入院介绍内容要简要,待病情平稳时再做详细介绍。

9）及时提供适宜的心理护理，帮助患者树立战胜疾病的信心。

10）做好各种入院登记，填写护理记录，根据医嘱和护理评估实施治疗和护理。通知营养室，及时为患者安排就餐。

11）入院 24 h 内做好患者个人卫生，保持"六洁"（头发、口腔、皮肤、会阴、指趾甲、床单位）。

（2）出院制度

1）患者出院由主治医师以上负责医师决定，并开具出院医嘱和出院通知单，护士或医师提前通知患者及其家属做好出院准备。

2）医生开具出院医嘱后，护士进行核对，核对无误后，进行出院登记。停止出院患者的所有医嘱，整理住院期间病历并协助患者办理出院手续。

3）做出院指导工作，包括：办理流程、出院后注意事项、自我护理项目、突发病情处理、咨询电话、门诊随访。

4）患者办理出院手续后，护士将出院后需服药品的处方、出院证明书交给患者或家属。责任护士确认出院手续办理完毕，协助其整理物品，并清点收回患者住院期间所用的医院物品。

5）病情不宜出院而患者或家属要求出院者，医师应加以劝阻，如说服无效，应报上级医师和科主任批准，并由患者或其家属签字。应出院而不出院者，通知有关部门或其所在单位接回或送走。

6）及时更换床单、被褥，清洁患者床位物品，传染患者用物需进行终末消毒，注销各种卡片，整理病历。

4．陪伴及探视制度

（1）陪伴管理

1）在住院期间由病区医护人员根据病情及生活自理情况决定。陪伴者换班时一律在病区外进行。

2）向家属解释陪伴的原因及必要性，如家属拒绝陪伴且坚持将患者留于病区治疗，由此导致的一切后果由家属承担。

3）陪伴者必须是成年人，患有发热、上呼吸道感染、肠道感染等传染性疾病和精神疾病者不得陪伴。

4）需全天 24 h 陪护的患者，陪伴者应陪在其身边，不得自行离开单独休息。若有事需要离开患者，须向医护人员告知，得到许可后方能离开。

5）陪伴者须遵守医院的规章制度，服从医护人员的管理，不得自带陪床椅及家用电器进入病区。

6）积极协助患者配合治疗和护理。在查房、治疗、护理进行期间，请陪伴者于病室外等候，结束后再了解患者相关情况。若对治疗、护理有疑问和建议，可向医护人员咨询

7) 为了保证医院内电子仪器、设备免受干扰，不得在特定区域内使用移动通讯工具。

8) 若患者病情缓解，经医生评估不需要陪伴时，陪伴者应配合离开病区。

(2) 探视管理

1) 为确保患者安全，探视者必须遵守医院探视时间，普通病区每位患者同一时间内允许 2 人探视，超过 2 人时可轮流替换分次入内。监护病区每位患者每次限 1 人探视。

2) 传染病患者、危重患者或疾病特殊要求，住院期间不能探视时，探视者应听从管理，取消探视。医护人员做好解释工作。

3) 患上呼吸道感染等流行性疾病者、酗酒者及学龄前儿童不得进入病区，探视者不得携带宠物进入病区，不得坐、卧在患者床上，以免影响患者休息。

4) 探视者禁止携带危险品进行探视。

5) 探视者需遵守医院规章制度，不得在病区内大声喧哗、吸烟、饮酒、乱扔杂物、超时逗留等。如有违反管理制度、影响医院安全、扰乱诊疗秩序的行为，病区医务人员有权停止其探视。必要时交保卫处、警务部门处理。

6) 特殊情况下（如手术或危重患者），医生需找家属协商事宜时，需由主管医生或护士确认后方可进入病区。

（五）门诊管理

1．落实以患者为中心，尊重患者、关怀患者，为患者提供优质的服务，做到主动观察，主动询问，主动巡视，耐心倾听，耐心解释，热情帮助。

2．管理诊区患者候诊/就诊秩序，做好患者就诊流程告知工作。

3．向患者进行门诊就诊相关健康指导，配合临床科室专科业务发展开展门诊护理工作。

4．保持诊区环境整洁、安静，督导保洁人员做好诊区及公共责任区域卫生工作。

5．对患者突发病情变化及时按门诊突发应急事件处理流程上报处理，并积极协助处理及患者转运。

6．根据医院管理对诊室资源统一调配的原则合理安排诊室，配合、落实各项门诊管理工作。

7．护士负责本诊区诊室、治疗室、检查室的管理，执行医院各项相关规章制度，做好仪器设备、家具设施、药品耗材等管理，并按要求记录。

8．为医生提供出诊前、出诊时、出诊后的服务，协助临床科室做好出停诊管理。

9．配合完成每天登记专科、专家门诊出诊时间，做好工作量及其他统计工作。

10．及时收集患者对医院各级各类医务人员的意见，处理好医患关系，随时为患者提供方便。

11．工作中执行标准预防的原则，严格执行消毒隔离制度。

12. 下班之前必须关好各诊室、候诊室的电脑、电灯、电风扇、空调、门窗及各种电器。

13. 按规定使用门诊公章，严格使用管理。

14. 三无人员就诊按照相关上报制度及流程处理。

（六）药品管理

1. 病区药品管理制度

（1）病区根据专业特点，确定药品种类和基数，品种数量不宜过多，病区不得存放其他非基数药品。

（2）病区应设专人管理药品，负责定期领药、退药、检查、保管等工作。

（3）药品应定位放置，标识清晰。

1）按药品种类摆放，标识醒目、字迹清晰，药品与标签相符。

2）听似、看似、一品多规的药品应分开放置并有明显警示标识。

3）药品标签模糊或有涂改不得使用。

4）变更药品名称、存放地点/位置，须通知病区所有护士。

（4）药物存放遵循"近效期先用"的原则，按药品有效期先后顺序摆放；即将过期的药品，应做好标记，尽快使用或与药剂科更换。

（5）依据药品说明书要求正确存放药品，如冰箱保存、避光保存等。

（6）内用药与外用药分开放置，静脉药与口服药（含胃肠营养液）分开放置，易燃易爆、强腐蚀性等危险性药品单独存放并有警示标识。

（7）药品应每日清点、每月清查，并有记录；护士长定期抽查药品的管理。

（8）各种基数药品使用后应及时补齐。

（9）口服药基数（散片）应使用统一药瓶存放，瓶签清洁、规范；药瓶内不能混放不同规格、颜色的药片，严禁回收患者剩余药品；按医院要求统一更换，并注明有效期。

（10）麻醉药、第一类精神药品使用（参见第四章药事管理制度）。

（11）高警示药品管理（参见第四章药事管理制度）。

（12）急救药品管理

1）抢救药品配备满足科室抢救需要，工作人员不能擅自取用。

2）抢救药品齐全，标签清晰，在有效期内，用后及时补充。

3）抢救药品管理做到四定：定人管理、定位放置、定品种数量、定期检查。

4）抢救车药品清点及封存状态检查有记录。

5）急救药品使用后及时补充，不能补充部分做好记录及交班，按照开封状态要求班班清点。

（13）特殊、贵重药品应专人专用，药品应注明床号、姓名，单独存放。

（14）含氯消毒剂、器械消毒剂、福尔马林（35%～40%用醛水溶液）等专柜保存，保持房间通风、远离火源。

(15) 护理部、科室定期组织检查，督导病区药品管理的落实。

(16) 药品使用后按照医疗废物处理规定进行处理。

(17) 药品过期失效、变质，需按规定报废处理。

2．药品不良反应上报制度

参见第四章药事管理制度。

（七）临床用血

1．输血管理制度

(1) 护士须掌握临床输血相关护理技术规范，遵守输血相关规章制度和工作流程，病区、科室应定期进行输血相关知识培训并记录。

(2) 申请输血须经医生按规定向患者家属说明输血相关告知事项、签写输血治疗同意书，逐项填写临床输血申请单，由主治医生核准签字。

(3) 确定输血后遵照采集交叉配血标本流程进行血样采集。护士须持输血申请单和贴/写好标签的采血管，到患者床旁核对患者姓名、性别、年龄、病案号、科室、床号、血型，按照静脉采血操作规程采集血标本，配血试验血标本必须输血前3天之内采集。

(4) 由医护人员或专项配送人员将患者血样及输血申请单送交输血科，双方进行逐项核对。

(5) 配血合格后，由医护人员或专项配送人员到输血科（血库）取血。双方根据输血查对制度进行核对，准确无误时、双方共同签字后方可取回。

(6) 血袋有下列情形之一，不得领取。

1) 标签破损、字迹不清。

2) 血袋有破损、漏血。

3) 血液中有明显凝块。

4) 血浆呈乳糜状或暗灰色；血浆中有明显气泡、絮状物或粗大颗粒。

5) 未摇动时血浆层与红细胞的界面不清或交界面上出现溶血。

6) 红细胞层呈紫红色。

7) 过期或其他需查证的情况。

(7) 领取血液使用专用取血箱，取回的血制品应30min内输注，病区不得自行贮血。

(8) 血液需室温复温，不可人为加温，防止血浆蛋白凝固变性；输用前将血袋内的成分轻轻混匀，避免剧烈震荡。

(9) 输血前由两名医护人员核对交叉配血报告单及血袋标签各项内容，检查血袋有无破损渗漏，血液颜色是否正常。准确无误方可输血。

(10) 输血时，由两名医护人员带输血申请单、发血报告单、输血治疗单共同到患者床旁核对患者姓名、性别、年龄、病案号、科室、床号、血型、血液成分、用血量、血袋号、交叉配血实验结果等，确认与配血报告相符，再次核对血液后，用符合标准的输血器进行输血。

（11）输血过程严格遵守无菌技术操作规程及输血操作规程。

（12）输血前后使用注射用生理盐水冲洗输血管道；连续输用不同供血者的血液时，两袋血之间用注射用生理盐水充分冲洗输血器管道。输血器需 4h 更换。

（13）血液内不得加入其他药物。

（14）全血或成分血从出库领取到输注的最长时限是 4h。

（15）输血过程应先慢后快，再根据病情和年龄调整输注速度，并严密观察受血者有无输血不良反应。如出现异常，按照输血反应应急预案及时处理，并由经治医生填写输血不良反应报告单，报告上级医生及输血科等部门。

（16）输血开始、输血 15min、输血结束及输血不良反应记录在护理记录单中。

（17）输血完毕后，将输血记录单（交叉配血报告单）粘贴在病历中，将血袋封闭保存 24h。

2．输血反应登记报告制度

（1）发生输血反应后，立即启动输血反应护理应急预案，将患者的身体损害降到最低程度。

（2）各种有关记录、未输完的血袋及检验报告应妥善保管，不得擅自涂改、销毁，以备鉴定。详细记录患者生命体征及抢救记录。

（3）护士立即向护士长报告并按不良事件管理相关要求及流程上报护理部。

（八）感染管理

参见第五章医院感染管理制度。

（九）健康教育

1．健康教育是医护人员的责任和义务，医务人员应根据患者的病情、心理状况、接受能力等为其提供个性化的专业健康指导。

2．健康教育应贯穿临床护理全过程，并分阶段实施健康教育。

3．健康教育要求

（1）入院教育需在患者入院后 24h 内完成。责任护士为住院患者制定个体化健康教育计划，健康教育实施贯穿住院全过程并有记录。

（2）根据住院时间按时完成住院阶段的健康教育内容。

（3）出院指导需在患者办理出院手续前完成。

4．健康教育内容

（1）住院患者健康教育内容

1）入院教育：包括病区环境及设施，医院规章制度（如作息制度、探视陪住制度等），标本留取方法，订餐方法及饮食要求，人员介绍（主管医师、主管护士、护士长）等。

2）住院教育：包括饮食、活动、用药、疾病相关知识、手术前后相关知识、安全（跌倒/坠床、烫伤、走失等）、压力性损伤防范及管路自护、康复指导等教育。

3）出院教育：包括出院手续办理方法，出院带药的服用方法，复诊方法，出院后饮食、运动、康复的注意事项等。

（2）门诊患者健康教育内容

1）一般指导：个人卫生、公共卫生知识、常见及多发病、季节性传染性疾病知识等。

2）生活方式方面的指导：休养环境、良好心态、适当锻炼、营养饮食、伤口观察及就诊、按时复查及专科指导等。

3）常见药物的使用知识等。

（3）社区健康教育内容：医护人员根据出院患者需要进行出院患者随访和患者院外康复相关内容进行健康教育。

5．健康教育形式

（1）个别指导　内容包括一般卫生知识如个人卫生、公共卫生、饮食卫生，常见躯体、精神疾病的知识，简单的急救知识等。可在护理患者时结合病情、家庭情况和生活条件随时进行具体指导。

（2）集体讲解　确定主题。门诊利用患者候诊时间，病区则根据工作情况及患者作息制度选择时间进行集体讲解。讲解同时可配合幻灯、图片等，以加深印象。

（3）文字宣传　利用宣传栏编写短文、图画等，标题要醒目，内容要通俗易懂。

（4）座谈会　在患者病情允许的情况下，护理人员组织患者对主题进行讨论并回答患者提出的问题。

（5）视听教材　利用幻灯、录像、广播等视听设备在候诊大厅及住院患者活动区域进行宣教。

（6）网络信息平台教育　利用网络信息平台将科普知识、健康教育等内容通过视频、图片、文字等方式对患者进行健康教育。

（十）文书与信息管理

依据《电子病历应用管理规范（试行）》《医疗机构病历管理规定》《关于在医疗机构推行表格式护理文书的通知》《病历书写基本规范》等。

1．护理文件书写管理制度

（1）护理病历书写遵守客观、真实、准确、及时、完整、规范的原则。

（2）电子病历与纸质病历具有同等效力。

（3）禁止以非医疗、教学、研究目的泄露患者的病历资料。

（4）不得随意涂改病历，严禁伪造、隐匿、销毁、抢夺、窃取病历。

（5）护理文件书写要求

1）护理病历包括体温单、手术清点记录、病重（病危）患者护理记录。疼痛、日常生活自理能力、护理风险等评估结果需在护理病历中体现。

2）文字工整，字迹清晰，表达准确，语句通顺，标点符号正确。无代书、代签名，注册护士签全名。

3）体现专科特色，使用医学术语、通用的外文缩写。对于无正式中文译名的症状、体征、疾病名称等可以使用外文。

4）按照护理级别要求正确记录，重点观察病情变化、患者主诉、阳性体征，突出专科疾病特点，记录内容与其它记录内容相符。

5）电子护理记录因归档等需要打印，护士应及时手工签名。有条件的医疗机构电子病历系统可使用电子签名进行身份认证，可靠的电子签名与手写签名具有同等的法律效力。

（6）护士长有审核修改的责任和义务，非电子版护理记录修改时注明修改日期及签全名。

（7）各级管理人员对护理病历书写进行质量检查，提出持续改进意见。

2．各种护理记录书写规范

（1）体温单

1）体温单一般项目栏包括：日期、住院天数、手术后天数。生命体征绘制栏包括：体温、脉搏、呼吸，记录内容还包括：入院、转入、手术、分娩、出院、死亡等。特殊项目栏包括：血压、身高、体重、大便次数、入量、出量等需观察和记录的内容。

2）眉栏中年龄均为实际年龄。

3）入院当日完成首次生命体征的测量与记录。

4）入院后血压和体重每周至少测量记录1次。＜3岁患者常规不测量血压；非常规部位测量注明部位。

5）身高、体重无法测量时记录为"卧床"。

6）无发热患者每日至少测量1次，发热患者每日测量4次，连续三天无发热改为每日1次；发热患者根据医嘱给予相应处理后，按要求复测体温，及时记录在体温单上。

7）多次大便时，按要求记录为"*"，灌肠后大便记录格式为"E"，分子记录大便次数，例如1/E 表示灌肠后大便1次。造口患者有排便记录为"☆"，无排便记录为"0"。

（2）护理记录单

1）病重（病危）患者护理记录至少每天记录一次，病情变化以及护理措施和效果变化随时记录，病情应为护理所能观察的症状、体征的动态变化。记录时间应当具体到分钟。

2）非病重（病危）患者护理记录按要求书写，项目包含日期、时间、观察记录内容、护士签名，分列显示。可对护理所能观察的症状、体征、护理措施和效果记录，要求简洁、规范。

3）护理记录应体现相应的专科护理特点。

①监护室病重（病危）患者护理记录表格内容至少包含监测指标、出入量、用药执行、基础护理、病情观察、护理措施和效果。监测指标至少包含生命体征、瞳孔、意识、仪器参数；出入量应包含每个入出途径的详细记录；用药执行写明药物名称、剂量。

②手术患者要有术后护理情况的记录，包括患者麻醉方式、手术名称、返回病区时间、伤口出血情况、各种管路情况及引流液的性质、量等。手术当天及术后按要求书写交接记录，病情变化时随时记录。

③已有压力性损伤的患者应记录损伤部位、分期及大小（长×宽×深）、渗出液情况、处理措施及转归。

④执行输血医嘱后记录输血过程、输血种类、数量以及有无输血反应。

⑤因疾病或治疗而出现某种症状时，记录患者主诉、临床表现、处置及护理措施，观察效果并记录。

4）抢救患者随时记录病情变化，因抢救未能及时书写护理记录的在抢救结束后6h内据实补记，并加以注明。

5）及时打印重病护理记录并签名。

（3）手术清点记录

1）巡回护士对手术患者术中所用血液、器械、敷料等的记录，应当在手术结束后及时完成。

2）手术清点记录应当另页书写，分为眉栏和清点两部分。

3）清点时机包含手术开始前、关闭体腔前、关闭体腔后、缝合皮肤后，每个清点时机即刻完成清点记录。

4）清点记录分列显示，逐项记录各种器械和敷料的名称、数目的清点核对结果。术中加数需在相应位置清晰记录。

5）参与清点的巡回护士和洗手护士签名，没有洗手护士时由巡回护士和手术者签名。

（十一）仪器设备

1．仪器设备护理管理制度

（1）日常管理

1）各科常用仪器在科内应有登记，各种仪器、设备应有使用说明，有日常检查及维护记录。

2）各种常用仪器应放置在相对固定、易于取放的位置，标识明显，不得随意挪动。

3）各科常用仪器应由专人负责保管，所有护理人员均需掌握其使用方法，并能识别和处理主要报警信息。

4）所有仪器要进行定期检查，以保证性能良好呈备用状态并记录。如发现损坏或故障要及时送检、维修，并记录。

5）各科室常用仪器定期清洁、消毒。

6）常用仪器使用流程：使用前检查仪器、设备是否处于备用状态——根据使用说明正确使用——使用后清洁、消毒、归位。

7）每日交接班时清点各种仪器并记录。

(2) 常规维护

1）使用后切断电源，热源，气源等，整理管线、定位放置。

2）做好清洁、消毒工作，采取防尘措施。

3）长期不用的设备仪器要定期检查；再次使用前先检查电线、配件有无老化、漏电，试运行正常方可用于患者。

4）节假日前须再次检查停用的设备仪器是否已断电。

(3) 发生故障时的处理原则

1）发现仪器设备异常现象，应该立即通知设备管理员和相应职能科室。

2）立即停止使用并加以故障标识，避免其他人员误用。

3）禁止仪器设备带故障运行。

4）因违规操作造成仪器设备损坏或丢失附件等情况，按照医院的有关规定处理。

(4) 培训与考核

1）病区/科室定期对医护人员进行常用仪器设备使用培训及考核，并记录。

2）新入职/转科医护人员，须接受病区常用设备操作培训，掌握操作规程/流程，未经培训的人员不得擅自使用或独立操作仪器设备。

3）高危险性医疗仪器设备操作者必须受过正规培训，通过国家有关部门考试，获得上岗资格证；操作者须严格按照高危险性医疗仪器设备的使用及应用指南进行设备操作和维护。

4）专人管理：病区/科室设"设备管理员"负责管理仪器设备，"设备管理员"须遵守设备管理员工作职责。

2．抢救车管理制度

(1) 日常管理

1）专人管理抢救车，放置于固定位置，保持清洁、整齐。

2）抢救车内物品及药品分开放置，其名称、数量与抢救车示意图及清点本相符。

3）抢救车药品按照有效期的先后顺序摆放及取用。

4）抢救车内不同给药途径药品分开放置，药品标识清晰可辨。

5）班班交接，交班护士和接班护士双人核对。

6）凡出现药品标签模糊、破损或过期等，及时更换。

7）抢救物品均处于备用状态，血压计有质检合格证并在有效期内。无菌物品在有效期内，外包装无潮湿、破损。

8）每次抢救完毕，及时清点抢救车内物品和药品，并补充完整。

9) 护士长负责监督检查，记录时间并签全名。

10) 护士长对抢救车内物品和药品的使用进行培训及考核，并记录。

(2) 封闭管理

1) 各病区根据科室抢救车使用频率情况，可以对抢救车进行封闭管理。

2) 抢救车必须经清点、检查后，药品、物品处于完好备用状态方可进行封闭。

3) 抢救车封闭后注明封闭日期、时间和封闭人姓名。

4) 定期检查抢救车封闭情况，一次性锁或封条处于完好状态，并记录签字。

5) 抢救车封闭周期不得超过1个月。每月必须开封、清点、检查药品、物品处于完好备用状态后再封闭。

6) 抢救车一旦开启使用后，应重新清点、补齐药品、物品后再封闭。

7) 护士长每月对抢救车封闭、检查和清点进行抽查，发现问题及时改进并记录。

（十二）职业防护

1．职业暴露管理制度

参见第五章医院感染管理制度。

2．化疗药物配制防护

(1) 强化职业安全意识：进行岗前培训、加强在职教育。化疗药物配置应由经过培训的专业配置人员进行，护理人员应了解常用化疗药物的剂量及途径，不良反应以及外渗处理措施。

(2) 遵守化疗药物配置操作规程，规范防护操作。

(3) 化疗药品按照专业标准进行保管及使用，且应现用现配。

(4) 正确使用个人防护设备，如防护服、手套、目镜、一次性帽子、口罩。配药前应穿防渗透防护服，戴口罩、帽子，戴聚氯乙烯手套，其外套一副乳胶手套。

(5) 出现药物外溢时，能按照应急预案及处理流程正确处理。

(6) 操作前先用75%酒精对操作台进行擦拭，操作台铺涂有塑料背膜的吸收衬垫以吸附偶然溢出液。

(7) 戴上手套之前或脱出手套后应用肥皂及流动水彻底洗手，有条件者可以进行沐浴，减轻其毒性作用。手套和制服若被污染应立即更换。

(8) 操作人员不得将个人防护器材穿戴出配置间。

(9) 重视操作人员预防保健，定期体检：包括肝肾功能、白细胞及血小板等指标测定，至少一年一次。建立体检档案，一旦出现化疗毒副反应征象，立即进行人员调整。

3．药物意外溢出紧急处理

(1) 化疗病区应设有化疗防护箱，内置防护口罩1个、防溅护目镜1副、手套≥2双、吸附物足量（可以是纱布、纸巾或吸水小棉垫）、清扫碎片的小扫把及簸箕1套。

(2) 抗肿瘤药物溢出或外溅后应立即标明污染范围，避免其他人员接触。

（3）护士必须带有隔离作用的口罩、帽子、手套等，做好个人防护后方可处理污染区。

（4）如果药物溢出到桌面或者地面上，液体应用纱布吸附；若为药粉则利用湿纱布轻轻擦抹，以防药物粉尘飞扬，污染空气。将污染纱布置于密闭化疗专用医疗垃圾箱内。

（5）有药物溢出的地方用肥皂和清水擦洗污染表面，再用75%酒精擦拭3遍。

（6）如不慎药液溅到皮肤上或眼睛内，立即用大量清水或生理盐水反复冲洗，必要时按化疗药外漏处理。

4．化疗废物安全管理

（1）配制过程中产生的医疗废物如安瓿、密封瓶、一次性注射器（不需分离针头和毁形）及多余的药液等及时放入专用的附有厚垃圾袋的防漏防刺容器内，贴上专用警示标识，然后放入可封口的聚乙烯或聚丙烯袋中，再贴上警示标签。

（2）所有一次性个人防护用具脱卸后直接丢入化疗专用医疗废物桶，废物桶要封闭，以防蒸发污染室内空气。

（3）当盛装的医疗废物达到垃圾箱的3/4时，由专业的保洁人员及时将废物密闭式运送至医院定点存放处，再转运至医疗废物定点处理单位按规定进行处理，使细胞毒药物灭活。

（4）化疗患者呕吐物及排泄物均含有抗癌剂，因此在处理患者化疗后尿液、粪便、呕吐物或分泌物时，必须戴双层手套以免沾染皮肤、水池、马桶用后反复冲洗。

四、护理教育培训与科研

（一）实习护生管理

1．组织管理

护生实习期间同时接受学校及医院的双重管理，医院对其实行护理部—科室—病区三级管理。

（1）护理部职责　根据学校实习（见习）大纲及临床护理学科发展要求制定护生临床教学方案；指导科室制定护生临床教学计划；定期督导护生临床教学计划落实情况，对培训效果进行评价，分析反馈存在的问题，提出改进措施；参与制定护生临床教学考核标准。

（2）科室职责　落实护理部护生临床教学方案，制定本科室的护生临床教学培训计划，负责组织本科室护生的授课与管理，督导检查本科室护生临床教学计划落实情况，对培训效果进行评价，参与护生出科考核和鉴定。

（3）病区职责　认真执行教学任务，按教学计划安排实习进度，完成护生入科教育，采用多种形式进行临床教学，关心护生的思想动态及学习情况，及时反馈护生带教的问题，严格考勤管理，监管学生的行为规范，发现违纪问题及时报告，确保学生自身安全和护理安全；根据教学进度督促护生完成相关登记表格并签字。

2．培训与考核

（1）培训方式：培训方式采取理论知识培训和临床实践能力培训相结合的方式，根据护生临床教学方案采用多种形式进行临床教学。

（2）考核方式：根据护生临床教学方案进行考核，可包括平时表现、理论知识考核及临床实践能力考核等。

3．护生管理

（1）护生在院实习期间，需遵守学校及医院的规章制度，尊敬老师，虚心学习，服从学校及医院的双重领导，按时完成实习任务。

（2）遵守医院执业礼仪、行为规范，仪表大方，服装整洁，举止端庄稳重，语言文明、礼貌。

（3）不迟到，不早退，不无故缺勤（或旷课），实习期间学生因病或特殊原因请假，需要按照学校及医院考勤与请假相关规定执行。

（4）所有操作必须在带教老师的指导下完成，在护理实践中体现以人为中心的护理理念，正确处理护患关系，体现出对患者的尊重与关爱，服务主动、热情，并与其他医护人员良好合作。

（5）爱护公物，厉行节约，各种仪器设备和药物等未经老师同意，不得擅自操作或动用，如损坏公物，按医院有关规定进行赔偿。

（二）继续教育

1．护理继续教育学分管理制度

（1）组织管理

医院对护理继续教育学分实行护理部—科室—病区三级管理。

1）护理部职责：根据上级主管部门的要求，负责全院护士继续教育学分管理工作，包括计划、组织实施、考核评估及学分认证；督导继续教育培训计划落实情况，分析反馈存在的问题，提出改进措施，评价改进效果。

2）科室职责：根据护理部计划制定并落实本科室培训方案。统一规划、合理安排护士参加继续教育的时间及班次，确保本科室继续教育学分达标；督导本专科继续教育培训方案落实情况，分析反馈存在的问题，提出改进措施，评价改进效果。

3）病区职责：依据继续教育学分管理要求，组织病区护士学习学分管理相关规定，鼓励护士积极参加继续教育相关培训，定期对病区护士的学分进行统计，督促护士按要求完成年度学分。

（2）考评要求

1）护理人员每年都应参加本专业相关的继续教育活动，要求护士职称者继续教育学分不低于25分；护师及以上职称者Ⅰ类学分不低于10分，Ⅱ类学分不低于15分。

2）继续教育学分达标情况与护理人员年终考评结果挂钩。

2．护理进修管理制度

（1）组织管理

护理进修人员同时接受本人所在医院及进修医院的双重管理，进修期间医院对其实行护理部-科室-病区三级管理。

1）护理部职责：审核并备案进修人员的申请和资质；制定并组织实施进修培训管理方案；指导科室制定进修护士培训计划；定期征求意见；进修结束后，审核进修护士鉴定表及发放结业证。

2）科室职责：制定并落实进修护士培训计划；带教内容突出科室的专业特点，需重点掌握的专科项目要有考核及成绩；护士长安排进修护士参加科室或病区组织的专业讲课和护理查房。

3）病区职责：病区护士应积极参与，带教内容需突出科室的专业特点，确保进修人员完成护理部及科室的培训学习计划与考核，未办理注册变更的进修护士不得安排其单独值班。

（2）护理进修人员管理

1）遵守医院及科室各项规章制度，服从护士长安排。工作时间内衣帽整洁，佩戴胸牌，认真执行本院各项技术操作规程。未办理注册变更的进修护士不得独立执行护理操作。

2）在带教老师的指导下，认真学习并掌握本专业理论及操作知识，以及医院护理管理、护理教学、护理科研等特色与亮点。

3）进修护士在完成进修学习任务后，由带教老师做好进修学习鉴定、填写反馈意见，交由护理部存档。

4）进修护士进修期间，应做到上班不迟到、不早退、不无故旷工，有事未请假或请假未经批准而擅自不上班者被视为旷工，一经查证，退回原单位。进修期间因病或特殊原因请假，需按照医院考勤与请假相关规定执行。

3．护士分层培训管理制度

（1）组织管理

护士分层培训是根据临床护士的工作能力、工作年限及学历等特点将其分成不同的层级，根据护士职业生涯发展规划的要求及岗位要求和各层级护士的知识结构进行有目的、有针对性的培训，设置相应的培训课程，保证各层级护士有能力按照岗位要求完成所承担或将要承担的岗位职责和任务，医院对护士分层培训施行护理部—科室—病区三级管理。

1）护理部职责：根据原国家卫计委印发的《关于开展优质护理服务评价工作的通知》，制定护士分层培训实施方案，建立健全护士层级晋升标准并组织实施；指导科室制定本专业的护士分层培训计划及授课内容；定期督导检查各科室护士分层培训计划落实情况，对培训进行效果评价，分析反馈存在的问题，提出改进措施，评价改进效果。

2)科室职责:依据护理部制定的护士分层培训实施方案,制定本科室护士的分层培训计划及授课内容,并组织实施;督导检查本科室护士分层培训计划落实情况,对培训进行效果评价,分析反馈存在的问题,提出改进措施,评价改进效果;依据护理部制定的护士层级晋升标准,组织科室护士完成晋升考评。

3)病区职责:依据护理部护士层级划分原则,对病区护士进行层级划分;组织实施本病区护士的分层培训计划及授课内容;督导检查本病区护士分层培训计划落实情况,对培训进行效果评价,分析反馈存在的问题,提出改进措施,评价改进效果。

(2)培训及考核

1)培训方式:采用病区培训、科室培训和院内集中授课的学习方式。

2)培训内容:根据临床护士的工作能力、工作年限及学历等特点组织分层级培训。护士必须掌握的知识,如基本理论、基本知识、基本技能、核心制度、危重患者护理等,应体现在所有层级培训当中。

3)考核方法:根据不同层级护士培训特点分为护理部、科室、病区三级考核,内容包括理论考核、操作考核和论文考核,考核成绩将作为职称晋升及年终考评的参考依据。

4.专科护士临床教学基地管理制度

(1)组织管理

专科护士临床培训期间接受学会及医院的双重管理,在医院期间由护理部和专科基地履行相关职责。

1)护理部职责:负责对临床各基地进行统筹管理,制定临床教学基地相关管理规定;接收学会专科护士临床实习任务,规范并审核各基地的带教流程、课程设置、带教计划;负责基地带教师资的认证管理,制定相关规章制度;负责定期对基地的教学管理工作及教学质量进行督导,发现问题及时反馈和改进。

2)专科基地职责:严格执行学会及医院对基地的要求;结合学会专科实习的要求,制定详细的课程内容和带教计划;带教老师应按照学会教学计划的要求完成基地学员的带教任务,监督管理学员实习期间的表现,定期与学员沟通,按要求填写学员实习手册,及时对学员进行评价;实习结束后,征集专科护士对基地及带教老师的意见和建议,并根据学员提出的问题进行持续改进。

(2)学员管理

基地学员实习期间应在带教老师的指导下,认真学习并掌握本专业各项理论和技能。认真遵守医院和学会各项规章制度,做到不迟到、不早退、不无故旷工,如需请假需按照学会的要求提出申请。

5.新护士规范化培训制度

(1)组织管理

新入职护理人员办理报到手续后,需按规定接受护理部组织的新护士规范化培训,医院对新护士规范化培训实行护理部-科室-病区三级管理。

1）护理部职责：护理部依据国家卫计委《新入职护士培训大纲（试行）》要求制定医院新护士规范化培训方案。指导科室制定新护士轮转期培训计划及授课内容。督查各科室新护士规范化培训落实情况，对培训效果进行评价，分析反馈存在的问题，提出改进措施，评价改进效果。制定新护士规范化培训评价标准，并不断完善。

2）科室职责：依据护理部制定的新护士规范化培训方案，制定本科室新护士轮转期培训计划和授课内容，并组织实施。督导检查本科室新护士轮转时的培训计划落实情况，对培训效果进行评价，分析反馈存在的问题，提出改进措施，评价改进效果。确保科室所有新护士按要求参加并完成护理部、科室组织的培训及考核。

3）病区职责：组织落实本病区新护士轮转时的培训计划，规范带教内容，对培训进行效果评价，分析反馈存在的问题，提出改进措施，评价改进效果。确保病区所有新护士按要求参加并完成护理部、科室、病区组织的培训及考核。

（2）培训及考核

1）培训方式及方法：培训方式采取理论知识培训和临床实践能力培训相结合的方式；培训方法可采用课堂讲授、小组讨论、临床查房、操作示教、情景模拟、个案护理等。

2）培训时间：根据《新入职护士培训大纲（试行）》合理安排新护士培训时间，包括基础培训时间及专业培训时间。

3）培训内容：培训内容包括基本理论和知识培训、常见临床护理操作技术培训及专业理论与实践能力培训。基本理论和知识培训包括法律法规规章、规范标准、规章制度、安全管理、护理文书、健康教育、心理护理、沟通技巧及职业素养；常见临床护理操作技术培训包括常见基础护理操作技术和专科护理操作技术。

4）考核内容：包括过程考核及结业考核。培训过程考核是对新护士在规范化培训过程中各种表现的综合考评；培训结业考核包括理论知识考核、临床实践能力考核。

5）延期培训：若新护士在规范化培训过程中休病、产假等，休假结束后培训计划将顺延，直至完成新护士规范化培训所涉及的所有培训内容。

6．专科护士培养与使用制度

（1）组织管理

为加强护理队伍专业化建设，提高护士专业技术水平，不断完善专科护理人才培养体系，专科护理管理工作实行"护理部-专业组/专科科室-病区"三级管理。

1）护理部职责：根据《护士条例》《中国护理事业发展规划纲要》《实施医院护士岗位管理的指导意见（2012）》的要求制定专科护士培训方案；负责专科护士认证培训工作的统筹管理，并对各环节进行审核把关；定期督导各专业组/专科科室培训计划的落实，对培训过程和培训效果进行监督及反馈；组织专业组/专科科室共同对院外认证培训的人员进行选拔，负责统一申报及认证管理。

2）专业组/专科科室职责：按照护理部的专科护士培训方案，有计划地开展多种形式的专科护士培训；按时根据专业发展需求上报外派培训计划，由护理部进行审核备案。

3）病区职责：根据病区需求，护士长有计划地上报符合要求的护理骨干参加院外专科护士认证培训；为专科护士创造条件，提供长期实践的机会，鼓励其在临床发挥作用。

（2）培训与考核

1）培训方式：专科护士培训采用集中授课、技能培训、临床实践、工作坊、个案报告、读书报告等形式进行。

2）考核方法：通过理论考核、操作考核和论文考核等多种形式进行综合能力的评定。

（3）专科护士使用

1）专科护士培训后应接受护理部、专业组/专科科室、病区的共同管理。

2）在临床中积极发挥专业优势，积极解决本专科疑难护理问题，带动本专业护士共同进步。

3）积极参加医院专业组各项工作，并履行相应的职责。

4）专科护士应注重加强科学研究，推动护理专业发展。

（三）教学管理

1．临床教学管理制度

（1）组织管理

医院临床教学实行护理部—科室—病区三级管理。

1）护理部职责：全面负责医院的护理教学工作；制定教学管理规章制度、护理教学培训及考核方案、临床护理教学老师任职条件及考核办法；对护理教学工作进行全面质量检查、监督、评价和改进。

2）科室职责：根据护理部教学培训及考核方案制定并落实科室教学培训及考核计划；负责对各类培训进行动态监控；完成科室内相关病区教学督导；对科室学分管理进行督导。

3）病区职责：落实病区教学培训计划；根据教学对象不同采用不同形式的教学方法；按教学计划安排教学进度；完成病区教学督导，按时上报督导情况；对病区学分管理进行管理及督导。

（2）教学档案管理

1）专人负责教学档案的收集、立卷、管理工作，存放有序，取用方便，定期检查。

2）档案管理人员要在工作中随时收集和积累教学档案材料，并定期整理，科学、规范、安全地保管好档案。

3）教学档案的归档范围：综合类，如工作计划、总结和教学管理制度等；学籍管理类，如学生名册、成绩等；教学运行管理类，如教学计划书、课程表等；课程/实验实践教学类，如教学大纲等；教学评估类，教学质量评估标准/体系等；教学改革与建设类，如专业建设相关材料。

2．教学质量督导评价制度

（1）组织管理

1）护理部职责：制定护理教学质量督导标准，并组织护理教学管理人员定期督导教学质量，定期分析质量问题并持续改进。

2）科室职责：定期督导科室护理教学质量，分析存在问题并持续改进。

3）病区职责：定期督导教学计划的落实情况，听取教学对象的反馈，针对发现的问题，持续改进。

（2）督导评价

1）教学督导评价原则：实事求是、认真公平、互相信任、平等沟通，保证护理教学人员工作积极性，激励护理教学人员不断提高教学质量。

2）督导评价的教学活动包括护生教学、新护士规范化培训、分层培训、进修护士教学、基地实习教学。

3）督导评价的形式包括教学制度查阅、教学行为的现场督导、教学考核资料的查阅、教学对象的反馈等。

4）督导评价的结果反馈给病区，持续督导存在问题的改进情况。

（四）护理师资管理

1．组织管理

（1）护理部职责　根据护理学科建设的发展制定护理师资培养的选拔、培训和考核制度，并组织实施；制定护理教学管理人员、护理师资的岗位职责；定期督导检查护理师资培养培训计划落实情况，对培训进行效果评价，分析反馈存在的问题，提出改进措施，评价改善效果；制定临床护理教师考核办法。

（2）科室职责　督导检查本科室护理师资培养计划落实情况，对培训进行效果评价，分析反馈存在的问题，提出改进措施，评价改进效果。

（3）病区职责　落实护理部护理师资培训计划，根据师资情况安排带教任务，督导师资教学任务完成情况，记录并上报师资参加培训情况及教学工作量。

2．培训与考核

（1）护士需参加护理部及科室组织的师资培训，通过考核后方可成为师资。师资每年需接受再次培训，并完成一定的教学任务。

（2）培训及考核内容包括护生、新护士、进修护士、基地学员等教学对象的教学内容及方法、考核内容及方法、病历书写及论文指导方法等内容。

3．护理师资管理

（1）经过护理师资培训并通过考核者才具有护理教学资质。

（2）具有护理教学师资的护士才能从事护生、新护士、进修护士、基地学员等带教工作。

（3）护理师资需积极承担教学任务，参加护理部组织的师资再培训和学术交流活动。

（五）科研与新技术

1．护理科研管理

（1）护理科研组织管理制度

1）建立护理科研管理构架及管理机制：

①护理科研管理纳入医院科研管理，由护理部主任亲自领导，实施三级管理。

②在护理部的领导下，选派具有科研能力的护理骨干组成护理科研管理委员会，对医院的护理研究进行统一规划、统一管理。

2）护理科研管理委员会工作任务：

①规划和部署全院护理科研。

②制定全院护理科研年度工作目标。

③管理全院护理科研档案。

④协助护理人员进行科学研究和科研立项。

⑤审查并完善科研项目的设计。

⑥协助支持申请科研基金，包括申报院内外的科研课题。

⑦督导科研计划实施、监督科研经费使用。

⑧鉴定科研成果、评定学术论文质量。

⑨组织并参与院内外学术交流和科研培训及向护理刊物推荐稿件。

⑩建立护理科研奖励机制，制定并完善科研绩效奖励方案。

（2）护理人员参加院外学术活动管理制度

1）医院鼓励并支持护理人员参加护理学术会议及学术活动。

2）护理人员参加学术会议，须上报护理部经审批后有效。

3）参加学术会议的护理人员，须全程参加会议，认真学习交流。

4）凡经护理部同意参加的学术交流会议，费用（包括会务费、交通费、住宿费）由财务处按院方规定报销。

5）参加会议的时间符合院内规定，启程前须向上一级部门请假并明确离院及返回上班时间。

（3）护理科研论文管理制度

1）根据医院对各层级护理人员撰写护理论文的要求，包括文章数量、文章类别、杂志期刊要求，认真书写。

2）护理论文不得剽窃抄袭他人的成果，不得虚构编造实验数据和社会调查资料，套用或抄袭他人成果。

（4）护理科研基金管理制度

1）符合基金申报条件按照院级流程方可进行申报。

2）护理部、护理科研管理组织审核通过后，由护理部统一交至科研处。

3）护理科研项目审核通过后，方可在临床实施开展。

4）护理科研经费按照申报项目预算进行分配，使用时间限制符合医院规定。项目负责人对所承担项目的经费使用和管理负主要责任，自觉接受医院有关部门的监督与检查。

（5）护理科研伦理审查制度

1）凡在院内申报、拟进行的临床护理科研项目，在获得有关部门审批后、执行研究前，均须经过医院伦理委员会的伦理审查。

2）各项目在递交伦理委员会审查并获得正式批件后，方可在医院临床科室执行。

（6）护理稿件投递和报销管理规定

1）护士撰写完成护理论文后，经科室科研小组审核通过。

2）论文稿件按照杂志社网站相关规定及步骤进行网络投稿。

3）经杂志社三审后通过并录用的论文稿件，由科研处出具医院证明信，寄往杂志社。

4）在核心期刊发表后需要报销版面费者，需按照医院科研处的要求提供原版杂志及发票交至科研处进行报销。

（7）护理科研绩效管理制度　发表的论文、科研奖励、完成的课题、出版的专业书籍、发表的科普文章、申请的专利及参加学术年会论文发言或壁报等科研成果按照医院规定的科研绩效进行统计计算。

2．护理新技术新业务准入制度

（1）新技术、新业务分级管理规定

1）国家级：具有国际水平的新成果，在国内医学领域里尚未开展过的项目和尚未使用的护理新手段。

2）市级：在医学领域里具有省市级先进水平的新成果，在本省或市尚未开展过的新项目和尚未使用的护理新手段。

3）院级：在院级尚未开展过的新项目和尚未使用的护理新手段。

（2）新技术、新业务准入制度

1）拟开展的新技术、新业务应符合国家的相关法律法规和各项规章制度。

2）拟开展的新项目应具有科学性、有效性、安全性、创新性和效益性。

3）拟开展的新技术、新业务要符合伦理要求，在保证患者安全下进行技术操作。

4）拟开展的新技术、新业务所使用的医疗仪器须有《医疗仪器生产企业许可证》《医疗仪器经营企业许可证》《医疗仪器产品注册证》和产品合格证，并提供加盖本企业公章的复印件备查。

5）拟开展的新项目所使用的药品须有《药品生产许可证》《药品经营许可证》和《产品合格证》，进口药品须有《进口许可证》，并提供加盖本企业公章的复印件备查。

6）新技术、新业务准入按照院级要求进行申报，经院级审核、评估，经充分论证并同意后方可准入。

(3) 新技术、新业务临床监察制度

1) 新技术、新业务经审批后必须按计划实施。

2) 新技术、新业务准入实施后,应将有关技术资料妥善保存好;新项目验收后,应将技术总结存档备案。

3) 开展新技术、新业务的科室,应进行相关业务知识培训并有培训纪录,及时总结经验,并制定和完善相关操作规程和制度。

第四章 药事管理制度

- 一、药事管理与药物治疗学委员会工作制度 ················ 124
  - （一）目的 ································· 124
  - （二）总则 ································· 124
  - （三）DTC 职责 ···························· 124
  - （四）DTC 组织 ···························· 125
  - （五）DTC 工作制度 ······················· 126
  - （六）DTC 委员的权利 ···················· 127
  - （七）DTC 委员的义务 ···················· 127
  - （八）附则 ································· 128

- 二、处方管理制度 ···························· 128
  - （一）目的 ································· 128
  - （二）范围 ································· 128
  - （三）一般规定内容 ······················· 128
  - （四）处方权的获得 ······················· 129
  - （五）处方的开具 ·························· 130
  - （六）处方的审核与调剂 ················· 131
  - （七）监督管理 ···························· 133
  - （八）罚则 ································· 135

- （九）处方保存 ···························· 135

- 三、药品目录动态调整管理办法 ········· 135
  - （一）目的 ································· 135
  - （二）新药遴选 ···························· 135
  - （三）药品淘汰 ···························· 137
  - （四）药品目录 ···························· 137

- 四、国家基本药物使用管理制度 ········· 137
  - （一）定义 ································· 137
  - （二）基本药物目录 ······················· 137
  - （三）基本药物使用与管理 ·············· 137

- 五、医院药品采购管理制度 ················ 138
  - （一）目的 ································· 138
  - （二）药品采购管理制度 ················· 138

- 六、临时采购药品审批管理制度 ········· 139
  - （一）临时采购药品适用范围 ·········· 139
  - （二）临时采购药品申请程序 ·········· 139

（三）临时用药注意事项 ………… 140

七、麻醉药品、第一类精神药品管理
　　制度 …………………………… 140
　　（一）组织管理 ………………… 140
　　（二）采购和保管 ……………… 141
　　（三）临床使用 ………………… 143
　　（四）培训和考核 ……………… 145
　　（五）安全管理 ………………… 146
　　（六）数据上报 ………………… 147

八、第二类精神药品管理制度 ……… 147
　　（一）采购和管理 ……………… 147
　　（二）临床使用 ………………… 147

九、药品类易制毒化学品管理制度 … 148
　　（一）药品采购 ………………… 148
　　（二）药品验收和安全储存 …… 148
　　（三）安全使用 ………………… 148

十、医疗用毒性药品管理制度 ……… 149
　　（一）定义 ……………………… 149
　　（二）管理制度 ………………… 149

十一、放射性药品管理制度 ………… 149
　　（一）定义 ……………………… 149
　　（二）资质管理 ………………… 150
　　（三）采购和使用 ……………… 150
　　（四）药品贮存与处理 ………… 150

十二、临床科室备用药品管理制度 … 150
　　（一）药品使用管理 …………… 151
　　（二）药品储存管理 …………… 151
　　（三）重点管理药品 …………… 151
　　（四）患者自备药品管理 ……… 152

十三、药品召回管理制度 …………… 155
　　（一）召回药品的范围 ………… 155
　　（二）药品召回的分级 ………… 155
　　（三）药品召回的管理与流程 … 156

十四、重点监控药品管理制度 ……… 156
　　（一）目的与范围 ……………… 156
　　（二）重点监控药品主要特征 … 157
　　（三）操作规程 ………………… 157

十五、药品用量动态监测及超常
　　　预警制度 ……………………… 158
　　（一）工作原则 ………………… 158
　　（二）具体措施 ………………… 158

十六、突发事件药事管理应急预案 … 159

十七、突发事件特殊管理药品药事
　　　管理应急预案 ………………… 159

十八、医院用药错误监测与报告
　　　管理制度 ……………………… 159
　　（一）组织管理 ………………… 159
　　（二）用药错误的定义和分类 … 159

（三）用药错误的监测与报告………160

十九、医院防统方管理规定…………**162**
　（一）定义……………………………162
　（二）药品统计信息管理……………162
　（三）监督管理………………………163

二十、医院退药管理规定……………**163**
　（一）门（急）诊退药办理…………163
　（二）病区退药办理…………………164
　（三）退回药品的处理………………165

二十一、药品质量管理制度…………**165**
　（一）院级质量管理…………………165
　（二）科室质量管理…………………165
　（三）药品购进和储存………………166
　（四）药品调配和使用………………167

**二十二、药品不良反应/事件报告和
　　　　　监测管理制度**………………**168**
　（一）目的……………………………168
　（二）定义……………………………168
　（三）机构设置………………………168
　（四）操作规程………………………168

**二十三、药品严重不良反应/事件
　　　　　应急预案**……………………**172**
　（一）目的……………………………172
　（二）定义……………………………172
　（三）处理流程………………………172

　（四）管理办法………………………173

**二十四、药品安全危害事件
　　　　　管理制度**……………………**173**
　（一）目的……………………………173
　（二）定义与分级……………………173
　（三）组织机构与职责………………174
　（四）药害事件报告…………………174
　（五）应急预案设定与启动…………175
　（六）后期处置………………………176

二十五、临床合理用药管理制度……**176**
　（一）目的……………………………176
　（二）组织结构………………………177
　（三）工作内容………………………177

二十六、超说明书用药管理规定……**178**
　（一）目的……………………………178
　（二）范围……………………………178
　（三）政策……………………………178
　（四）定义……………………………178
　（五）超说明书用药应满足的条件…178
　（六）申请备案流程…………………179
　（七）超说明书用药的使用…………181
　（八）超说明书用药合理性监控与
　　　　持续改进………………………182

二十七、处方点评管理制度…………**182**
　（一）组织管理………………………182
　（二）处方点评的实施………………182

（三）处方点评的结果 …………… 183

（四）点评结果应用与持续改进 …… 184

（五）监督管理 …………………… 184

二十八、高警示药品分级管理制度… 185

（一）定义 ………………………… 185

（二）高警示药品专用标识 ……… 185

（三）高警示药品分级管理 ……… 185

二十九、抗菌药物管理制度………… 187

（一）组织管理 …………………… 187

（二）抗菌药物临床应用管理 …… 188

（三）抗菌药物分级管理 ………… 189

（四）专项处方点评制度 ………… 191

（五）抗菌药物临时申请购药管理 … 194

三十、抗肿瘤药物管理制度………… 194

（一）目的 ………………………… 194

（二）定义 ………………………… 195

（三）抗肿瘤药物临床应用的基本原则 …………………… 195

（四）抗肿瘤药物的管理 ………… 195

（五）处方权和调剂管理 ………… 197

（六）督导、考核办法 …………… 197

三十一、生物制品管理制度………… 197

（一）目的 ………………………… 197

（二）范围 ………………………… 197

（三）定义 ………………………… 198

（四）操作规程 …………………… 198

一、药事管理与药物治疗学委员会工作制度

（一）目的

为协调、指导全院药品的科学管理和合理使用，根据《医疗机构药事管理规定》等药物政策法规和管理条例的有关规定，医院成立药事管理与药物治疗学委员会（Drug and Therapeutics Committees，DTC，以下简称DTC）。

（二）总则

DTC是医院药事管理和治疗药物管理的监督权力机构，也是对医院药事等各项重要问题做出专门决定的专业技术组织。应在医院主管院长的领导下负责组织实施医院的药事管理工作，日常工作由药剂科负责。

医院药事管理是指医院内以服务患者为中心，以临床药学为基础，对临床用药全过程进行有效的组织实施和管理，促进临床科学、合理用药的药学技术服务和相关的药品管理活动。

（三）DTC职责

1. 贯彻执行医疗卫生及药事管理等有关法律、法规、条例，审核制定本院药事管理和治疗药物相关的规章制度并监督实施。

2. 制定与修订医院《处方集》和《基本用药供应目录》，供临床使用。

3. 建立药品遴选制度，审核临床科室新购药品和更换药品、审核药品供应企业变更、审核院内新制剂研发和申报材料、体外诊断试剂的品种审核等事宜；提议或审议暂停使用或淘汰存在质量问题、安全隐患、不当竞争等问题的药品。

4. 推动药物治疗相关临床诊疗指南和药物临床应用指导原则的制定与实施，监测、评估医院药物使用情况，提出干预和改进措施，指导临床合理用药；制定医院药物使用监管策略并监督实施，预测和预警药品异常使用趋势，并上报医院负责人；定期对超说明书使用的药品进行技术评估；鼓励开展药物评价和干预研究，持续提高医院合理用药水平。

5. 定期组织和评价医院《基本用药供应目录》内药品疗效和安全性；审议临时采购药品的采购和使用。

6. 开展药物不良反应和药物警戒工作，定期审议用药风险报告，为医院药品不良事件、药害事件和用药纠纷处理提供咨询和处理建议；提出淘汰疗效较差、不良反应严重以及有不良历史纪录的药品和制剂的建议。

7. 监督、指导麻醉药品、精神药品、医疗用毒性药品、易制毒药品及放射性药品的临床使用与规范化管理。

8. 组织院内药事管理法律、法规、规章制度和合理用药知识教育培训，向公众宣传安全用药知识。

9. 提出或审议与药事管理和治疗药物管理情况有关的奖惩事项。

第四章 药事管理制度

（四）DTC 组织

1．DTC 由医院主管医疗的副院长、医疗管理部门、药剂科、护理部及相关职能处室的负责人和临床具有专业代表性的技术人员组成。

2．DTC 设主任委员 1 人，由主管医疗的副院长担任。设副主任委员 2~3 人，分别由药剂科负责人及医疗管理部门处长担任。委员由具有高级技术职务任职资格和药品临床使用经验的临床医学、药学、护理和医院感染管理、医保、纪委／监察人员担任。委员会设秘书 1~2 人，可分别由药学人员、医疗管理部门人员担任。

3．DTC 下，常设工作小组若干，包括但不限于："抗菌药物工作小组""临床合理用药工作小组""药品不良反应工作小组""用药安全工作小组""药品质量管理小组""静脉治疗药物管理小组""中药工作小组""重点监控用药工作小组""特殊管理药品小组""处方审核质量管理小组"等。可根据工作需要，临时批准和成立其它专项工作小组。工作小组设组长 1 名，组员若干，组长由 DTC 任命。

（1）抗菌药物工作小组，贯彻执行医院药事管理和抗菌药物使用管理相关的法律、法规、规章、规范、指南、技术指导原则、临床路径等规定。负责监督医院药品目录中的相关药品使用的合理性，综合评估申报进入医院遴选的抗菌药的药品质量、临床应用前景、药物疗效等方面。制定医院抗菌药物管理制度，并监督实施；制订医院抗菌药物供应目录，推动和督导抗菌药物临床应用相关技术性文件的制定与实施；对医院抗菌药物临床应用与细菌耐药情况进行监测，定期分析、评估监测数据并发布相关信息，提出干预和改进措施；对医务人员进行有关抗菌药物管理法律、法规、规章制度和技术规范的教育培训，组织合理使用抗菌药物知识的公众宣传教育工作。

（2）临床合理用药工作小组，负责对全院合理用药进行指导、培训、考核等。按照诊疗规范、药品说明书等内容制定合理的用药方案，制定并不断完善处方审核制度，处方点评制度，临床用药监测、评价和超常预警制度、重点监控药品管理制度，临床合理用药持续改进制度等相关工作制度。组织开展药品快速卫生技术评估（即基于循证医学、药物经济学和医学伦理学的原理，对药品进行快速系统的评价）。

（3）药品不良反应工作小组，负责组织监测临床用药中发生的药品不良反应，参加国家药品不良反应监测网，收集、评价全院用药中发生的不良反应，并按规定上报各级药品不良反应监测中心。开展药物警戒工作。

（4）用药安全工作小组，指导全院开展用药安全监测与管理工作；组织医院用药错误监测与上报，对高警示药品进行院内评估及预警。组织对新的严重、死亡、突发群发、影响较大药品不良事件进行调查、分析、评价和确认；定期评价全院用药安全信息和严重药品不良反应／事件；提请审议相关的奖励和处罚事项；起草或提请修订相关工作制度、技术规范和应急预案。

（5）药品质量管理小组，负责协助 DTC，对药品和院内制剂进行质量监督，定期或不定期对药品进行抽查,包括定性和定量两部分,处理涉及药品质量的严重事件。

(6) 静脉治疗药物管理小组,负责制定、完善和推广医院输液标准和规范,监督静脉用药集中调配工作,实施相关院内教育,收集和改进输液治疗并发症,提高医院输液用药安全。

(7) 中药工作小组,负责监督医院药品目录中"中成药"的合理使用,确保对中药饮片处方合理性进行监测,监督中药饮片质量,综合评估申报进入医院遴选的中药的药品质量、临床应用前景、药物疗效等方面。

(8) 重点监控用药工作小组,负责监督医院药品目录中"重点监控药品"的合理使用,综合评估临床应用情况、药物疗效等。

(9) 特殊管理药品小组,负责医院特殊管理药品的管理情况,制定制度并监督执行,发现问题及时反馈并督促改进;组织医务人员培训及考核(特殊管理药品指麻醉药品、精神药品、放射性药品、医疗用毒性药品及药品类易制毒化学品等国家法律法规要求实行特殊管理的药品)。

(10) 处方审核质量管理小组,由医疗管理部门、医疗保险办公室、药剂科等部门组成,负责定期对医院处方审核质量开展监测与评价,负责组织实施医院处方点评工作,对药物临床使用的适宜性(用药适宜性、药物选择、给药途径、用法用量、药物相互作用、配伍禁忌等)进行评价,发现存在及潜在的问题,实施干预和改进措施,促进临床合理用药。

4. DTC建立药物评审专家库,由具有高级专业技术任职资格、长期在医疗一线工作的药学、临床医学、医院感染管理、护理学等专业人员组成。专家库实行动态管理,适时调整。

(五) DTC工作制度

1. 主任委员负责召集DTC会议,研究医院药事管理和治疗药物管理的有关问题,必要时可邀请院内外相关专家参加。

2. DTC主任主持召集会议,总结药事管理和治疗药物管理工作,布置下阶段工作,研究决定本单位医疗用药重大问题。遇特殊情况,经主任委员同意,召开药事会临时会议(人员包括内科/外科、药剂科、DTC秘书、医保及纪委/监察等相应科室的DTC委员,至少5~7人),研究决定本单位急需处理的相关问题。原则上一年召开4次会议。

3. DTC全体委员会议应在有1/2以上委员出席的情况下召开。新药遴选可由DTC参会委员投票或者按1:1匹配的原则,在新药遴选会议前,由纪委随机从备选专家库抽取专家,开会当天投票要超过到场的2/3以上才有效。(每个科室3~5名副高以上作为备选专家库,每个科室最多只能抽取1名专家;抽取的专家,如不能到场,不能更换。)

4. 各工作小组应定期召开会议,会议结果上报DTC。

5. 药剂科是DTC的执行机构和常设机构,负责委员会的日常工作和落实会议决议。

6. 在DTC闭会期间,药剂科可以在其权限范围内,履行其药事管理职能,做出临时性决定。在此期间遇到不能自行处理的事项，应及时向主任委员请示，或依据提议召开临时会议。药剂科的所有临时性决定均应在下次 DTC 会议上进行通报，并经会议通过方可成为正式决议。

7．DTC 秘书协助主任委员收集议案，准备会议议题、资料和文件，负责做会议记录，整理会议纪要，并向全体委员通报。DTC 秘书应负责整理、保存各种原始记录，DTC 的文件并存档。医疗管理部门秘书负责本委员会及下设各工作小组中与药物治疗相关事项的联络、推行及干预等行政事务管理工作。

8．主任委员不能履行其职责时，可由副主任委员依次临时主持 DTC 的工作。

9．DTC 应每年组织召开药品质量监督和药品不良反应监测研讨会，总结交流经验，学习、培训药品监督和药品不良反应监测的知识及技能。

10．DTC 委员的产生　DTC 的委员实行兼职聘任制。应在医院领导、职能处室和临床科主任任命完成后，由 DTC 的主任委员提名或由相关科室推荐提名，院长办公会通过批准。一般聘用期为 4 年。

11．DTC 工作引入监督机制，纪委全程参与药事会议，对讨论和表决结果共同审核确认。

12．DTC 向医院负责，有责任向医院报告工作情况。

（六）DTC 委员的权利

1．按有关法律和规定，独立履行职责并对 DTC 负责，不受任何单位和个人的干涉。

2．对医院药事管理和治疗药物管理问题进行评议，提出意见和建议。

3．对医院各科用药进行监督检查。

4．参加 DTC 会议，发表意见，参与讨论和表决。

5．在 DTC 闭会期间，监督药剂科的药事管理工作。

（七）DTC 委员的义务

1．应按时参加会议，并本着认真负责和科学公正的态度参与议题的讨论和决议的表决。

2．对 DTC 的有关议题和决议应予保守秘密，特别是对新药遴选的讨论情况、审评意见及其他有关情况须予以保密。

3．若委员与 DTC 讨论的议题有直接利害关系，该委员应主动向主任委员申明并在评议表决时回避。

4．委员不得接受与新药申请有关的单位和个人的馈赠，不得私下与新药生产、配送单位人员进行可能影响到公务的接触。

5．委员有义务向 DTC 举报任何单位和个人不公正、不廉洁行为。

6．收集药事管理信息，征集有关意见和建议，经过整理后提交给 DTC 参考。

7．学习相关法律法规，参加有关培训，不断提高药事管理和治疗药物管理的水平和能力。

8．委员应积极宣传并带头落实DTC的各项决议。

（八）附则

1．本章程由DTC负责解释。

2．国家相关的药物政策法规、条例变化时，由药剂科负责起草修改草案，报请医院DTC批准并备案、颁布。

二、处方管理制度

（一）目的

为加强处方开具、调剂、使用、保存的规范化管理，提高处方质量，促进合理用药，保障患者用药安全，根据《处方管理办法》《医疗机构药事管理规定》和《医院处方点评管理规范（试行）》《医疗机构处方审核规范》《中药处方格式及书写规范》等国家有关法律、法规、规章，制定本管理规定。

（二）范围

对医院全部处方的管理规定，以及处方权的获得，处方的开具，处方的审核与调剂，处方的监督及管理，处方的保存。

（三）一般规定内容

1．处方

由注册的执业医师和执业助理医师（以下简称医师）在诊疗活动中为患者开具的、由取得药学专业技术职务任职资格的药学专业技术人员（以下简称药师）审核、调配、核对，并作为患者用药凭证的医疗文书。处方包括门诊、急诊使用的处方和病区使用的用药医嘱单。

2．处方原则

应根据诊断及患者病情，正确施治，合理用药，充分考虑药物的有效性、安全性和经济性。医师对所开药品要充分了解，要注意药物之间的相互作用和配伍禁忌，凡可口服治疗的不要采用肌肉或静脉给药。抗菌药物使用要根据病原菌、感染部位、感染严重程度和患者的生理、病理情况制订抗菌药物治疗方案，包括抗菌药物的选用品种、剂量、给药次数、给药途径、疗程及联合用药等。

3．普通处方采用白色纸张印制；急诊处方右上角标注"急诊"；儿科处方右上角标注"儿科"；麻醉药品和第一类精神药品处方右上角标注"麻、精一"；第二类精神药品处方右上角标注"精二"。处方包括电子处方及纸质处方，电子处方标准及处方格式执行卫生行政部门相关规定，纸质处方由医院按照规定的标准和格式统一印制。

4．处方书写应符合下列规定

（1）患者一般情况、临床诊断填写清晰、完整，并与病历记载相一致。

（2）每张处方限一名患者的用药。

（3）字迹清楚，不得涂改；如需要修改，应当在修改处签名并注明修改日期。

（4）药品名称应当使用规范的中文名称书写，没有中文名称的可以使用规范的英文名称书写；医师、药师不得自行编制药品缩写名称或者使用代号，书写药品名称、剂量、规格、用法、用量要准确规范，药品用法可用规范的中文、英文、拉丁文或者缩写体书写，不得使用"遵医嘱""自用"等含糊不清字句。

（5）患者年龄应当填写实足年龄，新生儿、婴幼儿写日、月龄，必要时要注明体重。

（6）西药和中成药可以分别开具处方，也可以开具同一张，中药饮片应当单独开具处方。

（7）开具西药、中成药处方，每一种药品应当另起一行，每张处方不得超过5种药品，不得分解处方。如确有必要，医师注明特殊情况。

（8）中药饮片处方的书写，一般应当按照"君、臣、佐、使"的顺序排列；调剂、煎煮的特殊要求注明在药品右上方，并加括号，如包煎、先煎、后下等；对饮片的产地、炮制有特殊要求的，应当在药品名称之前写明。中药饮片、中成药的处方书写应当符合《中药处方格式及书写规范》。

（9）医院HIS系统中药品名称应当使用经药品监督管理部门批准并公布的药品通用名称、新活性化合物的专利药品名称和复方制剂药品名称，医院制剂应当使用药品监督管理部门正式批准的名称。

（10）药品用法用量应当按照药品说明书规定的常规用法用量使用，特殊情况需要超剂量使用时，应当注明原因并再次签名。

（11）除特殊情况外，应当注明临床诊断。

（12）处方医师的签名式样和专用签章应当与药剂科留样备查的式样相一致，不得任意改动，否则应当重新登记留样备案。

（13）医院启用门诊电子信息系统后，处方书写按照医师工作站提示的内容填写清楚并实现在线自动审核，如果处方书写不合格，将不能开具处方。处方打印后医师签字并盖章。

（14）药品剂量与数量用阿拉伯数字书写。剂量应当使用法定剂量单位：重量以克（g）、毫克（mg）、微克（μg）、纳克（ng）为单位；容量以升（L）、毫升（ml）为单位；国际单位（IU）、单位（U）；中药饮片以克（g）为单位；片剂、丸剂、胶囊剂、颗粒剂分别以片、丸、粒、袋为单位；溶液剂以支、瓶为单位；软膏及乳膏剂以支、盒为单位；注射剂以支、瓶为单位，应当注明含量；中药饮片以剂为单位。

（四）处方权的获得

1．经注册的执业医师在医院取得相应的处方权。离开医院后，相应的处方权无效。

经注册的执业助理医师开具的处方，应当经执业医师签名或加盖专用签章后方有效。

2．医师应当在医疗管理部门、药剂科签名留样或者专用签章备案后，方可开具处方。备案应明确规定医师具有何种处方权，如普通处方权、麻醉药品和第一类精神药品处方权、特殊级抗菌药物及限制级抗菌药物处方权等。

（1）麻醉药品和第一类精神药品处方权：执业医师经医院培训、考核合格后，方可在本院开具麻醉药品和第一类精神药品处方。但不得为自己开具该类药品处方。

（2）抗菌药物的处方权：所有具有处方权的医师经过医院培训、考核合格后，才获得抗菌药物的处方权。"限制使用"的抗菌药物，原则上职称为主治医师及以上的医师有权使用；"特殊使用"的抗菌药物，原则上副主任医师及以上的医师有权使用。

3．对于因各种原因被停止或取消处方权的医师和增加某种处方权的医师，医疗管理部门应及时将通知书送达药剂科和相关科室，并对签名/签章留样册进行相应的删除或增加，药剂科自接到通知之日起，停止或允许调配该医师处方。

4．进修医师按照医院相关管理规定，由医疗管理部门（科）与相关临床专业科室对其胜任本专业工作的实际情况进行认定后，授予相应处方权。

（五）处方的开具

1．医师应当根据医疗、预防、保健需要，按照诊疗规范、药品说明书中的药品适应证、药理作用、用法、用量、禁忌证、不良反应和注意事项等开具处方。特殊情况需要使用"药品未注册用法"的，医师必须向患者说明并签字，如用药危险程度和偏离度大应按照医院《超说明书用药管理规定》，要求患者填写知情同意书。

2．处方开具当日有效。特殊情况下需延长有效期的，由开具处方的医师注明有效期限，但有效期最长不得超过3天，急诊处方当日有效。

3．处方一般不得超过7日用量；急诊处方一般不得超过3日用量；对于如结核、慢性肝、肾疾病、高血压、冠心病、高血脂、糖尿病等慢性病、老年病或行动不便等特殊情况，按当地医保规定处方用量可适当延长，同时医师应当注明理由，并告知患者在长期服药时应注意可能出现的不良反应及简单的处理办法。

4．开具医疗用毒性药品、放射性药品的处方，应当严格遵守有关法律、法规和规章的规定。毒性药品每次处方剂量不得超过2日极量。放射性药品必须由具相关专业资质医师开具和使用。

5．获得麻醉药品和第一类精神药品处方权的医师应当按照《医疗机构麻醉药品、第一类精神药品管理规定》《麻醉药品和精神药品管理条例》《麻醉药品临床应用指导原则》开具麻醉药品、第一类精神药品处方。

6．门（急）诊癌症疼痛患者和中、重度慢性疼痛患者需长期使用麻醉药品和第一类精神药品的，首诊医师应当亲自诊查患者，建立相应的病历，要求其签署知情同意书，病历中应当留存下列材料复印件：

(1) 二级以上医院开具的诊断证明。

(2) 患者户籍簿、身份证或者其他相关有效身份证明文件。

(3) 为患者代办人员身份证明文件。

7．麻醉药品和第一类精神药品注射剂处方限一次用量，仅限于院内使用；其他剂型处方不得超过 3 日用量；控缓释制剂处方不得超过 7 日用量。哌（醋）甲酯治疗儿童多动症，每张处方不得超过 15 日常用量。

8．为癌痛，慢性中、重度非癌痛患者开具的麻醉药品和第一类精神药品注射剂处方不得超过 3 日用量；控缓释制剂，每张处方不得超过 15 日常用量，其他剂型处方不得超过 7 日用量。

9．对于需要特别加强管制的麻醉药品，如盐酸二氢埃托啡、盐酸哌替啶处方限一次用量，仅限于医院内使用。

10．住院患者开具的麻醉药品和第一类精神药品需逐日开方，不超过 1 日量。

11．第二类精神药品处方一般不得超过 7 日用量；对于某些特殊情况（如长期失眠患者），处方用量可适当延长，而且医师须在诊断栏中注明理由。

12．开具电子处方时，如需同时打印纸质处方时，经签名（包含电子签章）或者加盖签章后有效。

13．用药必须详细记录于门诊手册或病历上，避免科室间重复开药。专科医师开具非本专业疾病诊疗处方时，应具备以下条件：

(1) 医师诊疗活动应以本专业疾病为主，根据病情需要代开其他专科药物为辅，并做好病历记录。

(2) 院内信息系统可查看其他专科医师对患者疾病诊断和治疗方案的记录。

(3) 代开其他专科的处方应属于目前该疾病治疗过程的一部分，即为连续治疗，疾病无进展，不需要调整治疗方案（包括药品、剂量、时间）。

（六）处方的审核与调剂

1．处方审核权

在医院工作的药学专业人员，取得药师及以上药学专业技术职务任职资格。具有 3 年及以上门急诊或病区处方调剂工作经验，接受过处方审核相应岗位的专业知识培训并考核合格。

2．药品调剂权

在医院工作的药学专业人员，取得药学专业技术职务任职资格的人员方可从事处方调剂工作。药师应当经过《处方管理办法》及药事管理相关知识的培训后在医院取得处方调剂资格。经药剂科批准后具有处方调剂权。具有处方调剂权的药师，须在药剂科签名及签章备案。

3．具有药师以上药学专业技术职务任职资格的人员负责处方核对、发药以及安全用药指导。药士从事处方调配工作。

4．药师应进行专业培训，经考核合格，取得麻醉药品和第一类精神药品调剂资格后，方可调剂麻醉药品和第一类精神药品。

5．院内处方药和非处方药均应凭医师处方销售、调剂和使用。非经医师处方不得调剂。

6．药学专业技术人员应当按照操作规程调剂处方药品：认真审核处方，准确调配药品，正确书写药袋或粘贴标签，注明患者姓名和药品名称、用法、用量；向患者交付药品时，按照药品说明书或者处方用法、用量，进行用药交代与指导，包括每种药品的用法、用量、注意事项等。

7．药师应当认真逐项检查处方前记、正文和后记书写是否清晰、完整，并确认处方的合法性。

8．药师应审核处方合法性、规范性及用药适宜性，审核内容包括：

（1）西药及中成药处方，应当审核以下项目：

1）处方用药与诊断是否相符；

2）规定必须做皮试的药品，是否注明过敏试验及结果的判定；

3）处方剂量、用法是否正确，单次处方总量是否符合规定；

4）选用剂型与给药途径是否适宜；

5）是否有重复给药和相互作用情况，包括西药、中成药、中成药与西药、中成药与中药饮片之间是否存在重复给药和有临床意义的相互作用；

6）是否存在配伍禁忌；

7）是否有用药禁忌：儿童、老年人、孕妇及哺乳期妇女、脏器功能不全患者用药是否有禁忌使用的药物，患者用药是否有食物及药物过敏史禁忌证、诊断禁忌证、疾病史禁忌证与性别禁忌证；

8）溶媒的选择、用法用量是否适宜，静脉输注的药品给药速度是否适宜；

9）是否存在其他用药不适宜情况。

（2）中药饮片处方，应当审核以下项目：

1）中药饮片处方用药与中医诊断（病名和证型）是否相符；

2）饮片的名称、炮制品选用是否正确，煎法、用法、脚注等是否完整、准确；

3）毒麻贵细饮片是否按规定开方；

4）特殊人群如儿童、老年人、孕妇及哺乳期妇女、脏器功能不全患者用药是否有禁忌使用的药物；

5）是否存在其他用药不适宜情况。

9．处方经药师审核后，认为存在用药不适宜时，应当告知处方医师，建议其修改或者重新开具处方；药师发现不合理用药，处方医师不同意修改时，药师应当做好记录并纳入处方点评；药师发现严重不合理用药或者用药错误时，应当拒绝调配，及时告知处方医师并记录，按照有关规定报告。

10．处方审核常用临床用药依据

国家药品管理相关法律法规和规范性文件，临床诊疗规范、指南，临床路径，药品说明书，国家处方集等。

11．药师调剂处方时必须做到"四查十对"

查处方，对科别、姓名、年龄；查药品，对药名、剂型、规格、数量；查配伍禁忌，对药品性状、用法用量；查用药合理性，对临床诊断。

12．完成处方调剂后，应当及时在处方上签名或者加盖专用签章。药师单独值班时，在完成处方调剂后，应分别在处方上的调配、核发栏处签字。

13．药师应当对麻醉药品和第一类精神药品处方，进行逐日登记。

14．药师对于不规范处方或者不能判定其合法性的处方，不得调剂。

（七）监督管理

1．医院加强对机构处方开具、调剂和保管的管理，医院药事管理和药物治疗学委员会负责制定药品处方集、相关制度、措施并监督实施，相关职能科室和药剂科共同负责具体实施。

2．医院根据《医院处方点评管理规范（试行）》制定并实施医院的处方点评管理规范和实施细则。

3．药剂科负责处方点评工作。建立点评-反馈-申诉制度，点评结果定期通过医疗管理部门反馈给临床科室与临床医生。处方点评结果分为合理处方和不合理处方，不合理处方分为不规范处方、用药不适宜处方及超常处方。对出现超常处方3次以上且无正当理由的医师提出警告，限制其处方权；限制处方权后，仍连续2次以上出现超常处方且无正当理由的，取消其处方权。

4．医师出现下列情形之一的，其处方权予以取消：

（1）被责令暂停执业。

（2）考核不合格离岗培训期间。

（3）被注销、吊销执业证书。

（4）不按照规定开具处方，造成严重后果的。

（5）不按照规定使用药品，造成严重后果的。

（6）因开具处方牟取私利。

5．未取得处方权的人员及被取消处方权的医师不得开具处方。未取得麻醉药品和第一类精神药品处方资格的医师不得开具麻醉药品和第一类精神药品处方。

6．除治疗需要外，医师不得开具麻醉药品、精神药品、医疗用毒性药品和放射性药品处方。

7．未取得药学专业技术职务任职资格的人员不得从事处方调剂工作。

8．医疗保险办公室负责门、急诊大额处方监督管理；医疗管理部门负责毒性药品、麻醉药品、第一类精神药品处方监督检查；药剂科负责处方的用药合理性审核。

9．处方审核质量管理小组听取各部门检查结果，核定检查结果，提出监督管理的改进建议。对连续违反规定三次以上的科室或医生情况向药事委员会汇报；当事科室及医生需要向医院药事委员会进行解释，由药事委员会做出最终裁决。

10．处方书写质量监督管理：处方书写质量的检查已由医师工作站在线自动审核完成，如果处方书写不合格，将不能开具处方。

11．门、急诊大额处方监督管理

医疗保险管理办公室负责保障医院处方药品费用控制的合理性、防止"大处方"。医疗保险管理办公室负责定期根据原卫生部《处方管理办法》及当地劳动和社会保障局医疗保险事务管理中心要求对相关科室及医生的处方进行分析，对门诊及急诊处方信息进行回顾性统计，联合药剂科进行重点科室、重点医生与重点药品的专项处方点评，对处方的用药合理性进行审查。如发现有违反相关规定的及时以书面形式通知科室及医生；当事人需要以书面报告形式给予答复。

12．毒性药品、麻醉药品、第一类精神药品处方的监督检查

医疗管理部门负责保障医院毒麻药品处方的医生资质及处方书写符合国家要求。并定期对毒麻药品处方进行监督检查。对查出的不符合规定处方进行登记，及时反馈给当事人，并向特殊药品管理小组汇报。

13．抗菌药物使用监督管理

药剂科负责保障医院处方的抗菌药物使用的合理性、防止滥用。药剂科根据抗菌药物临床应用指南进行监督检查。每月抽查一定量数量处方，依据处方的诊断与用药情况判断抗菌药物用药的合理性。对查出的不符合规定处方进行登记，及时反馈给当事人，并向抗菌管理工作小组汇报。

14．处方的用药合理性审查

药剂科负责保障医院处方的用药安全及合理性。药师尤其关注处方中配伍禁忌、重复开药、超说明书使用、给药途径违反规定等问题。对审核出的不符合规定处方进行登记；及时反馈给当事人，并向管理小组汇报。

15．严禁为商业目的的统方

为商业目的的统方，是指医院中个人或科室为医药营销人员提供医师或科室一定时期内临床用药量、医用耗材用量等信息，供其发放回扣的行为。严禁科室和个人为商业目的的统计医师或临床科室有关药品、耗材用量信息。严禁科室和个人未经批准将医院信息资料以任何形式有偿或无偿的提供给非授权组织（包括其他科室、院外机构和厂商）和个人。

第四章　药事管理制度

（八）罚则

1．依据《医院处方点评制度》，一个考核周期内5次以上开具不合理处方的医师，应当认定为医师定期考核不合格，离岗参加培训。

2．对于因大额处方违反相关规定，又无法向医院药事委员会做出合理解释的科室及医师，医院制定具体的处罚规定。

3．因处方与诊断不符等情况被患者投诉或发生纠纷时，确属医师责任时，应由处方医师承担全部责任及费用，并对处方医师进行经济处罚。处罚中有扣发奖金时，相关部门将处罚结果报经营管理办公室落实。

4．因商业目的统方者，按照医院纪委相关规定严肃处理。后果严重者，将提交司法机关追究刑事责任。

（九）处方保存

1．纸质处方应当妥善保存。普通处方、急诊处方、儿科处方保存期限为1年，医疗用毒性药品、第二类精神药品处方保存期限为2年，麻醉药品和第一类精神药品处方保存期限为3年。处方保存期满后，按相关流程方可销毁。

2．根据麻醉药品和精神药品处方开具情况，按照麻醉药品和第一类精神药品品种、规格对其消耗量进行专册登记，登记内容包括发药日期、患者姓名、用药数量。专册保存期限为3年。

3．电子处方保存在医院HIS系统中，供溯源、调取查看。

三、药品目录动态调整管理办法

（一）目的

为保证医院先进的治疗水平，结合医院临床实际用药情况，制定《药品目录动态调整管理办法》，包含新药遴选与药品淘汰。

（二）新药遴选

1．医疗机构新药定义为首次进入本医院的药品（包括新的剂型、规格）。在安全性、有效性、经济性等方面有显著特点，解决医院未能满足的临床治疗需求，提升医院现有药物治疗水平的新药。

2．新药遴选原则是科学、有序、公平、合理、公正、透明。

3．新药遴选技术指导方案

临床需要、安全有效、质量优先、价格合理；为保证药品安全使用，降低管理成本，执行品规数量限制的原则；优先遴选国家基本药物，国家医保目录药品、创新药、国家谈判品种药品，通过一致性评价药品，推荐使用卫生技术评估方法进行药品评价和新药遴选。

4．以下药品不在新药申请范围内：

（1）在药品安全性、有效性、经济性方面无显著特点，不优于医院已有品种的药品。

（2）已被医院淘汰的品种。

（3）近年来发生过药品销售违规或不正当竞争行为的生产企业的产品。

5．按照医院新药遴选通知中具体操作流程填写并提交新药申请表。

6．药剂科药事工作组对申请新药逐一进行专业及形式审查。

7．药剂科临床药学组对符合规定的药品将按照提交的证据资料进行循证评价、快速药物经济学评估。

8．药剂科药事组将经初步审核后的新药相关信息整理后递交相应临床科室核心组讨论进行二次审核，并参照以下依据和细则生成新药信息表格（包含但不限于）：

（1）注明医院现有同类品种。依据：同一通用名称药品的品种，其注射剂型和口服剂型各不得超过2种，处方组成类同的复方制剂1～2种，因特殊诊疗需要使用其他剂型和剂量规格药品的特例品种，其数量不超过本院所用药品总品种数的1%。

（2）注明新药的质量标准及类别。依据：药品质量层次为专利或GMP；国家一类新药。注明新药最小包装单位规格、临床药品用药规格。临床药品用药规格以最新版《临床用药须知》和《新编药物学》为准。

（3）对比新药与医院现有同类品种比较最小单位规格单价。所选品种规格确保以正常人群平均日剂量为最经济合理者优先。

（4）注明新药的医保信息、国家基本药物信息、循证评价信息、卫生技术评估信息等。

9．通过临床科室核心组审核后的药品由医院药事管理与药物治疗学委员会相关专业小组包括但不限于抗菌药小组、中药小组、营养及其他治疗用药小组进行三次审核，并对候选品种进行排序。

10．药事管理与药物治疗学委员会决议

将新药申请汇总后，在会议召开前生成新药选票表，供委员投票使用。择期召开药事管理与药物治疗学委员会。由相关临床科室对所选品种进行介绍，实行记名或无记名投票。原则上票数超过2/3为通过。药事管理与药物治疗学委员开会期间由纪委监察室与1名院外监督员参会，履行监督职能。

11．经药事管理与药物治疗学委员会讨论最终审核通过的药品予以公示。

12．药剂科遵照审批药事管理与药物治疗学委员会议结果，并根据新药性质和临床需要安排进入医院各药房使用。药事管理与药物治疗学委员会和纪委监察室不定期进行监督抽查。

13．医院对新引进药品进行集中监测，监测项目包括使用量、有效性及安全性，对相关药品不良反应上报较集中的药品报请药事管理与药物治疗学委员会，讨论该品种是否继续应用。

（三）药品淘汰

药剂科整理资料定期向临床科室征求意见，将结果提交药事管理与药物治疗学委员会讨论是否淘汰。出现下列情况时，应提出淘汰：

1．药品监督管理部门和卫生行政管理部门公布的撤市药品及发生药害事件的药品；

2．质量合格但超过6个月不用的药品，或连续半年内发出量小于10盒最小包装的药品；

3．国家药品不良反应信息通报的品种和质量公报不合格的相关产品；

4．药品质量有缺陷的品种；

5．举报有不正当经营或促销行为，经纪检办公室核实情况属实的企业及产品；

6．在最新药品集中招标中未中标的药品；

7．药品无疗效或疗效不确切，较长时间药厂不生产，医师也已不用。

（四）药品目录

药事管理与药物治疗学委员会负责及时更对药品目录，每年编制并医院内部公开用药目录，供临床参考和使用。

四、国家基本药物使用管理制度

为进一步推进国家基本药物的使用与管理，有效控制药品费用增长，减轻患者就医负担，保障患者基本用药，依据《关于印发国家基本药物目录管理办法的通知》（卫药政发〔2015〕52号）文件精神要求，特制定基本药物使用管理制度。

（一）定义

基本药物是适应基本医疗卫生需求，剂型适宜，价格合理，能够保障供应，公众可公平获得的药品。每个医疗机构应尽力提高基本药物的使用比例。

（二）基本药物目录

1．医院药事管理与药物治疗学委员会明确责任目标，认真抓好落实，完善基本药物采购、配备、使用和管理制度。

2．建立医院基本药物目录，并将在医院的药品目录及药品的电子账页中，对基本药物有明确标识。

（三）基本药物使用与管理

1．加强基本药物优先合理使用的学习，对医务人员进行基本药物管理相关法律、法规、规章制度和技术规范培训，组织对公众合理使用基本药物宣传教育。

2．定期（每季度）对基本药物品规数及使用情况进行统计分析，以保证基本药物优先使用。并建立相应的惩罚机制。

3．加强基本药物不良反应报告。各临床科室对基本药物发生的不良反应（事件）应积极处理并及时按要求上报药剂科和医疗管理部门,药剂科对上报的不良反应(事件)进行汇总、分析,并采取措施,保证用药安全。

4. 加强医院基本药物使用的监督管理。认真贯彻执行药品管理法律、法规和相关政策规定,坚持临床合理用药制度,加强基本药物应用管理,严格处方点评制度,每月抽查与点评各临床医师的处方和医嘱,了解各科室对国家基本药物制度的实施情况。建立责任追究机制,对未按照规定使用基本药物的科室与医师,参照医院不合理用药的相关规定进行处理。

五、医院药品采购管理制度

(一)目的

为确保药品采购规范进行,依据《医疗机构药事管理规定》(卫医政发〔2011〕11号)、《国务院办公厅关于完善公立医院药品集中采购工作的指导意见》(国办发〔2015〕7号)等有关规范文件制定本管理制度。

(二)药品采购管理制度

1. 医院药事管理与药物治疗学委员会结合临床需要制定医院药品采购目录批准的品种。目录中的内容包含药品名称、规格、生产企业及供应商,医院药品包含医疗用药品、中药饮片、医院制剂所需原、辅料。

2. 新药的引进及药品采购按照药事管理与药物治疗学委员会有关规定执行。

3. 认真执行公立医院药品集中采购规定,在药品集中采购平台网上采购药品。

4. 麻醉药品、第一类精神药品采购,指派专人凭"印鉴卡"向定点批发企业采购。

5. 医疗急救或特殊需要的目录外用药,可由临床科室按照《临时采购药品审批管理制度》执行。

6. 对药品经营企业及销售人员的合法资质进行审核,并加以保存备查。每年进行更新:

7. 对首营企业或首营品种应审核并保存以下资料:

(1)加盖供货企业印章的《药品经营许可证》或者《药品生产许可证》复印件、《营业执照》复印件、《药品经营质量管理规范》或者《药品生产质量管理规范》复印件。

(2)加盖供货企业印章和法定代表人印章或签字的企业法定代表人的委托授权书原件。

(3)加盖供货企业和医院印章的《质量保证协议书》《医疗卫生机构医药产品廉洁购销合同》。

(4)加盖供货企业印章的《药品推销员培训证》及身份证复印件。

8. 药品采购工作专人负责,其他人员未经允许一律不得进行购药活动。

9. 药品采购人员要严格自律,严禁以任何形式索取、收受各种形式的回扣,并要定期轮换。

10．药品采购由药品采购人员根据临床需要及用量确定，设定采购量上下限。既要保证目录内药品有适宜的储备又要降低药品储存成本控制适宜的药品周转。所购药品必须由库管员验收后方可入库。

11．接受医院纪委审计监察。

六、临时采购药品审批管理制度

（一）临时采购药品适用范围

1．定义

临时用药是指未列入医院基本用药供应目录内，不常规购入，但针对临床紧急抢救、特殊病种、特殊需要，可经过单独申请和批准临时申购的药品。

2．临时采购药品的范围包括：

（1）抢救用药、突发性疾病及特殊个案用药（包括罕见病例、非常规用药）、新药（本院无同类药品）。

（2）因突发公共卫生事件紧急用药。

（3）专科或外院专家会诊等急需的药品。

（4）省部级以上科研课题涉及的科研用药，通过医院伦理委员会及药事管理与药物治疗学委员会，可根据临床科研需求情况临时采购，申请时附科研研究方案及科研立项批准件复印件。

（二）临时采购药品申请程序

1．由科室主任提出临时购药申请，申请书中注明药品名称（包括通用名、商品名）、剂型、规格、所需数量、使用对象和购药原因及医生联系方式和使用部门，并由临床科室主任审核签字。

2．随后申请书交至药剂科并经药剂科主任审批签字。院内第一次申请药品建议做卫生技术评估。

3．药剂科确认后，申请书交至医务部审核并经医务部主任、主管院长审批签字。

4．审核批准后，签字后交采购部门，采购部门按申请书中的申请量购买。

5．药品入库后立即通知门诊/住院药房，药房再立即通知临床科室，申请科室接到药房到货通知后应及时记账领用。

6．突发事件应急处理所需药品，可由药剂科主任即刻通知采购部门及时购买，随后补办相应手续。

上述情况详见图4-1。

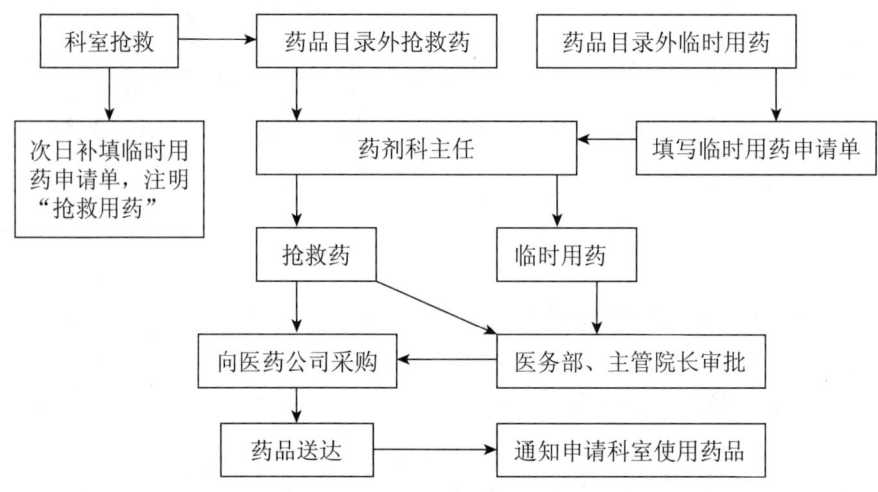

图 4-1 临时采纳药品申请流程

（三）临时用药注意事项

1．临时用药注明所用药品规格、数量，仅限一次性采购，一次申请量原则上不得多于单人份、一个疗程用量，请申请医师根据患者病情掌握购药数量，如无正当理由造成所申购药品的积压或浪费者，该损失由申购科室或申购医师承担。

2．抗菌药物品种采购超过 5 例次时则讨论是否列入本院抗菌药物供应目录。

3．跨专业科室申请临时购药不予采购。不得临时采购与本医院现有药品目录同类或相类似作用的品种，辅助性药物。

4．向市级应急办申请调用药品，医院因临床抢救急需某药，并且此药品为急储备的药品时，首先由临床使用科室提出申请，药学部门联系应急办，确认此药品有储备，将申请交医疗管理部门。由医务部门转录成申请格式，盖章，传真至市级食品药品监督管理局，接到批准通知后，药库通知备货的医药公司送货。

七、麻醉药品、第一类精神药品管理制度

为加强麻醉药品和精神药品的管理，保证麻醉药品和精神药品的合法、安全、合理使用，防止流入非法渠道，根据国务院《麻醉药品和精神药品管理条例》《处方管理办法》《医疗机构麻醉药品、第一类精神药品管理规定》制定本管理制度。本管理制度包括"五专"管理和三级管理，适用于医院对麻醉、第一类精神药品的采购、验收、储存、使用等的全过程管理。"五专"管理即专人负责、专柜加锁、专用账册、专用处方、专册登记。三级管理是指麻醉药品、第一类精神药品实行药库、药房、病区三级管理。

（一）组织管理

1．管理结构

建立由主管院长负责，医疗管理、药学、护理、保卫等部门参加的麻醉药品、精神药

品管理小组。

2．职责

（1）建立麻醉药品、精神药品使用的专项检查制度。

（2）建立麻醉药品、精神药品质量管理、失窃报告制度。

（3）建立麻醉药品、精神药品采购、验收、储存、保管、发放、调配、使用、销毁、丢失及被盗案件报告制度。

（4）建立麻醉药品、精神药品管理的相关法律、法规、规定的学习制度，定期组织涉及麻醉药品、精神药品管理的药学、医护及相关人员进行有关法律、法规的专业知识教育和培训，掌握麻醉药品、精神药品的正确使用和安全管理。

（5）确定并审批各病区及门诊药房、急诊药房、住院药房、麻醉科等麻醉药品、精神药品使用部门的储备品种与数量。

（6）定期对医院的麻醉药品、精神药品使用及安全工作组织检查，做好检查记录，及时纠正存在的问题和隐患。

（7）定期修订相关制度和规定。

3．工作制度

（1）定期召开管理小组工作会议，总结期内麻、精药品采购、验收、储存、保管、发放、调配、使用、销毁等情况。

（2）每年组织涉及麻醉药品、精神药品管理的药学、医护及相关人员进行有关法律、法规的专业知识教育和培训。

（3）定期检查患者无偿退回麻醉药品、精神药品的相关手续及销毁情况。

（二）采购和保管

1．印鉴卡管理

医院根据《麻醉药品、第一类精神药品购用印鉴卡管理规定》对麻醉药品、第一类精神药品采取印鉴卡管理。

（1）药剂科指派专人依据"印鉴卡"的申办规定，负责向辖区卫生行政部门申办、换发"印鉴卡"。

（2）专人申报用药计划及变更手续。

（3）按要求报送药品购用情况统计报表（包括网上）。

（4）批准核发的"印鉴卡"由专人保管。

（5）在每次采购之后在《印鉴卡》药品购买情况记录上填写购买日期、药品名称、规格、单位、数量，麻醉药品采购员、药剂科主任、销售人员手工签字。

2．专用保险柜和基数管理

（1）药库及各调剂部门贮存麻醉药品、第一类精神药品必须使用专用保险柜，实行双锁双人负责制，登记保险柜备案卡。管理人员变更时，需在药剂科备案。

（2）药库负责麻醉药品、第一类精神药品采购，各调剂部门与临床用药科室实行三级基数管理，基数卡注明所用药品名称、规格、数量，由双方麻醉药品管理人员、临床科室主任、班组长、护士长签字，人员变更时，须及时变更签字。上下级双方各自保存基数卡。

（3）基数变更时要有申请，审批，重新签字确认，归档保存。

3．验收和储存

（1）根据临床需要，按照有关规定购进麻醉药品、精神药品，保持合理库存。库存不得超过本院规定的数量。

（2）麻醉药品、第一类精神药品入库验收必须货到即验，至少双人开箱验收，清点验收到最小包装，验收记录双人签字。

（3）验收应当采用专簿记录，内容包括：日期、凭证号、品名、剂型、规格、单位、数量、批号、有效期、生产单位、供货单位、质量情况、验收结论、验收和保管人员签字。

（4）在验收中发现缺少、缺损的麻醉药品、第一类精神药品应当双人清点登记，上报医院负责人批准并加盖公章后向供货单位查询，处理。

（5）麻醉药品、第一类精神药品库配备保险柜，门、窗有防盗设施，并安装报警装置。门诊、急诊、住院、制剂室配备保险柜。各病区、手术室存放麻醉药品、第一类精神药品专柜加锁存储，配备必要的防盗设施（监控、报警、布控等）。

（6）麻醉药品、第一类精神药品存储的各个环节实行专人负责、专库（柜）加锁，明确责任，交接班应当有记录。做到班班交接，双人签字。麻醉药品、第一类精神药品全部贮存于专用库内，库房钥匙由指定人员负责保存使用。贮药保险柜双锁双人负责，除库管人员和调剂部门专门领药人员外，任何人不得进入库内。

（7）对进出专（库）柜的麻醉药品、第一类精神药品建立专用账册，进出逐笔记录，内容包括：日期、凭证号、领用部门、品名、剂型、规格、单位、数量、批号、有效期、生产单位、发药人、复核人、领用人签字，做到账物、批号相符。

4．领用和调配

（1）领取的麻醉药品、第一类精神药品要及时存入调剂组专用的保险柜。

（2）门诊、急诊、住院药房设置麻醉药品、第一类精神药品周转柜，加锁保管，库存不得超过本部门规定的数量，周转柜应当每天结算。门诊、急诊、住院药房等发药、调配基数不得超过本院规定的数量。

（3）病区麻、精一药品实行专项管理，内容包括：病区专册登记、专人管理、专用处方、专柜存放。

1）专册登记：每品种建立专册，不能混用。

2）专柜存放：各病区、手术室存放麻、精一药品应当配备保险柜，单独加锁存放。

3）专用处方：为住院患者开具麻、精一药品处方时，应当在病历和医嘱中记录。护理人员在执行医嘱时,应有专用医嘱的执行记录,内容包括:日期、住院号、药品名称、规格、批号、用法用量、处方医师、医嘱执行人、复核人等。

4)专人管理:各病区、手术室指定专人,负责麻、精一药品的领取,空安瓿及空贴的回收,药品及处方的保存等。病区建立麻、精一药品交接制度,药品使用应注意批号、效期管理,严格执行先进先出。

5.退回、回收、报废和销毁

(1)麻醉药品、第一类精神药品的购入、存储、发放、调配、使用批号管理和追踪,必要时可以及时查找或者追回。

(2)患者使用麻醉药品、第一类精神药品注射剂或者贴剂的,再次调配时,应当要求患者将原批号的空安瓿或者用过的贴剂交回,并记录收回的空安瓿或用过的废贴数量。

(3)各病区、手术室等调配使用麻醉药品、第一类精神药品注射剂时应当收回的空安瓿,核对批号和数量,并作记录,剩余的麻醉药品、第一类精神药品应办理退库手续。

(4)收回的麻醉药品、第一类精神药品注射剂空安瓿、废贴由专人负责计数、监督销毁,并作记录。

(5)患者不再使用的麻醉药品、第一类精神药品时,所发药品部门应当要求患者将剩余的麻醉药品、第一类精神药品无偿交回医院,由医院按照规定销毁处理。

(6)对过期、损坏麻醉药品、第一类精神药品进行销毁时,向所在地卫生行政部门提出申请,在卫生行政部门监督下进行销毁,并对销毁情况进行登记。填写药品报废登记表,填写药品信息、失效期、报废原因、销毁方式等,经主管院长审批,药剂科主任签、卫生部门监督人员等相关人员签字。

(7)专用账册(及凭证)的保存应当在药品有效期满后不少于2年。

(8)麻醉药品和第一类精神药品处方保存期限为3年。处方保存期满后,经医疗机构主要负责人批准、登记备案,方可销毁。按照麻醉药品和精神药品品种、规格对其消耗量进行专册登记,保存期限为3年,登记内容包括发药日期、患者姓名、用药数量。

(三)临床使用

1.处方管理

(1)执业医师经培训、考核合格后,取得麻醉药品、第一类精神药品处方资格。药师经考核合格后取得麻醉药品和第一类精神药品调剂资格。

(2)开具麻醉药品、精神药品使用专用处方。麻醉药品和第一类精神药品处方印刷用纸为淡红色,右上角标注"麻、精一"。

(3)具有处方权的医生在为患者首次开具麻醉药品、第一类精神药品时,应当亲自诊查患者,建立相应的病历,首页加盖"使用麻醉药品"章,要求其签署《知情同意书》,病历由医院保存。

（4）病历中应当留存下列材料复印件

1）二级以上医院开具的诊断证明；

2）患者户籍簿、身份证或者其他相关有效身份证明文件（原件及复印件）；

3）为患者代办人员的身份证明文件（原件及复印件）。

相关确诊检验报告单复印件、异地患者需提供现居住地派出所开具的居住证明。

（5）麻醉药品、精神药品处方限量

1）为门（急）诊患者开具麻醉药品、第一类精神药品注射剂，每张处方为一次常用量；控缓释制剂，每张处方不得超过7日常用量；其他剂型，每张处方不得超过3日常用量。哌（醋）甲酯缓释制剂用于治疗儿童多动症时，每张处方不得超过15日常用量。

2）为门（急）诊癌症疼痛患者和中、重度慢性疼痛患者开具麻醉药品、第一类精神药品注射剂，每张处方不得超过3日常用量；控缓释制剂，每张处方不得超过15日常用量；其他剂型，每张处方不得超过7日常用量。

3）为住院患者开具麻醉药品和第一类精神药品，处方应当逐日开具，每张处方为1日常用量。出院带药患者按门诊患者处方开具要求。

4）盐酸二氢埃托啡、盐酸哌替啶处方为一次常用量，限于医院内使用。

（6）医师不得为他人开具不符合规定的处方，或者为自己开具麻醉药品、第一类精神药品处方。

（7）处方的调配人、核对人应当仔细核对麻醉药品、精神药品处方，签名并进行登记；对不符合规定的麻醉药品、精神药品处方拒绝发药。

（8）调剂部门应当对麻醉药品、精神药品处方进行专册登记，麻醉药品、第一类精神药品登记包括：患者（代办人）姓名、性别、年龄、身份证明编号、病历号、诊断、药品名称、规格、数量、处方医师、处方编号、处方日期、发药人、复核人。专册的保存应当在药品有效期满后不少于3年。

（9）为院外使用非注射剂型麻醉药品、精神药品患者开具的处方不得在急诊药房配药。

（10）医院购买的麻醉药品、第一类精神药品只限于在本机构内临床使用。

2．患者病历管理

门（急）诊癌症疼痛患者和中、重度慢性疼痛患者需长期使用麻醉药品和第一类精神药品的，要求：

（1）首诊医师应当亲自诊查患者。

（2）建立相应的病历。

（3）医院与患者（家属）签署《知情同意书》。

病历中应当留存下列材料复印件：

（1）二级以上医院开具的诊断证明。

（2）患者户籍簿、身份证或者其他相关有效身份证明文件（原件及复印件）。

(3) 为患者代办人员的身份证明文件（原件及复印件）。

3．专项检查

(1) 医院麻醉药品、精神药品管理小组定期组织医疗管理、药学、护理、保卫等部门有关人员，对医院内麻醉、精神药品的使用情况及安全工作进行检查并详细记录检查情况，及时纠正问题排查隐患。

(2) 检查内容

1) 麻醉药品、精神药品临床使用应根据临床应用指导原则，保证其合理性。

2) 麻醉药品、精神药品处方的规范化。

3) 麻醉药品、精神药品管理人员对相关的法律、法规、规定的掌握情况，对麻醉药品、精神药品使用及安全管理工作落实情况。

4) 麻醉药品、精神药品的采购、验收、储存、保管、发放、调配、报损、销毁等环节的管理情况，各种相关记录及表格。

5) 各部门的安全措施及相关安全设施完备情况。

(3) 药剂科联合护理部定期检查各病区（手术室）麻醉药品、第一类精神药品基数存储情况并做好相关记录。

(4) 药库及各药房定期对麻醉药品、精神药品进行盘点，麻醉药品、第一类精神药品必须账物相符。

(5) 检查中发现的问题应及时通知相关科室，督促其改进并记录整改情况。

（四）培训和考核

根据《麻醉药品和精神药品管理条例》规定，执业医师经有关麻醉药品和精神药品使用知识的培训和考核合格后，取得麻醉药品和第一类精神药品的处方资格。为了规范培训和考核工作，加强麻醉药品和第一类精神药品管理，麻醉药品和精神药品相关知识培训和考核要求：

1．二级以上医院自行组织麻醉药品和精神药品相关知识培训和考核。

2．培训和考核对象为医疗机构执业医师。培训单位结合实际情况，将相关药学专业技术人员纳入培训对象。

3．培训和考核内容包括：

(1)《药品管理法》《执业医师法》《麻醉药品和精神药品管理条例》《处方管理办法》《＜麻醉药品、第一类精神药品购用印鉴卡＞管理规定》《医疗机构麻醉药品、第一类精神药品管理规定》等相关法律、法规、规定。

(2) 医疗机构内麻醉药品和精神药品使用及管理制度。

(3) 麻醉药品、精神药品临床应用指导原则。

(4) 癌痛、急性疼痛和重度慢性疼痛的规范化治疗。

(5) 医源性药物依赖的防范与报告。

（6）麻醉药品和第一类精神药品不良反应的防治。

4．培训方式采用集中授课和网络培训的方式进行。

5．培训结束后医疗管理部门对执业医师进行考核，考核方式为考试。成绩合格者方可授予麻醉药品和第一类精神药品处方资格。

6．医院应当将授课内容、授课时间、授课教师、学员名单等报送区的市级以上地方卫生行政部门，将取得麻醉药品和第一类精神药品处方资格执业医师名单及其与会资料报送区的市级卫生行政部门。

7．定期组织麻醉药品和精神药品相关知识培训、考核工作。

8．医院对考核通过的医师、药师进行麻醉药品处方、调配药品的授权。

（五）安全管理

1．麻醉药品、第一类精神药品库配备保险柜，门、窗装有防盗措施并安装报警装置。门诊、急诊、住院等药房设麻醉药品、第一类精神药品周转柜的，均配备保险柜，药房调配窗口，各病区、手术室存放麻醉药品、第一类精神药品应当配备必要防盗措施。

2．门诊、住院等药房麻醉药品、第一类精神药品应保持合理库存，门诊药房固定发药窗口，并有明显标识，由专人负责麻醉药品、第一类精神药品的调配、核对。

3．麻醉药品、第一类精神药品储存各环节均指定专人负责，明确岗位责任，交接班须有详细记录。

4．麻醉药品、第一类精神药品的购入、储存、发放、调配、使用实行批号管理和追踪，必要时可及时查找或追回。

5．麻醉药品、第一类精神药品的处方有编号，计数管理，建立保管、领用、使用、退回、销毁管理制度。

6．患者使用麻醉药品、第一类精神药品注射剂或贴剂，使用后须将原批号的空安瓿或者用过的贴剂交回，并记录收回的空安瓿及废贴数量。

7．各病区、手术室等调配使用麻醉药品、第一类精神药品注射剂时，须回收空安瓿，核对批号和数量，并作记录。剩余的麻醉药品、第一类精神药品应退回病区药房。

8．回收的麻醉药品、第一类精神药品注射剂空安瓿、废贴，由专人负责计数，监督销毁，并作记录。

9．门诊患者不再使用麻醉药品、第一类精神药品时，患者应将剩余的麻醉药品、第一类精神药品无偿交回医院，医院按照规定统一销毁处理。

10．在储存、保管、调配及使用麻、精一药品过程中，一旦发现账物不符，应立刻查找原因，并及时报告医院麻醉药品、精神药品管理小组。

11．发现下列情况，应当立即向所在地公安机关、卫生行政部门、药品监督管理部门报告：

（1）在储存、保管过程中发生麻醉药品、第一类精神药品丢失或者被盗、被抢的。

(2) 发现骗取或者冒领麻醉药品、第一类精神药品的。

12. 对涉及麻醉药品、精神药品的管理和使用的医疗管理、药学、护理、保卫人员，定期进行有关法律、法规、规定、专业知识、职业道德的教育和培训。

13. 各部门应积极配合公安部门、卫生行政部门和药品监督管理等有关部门的检查工作。

（六）数据上报

1. 药剂科有义务为上级卫生主管部门提供麻醉药品、第一类精神药品的相关数据。

2. 药剂科接到相关通知要求后，由药剂科主任批示，交与相关部门（药库）按照要求进行数据的采集。

3. 药库由专人负责每月（自然月）统计麻醉药品、第一类精神药品进货、库存、使用的数量，填写月用量统计表。并按规定时间将统计表打印，经药剂科主任审核后发送至相应管理部门。

4. 未经药剂科主任同意，任何个人不能随意将麻醉药品、第一类精神药品的相关数据对外公布。

八、第二类精神药品管理制度

根据国务院《麻醉药品和精神药品管理条例》《处方管理办法》，加强第二类精神药品的安全管理，保障药物的合理应用，结合医院药品管理的实际情况，制定本制度。

（一）采购和管理

1. 采购第二类精神药品，应从药品监督管理部门批准的具有第二类精神药品经营资质的企业购买，其《药品经营许可证》经营范围中应有注明。

2. 根据临床用药需求制定采购计划，购入药品双人验收，查验购药凭证，清点药品数量，检查药品质量，详细记录药品名称、规格、数量、批号、有效期、批准文号等各项验收信息。

3. 储存药品必须有安全防范措施，采用专柜加锁储存，严防药品丢失。

4. 出账入账要有购（领）药或处方使用凭据，做到购（领）入、发出、结存数量平衡。调剂部门使用药品要做到"日清日结"。

5. 按时向管理部门报送药品使用情况，对过期、损坏的药品要及时申请销毁，保证在用药品的账物相符和药品质量完好。

（二）临床使用

1. 专用处方

第二类精神药品专用处方为白色，处方右上角标注"精二"，前记、正文、后记均按《处方管理办法》执行。

2. 每张处方不得超过7日常用量，对于医保政策规定的慢性病或某些特殊情况的患者，处方用量可以适当延长，医师应当注明理由。

3．认真审核处方，促进合理用药。

严格按照规定的药品适应证、用法、用量、开具处方，对于单张处方超过用药天数的特殊情况，必须由处方医师注明诊断并双签字后，万可调配。对于用药不合理的处方/医嘱应拒绝调配。

4．每日按处方登记患者姓名、药品名称、药品数量。处方至少保存2年。

九、药品类易制毒化学品管理制度

《药品类易制毒化学品管理办法》明确规定了药品类易制毒化学品生产、经营、购买许可的范围、条件、程序、资料要求和审批时限，以及药品类易制毒化学品原料药、单方制剂和小包装麻黄碱（麻黄素）的购销渠道。参照国务院《易制毒化学品管理条例》和《药品类易制毒化学品管理办法》，制定本制度。

（一）药品采购

1．采购麻黄碱及其制剂，应严格审核供应商资质，从药品监督管理部门批准的具有该类药品经营资质的企业购买。

2．负责向对方提供医疗机构资质证明、《麻醉药品、一类精神药品购用印鉴卡》、采购人员和验收人员身份证明等有效备案材料，做到专人负责、定点采购。

3．采购药品一律禁止使用现金交易，实现供需双方票据的有效对接，防范药品流入非法渠道。

4．为防止差错，对易制毒药品参照麻醉药品，第一类精神药品实行"五专"管理。

（二）药品验收和安全储存

1．购入药品由专人验收，查验购药凭证，清点药品数量，检查药品质量，详细记录药品名称、规格、数量、批号、有效期、批准文号等信息。

2．采用专柜储存，并设有安全防范措施，严防药品丢失。

3．严格账目管理，入、出账要有购（领）药凭据，账目保存2年备查。

4．对过期、损坏的药品进行登记并及时申请销毁，保证在用药品账物相符和质量完好。

（三）安全使用

1．认真审核处方，严格按照药品适应证、用法用量使用药品。

2．开具麻黄碱及其制剂处方每次不得超过规定常用量，并做好用药指导，防止重复取药和套购药品现象发生。

3．配制含麻黄碱类制剂，要严格执行操作规程，实行双人投料和产品计数管理，严防原料药流失。

十、医疗用毒性药品管理制度

根据《医疗用毒性药品管理办法》,《〈医疗用毒性药品管理办法〉的补充规定制定》本制度。

（一）定义

毒性药品系指毒性剧烈、治疗剂量与中毒剂量相近，使用不当会致人中毒或死亡的药品。毒性药品分为西药、中药两大类。西药品种系指原料药和国家规定的制剂品种；中药品种系指原药材和饮片，不含制剂。

（二）管理制度

1．医疗用毒性药品采购按照国家医疗用毒性药品采购办法进行，采购人员应为药学专业人员，并有专人负责，到指定的经营企业进行采购。

2．医疗用毒性药品到货后须经双人验收、核对，验收到最小包装单位。验收合格后，药品采购人员需在经营企业提供的购买记录及发票回执联上签字。

3．毒性药品的储存容器上必须印有规定的毒药标志。毒性药品必须专库、专柜加锁，专人保管，避免混放。实行双人双锁，要求与麻醉药品一致。

4．药剂科调配毒性药品，必须凭执业医师签名的正式处方。

毒性药品处方使用专用处方单独开具，医师开具毒性药品的处方时，等同麻醉药品处方管理，每次处方剂量不得超过两日极量。

5．药剂人员对使用毒性药品的处方要加强审核，对不合格处方拒绝调配。

6．调配处方时，必须剂量准确，由配方人员及药师以上技术职称的复核人员签名盖章后方可发出，处方保存两年备查。

7．建立健全保管、验收、领发、核对等制度。建立专门的收支账目，定期盘点，做到账物相符。出现问题时，必须迅速查明，并报相关主管部门。

8．报损的毒性药品须经药剂科负责人、主管院长批准，按规定报上级主管部门集中销毁。销毁前要有记录，包括销毁日期、时间、地点、品名、数量、方法、经办人等。

9．因用药错误造成严重不良后果，应及时查明原因并报上级主管部门。医务人员违规使用毒性药品，依据有关法规予以处罚。

10．制定自查制度，并定期进行自查。药剂科对自查情况及时汇总分析。对于自查过程发现问题或疏漏，应采取必要措施予以解决。对重大问题应及时上报药剂科负责人、主管院长及上级主管部门。

十一、放射性药品管理制度

（一）定义

放射性药品系指用于临床诊断或者治疗的含有放射性核素的药品和制品，包括用于制备放射性药品的放射性核素、植入体内的放射性制品及体外放射免疫试剂盒等。

（二）资质管理

1．医院使用放射性药品必须获得《放射性药品使用许可证》并按期申请审核换证。医院必须按照持有的《放射性药品使用许可证》类别所许可的范围使用放射性药品，不得超范围使用。

2．使用放射性药品的科室必须配备与其医疗任务相适应的仪器、设备和房屋设施。有经注册取得《医师执业证书》的医师并经过专业技术培训和有取得《放射性工作人员证》的专业技术人员。非核医学科专业技术人员或未经培训、批准，不得从事放射性药品使用工作。

（三）采购和使用

1．医院必须向持有《企业法人营业执照》《放射性药品生产许可证》和《放射性药品经营许可证》的企业，并在有效期内的单位购买放射性药品。

2．使用放射性药品的科室应具有保证放射性药品安全使用的规章制度，必须对购买、使用放射性药品情况进行详细登记，登记记录至少保存两年。

3．使用放射性药品，必须符合国家放射卫生防护管理的有关规定。使用科室必须根据放射性药品的放射性剂量和射线能量等情况，将放射性药品存放于相适应的防护装置内，以确保对人和环境安全。放射性药品在传递过程中，使用安全容器，至少两人监护。

4．使用科室必须注意收集所使用的放射性药品的不良反应等情况。放射性药品使用中如出现不良反应，使用科室应及时处理、记录，并及时向医院报告。

（四）药品贮存与处理

1．对于暂时不使用的放射性药品，要妥善保管，避免药品造成环境污染或丢失。

2．各种原因造成放射性药品内在质量（变质、失效、过期等）或外观质量（外包装严重破坏、破损、字迹不清等）发生变化，不能再继续使用者应按放射性废物处理。

3．放射性药品使用后的废物（包括患者排泄物），必须妥善处置，由供货商负责及时收集处理剩余放射性药品、分装器具、包装等废弃物。

4．放射性药品在暂存、分装和使用过程中出现不安全现象，要及时报告，并按应急预案处理。

5．放射性药品应实行定期盘点，做好出入库登记，做到账物相符。

十二、临床科室备用药品管理制度

为加强临床科室急救药品、基数药品等的安全管理，确保临床用药的安全、有效，制定本管理制度。

第四章 药事管理制度

（一）药品使用管理

1．临床科室急救药品、基数药品的种类和数量，由医疗、护理、药学相关人员根据临床需要协商确定。

2．急救药品、基数药品申请程序：临床科室护士长或科室负责人向药剂科提交配备急救药品、基数药品的申请，经药剂科主任签字同意后，送药剂科门诊药房或住院药房备案。门诊科室药品由门诊药房提供，病区药品由住院药房提供。

3．临床科室药品只能供患者按医嘱使用，其他人员不得私自取用。

4．临床科室应指定专人管理，负责领药、退药和保管工作。

5．临床科室应定期检查药品质量和有效期，防止积压、变质，如发现有沉淀、变色、过期、标签模糊等情况时，立即停止使用并报门诊药房或住院药房处理。

6．急救药品与基数药品在有效期前6个月可返药房调换新批号。

7．为减少药品的过期浪费，临床科室应按用旧储新原则使用药品。

8．临床科室均需使用药品通用名称标示药品名称，不使用商品名、商标名和别名。

9．口服药品外包装均需有完整的药品名称、规格、批号、有效期的标注。

10．护理部、药剂科应对临床科室药品实施定期监督检查，核对药品种类、数量是否相符，有无过期变质现象，检查结果及时向临床科室反馈。

（二）药品储存管理

1．药品储存场所应保持清洁、卫生，防止人为污染药品。

2．药品、非药品分开存放，注射药、内服药与外用药分开、分类存放，易混淆药品分开存放。

3．临床科室药品均应在药品说明书规定的[贮藏]项条件下储存，[贮藏]项未规定储存温度的一般系指常温。

4．临床科室应每日记录存放药品的冰箱、室内环境的温湿度，如发现温湿度超出药品储存所需温湿度范围，应及时采取调控措施，并予以记录。药品储存适宜湿度为35%～75%。

5．临床科室急救药品必须放置在抢救车或急救箱内，定量、定位放置，有定位图示，标签清楚，定期检查，保证随时急用。

（三）重点管理药品

麻醉药品、精神药品、高警示药品、毒性药品、易混淆药品（多规、看似、听似）、放射性药品均属重点管理药品。

1．警示标识

重点管理药品储存处均需醒目粘贴相应警示标识。

2．麻醉药品、第一类精神药品

（1）麻醉药品、第一类精神药品应专柜加锁、专册登记、专人负责管理，明确责任，班班交接，交接班有记录，做到账物相符。

（2）建立麻醉药品、第一类精神药品使用登记簿，注明患者姓名、病历号、药品名称、批号、使用量、使用日期、执行者和核对者签名，并记录药物用后余量及处理情况。

（3）麻醉药品、第一类精神药品仅供患者按医嘱使用，其他人员不得私自取用、借用。

（4）发生麻醉药品、第一类精神药品丢失、被盗、被抢或者骗取、冒领麻醉药品、第一类精神药品的情况，应当立即向护理部、药剂科、医务部门和药品监督管理部门报告。

（5）医生开医嘱及专用处方后，方可给患者使用，必须保留空安瓿，用后及时补充，凭处方、领药单和空安瓿到药房领药。

3．高警示药品

（1）高警示药品应专区储存，储存处粘贴专用警示标识，有专人管理，并每月核查备用情况。

（2）高警示药品的存放有规范，不得混合存放高浓度电解质制剂（包括浓氯化钾、浓氯化钠等）、肌肉松弛剂与细胞毒化等，必须单独存放，有醒目的标识。

4．易混淆药品

（1）易混淆药品包括多规（多种规格）、看似（外观、包装相似）、听似（名称相似）等药品。

（2）易混淆药品储存：易混淆药品应分开放置，不应并列摆放，储存处粘贴专用警示标识。

（3）易混淆药品调剂：药师调剂处方时应严格做到"四查十对"，仔细核对药品名称、剂型、规格等信息，确认无误后方能发出。

（4）易混淆药品使用：护士在给患者使用易混淆药品时，亦应仔细核对药品名称、剂型、规格等信息，确认无误后方可给患者使用。

（四）患者自备药品管理

自备药品指患者在医院住院治疗期间使用本人或家属带入而非本医疗机构药剂科供应的药品。

1．自备药品使用条件

（1）患者治疗所需药品非本医疗机构《药品目录》中的常备药品，且因各种原因无法通过"临时购药"途径采购药品。

（2）患者病情急需的药品本医疗机构无备药可供，经药剂科积极组织采购仍然无法供应。

2．自备药品应当具备的条件

（1）自备药品符合用药指征，严禁超适应证范围、超剂量、超疗程、超权限使用患者自备药品。

（2）自备药品应当有药品批准文号。

(3) 自备药品应当有合格证明、合格的药品收据或发票。

(4) 自备药品包装适合药品的运输和贮存，无破损，最小包装单位印有或附有说明书；药品名称和标准一致；说明书用法、用量，特别是禁忌和不良反应详细、准确标明；药品的外观、性状无异常。进口药品具有中文包装和说明书，特殊药品有特殊药品标识。

(5) 自备药品在使用有效期内。

3．自备药品使用流程

(1) 患者主管医师填写《住院患者自备药品使用申请表》(见表 4-1) 提出申请，患者或其授权委托人在申请人承诺处签字。

表 4-1　住院患者自备药品使用申请表

科室：			
病历号：	姓名：	性别：	年龄：
诊断：			
患者自备药信息 药品名称：　　　　　规格：　　　　　厂家： 药品批号：　　　　　有效期：　　　　贮存条件：			
使用自备药品理由：(第 1、2 项需药剂科负责人签字确认) 1．非本医疗机构常备药品，且无法通过"临时购药"途径采购。　　☐ 2．病情急需，药剂科积极组织采购仍然无法供应。　　　　　　　☐			
申请人承诺：申请人理解合格药品合法使用也存在发生药品不良反应的可能性；申请人保证所提供给医院的自备药品是通过合法途径采购而来的合格药品，并按照药品保管要求进行了保管；申请人知道医院只能对自备药品进行形式上的审查，医院无法对药品的真伪和质量等实质性问题进行判断；申请人为自身治疗疾病需要，申请医院为自己使用自备药品并自愿承担相应风险和费用。 　　　　　申请人签名：　　　　　　　　　　　　　　　年　　　月　　　日			
科室意见	科室负责人签字： 　　　　　　　　　　　　　　　　　年　　　月　　　日		
药剂科意见	药剂科负责人签字： 　　　　　　　　　　　　　　　　　年　　　月　　　日		

（2）患者主管医师书面告知患者可能发生的情况和风险，患者知情了解后自愿签署《住院患者自备药品使用知情同意书》（见表 4-2）。

表 4-2　住院患者自备药品使用知情同意书

科室：			
病历号：	姓名：	性别：	年龄：
诊断：			
患者自备药信息			
药品名称：	规格：	厂家：	
药品批号：	有效期：	贮存条件：	
使用理由：			
医生签名/日期：		科主任签名/日期：	

本人从自身利益角度要求使用自备药品。但任何药物均具有风险，在根据病情，切实按用药操作技术规范使用自备药品的情况下，仍有可能发生以下难以避免的用药意外及并发症：

1．患者因个体差异等特殊情况对药物发生过敏、中毒等不良反应，导致休克、心跳呼吸骤停、脑死亡、严重多脏器功能损害等。
2．相关的药物不良反应。
3．其他难以预料的意外和并发症
4．自备药品为假药、劣药等。

上述情况医师均已讲明。经慎重考虑，本人对使用自备药品可能出现的风险表示充分的理解，本人相信医护人员将竭尽全力救治，并积极配合医师治疗，按规定缴纳一切费用。因使用自备药品引发的上述情况，本人放弃通过行政、司法等途径来主张权利。本人要求并授权医院使用自备药品，签字为证。

患者签名：

家属签名：　　　　　　　　　　　　　　　　　与患者的关系：

　　　　　年　月　日　　　　　　　　　　　　年　月　日

(3)《住院患者自备药品使用申请表》经患者所在科室负责人签字同意后,将《住院患者自备药品使用申请表》提交至药剂科;

(4)属于"自备药使用条件"第1、2条所规定的情况,《住院患者自备药品使用申请表》经药剂科审批同意后,患者可使用自备药品;

(5)护士按照临床常规对自备药品进行查对,查对项目包括药品名称、生产厂家、规格、批号、效期及配伍禁忌等;

(6)自备药品如需交至医院保管,应在《住院患者自备药品使用申请表》中清楚记录药品名称(通用名、商品名)、生产厂家、规格、剂型、数量、批号、效期等,如药品要求特殊储存条件应在申请表上注明。

4．其他

(1)《住院患者自备药品使用申请表》由药剂科留存备查,《住院患者自备药品使用知情同意书》归入患者病历存档;

(2)药剂科每季度汇总、分析各科室自备药品使用情况,并交医务部门备案。

十三、药品召回管理制度

为了加强医院药品安全使用的管理,减少或避免药害事件的发生,保障临床用药安全,根据国家食品药品监督管理局《药品召回管理办法》特制定本制度。

（一）召回药品的范围

1．各级药品监督管理部门因各种原因禁止在临床继续使用的药品。

2．生产商、供应商因药品的安全原因、质量问题或其他因素要求召回,并经药剂科确认须召回的药品。

3．在临床使用过程中,发现有超出预期范围(药品说明书、文献报道、已有临床经验等)的和/或严重的不良事件/反应,由药品不良反应监测管理员提出建议,经药品质量管理负责人批准后须及时召回的药品。

4．在药品使用过程中,发现包装标签说明书内容或设计印制存在缺陷、不符合规定,或有其他不宜继续使用的问题,须及时召回的药品。

（二）药品召回的分级

根据药品安全隐患的严重程度,将药品召回分为三级:

1．一级召回指使用该药品可能引起严重健康危害的,应在24 h内召回。

2．二级召回指使用该药品可能引起暂时的或者可逆的健康危害的,应在48 h内召回。

3．三级召回指使用该药品一般不会引起健康危害,但由于其他原因需要收回的,应在72 h内召回。

（三）药品召回的管理与流程

1. 药剂科负责药品召回的管理工作，各相关部门人员应积极履行药品召回义务，及时传达、反馈药品召回信息，控制和收回存在安全隐患的药品，在上述规定时限内停止药品使用。

2. 药剂科各相关部门接到临床可疑的药品不良事件报告后，立即报告药品质量管理负责人，由药剂科到临床科室查看情况并封存可疑药品，科内尽快组织调查并全面分析、评估不良事件，认为药品存在安全隐患时，按照药品召回流程进行召回，如为药品不良反应按照院内药品不良反应报告流程进行报告。

3. 临床科室在使用药品过程中，当发现集中未知的药品严重不良反应时应马上停止使用，同时报告医院药品不良反应监测管理员。药品不良反应监测管理员提出建议，由药品质量管理负责人根据情况确定进一步处理措施。

4. 接到药品召回通知后，需对药品进行紧急封存，及时报告主管院长，并将药品召回情况在药事管理与药物治疗学委员会会议上进行通报。

5. 正常工作日内，药剂科各相关部门按照如下流程进行药品召回；如果为法定节假日，药剂科主任负责通知各相关部门组长，由组长指定相关人员完成药品召回工作。

6. 符合召回范围的药品，按以下流程进行：

（1）药库立即通知各药房及配液室停用召回药品，同时维护 HIS 药品管理系统，停止召回药品的处方及医嘱开具。

（2）药剂科各药房及配液室负责通知相关用药科室（临床科室及门诊患者）收回药品，清点数量，核对相关信息，将召回药品统一由药库收回。

（3）各临床科室接到药房召回药品通知后，应积极配合药房将未使用的相关药品即刻退回药房。

（4）库管人员核对召回药品名称、规格、生产厂家、批号、数量等信息，封存药品等待处理，妥善保管所有相关原始记录，至少备案两年。

7. 财务处负责召回药品的货款及账务处理。

8. 从事药品召回工作的有关人员，在调查、认定、检验等过程中应当遵守公正、客观、公平、合法的原则，保守相关企业的技术秘密及相关缺陷调查、检验的秘密；未经主管领导同意，不得擅自泄露相关信息。

十四、重点监控药品管理制度

（一）目的与范围

1. 为进一步加强重点监控药品的管理，促进临床合理用药，减轻群众医药费用负担，结合医院实际，特制定重点监控药品管理制度。

2．适用于诊疗活动中使用重点监控药品的相关工作。

（二）重点监控药品主要特征

某种疾病非治疗必需、临床疗效证据不充分、未获得权威疾病诊疗指南推荐，或不具备药物经济学优势，且用量大或采购金额高。

（三）操作规程

医院药事管理与药物治疗学委员会下的重点监控用药工作小组负责组织目录制定、全员培训监管工作。

1．重点监控药品临床应用的基本原则

（1）遵循安全、有效、经济的原则，严格按照药品说明书中的适应证、药理作用、用法用量，结合患者病情制订合理的用药方案。

（2）不得随意扩大药品说明书规定的适应证、延长疗程、增加剂量。

（3）在用药中应考虑药物成本与疗效，可用可不用的药物坚决不用，使用中注意降低药品费用，用最少的药物达到预期的疗效。

2．重点监控药品的临床使用管理

（1）重点监控药品的临床使用相关规定。

1）重点监控药品不批准超说明书用药，必须严格按照说明书使用。

2）每一种重点监控药品临床应用不得超过说明书规定的疗程，如说明书没有疗程规定则原则上不超过7天。临床应用疗程超过7天或使用两种以上同类重点监控药品，必须进行科内讨论并经科室主任批准，在病历中详细记录。

3）生物制品使用时按照医院生物制品管理制度执行。

（2）加强对重点监控药品的点评和监管

1）医院药事管理与药物治疗学委员会加强对重点监控药品遴选、采购、处方、调剂、临床应用、评价等各个环节的监控。

2）药剂科对重点监控药品进行专项处方点评，主要点评内容包括：无适应证或超出说明书适应证范围用药，超剂量用药，给药频次不当，给药疗程过长，使用溶媒不当，联合用药不适宜，有用药禁忌等。

3）定期开展用药分析，每月对医院药品消耗及用药结构进行统计分析，在分析中发现重点监控药品连续3个月进入医院销售前20位时，将采取措施如培训、约谈、限制使用等，情节严重的可考虑暂停该药物的使用。

4）每季度对重点监控药品超常使用的临床科室和医师予以内部公示，必要时进行批评教育，并与科室及个人的绩效、评优、晋升等奖惩措施挂钩。

5）医院药事管理与药物治疗学委员会每年将根据使用金额排名前100位的药品（通用名），结合医院各科室性质特点，根据有效、安全、经济的合理用药原则，对医院的重点监测药品目录进行调整更新并进行公示。

（3）加强重点监控药品的使用培训：

1）临床科室主任为合理用药的第一责任人，负责对本科室的合理用药日常管理和培训。

2）药剂科协助各临床科室进行重点监控药品的相关培训，使医务人员知晓重点监控药品管理要求，提高合理使用重点监控药品的自觉性。

十五、药品用量动态监测及超常预警制度

为加强医院药品管理，促进临床合理用药，规范医生执业行为，加强药品用量金额动态监测预警，纠正医药购销和医疗服务不正之风，为了解医院药品使用动态和院内销售超常情况，规范和促进临床合理用药，根据《医疗机构药事管理规定》《抗菌药物临床应用指导原则》《处方管理办法》等相关规定，制定本制度。

（一）工作原则

本院内使用的所有临床药品均为动态监测对象。药剂科指定专人负责药品用量动态监测分析。

医院应对药品用量使用动态和超常使用情况利用计算机系统定期进行统计，并将统计报表上交医院药事管理与药物治疗学委员会、药剂科、医疗管理部门、纪委监察室、医保办。

统计报表内容包括：

1．西药出库按金额统计前 20 位的药品。

2．抗菌药物出库按金额统计前 10 位的抗菌药物。

3．中成药出库按金额统计前 20 位的中成药物。

4．西药出库按 DDDs 统计前 10 位的药品。

5．抗菌药物出库按 DDDs 统计前 10 位的抗菌药物。

6．单品种金额波动幅度超过 30% 的药品。

7．医院重点监控药品的使用金额变化及相关科室医师应用情况。

对药品季度销售金额排序在前 20 位的药品、前 10 位的抗菌药物和中成药，药剂科组织临床药师对使用合理性，与医疗诊疗病种符合程度等进行分析。

（二）具体措施

1．对分析出的可疑药品结合药品使用科室、医生、疾病流行状态等做进一步分析，并上报医院药品管理与药物治疗学委员会。

对销售异常的药物，进行调查和原因分析，并针对原因采取相应的措施包括有：原因通报、学术指导、提示、警示、警告等，如发现有严重不规范销售现象，由医院药事管理与药物治疗学委员会做出退回药品，停止在本院销售的决定。对在本院不规范销售的有关

人员视情节严重程度采取相应的管理措施。

2．对企业违规销售的药品进行调查同时上报医院纪检室，并协助开展调查。

3．医院药事会针对用量异常且无正常原因的药品可采取以下措施：

（1）警告与约谈：医院对相关生产企业，配送企业进行警告，对相关科室医生约谈。

（2）限量采购。

（3）公示预警。

（4）重点监控药品专项处方点评。

（5）暂停使用。

4．发挥临床药师作用，加强对药物使用的监管和管理。

十六、突发事件药事管理应急预案

参见第七章应急管理制度。

十七、突发事件特殊管理药品药事管理应急预案

参见第七章应急管理制度。

十八、医院用药错误监测与报告管理制度

为保障患者用药安全，做好用药安全的监测与管理工作，根据《中华人民共和国药品管理法》《药品不良反应报告和监测管理办法》等药政法规和管理条例的有关规定，制定本制度。

（一）组织管理

1．用药错误监测与报告工作在医院药事管理与药物治疗学委员会用药安全工作小组领导下，由医务部门和药剂科共同组织实施。各科室设置用药错误监测与报告员，使用药错误监测与报告工作得以有序开展。

2．各科室应当主动收集和报告发生的或可疑的用药错误，填写《用药错误报告表》（见表4-3）。监测与报告内容要真实、完整、准确。保护用药错误人、报告人和患者信息。

3．用药错误监测与报告工作，是一项保障患者用药安全，保障医疗质量、医疗用药安全的一项重要工作，各科室要鼓励临床医生、护士和药师等人员积极、主动参与用药错误监测上报工作。用药错误监测与报告工作将纳入医院等级评审指标体系及医院绩效考评工作中。

（二）用药错误的定义和分类

1．用药错误是指药品在临床使用全过程中出现的、任何可以防范的用药疏失或患者

伤害事件。这类事件常与药品使用的常规流程和系统有关，可发生于处方开具、处方信息传递、药品调剂、分发、药品使用（注射或口服等）、药品管理（药品名称、标签、包装、储存）、教育、信息、监测等多个环节中。

用药错误通常包含六个方面的含义：错误的患者；错误的药物；错误的剂量；错误的给药途径；错误的给药时间；错误的给药操作或方法以及遗漏给药。

2．用药错误的分类

（1）分级：用药错误根据差错引起后果的严重程度分为9级：

A级：客观环境或条件可能引发错误（错误隐患）；

B级：发生错误但未发给患者，或已发给患者但患者未使用；

C级：患者已使用，但未造成伤害；

D级：患者已使用，需要监测差错对患者的后果，并根据后果判断是否需要采取措施预防和减少伤害；

E级：差错造成患者暂时性伤害，需要采取处置措施；

F级：差错对患者的伤害可导致或延长患者住院；

G级：差错导致患者永久性伤害；

H级：差错导致患者生命垂危；

I级：差错导致患者死亡。

（2）分层：概括以上A～I9级用药错误可以分成4个层次：

第一层次：差错未发生（错误隐患），包括A级；

第二层次：发生差错，但未造成患者伤害，包括B、C、D三级；

第三层次：发生差错，且造成患者伤害，包括E、F、G、H四级；

第四层次：发生差错，造成患者死亡，包括I级。

（三）用药错误的监测与报告

1．报告原则　自愿报告，报告内容不作为纠纷和处罚的依据；严重用药错误经医院有关专家确认后上报。

2．报告内容

（1）错误发生、发现日期；

（2）错误内容：品种、规格、数量、剂量、剂型、给药途径、给药时间、疗程、适应证、禁忌证、配伍、其他；

（3）错误分级：A～I级；

（4）患者伤害情况；

（5）引发错误的因素；

（6）错误是如何发现或避免的；

（7）错误发生的经过：需要详细描述事件过程、处理情况、后果或潜在后果；

(8) 对预防类似错误发生的建议。

3．报告时限

(1) 死亡病例 1 周内报告；

(2) E～I 级的用药错误 30 日内报告；

(3) 其他用药错误 3 个月内报告。

4．报告周期和方式

各科室每月 2 日前将上月《用药错误报告表》（表 4-3）上报至药剂科。药剂科每月 5 日前通过"INRUD 中国中心组临床安全用药监测网"（网址：http://inrud.cdidin.com/）完成在线上报。

表 4-3　用药错误报告表

错误发生日期	年　月　日　时　分	发现错误日期	年　月　日　时　分
错误内容	□品种　□规格　□数量　□剂量　□剂型　□给药途径　□给药时间　□疗程　□禁忌证　□适应证　□配伍　□其他：		
错误药品是否发给患者	□是　□否　□不详	患者是否使用了错误药品	□是　□否　□不详
错误分级	□A 级：客观环境或条件可能引发错误（错误隐患）		
	□B 级：发生错误但未发给患者，或已发给患者但患者未使用		
	□C 级：患者已使用，但未造成伤害		
	□D 级：患者已使用，需要监测错误对患者的后果，并根据后果判断是否需要采取措施预防和减少伤害		
	□E 级：错误造成患者暂时性伤害，需要采取预防措施		
	□F 级：错误对患者的伤害可导致住院或延长住院时间		
	□G 级：错误导致患者永久性伤害		
	□H 级：错误导致患者生命垂危		
	□I 级：错误导致患者死亡		
患者伤害情况	□死亡（直接死因）：　　　　　　　　　　　死亡时间：　年　月　日 □抢救（措施）： □残疾（部位、程度）： □暂时伤害（部位、程度）：（恢复过程）：□住院治疗　□门诊随访治疗　□自行恢复 □无明显伤害		
引发错误的因素	□选错药　□处方辨认不清　□缩写　□药名相似　□外观相似　□货位相邻　□口头医嘱　□分装　□稀释　□标签　□抄方　□给药操作　□其他：		
发生错误的场所	□门诊药房　□病区药房　□社区药房　□护士站　□病区　□诊室　□门诊输液室/注射室　□患者家中　□PIVAS　□其他：		

续表

引起错误的工作人员职位	□初级药师 □中级药师 □高级药师 □初级护士 □中级护士 □高级护士 □初级医生 □中级医生 □高级医生 □其他：					
其他与错误相关的工作人员	□初级药师 □中级药师 □高级药师 □初级护士 □中级护士 □高级护士 □初级医生 □中级医生 □高级医生 □其他：					
发现错误的人员	□初级药师 □中级药师 □高级药师 □初级护士 □中级护士 □高级护士 □初级医生 □中级医生 □高级医生 □患者或家属 □其他：					
错误是如何发现或避免的						
患者姓名		患者年龄　　　岁			性别：□男 □女	
诊断		患者联系方式			手机号：	
错误相关药品	通用名		商品名		生产厂家	药品分类
	剂型	规格	包装类型	用法用量	疗程	服药频次
是否能够提供药品标签、处方复印件等资料：　　□是 □否 □其他					
错误发生的经过：请简述事件经过、后果、相关人员职位、工作环境（如药品条形码、工作人员换班、缺少24小时制药房、药品存放条件等）					
对预防类似错误发生的建议：					
报告人		联系电话		传真	
E-mail		邮编		联系地址	

十九、医院防统方管理规定

为进一步加强医疗卫生行风建设，严肃行业纪律，促进依法执业、廉洁行医，根据《关于加强医疗卫生机构处方管理的规定》《加强医疗卫生行风建设"九不准"》及卫生行政部门有关规定，依据医院具体情况，加强医药信息管理，严禁为不正当商业目的统方，制定本规定。

（一）定义

"统方"是指对医生用药信息量的统计。商业目的"统方"是指医院中个人或部门为医药营销人员提供医生或部门一定时期内临床用药量信息和耗材量信息的行为。违反规定，未经批准擅自"统方"，或者为商业目的"统方"，属医药购销领域的商业贿赂行为。

（二）药品统计信息管理

1．加强药剂科HIS系统人员权限管理，规范药剂科工作人员的药品信息检索权限。

2．加强药品原始处方的保管。门诊处方每月由门诊组长负责封存于医院指定场所。

3．药剂科各部门及员工对药品用量的查询、统计仅限于正当的药品管理、药事管理用途，比如了解药品使用合理性、干预临床不合理用药、向上级部门提供指定的药品管理数据,以及按照上级部门规定开展的药品用量动态监测、处方点评、病历点评,等等。

4．药剂科各部门及员工仅能对本部门工作范围内的药品管理数据进行统计、查询,如因工作需要,需查询其他部门的药品管理数据,需经药剂科主任同意后才能申请查询。

5．因向上级部门上报药品管理数据的需要,药剂科按医院相关规定可对各部门药品用量信息进行查询。因干预临床不合理用药的需要,药剂科临床药师可对门诊药房、住院药房药品用量信息进行查询。因监控各部门工作情况、向上级部门上报药品管理数据的需要,药剂科按医院相关规定可对各部门药品用量信息进行查询。

(三)监督管理

1．药剂科应加强对员工医疗卫生行风建设、上级部门下发反腐相关文件的宣传,使员工树立依法执业的思想。

2．严禁药剂科内部工作人员以任何方式、任何途径对外透漏医院药品的销量、库存量等相关信息。

3．严禁通过工作之便,为医药营销人员进行"统方"。药剂科各部门员工不得违规参与统方行为,不得为医药营销人员提供药品的用量及相关信息。严禁为医药营销人员提供统方便利,或充当医药营销人员代理人违规统方。

4．严禁利用工作之便或个人关系,为医药营销人员与本院相关部门及个人牵线搭桥,提供"统方"便利。

5．凡违反本规定的工作人员,经查证核实后一律按医院相关规定严肃处理,对于涉嫌犯罪的,移送司法机关处理。

二十、医院退药管理规定

根据《医疗机构药事管理规定》第二十八条规定:"为保证患者用药安全,除药品质量原因外,药品一经发出,不得退换。"医院临床医生应根据患者病情、药品的性质以及国家医保政策,正确施治,合理用药。

(一)门(急)诊退药办理

针对门诊、急诊实际工作中患者要求退药的情况,须按下述规定办理。

1．药品是一种特殊商品,为保证药品质量和患者用药安全,凡属下列情况,一律不予退药:

(1)无原始凭据的;

(2)用药后发生了药品说明书中已载明的药物不良反应,或以药品说明书中不良反应(有药物过敏史或肝、肾功能障碍除外)为由要求退药的。

2．根据临床医疗工作实际情况,对符合下列条件之一的,可予退药:

(1)经药剂科门诊药房负责人确认,药品存在明显的质量问题。

(2)由经治医师和该临床科室门诊组长或科室负责人签字说明,确属处方用药不当(如禁忌证,超治疗用量,重复用药,药物过敏史,肝、肾功能障碍,或说明书以外用药且未告知等),患者不宜继续使用该药。

3．患者退回的药品必须符合下述条件:

(1)患者在医院就诊,由医院医师开具处方后在医院药房取回的药品;

(2)药品的品名、规格、批号等与医院发出的药品完全一致;

(3)有完整的原始凭据,包括处方和收费清单;

(4)退药时间一般不得超过取药后一周。

4．退药流程:

(1)要求退药的医师须在处方底方背面和收费清单上按以上规定写明退药原因(药品质量问题除外),并经该临床科室门诊组长或科室负责人同意后签字;

(2)患者将药品交回药房后,药房收回退药患者处方底方并开据退药申请单,患者凭退药申请单、处方正联和收费清单去收费处办理退费手续。

(二)病区退药办理

针对病区实际工作中患者要求退药的情况,须按下述规定办理。

1．药品是一种特殊商品,凡属下列情况,一律不得退药:

(1)包装受损(如破损、有污渍、输液药品粘有患者姓名等非药品标识或有粘贴痕迹等)、药品质量可疑的;

(2)药品有特殊保存要求而无法控制的(要求2～8℃冷藏及冷冻保存药品,避光保存药品裸瓶不得退药);

(3)麻醉药品、一类精神药品等特殊管理药品;

(4)不能提供完整最小包装的拆零药品;

(5)口服药品一经发出不予退药;

(6)其他不适宜继续使用的。

2．根据临床工作实际情况,符合下列条件之一的,可在保障药品质量前提下予以退药:

(1)患者在用药过程中出现过敏反应或其他不良反应,无法继续使用的;

(2)确属处方用药不当(禁忌证、超治疗用量、重复用药等),患者不宜继续使用该药的;

(3)患者因病情变化,或门诊转住院,需要调整治疗方案的;

(4)患者在院死亡后,未使用完的药品;

(5)其他医方责任导致患者不能继续使用的。

3．退药流程:

(1)住院患者由经治医师、护士核对住院医嘱,确认患者确有使用本院药品;

（2）医师填写《退药登记表》，经护士长、主任签字、退药护士签字交药房工作人员执行；

（3）药房工作人员核对药品名称、规格、厂家、批号等是否与药房发出药品完全一致，详细检查回退药品质量，做出同意退药与否意见；

（4）电脑执行退药，药房经手人员在《退药处方》签字；

（5）退药时间：为确保药品安全，连班、夜班除特殊情况外均不办理退药。

（三）退回药品的处理

1．住院病区退回药品由药房检查质量无误后可再次应用。门诊患者退回的药品一律不得再次使用，由药剂科各药房每月按退药损失计入药品消耗。退回的药品交药库集中销毁。因厂家药品质量存在问题的无条件予以退药，需及时上报领导处理。

2．每例退药收取手续费，由责任人承担。因确属处方用药不当而退药给医院造成的经济损失，部分由责任人承担。如因明显违规用药而造成患者退药，经济损失由责任医师全部承担。

3．药剂科每月汇总退药凭据报医疗管理部门，经医疗管理部门核准后交经营办，由相关科室奖金中扣除退药手续费和应由责任人承担的损失药费。

二十一、药品质量管理制度

为加强医院药品监督管理，健全药品质量保证体系，强化医院药品质量意识，保障人民群众用药安全，参考和依据《中华人民共和国药品管理法》（以下简称《药品管理法》）《中华人民共和国药品管理法实施条例》（以下简称《药品管理法实施条例》）《医疗机构药事管理规定》《医疗机构药品监督管理办法（试行）》，制定本制度。

（一）院级质量管理

1．在医院药事管理与药物治疗学委员会领导下，建立药品质量管理小组，由药剂科各部门组成药品质量管理体系。药品质量管理小组全面负责药品质量的日常管理工作。

2．工作职责

贯彻执行各级政府部门对药品、医院制剂质量与安全管理工作的方针、政策和法规，建立健全药品质量管理体系，加强与完善药品购进、验收、储存、养护、调配及使用等各个环节的质量管理工作，保证临床用药安全，进行质量跟踪，确定药剂科各部门相关负责人及药品质量管理员的任命及岗位职责。组织药品质量管理培训。

（二）科室质量管理

1．药品检验室为药品质量管理小组核心部门。

2．工作职责

负责全院药品质量相关问题的接受，分析，汇总及反馈，建立每年度的"药品质量管理档案"。每年末由药品检验室总结当年度的药品质量管理工作，并以书面报告形式上报药事管理与药物治疗学委员会。按照相关规定按时向上级药品监督管理部门提交药品质量管理年度自查报告，包含内容：药品质量管理制度的执行情况；医院制剂配制的变化情况；接受药品监督管理部门的监督检查及整改落实情况；对药品监督管理部门的意见和建议。

（三）药品购进和储存

1．药库必须从具有药品生产、经营资格的企业购进药品。按照规定统一采购药品，禁止其他科室和医务人员自行采购。

2．因临床患者急需进口少量药品的，应当按照《药品管理法》及其实施条例的有关规定办理。

3．药库购进药品，应当查验供货单位的《药品生产许可证》或者《药品经营许可证》和《营业执照》、所销售药品的批准证明文件等相关证明文件，并核实销售人员持有的授权书原件和身份证原件。

4．药库应当妥善保存首次购进药品加盖供货单位原印章的前述证明文件的复印件，保存期不得少于5年。

5．药库购进药品时应当索取、留存供货单位的合法票据，并建立购进记录，做到票、账、货相符。合法票据包括税票及详细清单，清单上必须载明供货单位名称、药品名称、生产厂商、批号、数量、价格等内容，票据保存期不得少于3年。

6．药库必须建立和执行进货验收制度，购进药品应当逐批验收、登记，并建立真实、完整的药品验收记录。

7．当医院接受捐赠药品、从其他医院调入急救药品也应当遵守前款规定。

8．药品验收记录应当包括药品通用名称、生产厂商、规格、剂型、批号、生产日期、有效期、批准文号、供货单位、数量、价格、购进日期、验收日期、验收结论等内容。

9．验收记录必须保存至超过药品有效期1年，但不得少于3年。

10．药剂科应当建立健全中药饮片采购制度，按照国家有关规定购进中药饮片。

11．医院应当有专用的场所和设施、设备储存药品。药品的存放应当符合药品说明书标明的条件。

12．当需要在急诊、病区等场所临时存放药品的，应当配备符合药品存放条件的专柜。有特殊存放要求的，应当配备相应设备。

13．药品储存应当按照药品属性和类别分库、分区、分垛存放，并实行色标管理。药品与非药品分开存放；中药饮片、中成药、化学药品分别储存、分类存放；过期、变质、被污染等药品应当放置在不合格区。

14．制定和执行药品保管、养护管理制度，并采取必要的控温、防潮、避光、通风、防火、防虫、防鼠、防污染等措施，保证药品质量。

15．药库及各调剂部门配备药品养护人员，病区配备专人定期对储存药品进行检查和养护，监测和记录储存区域的温湿度，维护储存设施设备，并建立相应的养护档案。

16．建立药品效期管理制度。药品发放应当遵循"近效期先出"的原则。

17．特殊药品（麻醉药品、精神药品、医疗用毒性药品、放射性药品及易制毒药品）应当严格按照相关行政法规的规定管理与存放，坚持"五专"：专人管理、专柜加锁、专用账册、专用处方、专册登记管理。具有相应的安全保障措施。疫苗应按照《疫苗流通和预防接种管理条例》的规定储存。

（四）药品调配和使用

1．各调剂部门应配备与药品调配和使用相适应的、依法经资格认定的药学技术人员负责处方的审核、调配工作。

2．医院用于调配药品的工具、设施、包装用品以及调配药品的区域，应当符合卫生要求及相应的调配要求。

3．各调剂部门建立保证药品质量和工作质量的制度和工作程序，在多环节采取相应措施减少差错，保证患者安全用药。建立差错本、破损药品及问题药品登记本，药品有效期设提示栏警示。建立最小包装药品拆零调配管理制度，保证药品质量可追溯。

4．医院配制的制剂只能供本单位使用。未经上级部门批准医院不得使用其他医院配制的制剂，也不得向其他医院提供本单位配制的制剂。当因临床患者治疗需求应经上级部门同意并签署相关文件后可予调拨。

5．医院应当加强对使用药品的质量监测。发现假药、劣药的，应当立即停止使用、就地封存并妥善保管，及时向上级药品监督管理部门报告。在药品监督管理部门作出决定之前，医院不得擅自处理。

6．发现存在安全隐患的药品，应当立即停止使用，并通知药品生产企业或者供货商，及时向所在地药品监督管理部门报告。对已经确定为重大药品质量问题或药害事件的药品质量问题，药品质量管理小组应向医疗管理部门等全院相关部门进行通报，协助做好医疗安全保障工作。需要召回的药品，医院应当协助药品生产企业履行召回义务，召回流程参见《医院药品召回制度》。

7．医院不得采用邮售、互联网交易、柜台开架自选等方式直接向公众销售处方药。

8．医院应当逐步建立覆盖药品购进、储存、调配、使用全过程质量控制的电子管理系统，实现药品来源可追溯、去向可查清，并与国家药品电子监管系统对接。

9．医院应当每年组织直接接触药品人员进行健康检查，并建立健康档案。患有传染病或者其他可能污染药品的疾病的，不得从事直接接触药品的工作。

10．医院应当定期组织从事药品购进、保管、养护、验收、调配、使用的人员参加药事法规和药学专业知识的培训，并建立培训档案。

11．医院应当积极配合药品监督管理部门依法对药品购进、储存、调配和使用质量情况进行监督检查，如实提供与被检查事项有关的物品和记录、凭证以及医学文书等资料，不得拒绝和隐瞒。对于监督管理部门反馈的各项监督检查情况和处理结果按照规定程序应积极采取相应有效措施。

二十二、药品不良反应/事件报告和监测管理制度

（一）目的

有效监测、报告药品不良反应/事件，规范医院不良反应/事件上报流程，保障患者医疗安全。

（二）定义

药品不良反应（adverse drug reaction，ADR）是指合格药品在正常用法用量下出现的与用药目的无关的有害反应。参阅《药品不良反应报告和监测管理办法》（卫生部令第81号）等相关文件。

药品不良事件（adverse drug event，ADE）是指药品使用过程中出现的不良事件，包括药品不良反应和药品质量、不合理用药等引发的事件。

（三）机构设置

1．药品不良反应/事件报告和监测管理在医院药事管理与药物治疗学委员会药品不良反应工作小组领导下开展工作。

2．药剂科具体负责全院药品不良反应报告和监测工作。

3．用药相关的科室至少指定一名医务人员负责本科室与药品不良反应/事件报告与监测相关工作。

（四）操作规程

1．药品不良反应/事件报告和监测范围

（1）新药监测期内的国产药品应当报告该药品的所有不良反应；其他国产药品，报告新的和严重的不良反应。

（2）进口药品首次获准进口之日起5年内，报告该进口药品的所有不良反应；满5年的药品，报告新的和严重不良反应。

2．医疗机构获知或发现药品不良反应和药品不良事件，应逐级、定期上报，必要时越级报告；同时填写《医院药品群体不良事件基本信息表》（表4-4），对每一病例还应当及时填写《医院药品不良反应/事件报表》（表4-5），通过国家药品不良反应监测信息网络进行上报。

第四章 药事管理制度

表 4-4 医院药品群体不良事件基本信息表

发生地区：			使用单位：		用药人数：	
发生不良事件人数：			严重不良事件人数：		死亡人数：	
首例用药日期：		年　月　日	首日发生日期：		年　月　日	
怀疑药品	商品名	通用名	生产企业	药品规格	生产批号	批准文号
器械	产品名称		生产企业		生产批号	注册号
	本栏所指器械是与怀疑药品使用且可能与群体不良事件相关的注射器、输液器等医疗器械					

不良事件表现：

群体不良事件过程描述及处理情况（可附页）：

报告单位意见	
报告人信息	电话： 电子邮箱：　　　　　　　　　　签名：
报告单位信息	报告单位： 联系人：　　　　　　　　　　电话：

表 4-5 医院药品不良反应/事件报告表

首次报告□　跟踪报告□　　编码：
报告单位类别：医疗机构□ 经营企业□ 生产企业□ 个人□ 其他□　　报告类型：新的□ 严重□ 一般□

患者姓名：　　　　　性别：男□女□　　出生日期：　年　月　日 或年龄：　　民族：　　体重（kg）：　　联系方式：

原患疾病：　　　　　医院名称：　　　　　既往药品不良反应/事件：有□ 无□ 不详□
　　　　　　　　　　病历号/门诊号：　　家族药品不良反应/事件：有□ 无□ 不详□

相关重要信息：吸烟史□ 饮酒史□ 妊娠期□ 肝病史□ 肾病史□ 过敏史□ 其他□

药品	商品名称	通用名称（含剂型）	生产厂家	生产批号	用法用量（次剂量、途径、日次数）	用药起止时间	用药原因
怀疑药品							
并用药品							

不良反应/事件名称：　　　　　　　　　　　　　　不良反应/事件发生时间：　年　月　日

不良反应/事件过程描述（包括症状、体征、临床检验等）及处理情况（可附页）：

不良反应/事件的结果：痊愈□ 好转□ 未好转□ 不详□ 有后遗症□ 表现：
死亡□ 直接死因：　　　　　死亡时间：　年　月　日
停药或减量后，反应/事件是否消失或减轻？是□ 否□ 不明□ 未停药或未减量□
再次使用可疑药品后是否再次出现同样反应/事件？是□ 否□ 不明□ 未再使用□

第四章　药事管理制度

续表

对原患疾病的影响	不明显□ 病程延长□ 病情加重□ 导致后遗症□ 导致死亡□
关联性评价	报告人评价：肯定□ 很可能□ 可能□ 可能无关□ 待评价□ 无法评价□ 签名： 报告单位评价：肯定□ 很可能□ 可能□ 可能无关□ 待评价□ 无法评价□ 签名：
报告人信息	联系电话：　　　职业：医生□ 药师□ 护士□ 其他□ 签名： 电子邮箱：
报告单位信息	单位名称：　　　联系人：　　　电话：
生产企业请填写信息来源	医疗机构□ 经营企业□ 个人□ 文献报道□ 上市后研究□ 其他□　　报告日期：　年　月　日
备注	

3. 药品不良反应信息的反馈与宣传

（1）药品不良反应监测管理员汇总各临床科室上报及药剂科收集的不良反应报告表，并负责审查不良反应报告表填写情况，填写缺项的、不合格的应及时沟通填写完整。填写合格的不良反应报告表应在国家药品不良反应监测系统（http://www.adrs.org.cn）逐份上报。

（2）药剂科负责定期向药品不良反应原报告人、临床科室、相关部门等反馈信息，提醒用药者注意严重的 ADR、常见 ADR 的发生情况，向医师和患者提供药品安全性方面的资料及用药注意事项。

（3）药剂科负责将每个季度药品不良反应监测中心发布的市 ADR 季度报表总体情况反馈表、政策法规、国内外动态及院内药品不良反应典型病例在院内网络或院内媒体上及时发布。

（4）药剂科负责对医院内药品不良反应上报情况进行总结和年度分析，并将结果发布在院内网络及院内媒体上。

（5）医务部和药剂科负责开展 ADR 的宣传、培训、咨询工作，组织开展 ADR 监测方法的研究工作。

4. 医院鼓励医、护、药、技等专业人员上报药品不良反应，上报不良反应的科室均在绩效考评中予以加分。

二十三、药品严重不良反应/事件应急预案

（一）目的

医院医疗过程中发生的严重药品不良反应/事件时，充分保证患者合法权益，保障患者医疗安全。

（二）定义

是指因使用药品引起以下损害情形之一的反应：导致死亡；危及生命；致癌、致畸、致出生缺陷；导致显著的或者永久的人体伤残或者器官功能的损伤；导致住院或者住院时间延长；导致其他重要医学事件，如不进行治疗可能出现上述所列情况的。

（三）处理流程

1．立即停止用药，报告主管医生并遵医嘱处理。如患者在注射或输液时发生反应，如心悸、胸闷、呼吸困难、寒战、面色苍白、皮疹、发热等，就地抢救，必要时行心肺复苏。出现休克者，行抗休克治疗。

2．记录患者生命体征、一般情况和抢救过程。

3．任何单位和人员接获有关突发事件的信息后，上班时间向医务部/非上班时间向院行政总值班报告。

4．患者及家属有异议时，立即按有关程序对所用药品和输液器具进行封存。

5．由医院药品不良反应专员报告，并按规定上报给药品监督部门，发生严重不良反应者，专员需进行跟踪报道。

（四）管理办法

（1）医院定期开展全员急救培训和考核，要求必须熟练掌握心肺复苏和急救设备使用方法，熟悉组织抢救流程和岗位职责。

（2）各临床科室主班护士负责定期检测急救设备，补充急救药品，巡视急救通道，应定期检查急救药品效期，及时更新。

（3）药剂科负责急救药品的储备、使用指导和应急处置时的急救药品提供，并做好登记。

（4）各科室值班人员应严格执行值班制度，不得离岗脱岗，确保发生急救状况时，能够迅速联系相关人员。

二十四、药品安全危害事件管理制度

（一）目的

为有效预防、及时控制和正确处置各类药物安全危害事件，保障公众的身体健康和生命安全，制定本制度。

（二）定义与分级

1．药品安全危害事件（以下简称药害事件）是指突然发生，对社会公众健康造成或可能造成严重损害的重大药品质量事件、群体性药害事件、严重药品不良反应事件、重大制售假劣药品事件及其他严重影响公众健康的突发药品安全事件。

2．根据药品突发事件的性质、危害程度、涉及范围，可能或已经对社会造成的不良影响，将药害事件分为三个等级。

（1）一级：重大药害事件。指药害事件在全院范围影响大，波及范围广，蔓延势头紧急，已经发生一人以上死亡、或者三人以上重伤、或者致人严重残疾、或者十人以上轻伤或者其他特别严重后果的事件。

（2）二级：较大药害事件。指药害事件在医院范围影响扩大，蔓延势头有升级趋势，已经导致一人重伤、或者五人以上轻伤或者其他严重后果的事件。

（3）三级：一般药害事件。指药害事件在一定区域内造成较大影响，危害较为严重，具有较为明显的蔓延势头，已经导致一人以上、五人以下轻伤或其他严重后果的药品药害事件。

3．药害事件应急工作，应坚持以人为本和预防为主、常备不懈的方针，贯彻统一领导、分级负责、快速反应、依法处理的原则。

（三）组织机构与职责

1．医院成立由院长任组长、有关分管院长为副组长、相关科室负责人为成员的药害事件应急工作领导小组（以下简称领导小组），负责医院药品药害事件应急处理的领导指挥、协调和决策工作。领导小组下设办公室，负责药害事件的组织协调和处理日常工作，包括收集、分析和综合有关药品安全检测信息，提出预警建议。

2．领导小组办公室下设综合、督导和后勤保障三个工作组。

（1）综合组

主要职责是组织、协调和实施药害事件应急工作预案；药害事件发生时，组织协调相关部门联动和配合；建立药害事件处理责任制和责任追究制，对有关责任人提出处理意见；组织撰写总结报告；及时与新闻媒体联系，通报或发布有关情况。

（2）督导组

主要职责是深入现场，调查取证、收集药害事件第一手信息资料，根据事件的势态，必要时依法采取行政强制措施，向领导小组办公室报告现场情况，提出相关的措施建议，根据领导小组决定迅速采取有效措施控制事态蔓延。

（3）后勤保障组

主要职责是经费保障、车辆调度等后勤服务工作。

（四）药害事件报告

1．医院任何科室和个人有权及时向领导小组报告药害事件。药害事件的发生单位负有及时向有关部门报告药品药害事件的义务。

2．各医疗科室在获悉有关药害事件信息时，应立即向领导小组办公室报告，重大药害事件信息需在 2 h 内上报，不得隐瞒、缓报和谎报。

3．各医疗科室在接到药害事件的信息或报告后，应立即进行情况调查、分析和汇总，在规定时间内报领导小组办公室，重大药害事件可越级上报。

4．根据药害事件的发展势态，应急报告分为初次报告、动态报告和总结报告。

（1）初次报告内容：事件发生的时间、地点、涉及人数、潜在影响、发展趋势分析、拟采取的措施等。

（2）动态报告内容：根据药害事件的发展趋势，及时报告药害事件的发展、变化以及采取的应对或处理措施。

（3）总结报告内容：主要包括事件的因果分析和应对措施的探讨，对今后类似事件的防范和建议等。

5．各医疗科室在接到药害事件信息报告后，应在 1h 内报告领导小组办公室；领导小组办公室在接到报告经核实情况后，根据药害事件的性质，在 2h 内报告市食品药品监管局同时报同级人民政府。

第四章 药事管理制度

(五) 应急预案设定与启动

1. 药品安全危害事件发生后,按照药害事件的性质和等级分别采取以下三套应急预案进行处置。

(1) 第一套预案:发生一级药害事件时启动。

1) 接到药害事件报告后,院领导小组及办公室应立即进入应急状态,对报告的内容进行核实,确认后下达指令,督导组尽快赶赴现场,同时报告同级人民政府和市食品药品监管局。

2) 到达现场后应立即组织、协调有关部门开展以下工作:采取紧急措施,控制事态发展;协助医疗卫生部门,开展伤员救治工作;查明事件原因,依法提取有效证据;对有证据证明可能危害人体健康的药品及其有关证据材料采取查封、扣押等行政强制措施,对质量可疑的药品进行抽样送检;已流入社会的有毒有害物品立即采取紧急控制措施,对源头和流通、使用渠道进行全面监控。必要时会同公安、卫生等有关部门,迅速组织协调有关单位采取紧急控制措施,以控制药害事件的进一步发展。

3) 现场处理工作实行动态报告制度。即每4h一次向院应急工作领导小组和当地政府报告药害事件的应急工作情况,以便及时采取有效措施,控制事态的发展。

4) 院应急工作领导小组实行领导在岗、车辆备勤、通讯畅通,有关人员都要服从所在单位的统一调度。

5) 院应急工作领导小组,加强应急值班制度,设专门值班室,安排双人24h值班电话,做好记录。

6) 加强与新闻媒体的沟通,及时向媒体发布药害事件的动态,公正舆论,稳定人心,消除恐慌。

7) 加强后勤保障工作,各级有关单位要保障交通工具及其他所需物品的及时提供。

(2) 第二套预案:发生二级药害事件时启动。

1) 接到药害事件报告后,院应急工作领导小组应立即进入应急状态,对报告的内容进行核实,确认后下达指令,派出督导组立即启动相应的应急预案,在第一时间内赶到现场。

2) 到达现场后应立即组织开展以下工作:采取紧急措施,控制事态发展;协助医疗卫生部门,开展伤员救治工作;查明事件原因,依法提取有效证据;对有证据证明可能危害人体健康的药品及其有关证据材料采取查封、扣押等行政强制措施,对质量可疑的药品进行抽样送检;已流入社会的有毒有害物品立即采取紧急控制措施,对源头和流通、使用渠道进行全面监控。必要时会同公安、卫生等有关部门,迅速组织协调有关单位采取紧急控制措施,以控制药害事件的进一步发展。

3) 现场处理工作实行动态报告制度。即每8h一次向院应急工作领导小组报告药害事件的应急工作情况,以便及时采取有效措施,控制事态的发展。

4)院应急工作领导小组的有关人员都要服从所在单位的统一调度,休假人员立即返回工作岗位,开通通讯工具,保持通讯畅通。

5)院应急工作领导小组要加强应急值班制度,设专门值班室,安排双人24h值班电话,做好记录。

6)加强与新闻媒体的沟通,及时与新闻媒体联系,通报有关情况,稳定势态。

(3)第三套预案:发生三级药害事件时启动。

1)接到药害事件报告后,院应急工作领导小组应立即进入应急状态,畅通应急通讯联络系统,及时调度和综合、分析、汇总应急工作情况,向领导小组报告。

2)院应急工作领导小组要立即启动相应的应急预案,派工作组于1h内赶赴现场,迅速组织开展药害事件的调查及现场处理工作。每12h一次向院应急工作领导小组报告一次药害事件的应急工作情况,以便及时采取有效措施,控制事态的发展。

3)院应急工作领导小组的有关人员都要开通通讯工具,保持通讯畅通。

4)院应急工作领导小组要加强应急值班制度,设专门值班室,安排双人24h值班电话,做好记录,及时向领导汇报。

5)加强与有关部门的协作开展应急工作。领导小组办公室主动与有关政府部门联系,沟通情况,通报信息,协调工作。

6)联系新闻媒体或通过网站,发布有关药害事件信息以及采取的应对措施。

7)其他应对措施。

2.三套预案由领导小组组长下达指令,启动第一套预案时,应同时报告市食品药品监管局及市政府。

(六)后期处置

1.药害事件得到有效控制或消除后,院应急工作领导小组须在2h内向市食品药品监管局和市政府报告。

2.药害事件发生后,有关单位或人员未依照本规定履行职责或行动迟缓、失职、渎职而造成损失或不良影响的,有关部门应依照党纪、政纪给予纪律处分或行政处分;对表现突出并做出贡献的予以表彰奖励。

二十五、临床合理用药管理制度

(一)目的

加强医院药事管理工作,促进临床合理用药,保障临床用药的安全、有效、经济,全面提高医疗质量。

（二）组织结构

医院药事管理与药物治疗学委员会和医疗质量管理委员会负责制定医院合理用药评价工作的具体内容并提供专业技术支持，合理用药评价工作由医疗管理部门和药剂科共同组织实施。

（三）工作内容

1．各临床科室主任为科室合理用药第一负责人，对本科合理用药、减少大处方进行督导管理，及时纠正本科室临床用药中存在的问题。

2．医师在临床诊疗过程中要尽量明确诊断，并了解患者用药史，药品不良反应既往史，按照药品说明书所列的适应证、药理作用、用法、用量、禁忌证、不良反应和注意事项等制定合理用药方案，执行用药方案时要密切观察疗效，注意不良反应，根据必要的指标和检验数据及时修订原用药方案。医师不得随意扩大药品说明书规定的适应证，因医疗创新确需扩展药品使用规定的，应报医院药事管理与药物治疗学委员会及伦理委员会审核同意后，报医疗管理部门、药剂科备案，经审批通过的药品方可在临床中超说明书使用；使用中药（含中药饮片、中成药）时，要根据中医辨证施治的原则，注意配伍禁忌，合理选药。

3．医师在使用有严重不良反应的药品时应告知患者，并严格掌握适应证、剂量和疗程，避免滥用。使用肝、肾毒性药品前应先进行肝、肾功能的检查，使用中应定时监测肝、肾功能的变化情况，并根据其变化情况及时调整用药。医护人员应严密注意患者用药后的反应，监测药物不良反应，一旦发生不良反应，要尽快采取正确有效的救治措施。

4．药剂科根据临床用药需要对药品进行拆零调配，并加强管理，杜绝药品质量事故的发生。药师按照《处方管理办法》的要求对处方用药进行适宜性和合理性审核，发现不合理用药情况告知开具处方的医师及时修改。

5．药师应积极开展用药监护工作。应严格新药审批制度，并认真贯彻执行；开展好合理用药咨询工作，宣传合理用药知识，加强信息交流，为临床提供合理用药参考。并经常进行药物利用评价，特别是抗菌药物合理应用调查分析，及时监督合理用药执行情况。发挥临床药师在合理用药中的作用和地位，参与医师药物治疗，提供药物信息，搞好以患者为中心的药学服务工作。

6．药剂科处方点评小组日常工作流程

（1）每月对临床的合理用药情况进行评价，评价方式包括处方/医嘱点评和药品用量动态监测及超常预警，每月将评价结果报告医疗管理部门及主管院长和院长，并向医院药事会汇报。

（2）处方点评小组将评价过程中发现的临床不合理用药问题及合理化用药建议及时向临床科室反馈，临床科室对处方点评结果有异议可于规定时间内向处方点评小组提出书面申诉意见，并提供临床用药依据。临床科室对处方点评结果如无异议应及时改正。

（3）药剂科负责将临床科室的申诉意见提交医院药事会讨论，并根据药事会决议修订院内处方点评标准。

（4）合理用药评价结果通过院内 OA 公示、《医院药讯》、医疗例会通报等形式在院内进行公示；医院将处方点评结果作为重要指标纳入科室绩效考核体系。

（5）医院对出现超常处方 3 次以上且无正当理由的医师提出警告，限制其处方权；限制处方权后，仍连续 2 次以上出现超常处方且无正当理由的，取消其处方权。

二十六、超说明书用药管理规定

（一）目的

为加强药事管理工作，促进临床合理用药，保障临床用药的安全性、有效性、合理性，避免用药风险和医疗纠纷的发生。

（二）范围

适用于诊疗活动中药品超说明书用药的全过程。

（三）政策

依据《中华人民共和国药品管理法》《医疗机构药事管理规定》《中华人民共和国侵权责任法》《药品说明书和标签管理规定》等制定。

（四）定义

超药品说明书用药（unlabeled uses, off-label uses, out-of label usage or outside of labeling）又称"药品说明书外用法""药品未注册用法"，是指临床实际使用药品的适应证、给药方法或用量等不在药品监督管理部门批准的说明书之内的用法。具体包括给药剂量、适应人群、适应证或给药途径与药品说明书不符合的用法。

（五）超说明书用药应满足的条件

1. 在影响患者生活质量或危及生命的情况下，无合理的可替代药品。使用超说明书用法时，必须充分考虑药品不良反应、禁忌证、注意事项，权衡患者获得的利益大于可能出现的危险，保证该用法是最佳方案。

2. 用药目的必须仅仅是为了患者的利益，而不是试验研究，或其他关乎医生自身利益的使用，这体现医疗人员的基本职业伦理。

3. 超说明书用药必须有充分的文献报道、循证医学研究结果等证据支持。有效性等级、推荐等级和证据等级的评价标准参照 Micromedex 的 Thomson 分级系统（表 4-6）。

表 4-6 Micromedex 的 Thomson 分级系统

有效性等级

等级	是否有效	含义
Class Ⅰ	治疗有效（effective）	药物治疗方案对特定适应证的证据和（或）专家意见表明治疗有效
Class Ⅱa	证据支持有效（evidence favors efficacy）	药物治疗方案对特定适应证有效性的证据和（或）专家意见存在分歧，但证据和（或）专家意见倾向有效
Class Ⅱb	有效性具有争议（evidence is inconclusive）	药物治疗方案对特定适应证有效性的证据和（或）专家意见存在分歧，证据和（或）专家意见对其有效性存在争议
Class Ⅲ	治疗无效（ineffective）	药物治疗方案对特定适应证的证据和（或）专家意见表明治疗无效

推荐等级

等级	是否有效	含义
Class Ⅰ	推荐（recommended）	药物治疗方案已被证实有效，推荐使用
Class Ⅱa	大多数情况下推荐（recommended, in most）	药物治疗方案通常认为是有效的，在大多数情况下推荐使用
Class Ⅱb	在某些情况下推荐（recommended, in some）	药物治疗方案可能有效，在某些情况下推荐使用，但大多数情况下不推荐使用
Class Ⅲ	不推荐使用（not recommended）	药物治疗方案没有效果，应避免使用
Class indeterminate	不明确	

证据等级

分类	含义
Category A	证据基于以下证据：随机对照试验的荟萃分析，多个、设计良好、大规模的随机临床试验
Category B	证据基于以下证据：结论冲突的随机对照试验的荟萃分析，小规模或研究方法有显著缺陷的随机对照试验，非随机研究
Category C	证据基于以下证据：专家意见或共识，个案报道或系列案例
No Evidence	没有证据

（六）申请备案流程

1. 当某种疾病治疗需要使用超说明书用药时，应由各临床科室向医院药事管理与药物治疗委员会（以下简称药事会）提出申请（填写《药品超说明书使用申请表》，参见表 4-7）并附上相关资料（如治疗指南、专家共识、循证医学证据及国内已出版的超说明书用药循证参考资料等）。

表 4-7 药品超说明书使用申请表

申请科室：	联系人：	联系电话：			
药品名称：					
说明书中规定的内容（适应证、适用人群、用法、用量）：					
申请超说明书的内容（勾选类别）： □适应证超说明书 □用法用量超说明书 □适应人群超说明书 □其它					
超说明书用药原因（详细描述）：					
超说明书用药循证医学证据汇总（列举证据出处，包括作者、题名、刊物/书籍名称、卷、期等，注明证据等级，并提交打印/复印件）：					
可能出现的风险：					
应急预案（具体可行方案，可另附文件）：					
申请科室：			科主任签名：		
申请日期： 年 月 日			联系电话：		
药剂科意见： 超说明书用药循证医学证据（Micromedex 的 Thomson 分级，勾选等级）					
有效性等级		推荐等级		证据等级	
□Ⅰ	治疗有效	□Ⅰ	推荐	□A	随机对照试验的荟萃分析；多个、设计良好、大规模的随机临床试验
□Ⅱa	证据支持有效	□Ⅱa	大多数情况下推荐	□B	结论冲突的随机对照试验的荟萃分析；小规模或研究方法有显著缺陷的随机对照试验；非随机研究
□Ⅱb	有效性具有争议	□Ⅱb	在某些情况下推荐使用	□C	专家意见或共识；个案报道或系列案例
□Ⅲ	治疗无效	□Ⅲ	在某些情况下不推荐使用	□D	没有证据
负责临床药师签名： 药剂科主任签名： 年 月 日					
药事管理与药物治疗学委员会意见： □Ⅰ级：在超说明书用法使用前，由医师口头告知患或家属、监护人，征得其同意后使用。 □Ⅱ级：在超说明书用药使用前，医师应书面告知患者或家属、监护人超说明书用药的性质和该用法可能出现的各种不可预测的危险，并在患者表示理解后签署知情同意书。 □Ⅲ级：临床不得使用。 主任委员签名： 年 月 日					

2．药剂科组织临床药师承担超说明书用药的循证评价工作，药事会组织相关专家对循证评价结果进行讨论并确定推荐意见，药事会负责对推荐意见进行审核和发布。

3．药事会根据超说明书用药的循证证据对超说明书用药情况进行分级（3级）。Ⅰ级：

在超说明书用法使用前,由医师口头告知患或家属、监护人,征得其同意。Ⅱ级:在超说明书用药使用前,医师应书面告知患者或家属、监护人超说明书用药的性质和该用法可能出现的各种不可预测的危险,并在患者表示理解后签署知情同意书(推荐使用的《超说明书用药知情同意书》参见表4-8),知情同意书附在患者的病例中。Ⅲ级:临床不得使用。

4. 审批结果由医疗职能部门和药剂科备案留存。

表4-8 超说明书用药知情同意书

姓名:　　　性别:　　　年龄:
科室:　　　住院号:　　　床位:
临床诊断:
涉及超说明书用药的药品(以下简称被告知药品):
名称:　　　规格:　　　剂型:
名称:　　　规格:　　　剂型:
名称:　　　规格:　　　剂型:

为了您健康利益的最大化,我们针对您的病情,建议使用"超说明书用药"。为了让您更好地理解,我们进行如下善意告知:
1. 您的病情,目前临床常规使用药品并不理想。在充分考虑药品不良反应、禁忌证、注意事项,权衡患者获得的利益大于可能出现的危险,我们认为此药品超说明书用法是您目前的最佳治疗方案。
2. 药品超说明书用法不是用于临床试验或科研目的,否则您有权利拒绝接受。
3. 您有权利要求医师、药师用通俗的语言对本知情同意书所载内容进行讲解,在医师、药师讲解后您有权利向其提问,并应当得到客观、科学的回答。
4. 您已经被告知并理解,使用被告知药品可能发生意外或如下不良反应,包括且不限于:
名称:　　　　　　　　　不良反应:
名称:　　　　　　　　　不良反应:
名称:　　　　　　　　　不良反应:
如果发生医疗意外情况或上述不良反应,医生将按有关诊治常规积极救治患者,使您尽快康复。
医师(或药师)签名:　　　签名日期:　　年　月　日
我声明:经医师、药师告知,我已经充分理解上述情况,同意接受被告知药品的超说明用法,并接受此种治疗可能发生的医疗风险。

患者或家属(监护人)签名:　　　　　　　与患者关系:
[如果患者为未成年人、患者丧失意识或各种原因导致思维障碍,由监护人或亲属代签本知情同意书。如果患者曾明确告知同意(或家属要求)对其采取隐瞒病情的保护性医疗措施,由患者书面授权的自然人(或家属)签署本同意书。]
(此表一式两份,一份交患者或家属,一份归患者病历存档。)

(七)超说明书用药的使用

1. 批准的超说明书用药方案仅限申请科室使用。
2. 医师在使用本科室申请通过的超说明书用药时,应按药事会批准等级向患者或家属、监护人进行口头告知并签署知情同意书（参见表4-8）。

3．药师调剂超说明书用药时，需认真核对处方、医嘱，超说明书用药备案或知情同意书，确认无误后方可调剂。对于未经备案，即便已签署《超说明书用药知情同意书》，药师应及时与医生沟通进行合理干预。

（八）超说明书用药合理性监控与持续改进

1．药剂科做好超说明书用药临床用药监测、评价和超常预警工作。

2．医疗管理部门将超说明书用药规范性纳入医疗质量检查内容，对违规超说明书用药的科室及个人，及时进行通报，并责成相关科室及个人整改，持续提高超说明书用药的规范性。

3．药事管理委员会每年应组织医学和药学专家对超说明书用药的药品品种进行有效性和安全性评估。

二十七、处方点评管理制度

为规范医院处方点评工作，提高处方质量，促进合理用药，保障医疗安全。依据《处方管理办法》《医院处方点评管理规范（试行）》等制定。

（一）组织管理

1．处方点评工作在医院药事管理与药物治疗学委员会（以下简称药事会）和医疗质量管理委员会领导下，由医院医疗职能部门和药剂科共同组织实施。

2．医院根据本医院的性质、功能、任务、科室设置等情况，在药事会下建立由医院药学、临床医学、临床微生物学、医疗管理等多学科专家组成的处方点评专家组，为处方点评工作提供专业技术咨询。

3．医院药剂科成立处方点评工作小组，负责处方点评的具体工作。处方点评工作小组成员应当具备以下条件：具有较丰富的临床用药经验和合理用药知识，具有中级以上药学专业技术职称。

（二）处方点评的实施

医院药剂科应当会同医疗管理部门，根据医院诊疗科目、科室设置、技术水平、诊疗量等实际情况，确定具体抽样方法和抽样率。逐步完善处方点评信息化系统，实现与医院信息系统的联网与信息共享。

1．门急诊处方点评

每月门急诊处方的抽样率不应少于总处方量的1‰，绝对数≥300张，其中门诊处方≥200张、急诊处方≥100张。

2．住院医嘱点评

病区（区）医嘱单的抽样率（按出院病历数计）不应少于1%，且每月点评出院病历绝对数不应少于30份。

3．专项处方点评

（1）根据药事管理和药物临床应用管理的现状和存在的问题，确定点评的范围和内容，对特定的药物或特定疾病的药物（如国家基本药物、血液制品、中药注射剂、肠外营养制剂、抗菌药物、辅助治疗药物、激素等临床使用及超说明书用药、肿瘤患者和围手术期用药等）使用情况进行的处方点评。

（2）落实抗菌药物临床应用分级管理制度，开展特殊使用抗菌药物（如糖肽类：万古霉素、去甲万古霉素；喹诺酮类：莫西沙星；噁唑酮类：利奈唑胺；碳青霉烯类：美洛培南；抗真菌类：伊曲康唑）专项点评工作。

（三）处方点评的结果

处方点评结果分为合理处方和不合理处方。不合理处方包括不规范处方、用药不适宜处方及超常处方。

1．有下列情况之一的，应当判定为不规范处方：

（1）处方的前记、正文、后记内容缺项，书写不规范或者字迹难以辨认的；

（2）医师签名、签章不规范或者与签名、签章的留样不一致的；

（3）药师未对处方进行适宜性审核的（处方后记的审核、调配、核对、发药栏目无审核调配药师及核对发药药师签名，或者单人值班调剂未执行双签名规定）；

（4）新生儿、婴幼儿处方未写明日、月龄的；

（5）西药/中成药与中药饮片未分别开具处方的；

（6）未使用药品规范名称开具处方的；

（7）药品的剂量、规格、数量、单位等书写不规范或不清楚的；

（8）用法、用量使用"遵医嘱"、"自用"等含糊不清字句的；

（9）处方修改未签名并注明修改日期，或药品超剂量使用未注明原因和再次签名的；

（10）开具处方未写临床诊断或临床诊断书写不全的；

（11）单张门急诊处方超过五种药品的；

（12）无特殊情况下，门诊处方超过7日用量，急诊处方超过3日用量，慢性病、老年病或特殊情况下需要适当延长处方用量未注明理由的；

（13）开具麻醉药品、精神药品、医疗用毒性药品、放射性药品等特殊管理药品处方未执行国家有关规定的；

（14）医师未按照抗菌药物临床应用管理规定开具抗菌药物处方的；

（15）中药饮片处方药物未按照"君、臣、佐、使"的顺序排列，或未按要求标注药物调剂、煎煮等特殊要求的。

2．有下列情况之一的，应当判定为用药不适宜处方：

（1）适应证不适宜的；

（2）遴选的药品不适宜的；

（3）药品剂型或给药途径不适宜的；

（4）无正当理由不首选国家基本药物的；

（5）用法、用量不适宜的；

（6）联合用药不适宜的；

（7）重复给药的；

（8）有配伍禁忌或者不良相互作用的；

（9）其它用药不适宜情况的。

3．有下列情况之一的，应当判定为超常处方：

（1）无适应证用药；

（2）无正当理由开具高价药的；

（3）无正当理由超说明书用药的；

（4）无正当理由为同一患者同时开具2种以上药理作用相同药物的。

（四）点评结果应用与持续改进

1．医院药剂科应当会同医疗管理部门对处方点评小组提交的点评结果进行审核，定期公布处方点评结果，通报不合理处方；根据处方点评结果，对医院在药事管理、处方管理和临床用药方面存在的问题，进行汇总和综合分析评价，提出质量改进建议，并向医院药事会和医疗质量管理委员会报告；发现可能造成患者损害的，应当及时采取措施，防止损害发生。

2．医院药事会和医疗质量管理委员会应当根据药剂科会同医疗管理部门提交的质量改进建议，研究制定有针对性的临床用药质量管理和药事管理改进措施，并责成相关部门和科室落实质量改进措施，提高合理用药水平，保证患者用药安全。

3．医院应当将处方点评结果作为重要指标纳入医师定期考核指标体系。

4．医院应当将处方点评结果纳入科室及其工作人员绩效考核和年度考核指标，建立健全相关的奖惩制度。

（五）监督管理

1．医院应当对开具不合理处方的医师，采取教育培训、批评等措施；对于开具超常处方的医师按照《处方管理办法》的规定予以处理；一个考核周期内5次以上开具不合理处方的医师，应当认定为医师定期考核不合格，离岗参加培训；对患者造成严重损害的，医院应当上报卫生行政部门，按照相关法律、法规、规章给予相应处罚。

2．药师未按规定审核处方、调剂药品、进行用药交待或未对不合理处方进行有效干预的，医院应当采取教育培训、批评等措施；对患者造成严重损害的，医院应当上报卫生行政部门，依法给予相应处罚。

二十八、高警示药品分级管理制度

（一）定义

"高警示药品"是指使用不当会对患者造成严重伤害或死亡的药物，其特点是出现的差错可能不常见，而一旦发生后果非常严重。具体药品详见中国药学会医院药学专业委员会《中国高警示药品推荐目录 2015 版》。

（二）高警示药品专用标识

中国药学会医院药学专业委员会设计高警示药品专用标识（详见图 4-1），该标识用于医疗机构高警示药品管理。可制成标贴粘贴在高警示药品储存处，也可嵌入电子处方系统、医嘱处理系统和处方调配系统，以提示医务人员正确处置高警示药品。

（三）高警示药品分级管理

1. 高警示药品的管理可以采用"金字塔式"的分级管理模式，见图 4-2：
2. 高警示药品分级管理中各级别的特点：

A 级高警示药品是高警示药品管理的最高级别，是使用频率高，一旦用药错误，患者死亡风险最高的高警示药品，医疗单位必须重点管理和监护，具体包含如下几类（表 4-9）。

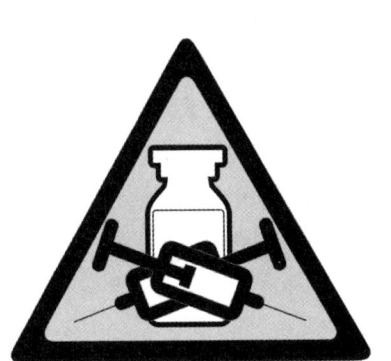

图 4-1 高警示药品专用标识

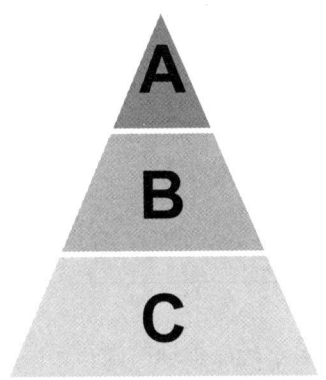

图 4-2 高警示药品"金字塔式"的分级管理模式图

表 4-9 A 级高警示药品

编号	药品种类	编号	药品种类
1	静脉用肾上腺素能受体激动药（如肾上腺素）	8	硝普钠注射液
2	静脉用肾上腺素能受体拮抗药（如普萘洛尔）	9	磷酸钾注射液
3	高渗葡萄糖注射液（20% 或以上）	10	吸入或静脉麻醉药（丙泊酚等）
4	胰岛素，皮下或静脉用	11	静脉用强心药（如地高辛、米力农）
5	硫酸镁注射液	12	静脉用抗心律失常药（如胺碘酮）
6	浓氯化钾注射液	13	浓氯化钠注射液
7	100ml 以上的灭菌注射用水	14	阿片酊

A 级高警示药品管理措施：

（1）应有专用药柜或专区贮存，药品储存处有明显专用标识。

（2）病区药房发放 A 级高警示药品须使用高警示药品专用袋，药品核发人、领用人须在专用领单上签字。

（3）护理人员执行 A 级高警示药品医嘱时应注明高危，双人核对后给药。

（4）A 级高警示药品应严格按照法定给药途径和标准给药浓度给药，超出标准给药浓度的医嘱医生须加签字。

（5）医生、护士和药师工作站在处置 A 级高警示药品时应有明显的警示信息。

B 级高警示药品是高警示药品管理的第二层，包含的高警示药品使用频率较高，一旦用药错误，会给患者造成严重伤害，但给患者造成伤害的风险等级较 A 级低，具体有如下几类（见表 4-10）。

表 4-10　B 级高警示药品

编号	药品种类	编号	药品种类
1	抗血栓药（抗凝剂，如华法林）	10	静脉用催产素
2	硬膜外或鞘内注射药	11	静脉用中度镇静药（如咪达唑仑）
3	放射性静脉造影剂	12	小儿口服用中度镇静药（如水合氯醛）
4	全胃肠外营养液（TPN）	13	阿片类镇痛药，注射给药
5	静脉用异丙嗪	14	凝血酶冻干粉
6	依前列醇注射液	15	阿托品注射液（规格 5mg/ml）
7	秋水仙碱注射液	16	高锰酸钾外用制剂
8	心脏停搏液	17	注射用三氧化二砷
9	注射用化疗药	18	茶碱类药物，静脉途径

B 级高警示药品管理措施：

（1）药库、药房和病区小药柜等药品储存处有明显专用标识。

（2）护理人员执行 B 级高警示药品医嘱时应注明高危，双人核对后给药。

（3）B 级高警示药品应严格按照法定给药途径和标准给药浓度给药。超出标准给药浓度的医嘱医生须加签字。

（4）医生、护士和药师工作站在处置 B 级高警示药品时应有明显的警示信息。

C 级高警示药品是高警示药品管理的第三层，包含的高警示药品使用频率较高，一旦用药错误，会给患者造成伤害，但给患者造成伤害的风险等级较 B 级低，具体有如下几类（见表 4-11）。

表 4-11　C 级高警示药品

编号	药品种类	编号	药品种类
1	口服降糖药	6	口服化疗药
2	甲氨蝶呤片（口服，非肿瘤用途）	7	腹膜和血液透析液
3	阿片类镇痛药，口服	8	中药注射剂
4	脂质体药物	9	对育龄人群有生殖毒性的药品，如阿维 A 胶囊、异维 A 酸片
5	肌肉松弛剂（如维库溴铵）		

C 级高警示药品管理措施：

(1) 医生、护士和药师工作站在处置 C 级高警示药品时应有明显的警示信息。

(2) 门诊药房药师和治疗班护士核发 C 级高警示药品应进行专门的用药交代。

二十九、抗菌药物管理制度

（一）组织管理

1．全面成立抗菌药物管理工作小组

组　长：主管医疗副院长

副组长：医务部主任，药剂科主任

成　员：感控科主任及各科室主任、临床药师

秘　书：抗感染专业临床药师

2．工作职责

(1) 贯彻执行抗菌药物管理相关的法律、法规、规章，制定本机构抗菌药物管理制度并组织实施；

(2) 审议本机构抗菌药物供应目录，制定抗菌药物临床应用相关技术性文件，并组织实施；

(3) 对本机构抗菌药物临床应用与细菌耐药情况进行监测，定期分析、评估、上报监测数据并发布相关信息，提出干预和改进措施；

(4) 对医务人员进行抗菌药物管理相关法律、法规、规章制度和技术规范培训，组织对患者合理使用抗菌药物的宣传教育；

(5) 医疗机构遴选和新引进抗菌药物品种，应当由临床科室提交申请报告，经药剂科审核合格，提交抗菌药物管理小组审议，审议意见带入药事管理与药物治疗学委员会讨论，三分之二以上委员投票通过后方可列入医院采购供应目录；

(6) 抗菌药物品种或者品规存在安全隐患、疗效不确定、耐药率高、性价比差或者违规使用等情况的，临床科室可提出清退或更换，经抗菌药物管理小组同意后，报药事管

理与药物治疗学委员讨论，通过后执行。清退或者更换的抗菌药物品种或者品规原则上12个月内不得重新进入本机构抗菌药物供应目录。

3．部门职责

（1）医务部贯彻执行抗菌药物管理相关的法律、法规、规章，监督医院抗菌药物管理制度及相关技术行文件的实施；

（2）药剂科负责制定本医疗机构抗菌药物供应目录和抗菌药物临床应用相关技术性文件；

（3）药剂科对医务人员进行抗菌药物管理相关法律、法规、规章制度和技术规范培训，组织对公众合理使用抗菌药物宣传教育；

（4）药剂科负责全院抗菌药物的统一供应，医院其他科室或者部门不得从事抗菌药物的采购、调剂活动，不得在临床使用非药剂科供应的抗菌药物；

（5）药剂科负责抗菌药物处方、医嘱点评的实施，并将点评结果作为临床科室和医务人员绩效考核依据；

（6）药剂科开展抗菌药物临床应用监测工作，分析本机构及临床各专业科室抗菌药物使用情况，评估抗菌药物使用适宜性；对抗菌药物使用趋势进行分析，对抗菌药物不合理使用情况应当及时采取有效干预措施；

（7）检验科开展细菌耐药监测工作，定期发布细菌耐药信息，建立细菌耐药预警机制，采取相应措施；

（8）感染控制科（处）、检验科和药剂科，对本机构抗菌药物临床应用与细菌耐药情况进行监测，定期分析、评估监测数据并发布相关信息，提出干预和改进措施；

（9）各临床科室主任负责对本科室抗菌药物使用情况进行自查监督，确保抗菌药物的合理应用。

（二）抗菌药物临床应用管理

1．目的

进一步加强医院抗菌药物临床应用管理，促进抗菌药物合理使用，有效控制细菌耐药，保证医疗质量和医疗安全。

2．范围

适用于诊疗活动中必须使用抗菌药物的相关工作。

3．政策

依据《抗菌药物临床应用指导原则》及《抗菌药物临床应用管理办法》制定。

4．定义

抗菌药物是指治疗细菌、支原体、衣原体、立克次体、螺旋体、真菌等病原微生物所致感染性疾病病原的药物，不包括治疗结核病、寄生虫病和各种病毒所致感染性疾病的药物以及具有抗菌作用的中药制剂。

5．抗菌药物临床应用的基本原则

抗菌药物临床应用应当遵循安全、有效、经济的原则，基于以下两方面：有无抗菌药物应用指征，选用品种及给药方案是否适宜。

（1）根据患者的症状、体征、实验室检查或放射、超声等影像学结果，诊断为细菌、真菌、结核分枝杆菌、非结核分枝杆菌、支原体、衣原体、螺旋体、立克次体及部分原虫等病原微生物所致感染性疾病，可使用抗菌药物；非上述感染原则上不得使用。

（2）对临床诊断为细菌性感染的患者应在开始抗菌治疗前，及时留取相应合格标本送病原学检测，以尽早明确病原菌和药敏结果，并据此调整抗菌药物治疗方案。

（3）抗菌药物的经验治疗：在未获知细菌培养及药敏结果前，可根据患者的感染部位、基础疾病、发病情况、发病场所、既往抗菌药物用药史及治疗反应等推测可能病原体，先给予抗菌药物经验治疗。待获知病原学检测及药敏结果后，结合先前的治疗反应调整用药方案。

（4）按抗菌药物作用特点（抗菌谱和抗菌活性）和人体药代动力学（吸收、分布、代谢和排泄过程）不同，按临床适应证正确选用抗菌药物。

（5）综合患者病情、病原菌种类及抗菌药物特点制订抗菌治疗方案，包括抗菌药物的选用品种、剂量、给药次数、给药途径、疗程及联合用药。

6．抗菌药物预防性应用的基本原则

（1）制定非手术患者抗菌药物的预防性应用方案。

（2）制定围手术期抗菌药物预防性应用的原则。

（3）制定侵入性诊疗操作患者的抗菌药物的预防应用方案。

7．病原微生物检测及耐药性监测工作

（1）加强病原微生物检测工作，提高病原学诊断水平。

（2）开展细菌耐药性监测工作，定期发布细菌耐药性信息，报送地区和全国细菌耐药监测网，建立细菌耐药性预警机制，针对不同的细菌耐药性水平，采取不同的应对措施：

1）对主要目标细菌耐药率超过30%的抗菌药物，应及时将预警信息通报医务人员；

2）对主要目标细菌耐药率超过40%的抗菌药物，应慎重经验用药；

3）对主要目标细菌耐药率超过50%的抗菌药物，应参照药敏试验结果选用；

4）对主要目标细菌耐药率超过75%的抗菌药物，应暂停该类抗菌药物的临床应用，并根据追踪细菌耐药监测结果，再决定是否恢复其临床应用。

（三）抗菌药物分级管理

1．目的

为减少抗菌药物过度使用，降低抗菌药物选择性压力，延缓细菌耐药性上升趋势，构建抗菌药物临床应用分级管理制度，明确抗菌药物分级，落实各级医师使用抗菌药物的处方权限。

2．范围

适用于诊疗活动中必须使用抗菌药物的相关工作。

3．政策

依据《抗菌药物临床应用指导原则》及《抗菌药物临床应用管理办法》制定。

4．定义

（1）非限制使用级　经临床长期应用证明安全、有效，对病原菌耐药性影响较小，价格相对较低的抗菌药物。

（2）限制使用级　经长期临床应用证明安全、有效，对病原菌耐药性影响较大，或价格相对较高的抗菌药物。

（3）特殊使用级　具有明显或严重不良反应，不宜随意使用；抗菌作用较强、抗菌谱广，经常或过度使用会使病原菌过快产生耐药的；疗效、安全性方面的临床资料较少，不优于现用药物的；新上市的，在适应证、疗效或安全性方面尚需进一步考证的、价格昂贵的抗菌药物。

5．管理办法

（1）分级原则　根据安全性、疗效、细菌耐药性、价格等因素，将抗菌药物分为非限制使用、限制使用与特殊使用三级。并依据分级原则制定医院抗菌药分级目录。

（2）处方权限与临床应用

1）住院医师根据诊断和患者病情开具非限制级抗菌药物处方。具有中级以上专业技术职务任职资格的医师，经培训并考核合格后，可为具有严格临床用药指征或确凿依据患者开具限制级抗菌药物处方。具有高级专业技术职务任职资格的医师，经培训并考核合格后，可开具特殊级抗菌药物处方。

2）对轻度与局部感染患者应首先选用非限制级抗菌药物进行治疗；严重感染、免疫功能低下者合并感染或病原菌只对限制级或特殊级抗菌药物敏感时，可选用限制级或特殊级抗菌药物治疗。

3）特殊级抗菌药物的选用应从严控制。

①特殊级抗菌药物会诊人员由医院内部授权的具有抗菌药物临床应用经验的感染性疾病科、呼吸科、重症医学科、微生物检验科、药剂科等高级职称的医师和抗菌药物相关专业临床药师担任。

②特殊使用级抗菌药物不得在门诊使用。

③有下列情况之一可考虑越级应用特殊级抗菌药物：感染病情严重者；免疫功能低下患者发生感染时；已有证据表明病原菌只对特殊级抗菌药物敏感的感染。使用时间限定

第四章 药事管理制度

在24小时之内,其后需要补办审办手续并由具有处方权限的医师完善处方手续。

(四)专项处方点评制度

1. 目的

为加强抗菌药物临床应用管理,促进临床合理用药,制定抗菌药物处方、医嘱点评制度。

2. 处方抽样方案

(1) 处方抽样数量

处方包括门诊处方和住院医嘱。处方抽样数量按照医疗管理部门备案的医院具有抗菌药物处方权的医师数,计算每月需查门诊处方数为:医师人数 ×25%× a 份,每月住院医嘱数为:医师人数 ×25%× b 份,(a+b ≥ 50)。

(2) 门诊处方及住院医嘱的抽样方法

1) 门诊处方抽样:药剂科每月随机抽取每个科室每月 11—20 日间连续两天(不包括节假日)的门诊处方,如果当天门诊处方数 > 100 张的科室,随机抽取 100 张门诊处方;如果当天门诊处方数 < 100 张,则抽取两天全部门诊处方。

2) 住院医嘱(病例)抽样:药剂科临床药师每月 1—25 日期间每天(不包括节假日),随机抽取全院每个科室的当天出院病例 1 份。

3. 处方点评原则

(1) 抗菌药物处方合理性的评价标准

根据卫生部《抗菌药物临床应用指导原则》以及《抗菌药物临床应用管理办法》对抽查的处方进行点评。

(2) 抗菌药物临床应用评价标准

相关评价标准见表 4-12 非手术用药合理性评价标准和表 4-13 手术病历用药合理性评价标准。

表 4-12 非手术用药合理性评价标准

评价项目	合理	不合理
适应证	1. 有治疗细菌感染的临床诊断 2. 有预防用药指征	1. 无治疗细菌感染的临床诊断 2. 无预防用药指征
药物选择	用药选择符合《原则》及相关管理规定	1. 选择药物超出《原则》及相关管理规定 2. 超抗菌谱用药 3. 药物选择起点高 4. 未注意特殊人群用药特点 5. 无指征用药

续表

评价项目	合理	不合理
单次剂量	单次剂量正确	1．单次剂量过大
		2．单次剂量过小
每日给药频次	符合药品说明书	不符合药品说明书
溶剂	选择正确	1．溶剂选择错误
		2．用量错误
给药途径	正确	不当
用药疗程	疗程恰当	1．疗程过长
		2．疗程过短
联合用药	1．有多病菌混合感染指征	1．无指征
	2．有协同增加疗效	2．无协同
	3．降低各自毒性	3．增加毒性
		4．品种多（同时使用多于3种）
更换药物	有更换药物的依据	1．无更换药物的依据
		2．频繁换药

表4-13　手术病历用药合理性评价标准

评价项目	合理	不合理
适应证	1．Ⅰ类切口手术范围大、时间长	无预防用药指征
	2．Ⅰ类切口手术涉及重要器官	
	3．Ⅰ类切口手术有异物植入	
	4．Ⅰ类切口手术年龄＞70岁	
	5．Ⅰ类切口手术糖尿病控制不佳	
	6．Ⅰ类切口手术恶性肿瘤放、化疗中	
	7．Ⅰ类切口手术免疫缺陷或营养不良	
	8．Ⅱ类切口手术有指征	
	9．Ⅲ类切口手术有指征	
药物选择	用药选择符合《原则》及相关管理规定	1．选择药物超出《原则》及相关管理规定
		2．超抗菌谱用药
		3．药物选择起点高
		4．未注意特殊人群用药特点
		5．无指征用药
单次剂量	单次剂量正确	1．单次剂量过大
		2．单次剂量过小

续表

评价项目	合理	不合理
每日给药频次	符合药品说明书	不符合药品说明书
溶剂	1．选择正确 2．用量正确	1．选择错误 2．用量错误
给药途径	正确	不当
术前用药时间	1．在切皮前 0.5～2 h 之内给药 2．污染手术治疗用药，术前 2～72 h 给药	1．在切皮前＞2 h 给药 2．术前未给药、切皮后或术后给药 3．切皮前＜0.5 h 给药 4．污染手术术前治疗＞72 h
术中用药	1．无须追加 2．手术时间＞3 h 已追加 3．失血＞1500 ml 已追加	1．违规追加 2．手术时间＞3 h 未追加 3．失血＞1500 ml 未追加
术后用药	用药时间符合《原则》或临床情况	用药时间长，不符合《原则》或临床情况
联合用药	1．有多病菌混合感染指征 2．联用有协同增加疗效 3．联用降低各自毒性	1．无指征 2．无协同 3．增加毒性 4．多品种（同时使用 3 种以上）
更换药物	有更换药物的依据	1．无更换药物的依据 2．术前术后更换药物无依据 3．频繁换药

4．处方点评工作方案

（1）门诊处方点评

每月由药剂科主管药师根据上述"标准"负责完成当月门诊处方评价，数据统计、整理以及门诊处方点评工作报告，上交临床药学负责人；临床药学负责人审核并报告药剂科主任审阅，最终呈报医疗管理部门、医保办，以及抗菌药物合理应用领导小组。

（2）住院医嘱点评

首先药剂科临床药师每天对随机抽样的住院医嘱依据上述"标准"初评；临床药学室负责人或抗感染专业临床药师对住院医嘱的点评结果进行审核；每月 25 日前将每个科室抗菌药物住院医嘱点评结果汇总、撰写报告呈交医疗管理部门。

5．点评结果公示与处罚

（1）药剂科每季度汇总门诊处方、住院医嘱抗菌药物点评结果，向全院公示。

（2）对出现抗菌药物超长处方 3 次以上且无正当理由的医师予以警告，限期整改，依照抗菌药物分级管理规定，限制其特殊使用级和限制使用级抗菌药物的处方权。限制处方权后，仍 2 次以上超长处方且无正当理由的，将视情依法、依规予以取消其处方权、降级使用、吊销医师执业证书等处理。

（五）抗菌药物临时申请购药管理

1．目的

规范抗菌药物临床应用管理，促进抗菌药物合理使用。

2．范围

适用于抗菌药物临时申购的全过程。

3．政策

依据《抗菌药物临床应用管理办法》制定。

4．操作规程

（1）抗菌药物临时申请购药的范围

1）经科室会诊讨论决定，临床特殊感染患者治疗需求，而医院采购目录未包括的抗菌药物，且医院目录中也无同类可替代药物时，可以启动临时采购程序。

2）由医院药事管理与药物治疗学委员会抗菌药物管理工作组制定可以进行临时购药的药品目录。

（2）临时申请购药的次数　同一通用名抗菌药物品种启动临时采购程序不得超过 5 次。如果超过 5 次，由医院药事管理与药物治疗学委员会抗菌药物管理工作组讨论是否列入本院抗菌药物采购目录。调整后的采购目录抗菌药物总品种数不得增加。

（3）申请程序

1）由具有主治医师或以上职称的临床医师提出临时购药申请，填写医院临时购药申请书，申请书中注明申请购入抗菌药物的名称、剂型、规格、数量、使用对象和使用理由，以及医生联系方式和使用部门。

2）申请书由临床科室主任审核签字。

3）申请药物在医院抗菌药物临时购药目录中的，由医务部负责审核是否是特殊感染的必须用药并签字。不在目录内的药物交由药事管理与药物治疗学委员会抗菌药物管理小组讨论。

4）审核批准后，由药剂科主任签字后交采购部门。

5）采购部门按申请书中的申请量临时一次性购入使用。

三十、抗肿瘤药物管理制度

（一）目的

为规范抗肿瘤药物临床使用行为，提高抗肿瘤药物使用的安全性和合理性，依据原卫生部《抗肿瘤药物临床应用指导原则》特制定本制度。

（二）定义

抗肿瘤药物是指在肿瘤治疗过程中使用的各种控制肿瘤的药物，包括细胞毒性药物、肿瘤分子靶向药物和生物治疗药物等，不包括各种肿瘤治疗辅助药物，如促进白细胞增生药、止吐剂、镇痛剂等。

（三）抗肿瘤药物临床应用的基本原则

正确合理地应用抗肿瘤药物是提高肿瘤患者生存率和生活质量，降低死亡率、复发率和不良反应发生率的重要手段，是肿瘤综合治疗的重要部分。对抗肿瘤药物应用要谨慎合理，需遵循以下基本原则：

1．权衡利弊，最大获益

力求患者从抗癌治疗中最大获益，用药前充分掌握患者病情，进行严格的风险评估，权衡患者对抗肿瘤药物治疗的接受能力、对可能出现的毒副反应的耐受力和经济承受力，确保药物治疗的有效性、安全性与经济性，尽量规避风险，客观评估疗效，避免所谓"无效但安全"的不当用药行为。

2．目的明确，治疗有序

针对患者肿瘤临床分期和身体耐受情况，进行有序治疗，并明确每个阶段的治疗目标。

3．医患沟通，知情同意

用药前务必与患者及家属充分沟通，说明治疗目的、疗效、给药方法以及可能引起的毒副作用等，医患双方尽量达成共识，并签署知情同意书。

4．治疗适度，规范合理

抗肿瘤药物治疗应行之有据，规范合理，依据业内公认的临床诊疗指南、规范或专家共识实施治疗，确保药物适量、疗程足够，不宜随意更改，避免治疗过度或治疗不足。切忌重复用药。

5．熟知病情，因人而异

应根据患者年龄、性别、种族以及肿瘤的病理类型、分期、耐受性学特征、既往治疗情况、个人治疗意愿、经济承受能力等因素综合制定个体化的抗肿瘤药物治疗方案，并随患者病情变化及时调整。

特殊年龄（新生儿、儿童、老年）及妊娠期、哺乳期妇女患者和有重要基础疾病的患者应充分考虑人群的特殊性，从严掌握适应证，制定合理可行的治疗方案。

6．不良反应，谨慎处理

必须参见说明书谨慎选择、合理应用抗肿瘤药物，充分认识并及时发现可能出现的毒副作用，施治前应有相应的救治预案，毒副反应一旦发生，应及时处理。

（四）抗肿瘤药物的管理

鉴于抗肿瘤药物的特性，结合实际用药情况，在抗肿瘤药物的储存、保管、调配、配置、传送、使用和处置等各个环节建立健全的管理制度，包括安全用药制度，安全管理措施，工作流程等，以保证抗肿瘤药物安全有效地管理和使用，同时做好相关人员的防护和环境保护工作。医疗机构药事管理与药物治疗学委员会应对本机构抗肿瘤药物的管理和使用制定安全监管办法并具体实施，同时应加强抗肿瘤药物不良反应的上报工作，防范抗肿瘤药物不良事件的发生。

1．分级管理

按照指导原则，根据抗肿瘤药物特点、药品价格等因素，将抗肿瘤药物分为特殊管理药物、一般管理药物和临床试验用药物三级进行管理。

（1）特殊管理药物

1）药物本身或药品包装的安全性较低，一旦药品包装破损可能对人体造成严重损害。

2）药物在正常使用过程中可能导致患者发生严重不良反应，用药前需充分评估患者的身体条件。

3）生物治疗及生物靶向治疗药物。

4）药品包装上具有明确毒性药品标识的抗肿瘤药物。

5）价格相对较高的药品。

（2）一般管理药物

未纳入特殊管理和非临床试验用药物，属于一般管理范围。

（3）如特殊管理药物同时为临床试验用药物时，则按照特殊管理药物管理要求。

2．使用管理

（1）药品管理：

1）抗肿瘤药物须有明显标识，做到账物相符。各医院可根据实际情况细化管理措施。

2）静脉用抗肿瘤药物配置成品的保存条件，如放置时间、储存温度、是否需要避光等应符合药品说明书要求。用药过程中，应注意抗肿瘤药物的保存条件、给药方式、输注速度、输注时间、渗漏处理等各个环节，严格把关。

（2）药品使用

1）特殊管理药物：严格掌握用药指征，需经过科室查房讨论决定治疗方案，由副主任医师以上人员审核、签名后方可使用。特殊情况下未经会诊同意或需越级使用的，处方量不得超过1日用量，并做好相关病历记录。

2）一般管理药物：根据病情需要，由主治医师及以上人员签名方可使用。

3）安全用药：在选择和使用抗肿瘤药物时，应注意溶媒的选择、药物的剂量与浓度、与其他药物之间的配伍禁忌、滴注速度与用药后观察。密切关注药物不良反应，一旦发生应立即对症处理并及时上报有关部门。

4）用药复核：给患者使用抗肿瘤药物前必须核对患者信息、药品信息，并仔细检查药品的外观状况，确认无误后方可给药。特殊管理的抗肿瘤药物使用时必须由护师复核。

5）渗漏处理：医护人员应掌握抗肿瘤药物的相关不良反应及药液渗漏发生时的应急预案和处置办法。一旦出现给药部位药液漏出，需及时采取相应的对症处理，以减轻对患者造成的局部损害。有较大刺激性的药物应采取深静脉给药方式。

（五）处方权和调剂管理

1．处方权管理

医师获得肿瘤药物处方权的管理参照《医院高风险诊疗技术授权管理制度》。非肿瘤专科医师无抗肿瘤药物使用处方权。如需开具抗肿瘤药物需具有相关抗肿瘤药物使用处方权的医师签字。通过 HIS 设定抗肿瘤药物管理级别及医师的处方权限。

2．调剂管理

调配抗肿瘤药物须凭医师开具的处方或医嘱单，经药师审核后予以调配；并由药师复核药品，确认无误方可发放或配置。药师经过相关药品管理制度及专业知识培训后方可从事抗肿瘤药物调配。

3．配置管理

静脉用抗肿瘤药物实行集中调配，从事静脉配置工作的药师及护士应经过相关专业知识、操作技能、配置流程及安全防护等培训，经考核合格后方可从事抗肿瘤药物的集中配置工作。

（六）督导、考核办法

1．药事管理与药物治疗学管理委员会、医疗管理部门及药剂科定期开展合理用药培训与教育，督导本院临床合理用药工作，定期与不定期对各科室应用抗肿瘤药物进行监督检查，对不合理用药情况提出纠正与改进意见。

2．将抗肿瘤药物合理使用纳入医疗质量检查内容和科室综合目标管理考核体系。

3．检查、考核办法：定期对治疗患者使用抗肿瘤药物情况、住院病历治疗用药情况进行随机抽查。

4．对违规使用抗肿瘤药物的科室及个人，医院将进行通报批评。情节严重者将降低抗肿瘤药物使用权限，直至停止处方权。

三十一、生物制品管理制度

（一）目的

规范生物制品的采购、保存和临床使用行为，确保药品质量的一致性，使其符合使用目的所要求的各项标准，提高医院生物制品使用的安全性和合理性。

（二）范围

适用于在医疗活动中必须使用生物制品的相关工作。

（三）定义

生物制品：应用微生物、微生物代谢产物、寄生虫和动物的毒素、人或动物的血液或组织等，直接制成或应用现代生物技术、化学方法制成，作为预防、治疗、诊断特定疾病的制剂，通称生物制品。疫苗、菌苗、类毒素、免疫血清、血液制品等均属于生物制品。

生物制品批签发（以下简称批签发），是指国家对疫苗类制品、血液制品、用于血源筛查的体外生物诊断试剂以及国家食品药品监督管理局规定的其他生物制品，每批制品出厂上市或者进口时进行强制性检验、审核的制度。检验不合格或者审核不被批准者，不得上市或者进口。

（四）操作规程

1．生物制品的管理

（1）严格按照《处方管理办法》《医疗机构药事管理规定》《生物制品管理规定》《血液制品管理条例》《国家处方集》等法规和文件要求，加强对生物制品采购、处方、调剂、临床应用和药物评价的管理。

（2）制定和规范生物制品的购进工作程序，严格执行药品购进审批程序，做好药品生产企业（GMP证书、药品经营许可证及营业执照等）、药品批发企业（GSP证书、药品经营许可证及营业执照等）及业务员（药品经营的委托证明、个人身份证明）的资质和配送公司的经营范围的认证工作，合法规范地购进生物制品。

（3）严格执行生物制品的入库验收制度。入库时应对生物制品的名称、规格、生产批号、生产单位、批准文号、配送公司进行登记、核对，并对药品的外观质量进行检查，符合规定后方可入库。

（4）按照批签发管理的生物制品在销售时，必须提供加盖本企业印章的该批生物制品《生物制品批签发合格证》复印件。

（5）按照药品监督管理部门批准并公布的药品通用名称购进生物制品，优先选用《国家处方集》《国家基本药物目录》和《国家基本医疗保险、工伤保险和生育保险药品目录》收录的生物制品品种。

（6）生物制品对热不稳定，要求运输和贮存都有专门的设施，贮存温度按说明书要求。发出时要遵循先进先出，近效期先出的原则，防止过期失效。

2．生物制品的使用管理

（1）处方/医嘱开具，严格按照药品说明书规定使用，不得超适应证、超剂量使用、超疗程使用。对超疗程使用的药品，应有用药评估，并在病程记录中明确说明。

（2）药品调配，调配生物制品须凭医师开具的处方或医嘱单，经药师审核后予以调配；并由药师复核药品，确认无误方可发放或配置。

（3）用药复核，给患者使用生物制品前必须核对患者信息、药品信息，并仔细检查药品的外观状况，确认无误后方可给药。静脉用生物制品应根据药品说明书规定选择合适溶媒配制输液，不得与其他药物混合、配伍使用，应建立单独输液通道。

（4）人员资质管理，加强生物制品临床应用和规范化管理培训，医师、药师、护士必须定期培训，以确保合理使用生物制品。

3．生物制品不良反应监测与报告

加强生物制品不良反应监测，防范生物制品不良事件的发生。医护人员应掌握生物制品的不良反应及相应的处置办法，保障患者用药安全。发生药物不良反应及时妥善处理并按医院相关规定及时上报相关部门。

4．监督检查

开展抗生物制品临床应用监测工作，利用信息化手段促进生物制品合理应用。医务部、门诊部、药剂科等定期对生物制品的临床使用情况进行监督检查，评估生物制品使用适宜性，对生物制品不合理使用情况应当及时采取有效干预措施。

第五章 医院感染管理制度

一、医院感染质量管理制度…………202
 （一）医院感染管理………………202
 （二）医院感染监测………………204
 （三）医院感染控制措施…………204
 （四）重点部门医院感染的预防与控制…………………………207
 （五）医务人员职业暴露和感染的预防与控制…………………210

二、医院感染管理知识培训制度……210

三、医院感染监测制度………………212
 （一）医院感染监测与报告制度……212
 （二）医院感染暴发调查与处置制度……………………………215

四、清洁与消毒制度…………………217
 （一）医院消毒管理制度…………217
 （二）医院环境清洁消毒制度……222
 （三）医用织物洗涤消毒制度……224

五、手卫生与隔离制度………………228
 （一）医务人员手卫生制度………228
 （二）医院隔离管理制度…………235

六、重点部门医院感染管理制度……239
 （一）病区医院感染管理制度……239
 （二）重症监护病区医院感染管理制度……………………………244
 （三）新生儿病区医院感染管理制度……………………………249
 （四）血液净化中心医院感染管理制度……………………………262
 （五）手术部（室）医院感染防控制度……………………………263
 （六）内镜中心医院感染管理制度…268
 （七）口腔科医院感染管理制度……272
 （八）急诊科医院感染管理制度……279
 （九）康复医学科（针灸按摩理疗）医院感染管理制度……………282
 （十）消毒供应中心医院感染管理制度……………………………286

七、重点部位医院感染监测与防控制度…………………………………294
 （一）手术部位感染监测与防控制度……………………………294

（二）皮肤软组织感染监测与防控制度 …………………………… 298

八、关键环节医院感染监测与防控制度 ……………………… 300
　（一）呼吸机相关肺炎监测与防控制度 …………………………… 300
　（二）血管内导管相关血流感染监测与防控制度 ………………… 302
　（三）导尿管相关尿路感染监测与防控制度 …………………………… 304

九、多重耐药菌监测与防控制度 …… 305

十、传染病防控相关制度 …………… 310
　（一）传染病预检分诊管理制度 …… 310
　（二）经空气传播疾病医院感染管理与控制制度 ………………… 311

十一、医务人员职业暴露管理制度 … 316
　（一）基本概念 …………………… 316
　（二）基本要求 …………………… 316
　（三）职业暴露防护措施 ………… 316
　（四）职业暴露处理措施 ………… 317
　（五）经血传播病原体暴露后预防 … 317
　（六）医院对职业暴露后处置的职责 …………………………… 318

十二、医疗废物管理制度 …………… 318
　（一）医疗废物管理的基本要求 …… 318
　（二）各部门的工作职责 ………… 319
　（三）医疗废物管理的具体措施 …… 320
　（四）发生医疗废物流失、泄漏、扩散和意外事故时应急处理和报告 …………………………… 322
　（五）医疗废物处理的基本程序 …… 323
　（六）人员培训和职业安全防护 …… 323

一、医院感染质量管理制度

为了有效控制医院感染，降低医院感染发生的风险，完善医院感染管理体系，评价医院的医院感染预防与控制工作，根据《医疗质量管理办法》《医院感染管理办法》《医院感染预防与控制评价规范》等国家法规，制定本制度。

（一）医院感染管理

1．组织建设与职责落实

（1）有医院感染管理委员会，至少每年召开两次工作会议，有会议记录或会议简报。

（2）有医院感染管理部门，专兼职人员配备应符合《医院感染管理办法》的要求。

（3）临床及医技科室有医院感染管理小组。

（4）有三级组织的工作制度及职责并落实，有定期检查，对存在问题有反馈及持续改进。

（5）相关人员知晓本部门、本岗位医院感染管理相关的职责并履行。

（6）与医院相关部门分工协作，共同推进医疗质量与安全管理及持续改进。

（7）有临床、检验、医院感染管理、药学等部门的联动机制，信息及时共享。

（8）有医院感染重大事件如医院感染暴发的应急体系及联动机制，并落实。

2．制度建设与落实

（1）有根据相关法律、法规、标准，并结合本医院实际情况，定期修订和完善的医院感染预防与控制制度。

（2）有保障制度落实的工作流程、具体措施。

（3）医院感染管理相关人员熟知相关制度、工作流程及所管辖部门医院感染特点。

（4）全体员工熟知本部门、本岗位有关医院感染管理相关制度及要求，并执行。

3．医院感染管理部门职责与落实

（1）有年度工作总结与计划，工作计划（包含培训计划）有效落实；内容能体现持续质量改进。

（2）开展的工作内容符合《医院感染管理办法》、医院感染管理标准、医院感染防控相关法规的要求和医院工作的需要。

（3）专职人员每年参加医院感染管理及相关学科知识的培训。

（4）开展医院感染防控相关的循证医学研究，每年不得少于 2 项。

（5）根据医院的具体情况和工作需求，开展医务人员医院感染防控知识的培训，并有考核。

4．相关部门、科室的医院感染管理职责与落实

（1）医务部门的医院感染管理职责

  1）协助组织医师和医技部门人员预防、控制医院感染知识的培训；

2) 监督指导医师和医技人员落实医院感染预防与控制措施；

3) 当发生医院感染暴发时，负责组织、协调相关科室、部门开展感染调查与控制的工作，根据需要进行医师和医技人力调配，组织对患者的治疗和善后处理。

(2) 护理部门的医院感染管理职责

1) 协助组织全院护理人员预防、控制医院感染知识的培训；

2) 监督指导护理人员落实医院感染预防与控制措施；

3) 当发生医院感染暴发时，根据需要进行护士人力调配。

(3) 人力资源部门的医院感染管理职责　宜将医院感染管理的绩效指标纳入医师、护士、医技人员和后勤人员的考核体系。

(4) 教育部门的医院感染管理职责

1) 负责组织医院感染管理及相关知识的培训与考核；

2) 监督指导学生、实习人员、进修人员落实医院感染预防与控制包括消毒与隔离等措施。

(5) 药学部门的医院感染管理职责

1) 有全院抗菌药物临床应用的管理、监测和评价制度；

2) 有"抗菌药物临床应用和管理实施细则"和"抗菌药物分级管理制度"，有明确的限制使用抗菌药物和特殊使用抗菌药物临床应用程序，实行责任制管理；

3) 协助对医务人员进行抗菌药物合理应用的培训；

4) 有定期抗菌药物临床应用的监测与评价分析报告，有改进措施，及时为临床提供抗菌药物信息；

5) 督促临床医务人员严格执行抗菌药物应用的管理制度和应用原则。

(6) 后勤或相关主管部门的医院感染管理职责

1) 有医院感染预防与控制相关设施、设备，包括清洗、消毒、灭菌、通风系统、一次性使用物品、防护用品的保障制度与措施，并落实；

2) 医院新建、改建与扩建应有论证制度，应符合医院感染预防和控制的要求；

3) 有医疗废物管理规章制度和岗位职责，落实并符合以下要求：

①有专人负责医疗废物处理工作，知晓相关知识；

②医疗废物的分类收集、运送、暂存、交接等工作符合有关法规的要求，有相应记录；

③医疗废物处置设施设备运转正常，有运行日志；

④有医疗废物处置人员的防护制度，防护用品配备合格，使用得当；

⑤有医疗废物泄露应急预案。

4) 有医用织物的管理制度，织物的管理符合 WS/T 508 的要求；

5) 配合医院感染管理部门完成对消毒药械和一次性使用医疗器械、器具和物品的相关证明的审核；

6）有主管部门对制度与岗位职责落实情况的监管和持续质量改进记录。

(7) 病区、医技部门的医院感染管理职责

1）病区的医院感染管理，遵循 WS/T 510 的要求；重症监护病区的医院感染管理，遵循 WS/T 509 的要求；

2）医技部门的医院感染管理，遵循相关法律、法规、标准和规范的要求。

（二）医院感染监测

1．基本监测要求

（1）有医院感染监测计划，有全院综合性监测、目标性监测、医院感染预防与控制相关因素如消毒、灭菌和环境卫生学等的监测，监测方法规范。

（2）监测资料有定期（至少每季度）分析、总结与反馈，能体现持续质量改进。

（3）根据需要开展现患率调查，调查方法规范。

（4）应采用信息技术对医院感染及其危险因素进行监测、分析；对医院感染预防与控制措施，如手卫生、术前正确皮肤准备、预防血管导管相关血流感染最大无菌屏障等依从性进行监测，监测结果对医院感染预防及控制决策提供支持作用。

2．目标性监测要求

（1）应有针对医院感染重点部门、重点人群与高风险因素的监测计划与控制措施，并落实。

（2）有对呼吸机相关性肺炎、血管导管相关血流感染、导尿管相关尿路感染、手术部位感染等主要部位感染和多重耐药菌（multi-drug-resistant organisms，MDROs）感染的监测。

（3）对目标性监测工作有定期（至少每季度）检查、自查，对监测资料有定期（至少每季度）总结、分析与反馈，能体现持续质量改进。

3．上报监测信息　按有关部门要求上报医院感染监测信息，信息真实、准确。

4．医院感染暴发的报告与处理

（1）有医院感染暴发报告流程与处置预案；并按要求上报医院感染暴发事件。

（2）有多种形式与渠道，使医务人员和医院感染的相关管理人员及时获得医院感染的信息。

（3）有医院感染暴发预防与控制的有效措施。

（4）相关人员对医院感染暴发报告流程和处置预案知晓率达 100%。

（5）有对存在问题所采取的改进措施和成效进行追踪。

（6）医院感染暴发的调查与控制，遵循 WS/T 524 的要求。

（三）医院感染控制措施

1．基础性医院感染预防与控制措施

（1）手卫生

1）定期开展手卫生知识与技能的培训，医务人员知晓手卫生知识与方法。

2）手卫生设施、种类、数量和安置的位置等应符合 WS/T 313 的要求。

3）对手卫生工作有检查、总结与反馈，能达到持续质量改进。

（2）清洁、消毒与灭菌

1）基本要求：

①有医院清洁、消毒制度，并落实。

②环境、物体表面无尘、无污渍。

③医务人员知晓本岗位的清洁、消毒知识与技能。

④医院的清洁、消毒工作符合 WS/T 367 的要求。

⑤对重点部门清洁、消毒和/或灭菌工作有定期的检查、总结分析与反馈，提出改进措施。

2）消毒药械的管理：

①应有感染管理部门对医院购置消毒药械的审核意见。

②医院配备有满足消毒或灭菌要求的设施、设备与消毒剂。

③消毒、灭菌产品符合国家相关规定，证件齐全，质量和来源可追溯。

④定期对消毒、灭菌设备的消毒效果或运行参数进行检测。

⑤定期对使用中消毒剂的浓度、消毒或灭菌效果等进行监测。

⑥对消毒药械管理工作有定期的自查、检查、总结分析与反馈，能做到持续质量改进。

（3）隔离

1）有符合医院特点的隔离工作制度，并落实。

2）医务人员知晓本岗位的隔离知识与技能。

3）医院的隔离工作应符合 WS/T 311 的要求。

4）对重点部门隔离工作有定期的检查、总结分析与反馈，提出改进措施。

（4）一次性使用无菌医疗用品的管理

1）有一次性使用无菌医疗用品的管理制度、流程，有相关记录。

2）采购、使用、储存、发放、使用后处理等工作规范。

3）有一次性使用无菌医疗用品感染监测与报告制度与程序，有改进措施并得到落实。

4）有定期自查、检查、总结分析与反馈，能达到持续质量改进。

（5）抗菌药物合理使用的管理

1）有抗菌药物合理使用管理组织、制度，包括抗菌药物分级管理制度及具体措施，并落实。

2）有主管部门与相关部门共同监管抗菌药物合理使用的协作机制，各部门职责分工明确。

3）有抗菌药物临床应用与细菌耐药情况监测，定期分析、评估、上报监测数据并发布相关信息，提出干预和改进措施，并落实。

4）有抗菌药物管理相关法律、法规、规章制度和技术规范培训，医务人员知晓相关知识。

5）感染管理部门参与医院抗菌药物合理使用的管理。

6）抗菌药物的使用符合《抗菌药物临床应用管理办法》的要求。

7）有信息系统的医院，宜采用信息技术进行抗菌药物合理应用的管理。

2．主要感染部位的医院感染预防与控制措施

（1）医院应制定呼吸机相关性肺炎、血管导管相关血流感染、导尿管相关尿路感染、手术部位感染的预防与控制相关管理制度和操作流程。

（2）相关医护人员应熟练掌握预防主要部位医院感染的相关知识和操作规程。

（3）相关医护人员应评估患者发生主要部位医院感染的危险因素，实施预防和控制的综合措施。

（4）开展主要部位医院感染的目标性监测。

（5）目标监测资料有定期（至少每季度）分析、总结、反馈及持续质量改进。

（6）有感染预防与控制措施落实情况的检查、分析及反馈，预防与控制有效。

（7）对呼吸机相关性肺炎，相关医护人员还应熟练掌握无菌技术、气管插管、气管切开技术以及呼吸机相关性肺炎预防的相关知识和操作规程；应评估患者发生呼吸机相关性肺炎的危险因素，实施预防和控制呼吸机相关性肺炎的综合措施，包括落实抬高床头、口腔护理、呼吸管路的更换、评估是否可以撤机等相关措施。

（8）对血管导管相关血流感染，相关医护人员还应熟练掌握正确置管、维护和血管导管相关血流感染预防的相关知识和操作规程；应评估患者发生血管导管相关血流感染的危险因素，实施预防和控制血管导管相关血流感染的综合措施，包括落实无菌操作、手卫生、皮肤护理、血管导管的更换、保留导管必要性评估等相关措施。

（9）对导尿管相关尿路感染，相关医护人员还应熟练掌握无菌技术、导尿操作、留置导尿管的维护以及导尿管相关尿路感染预防的相关知识和操作规程；应评估患者发生导尿管相关尿路感染的危险因素，实施预防和控制导尿管相关尿路感染的综合措施，包括落实无菌操作、手卫生、导尿管更换、留置尿管必要性评估等相关措施。

（10）对手术部位感染的预防与控制，相关医护人员还应熟练掌握无菌技术操作原则及换药流程等手术部位感染预防的有关知识和操作规程；应评估患者发生手术部位感染的危险因素，实施预防和控制手术部位感染的综合措施，包括落实无菌操作、手术部位皮肤准备、围手术期抗菌药物的使用、血糖控制和术中保温等相关措施。

3．多重耐药菌感染预防与控制措施

（1）针对多重耐药菌医院感染的监测、预防和控制等各个环节，结合实际工作，制

订并落实多重耐药菌感染管理的规章制度和预防与控制措施。

(2) 有落实预防与控制多重耐药菌（如耐甲氧西林金黄色葡萄球菌、耐碳青霉烯类鲍曼不动杆菌、耐碳青霉烯类肠杆菌科细菌、耐万古霉素肠球菌等）感染的有效措施，包括手卫生、隔离、无菌操作、环境清洁与消毒等。

(3) 根据细菌耐药性监测情况，加强抗菌药物临床应用管理，落实抗菌药物的合理使用。

(4) 医务人员知晓多重耐药菌感染预防与控制知识与技能。

(5) 有多重耐药菌感染的监测与控制的检查、分析与反馈，多重耐药菌感染预防与控制有效。

(6) 有多部门（临床科室、微生物实验室或检验部门、医院感染管理部门、医务部门、护理部门等）多重耐药菌感染预防与控制的合作机制，发生多重耐药菌感染暴发时能有效发挥作用。

(7) 至少每季度向全院公布临床常见分离细菌菌株及其药敏情况，包括全院和重点部门多重耐药菌的检出变化情况和感染趋势等。

（四）重点部门医院感染的预防与控制

1．通用要求

(1) 有医院感染管理小组，职责明确，并落实。

(2) 有根据本部门的特点，制定适于本部门的医院感染管理制度并落实。

(3) 有落实标准预防的具体措施。

(4) 配合医院感染管理部门开展医院感染的监测，并能将监测结果用于临床医院感染的预防与控制。

(5) 有落实医院感染监测、手卫生、清洁、消毒、隔离、抗菌药物合理使用、医疗废物管理等的具体措施与流程。

(6) 有医院感染相关知识的培训，医务人员知晓本部门、本岗位医院感染预防与控制知识与技能。

(7) 医院感染管理小组有定期（至少每季度）对医院感染预防与控制工作进行自查、总结分析，能体现持续质量改进。

2．重症医学科

(1) 重症医学科布局合理，病区配置设备设施符合 WS/T 509 的基本设备要求。

(2) 有单独的隔离房间，隔离工作符合 WS/T 311 的要求。

(3) 手卫生设施、用品及医务人员的手卫生符合 WS/T 313 的要求。

(4) 有预防呼吸机相关性肺炎、血管导管相关血流感染、导尿管相关尿路感染、多重耐药菌感染等的制度及措施，开展其相应的目标性监测，至少每季度进行监测资料的分析与讨论，感染预防与控制有效。

（5）了解其前五位的医院感染病原微生物名称及耐药情况。

3．新生儿病区及重症新生儿监护病区

（1）建筑布局符合医院感染预防与控制要求，做到洁污分区，功能流程合理，符合《新生儿病室建设与管理指南（试行）》的要求。

（2）有新生儿暖箱、奶瓶、奶嘴清洁消毒制度及流程并落实，对其消毒效果定期监测。

（3）有单独的隔离房间，隔离工作符合 WS/T 311 的要求。

（4）手卫生设施、用品及医务人员的手卫生符合 WS/T 313 的要求。

（5）重症新生儿监护病区有预防呼吸机相关性肺炎、血管导管相关血流感染等的制度及措施，并开展相应的目标性监测，至少每季度进行监测资料的分析与讨论，感染预防与控制有效。

（6）重症新生儿监护病区的医务人员应了解其前五位的医院感染病原微生物名称及耐药情况。

4．感染性疾病科

（1）根据相关法规要求设置感染性疾病科，其建筑布局、医疗设备和设施基本符合医院感染预防与控制有关规范。

（2）感染性疾病科的设置要相对独立，做到布局合理，分区清楚，符合医院感染预防与控制要求。

（3）有感染性疾病患者就诊流程规定并公示。

（4）有完善的感染性疾病科各项规章制度与流程、岗位职责，并落实。

5．手术部（室）

（1）手术部（室）布局合理，分区明确，标识清楚，洁污区域分开。

（2）医务人员知晓各工作区域功能及要求，并有效执行。

（3）有医疗设备、手术器械及物品的清洁、消毒、灭菌及存放规定。

（4）在手术部（室）内消毒的手术器械及物品，应达到 WS 310.1、WS 310.2 和 WS 310.3 的要求。

（5）手术部（室）工作区域，手术全部完毕后，应进行彻底清洁与消毒。

（6）连台手术之间，应及时对手术间进行清洁、消毒处理。

6．血液透析中心（室）

（1）布局和流程应满足工作需要，符合医院感染预防与控制要求。

（2）有满足工作需要的设备及物品，如水处理、复用设备、职业防护物品等。

（3）有患者管理制度，对初次透析的患者进行乙型肝炎病毒、丙型肝炎病毒、梅毒螺旋体、艾滋病病毒感染的相关检查，每半年复查一次。

（4）乙型肝炎病毒、丙型肝炎病毒、梅毒螺旋体及艾滋病病毒感染的患者应在隔离透析治疗区（间）进行专机血液透析。

(5) 定期对反渗机和供水管路进行消毒和冲洗，冲洗后检测消毒剂残留量，有记录。

(6) 有透析液和透析用水质量监测制度与执行的流程。

(7) 有完整的水质量监测记录，包括透析用水、透析液内毒素和细菌污染物的监测。

(8) 从事血液透析器复用的人员应是护理人员、技术员或经过培训的专门人员。

7．内镜中心（室）

(1) 布局合理，有符合医院感染预防与控制要求的清洗、消毒与储存空间。

(2) 内镜及其配件的数量应满足患者诊疗工作的需要，并配备合适的清洗、消毒与灭菌设备。

(3) 有内镜清洗、消毒、灭菌与无菌操作等制度并落实，有消毒灭菌效果的监测并记录。

(4) 有针对内镜诊疗特点的医院感染预防与控制知识培训，并记录，医务人员知晓相关内容。

(5) 内镜清洗消毒的相关管理要求应符合 WS 507 的要求。

(6) 有医院感染预防与控制包括内镜清洗与消毒工作的自查、检查、总结分析及持续质量改进。

8．临床检验科（实验室，含输血科）

(1) 至少每季度分析常见细菌、药敏试验及细菌耐药性监测结果并反馈，包括全院和重点部门多重耐药菌的检出变化情况和耐药趋势等，为医院抗菌药物管理提供依据。

(2) 有临床标本采集、运送、交接、处理和保存过程等相应的生物安全制度与流程，有培训与考核，防护设施齐备、合理、完好，医务人员知晓并能正确操作。

(3) 有标本溢洒处理流程，有各种传染病职业暴露后的应急预案，有发生生物安全事项的登记、上报。

(4) 有适当的生物安全警示标识。

(5) 有微生物菌种、毒株的管理规定与流程。

(6) 消毒、样品收集、取用等有相应的过程记录。

(7) 有医疗废物的处理制度与流程；有落实措施；有明确的责任人。

(8) 能配合医院感染流行病学病原微生物的检测。

(9) 手卫生设施合格；有针对不同情况的消毒措施并实施，并定期监测各种消毒用品的有效性。

(10) 有定期检查、分析、反馈和持续质量改进。

9．医院消毒供应中心

(1) 应采取集中管理的方式，对所有需要消毒或灭菌后重复使用的诊疗器械、器具和物品由消毒供应中心回收，集中清洗、消毒、灭菌和供应，相应工作符合 WS 310.1

的要求。

(2) 消毒供应中心相对独立，周围环境清洁，无污染源。

(3) 内部环境整洁，通风、采光良好，分区（辅助区域、工作区域等）明确并有间隔。

(4) 有基本消毒灭菌设备、设施。

(5) 污染物品由污到洁，不交叉、不逆流。洁、污染物品分别有专用通道。

(6) 有清洗、消毒及灭菌技术操作规范，并符合 WS 310.2 的要求。

(7) 有清洗、消毒与灭菌质量控制、监测、医务人员防护等的制度与流程，符合 WS 310.3 的要求，并落实。

(8) 消毒供应中心清洗、消毒与灭菌效果监测落实到位，并有原始记录与监测报告。

(9) 消毒供应中心人员知晓相关制度、本岗位职责、操作技能与知识，并执行。

（五）医务人员职业暴露和感染的预防与控制

1．有医务人员职业暴露与感染的预防与控制的规章制度，并落实。

2．医务人员在诊疗工作中采取标准预防的原则和相应的措施。

3．有根据医务人员在工作时的感染风险程度采取分级防护的规定，防护措施适宜。

4．医务人员使用的防护用品符合国家有关标准，配置完整、充足，便于医务人员获取和使用。

5．有医务人员发生医院感染的监测、报告制度与处理程序。

6．医务人员知晓本部门、本岗位职业暴露和防护的知识与技能。

7．有职业暴露的应急预案，处置流程明确。

8．有职业暴露的完整登记、处置、随访等资料，并根据案例或阶段分析改进职业防护工作。

二、医院感染管理知识培训制度

为提高医院医务人员及医院感染管理专业人员医院感染防控的知识与技能，根据《医院感染管理办法》及《医院感染管理专业人员培训指南》（WS/T 525），特制定本医院感染管理知识的培训管理制度。

1．培训计划

医院感染管理部门每年应制订该年度的培训计划。

2．培训课时要求

医务人员应参加预防、控制医院感染相关知识的继续教育课程和学术交流活动，医务人员每年不少于 3 学时，新上岗人员不少于 6 学时。

3．培训内容

(1) 共同培训内容

1）预防和控制医院感染的目的、意义。

2）国家有关医院感染管理的法律、法规、规章、标准等。

3）医院各工作岗位相关的医院感染预防与控制措施，包括手卫生、消毒、隔离、职业安全、医疗废物管理等。

（2）新上岗人员岗前培训　新上岗人员包括临床医师、护士、医技人员、研究生、进修生、实习生、后勤管理及工作人员等应接受医院感染知识的岗前培训，时间不得小于3学时，考核合格后方可上岗。

（3）临床医师培训

1）医院感染管理概论，包括医院感染的概念、医院感染监测、暴发流行的报告、调查与控制等。

2）医院感染诊断标准及医院感染预警病例的处置。

3）细菌耐药机制、抗菌药物合理应用与抗感染治疗新知识。

4）侵入性操作相关医院感染的预防。

5）无菌技术操作、消毒隔离知识、医院感染的预防。

6）抗菌药物的合理应用、合理给药与毒副反应的处置。

7）本专科常见医院感染的预防与控制措施。

（4）护士培训

1）医院感染管理概念。

2）消毒、灭菌、隔离知识与进展及其在医院感染预防和控制中的应用；消毒、灭菌药械的合理使用与浓度监测。

3）医院感染相关工作如消毒、手卫生等的监测。

4）侵入性操作相关医院感染的预防。

5）一次性无菌医疗用品的医院感染管理。

6）抗菌药物的合理应用、合理给药与毒副反应的处置。

7）本专科常见医院感染的预防与控制措施。

（5）医技人员培训

1）《医院感染管理办法》的相关内容。

2）本科室医院感染的特点与控制措施。

3）消毒剂合理应用与浓度监测方法及结果分析。

4）侵入性操作相关医院感染的预防措施。

（6）检验科临床微生物人员　培训标本采集与处置过程中的医院感染防控知识与技能。

（7）药剂科人员　培训抗菌药物的管理与合理应用及多重耐药菌感染防控的知识与技能。

（8）行政管理人员培训　医院感染管理概论及其理论的概论，本院、本管辖领域医院感染管理的要点、相关管理知识、管理方法。

（9）后勤人员培训

1）各部门人员应掌握的共性知识：消毒、隔离的基本知识，消毒产品的资质审核和管理，采购验收及正确使用，医院各类物体表面的消毒。

2）污水站人员：有关医院污水处理的规定。

3）垃圾站工作人员：医院生活垃圾、医疗废物处理的规定。

4）食堂工作人员：有关食品、餐厅环境卫生、餐具和卫生洁具的消毒、餐饮人员个人卫生习惯等有关规定。

5）保洁人员：消毒隔离基本知识，相关消毒药械的正确使用，清洁消毒程序（如由洁至污，保持工作服整洁与自身防护等）及清洁消毒方法、多重耐药菌感染防控知识与措施等。

（10）医院感染管理专业人员培训

1）医院感染管理相关法律法规。

2）医院感染管理相关标准和规范。

3）医院感染管理相关专业理论、知识和技能，详细内容遵循《医院感染管理专业人员培训指南》（WS/T 525）的要求。

4．培训方式

现场培训、学术交流活动、在线学习等。

5．考核方式

医院感染管理部门每年对全院医院感染知识的掌握及执行情况进行现场检查、问卷或其它形式考核，及时发现问题，并针对薄弱环节再进行有针对性的培训。

三、医院感染监测制度

（一）医院感染监测与报告制度

为了解医院感染的发生情况包括医院感染发病率、发生部位、发生科室、高危因素、病原体特点及耐药性等，为医院感染预防和控制提供科学依据，根据《医院感染管理办法》《医院感染监测规范》《医院感染诊断标准（试行）》等有关法律法规和标准制定本制度。

1．基本要求

（1）医院应按以下要求开展医院感染监测

1）在全面综合性监测的基础上，根据本院高危人群、高发感染部位等开展目标性监测。

2）定期开展医院感染现患率调查，并汇总分析及反馈。

第五章 医院感染管理制度

3)充分利用信息化管理的手段,加强对医院感染预警病例和出院病例的漏报核查,发现漏报病例及时补报。

(2)临床科室应按照医院要求配合医院感染管理部门开展医院感染监测。

(3)临床科室医院感染管理小组负责本科室的医院感染监测工作,应督促主管医生及时报告医院感染病例,并定期对医院感染监测与防控工作进行自查、分析,发现问题及时整改。

(4)临床科室每日交班时应将本科室有无医院感染作为交班内容之一,查房或护理患者时,应对易感患者进行重点观察,若发现医院感染疑似病例,应及时进行病原学和相关实验室检查。

(5)临床科室应加强对医务人员医院感染诊断、报告与防控的培训,并督促医院感染防控措施的落实。

(6)临床科室医务人员应积极参加医院感染相关知识和技能培训,按照医院要求进行医院感染监测、报告与防控。

(7)临床科室医务人员应了解本科室医院感染特点,包括医院感染的发病率、高发部位、高危因素、病原体特点及耐药性等。

(8)疑似或确诊为传染病的医院感染,除按照医院感染病例报告外,还应根据传染病报告的要求进行报告,并根据其传播途径采取相应的防控措施。

(9)医院感染管理部门应定期督查、指导临床科室医院感染监测、报告工作。

2.监测与报告流程

(1)日常监测

1)医院应采用信息系统主动获取患者各项异常指标预警信息,包括症状体征、实验室检验结果、影像学结果、病原学信息等,筛选医院感染疑似病例。

2)医院感染管理专职人员每日及时处理预警信息,包括查阅医院感染疑似病例的病历,如入院诊断、病程记录、手术资料、体温单、检验结果、检查结果等,并与患者主管医生沟通,根据《医院感染诊断标准(试行)》,分析该病例是否存在医院感染,若存在医院感染,督促主管医生及时上报。

3)对医院感染疑似病例加强观察,未送检的医院感染疑似病例,建议临床医生及时送检标本以协助诊断。

4)主管医师为医院感染病例报告第一责任人,医院感染病例应在确定医院感染诊断后24小时内报告(按临床诊断,力求作出病原学诊断),填写《医院感染病例报告表》,医院感染管理部门专职人员进行审核。

(2)目标性监测

1)医院根据实际确定目标性监测类型(如手术部位感染、血管导管相关血流感染、呼吸机相关肺炎、导尿管相关尿路感染、新生儿医院感染、细菌耐药性监测等),确定监测范围和监测对象。

2）通过信息系统主动收集被监测对象相关信息，评估感染发生情况并登记。

①手术部位感染：确定监测手术的手术患者，收集监测对象的相关信息，如科室、病历号、姓名、性别、年龄、体重、入院日期、出院日期、基础疾病（高血压/糖尿病）等基本资料，手术名称、手术医生、麻醉方式、ASA 评分、手术开始时间及手术结束时间、手术时长、手术类型、切口类型、出血/输血量、植入物、围手术期抗菌药物使用等手术资料，感染与否、感染日期、感染培养标本名称、送检日期、检出病原体名称、药物敏感结果等手术部位感染资料。

②器械相关感染（如血管导管相关血流感染、呼吸机相关肺炎、导尿管相关尿路感染等）：确定开展侵入性操作（如呼吸机、尿管、血管导管等）的患者，收集相关信息，如科室、住院病历号、姓名、性别、年龄、入院日期、出院日期、疾病诊断等基本资料，导管类型、导管腔数、置管部位、插管日期、拔管日期、插管人员、置管地点等侵入性操作相关资料，感染与否、感染日期、感染诊断、感染与侵入性操作相关（血管导管、泌尿道插管、使用呼吸机）、感染培养标本名称、送检日期、检出病原体名称、药物敏感结果等器械相关医院感染资料。

③新生儿医院感染：确定新生儿病区的新生儿作为监测对象，收集相关信息，如住院号、姓名、性别、天数、出生体重（分为≤1000 g，1001～1500 g，1501～2500 g，>2500g 四组）等基本资料，感染与否、感染日期、感染诊断、感染与侵入性操作相关（脐或中心静脉导管、使用呼吸机）、感染培养标本名称、送检日期、检出病原体名称、药物敏感结果等医院感染情况。

3）医院感染管理部门的专职人员定期监测入选病例的临床症状体征、检验检查结果等信息，分析该病例是否存在手术部位感染、血管导管相关血流感染、呼吸机相关肺炎、导尿管相关尿路感染或新生儿医院感染的风险，对于存在感染风险的病例，与主管医生沟通确认，对于疑似感染未送检的病例，建议送检。

4）确认手术部位感染、血管导管相关血流感染、呼吸机相关肺炎、导尿管相关尿路感染或新生儿医院感染等的病例，督促主管医生及时上报（上报流程同日常监测），登记感染情况并要求上报和反馈，同时根据感染性质及存在问题指导各项防控措施的落实。

5）细菌耐药性监测：监测临床分离的病原菌耐药性发生情况，包括耐甲氧西林金黄色葡萄球菌、耐万古霉素肠球菌、泛耐药的鲍曼不动杆菌、泛耐药的铜绿假单胞菌、耐碳青霉烯类肠杆菌科细菌等，统计分析微生物室分离的病原学构成和药物敏感结果。

（3）现患率调查

1）调查指定时间段内所有住院患者的医院感染情况，收集相关信息，如住院号、科室、床号、姓名、性别、年龄、调查日期、疾病诊断、切口类型等基本资料以及感染日期、感染诊断、医院感染危险因素（动静脉插管、泌尿道插管、使用呼吸机、气管插管、抗菌药物应用等）、感染培养标本名称、送检日期及病原学名称等医院感染情况信息。

2）收集调查时间段内各科室住院患者总数，统计、分析医院感染现患率，并按要求进行反馈和上报。

3．监测结果反馈

医院感染管理部门至少每季度对医院感染监测资料进行汇总、分析，按要求向临床科室进行反馈和医院领导汇报，向相关管理部门通报、向主管部门报告；针对存在问题和重点环节提出改进措施，评价改进效果并体现持续质量改进。

（二）医院感染暴发调查与处置制度

为了加强医院感染暴发的报告、控制与管理，提高医疗质量，保障患者安全和医务人员自身安全，根据《医院感染管理办法》《医院感染暴发控制指南》（WS/T 524）的要求，结合医院的实际情况，特制定本制度。

1．基本要求

（1）医院应建立包括医院感染管理部门、临床科室、护理部、医疗管理部门、检验科、总务处等多部门的医院感染暴发调查与处置应急小组，负责医院感染暴发事件的监测与调查、报告与处置、防控与指导。

（2）医院感染暴发调查与处置应急小组发现疑似医院感染暴发或医院感染暴发时，应遵循"边救治、边调查、边控制、妥善处置"的原则，对医院感染暴发事件开展流行病学调查与分析，确认暴发事件，分析感染源、感染途径，指导临床及时采取有效的控制措施，并及时反馈和总结防控的效果。

（3）医院感染管理部门具体负责医院感染暴发的监测、调查与处置工作。

（4）医务、护理、总务后勤等有关部门负责医院感染暴发调查与控制措施落实的有关协调工作。检验部门应配合做好病原学的检测与分析工作。

（5）临床科室为医院感染暴发报告的第一责任人，发生医院感染暴发或疑似医院感染暴发事件时应立即报告医院感染管理部门，报告内容应包括报告人、所在科室、事件发生时间、涉及人员数量、主要临床表现、事件发生可能原因、已采取的措施及发展趋势等，并积极配合医院感染管理部门的调查，及时落实各项防控措施。

（6）医院应在人力、物力、财力、空间等方面给予相应的支持，以保障医院感染暴发调查与处置工作的顺利开展与防控措施的有效落实。

2．暴发报告的要求

（1）经调查证实发生以下情形时，应当于12h内向所在地县级卫生行政部门报告，并同时向所在地疾病预防控制机构报告。

1）5例以上疑似医院感染暴发。

2）确定3例以上医院感染暴发。

（2）当发生以下情形时，应当按照《国家突发公共卫生事件相关信息报告管理工作规范（试行）》的要求，在2h内向所在地县级卫生行政部门报告，并同时向所在地疾病预防控制机构报告。

1）10例以上的医院感染暴发；

2）发生特殊病原体或者新发病原体的医院感染；

3）可能造成重大公共影响或者严重后果的医院感染。

3．流行病学调查与分析

（1）初步调查　初步了解现场基本信息，包括事件发生地点、涉及人数及人群特征、主要临床表现、起始及持续时间、可疑感染源、可疑感染病原体、可疑传播方式或途径、事件严重程度等，做好调查人员及物资准备。

（2）事件证实　分析医院感染暴发病例的发病特点，计算暴发事件发生时间段的医院感染罹患率，与同期或历年医院感染发病率水平比较，证实医院感染暴发事件的存在，具体如下：

1）与疑似医院感染暴发前相比罹患率升高明显并且具有统计学意义，或医院感染聚集性病例存在流行病学关联，则可确认医院感染暴发，应开展进一步调查。疾病的流行程度未达到医院感染暴发水平，但疾病危害大、可能造成严重影响、具有潜在传播危险时，仍应开展进一步调查。

2）应排除因实验室检测方法或医院感染监测系统监测方法等的改变而造成的医院感染假暴发。

3）应根据事件的危害程度采取相应的经验性预防控制措施，如手卫生、消毒、隔离等。

（3）确定病例　结合病例的临床症状、体征和实验室检查，核实病例诊断，开展预调查，明确致病因子类型（细菌、病毒或其他因素）。

（4）确定调查范围和病例定义，开展病例搜索，进行个案调查，具体如下：

1）确定调查范围和病例定义，内容包括：时间、地点、人群分布特征、流行病学史、临床表现和（或）实验室检查结果等。病例定义可进行修正；病例搜索时可侧重灵敏性；确定病因时可侧重特异性描述医院感染病例的科室分布、人群分布和时间分布。

2）通过查阅病历资料、实验室检查结果等各种信息化监测资料以及临床访谈、报告等进行病例搜索。

3）开展病例个案调查，获得病例的发病经过、诊治过程等详细信息。个案调查内容一般包括基本信息、临床资料、流行病学资料。

（5）对病例发生的时间、地点及人群特征进行分析。

（6）查找感染源和感染途径：对感染患者、接触者、可疑感染源、环境、物品、医务人员及陪护人员等进行必要的病原学检测。综合分析临床、实验室及流行病学特征，分析暴发的原因，推测可能的感染源、感染途径或危险因素。

4．感染控制与效果评价

（1）指导感染防控措施的落实　在流行病学调查的同时，指导临床严格遵循标准预防原则，明确病原体后，按照该病原体的传播途径实施相应的防控措施。

1）控制感染源：积极救治感染患者，进行有效隔离，对其他可疑感染患者做到早发现、早诊断、早隔离、早治疗。诊疗不同传播途径疾病的感染患者时，应采取必要的防护措施。

2）切断感染途径：确定传播途径后（如空气传播、飞沫传播、接触传播、水或食物传播、生物媒介传播、血液及血制品传播、输液制品传播、药品及药液传播、诊疗器械传播和一次性使用无菌医疗用品传播等），指导临床采取相应的控制措施。同时对感染源污染的环境进行彻底的清洁消毒，停止使用可疑污染的物品，或经严格消毒与灭菌处理及检测合格后方能使用。

3）保护易感人群：根据事件严重程度及影响范围采取相应措施，并采取必要的个人防护技术。

①对与感染患者密切接触的其他患者、医务人员、陪护、探视人员等进行医学观察，观察至该病的最长潜伏期或无新发感染病例出现为止。

②对免疫功能低下、有严重疾病或多重基础疾病患者应采取保护性隔离措施，必要时实施特异性预防保护措施，如接种疫苗、预防性用药等。

（2）评价防控措施的效果

1）一周内不继续发生新发同类感染病例，或发病率恢复到暴发事件前的平均水平，说明采取的措施有效。

2）若医院感染新发病例持续发生，应分析措施无效的原因，评估可能导致暴发的其他危险因素，并调整防控措施，如暂时关闭发生暴发的部门或区域，停止接收新入院患者，对现住院患者应采取针对性防控措施，情况特别严重的，应自行采取或报其主管卫生健康行政部门后采取停止接诊的措施。

（3）事件报告：医院感染管理部门应将事件的发生过程、进展情况、采取措施等情况报告医院感染管理委员会，由委员会讨论确认事件性质，并按一下情形和要求及时上报。各级卫生行政部门。

（4）总结与分析：撰写调查报告内容包括但不限于调查方法、临床资料、实验室资料和流行病学资料、环境卫生学调查资料和调查结果，所采取的控制措施及其效果；总结经验与教训，以及预防类似事件的建议等。

四、清洁与消毒制度

（一）医院消毒管理制度

为加强医院消毒管理，确保医院的消毒灭菌质量，预防与控制医院感染，减少环境污染和对医务人员的危害等,根据《中华人民共和国传染病防治法》《医疗器械监督管理条例》《医院感染管理办法》《消毒管理办法》《医疗机构消毒技术规范》(WS/T 367)《消毒产品卫生安全评价规定》《消毒供应中心管理规范》(WS 310.1)《消毒供应中心清洗消毒技术及灭菌操作规范》(WS 310.2)《消毒供应中心清洗消毒剂灭菌效果监测标准》(WS 310.3)等法规,结合医院实际,特制定本制度。

1．各部门工作职责

(1) 医院感染管理部门 负责制定全院清洁、消毒与灭菌制度,定期进行督导和考核,对存在问题进行分析总结与反馈。

(2) 医务部门 协助协调组织全院医师和医技人员参加有关清洁、消毒与灭菌相关知识的培训,协助监督与指导医师和医技人员严格执行无菌技术操作规程、手卫生、医疗器械的使用等相关制度的落实。

(3) 护理部 协调组织全院护士、护理员、护工参加有关清洁、消毒与灭菌相关知识的培训,负责监督与指导护士严格执行无菌技术操作规程、手卫生、清洁、消毒与灭菌等工作的落实。

(4) 总务或医学装备部门 负责消毒器械的日常维护保养及应急维修,监管后勤保洁公司和洗衣中心相关制度的制定与落实,定期组织培训、督导和考核,对存在问题进行分析总结与反馈。

(5) 消毒供应中心(以下简称 CSSD) 负责全院各科室可重复使用诊疗器械、器具、物品的集中管理工作,为科室提供清洗、消毒与灭菌工作的技术指导,每月征求各科室的需求与意见,不断改进工作,有效保证清洗、消毒与灭菌的质量。

(6) 临床、医技科室 应严格遵守医院的清洗、消毒与灭菌的规章制度。

2．医疗器械、器具和物品的清洗、消毒与灭菌

(1) 基本要求

1) 医务人员应遵守医院的清洗、消毒与灭菌的规章制度,有效保证患者诊疗器械、器具和物品的使用安全。

2) 可重复使用的诊疗器械、器具和物品使用后,先初步处理、保湿后密闭回收至 CSSD 进行集中清洗、消毒或灭菌工作。

3) 医疗器械、器具和物品等在检修前应先经清洗、消毒或灭菌处理。

(2) 清洗方法

1) 根据器械使用说明要求选择合适的清洗方法,手工清洗适用于精密、复杂器械的清洗和有机物污染较重器械的初步处理,其余大部分常规器械均可选用机械清洗。

2) 所有诊疗器械、器具和物品的清洗前,可拆卸部分应最小化、充分打开轴节,以达到彻底清洗目的。

3) 手工清洗工具如毛刷等每次使用后,应进行清洁与消毒。

4）内镜、口腔器械的清洗应遵循医院专项管理规定。

5）病区或手术室的特殊感染器械，使用双层废物袋收集至专用回收箱密闭运送至CSSD，回收箱外注明感染类别并附有器械物品名称。

①疑似或确诊朊毒体感染的可重复使用的污染器械、器具和物品，应先浸泡于 1 mol/L 氢氧化钠溶液内作用 60min，再按照常规器械处理方法进行处理。如果预知朊毒体患者，尽量使用一次性器械、器具和物品。

②气性坏疽污染的器械、器具和物品，应先采用含氯消毒剂 2000 mg/L 浸泡 30～45 min 后，再按照常规器械处理方法进行处理。

③突发原因不明的传染病病原体污染的器械处理应按照国家当时发布的规定要求进行，如无国家相关规定，则按照杀芽孢的剂量进行消毒。

(3) 消毒、灭菌方法：

1) 根据物品污染后导致感染的风险高低选择消毒或灭菌方法：

①高度危险性物品：进入人体无菌组织、器官、腔隙，或接触人体破损的皮肤、破损黏膜、组织的诊疗器械、器具和物品，如手术器械、穿刺针、腹腔镜、活检钳、心脏导管、植入物等应采用灭菌方法处理。

②中度危险性物品：接触完整黏膜，而不进入人体组织、器官和血流，也不接触破损皮肤、破损黏膜的物品，如胃肠道内镜、气管镜、喉镜、呼吸机管道、麻醉机管道应进行高水平消毒；肛表、口表、压舌板、口腔护理用具等应采用达到中水平消毒以上效果的消毒方法。

③低度危险性物品，接触完整皮肤而不与黏膜接触的物品，如听诊器、血压计袖带等，应采用低水平消毒方法或做清洁处理，平时保持清洁，遇有病原体污染时，应及时先清洁后针对所污染病原体的种类选择有效的消毒方法。

2) 根据物品的性质选择消毒或灭菌方法：

①耐热、耐湿的诊疗器械和物品首选压力蒸汽灭菌。

②不耐热、不耐湿的手术器械，应采用低温灭菌方法，如环氧乙烷灭菌、过氧化氢低温等离子体灭菌。

③不应采用化学消毒剂浸泡灭菌手术器械。

④外来医疗器械与植入物的清洗、消毒、包装、灭菌方法和参数应遵循器械供应商提供的方法与参数进行。

3) 根据物品上污染微生物的种类、数量选择消毒或灭菌方法：

①对受到致病菌芽孢、真菌孢子、分枝杆菌和经血传播病原体（乙型肝炎病毒、丙型肝炎病毒、艾滋病病毒等）污染的物品，应采用高水平消毒或灭菌。

②对受到真菌、亲水病毒、螺旋体、支原体、衣原体等病院微生物污染的物品，应采用中水平以上的消毒方法。

③对受到一般细菌和亲脂病毒污染的物品，应采用达到中水平或低水平的消毒方法。

④杀灭被有机物保护的微生物和消毒物品上微生物污染特别严重时，应加大消毒剂的使用剂量和（或）延长消毒时间。

4）患者生活用品的清洁与消毒：患者生活卫生用品如毛巾、面盆、痰盂（杯）、便器、餐饮具等低风险物品，应保持清洁，个人专用，定期消毒；患者出院、转院或死亡进行终末消毒；如患者间共用，则一人一用一消毒；消毒方法可采用中、低效的消毒剂消毒；便器可使用冲洗消毒器进行清洗消毒或一次性使用。

5）患者床单元的清洁与消毒：

①床单元：普通病区，保持清洁，对床单元（含床栏、床头柜等）的表面每天进行清洁，遇污染应及时清洁与消毒；多重耐药菌感染患者应每日进行清洁与消毒；患者出院或转科时应进行彻底的终末消毒；感染高风险部门（各类ICU、骨髓移植病区、感染性疾病科、血液透析中心、内镜室、手术室、产房、导管室、口腔科、发热门诊、急诊）应每天清洁与消毒；消毒方法应采用500 mg/L含氯消毒剂擦拭消毒或采用其他合法、有效的消毒剂进行清洁和消毒，消毒剂使用方法与注意事项等应遵循产品的使用说明。

②直接接触患者的床上用品如床单、被套、枕套等，应一人一换；患者住院时间长时，应每周更换；遇污染应及时更换；更换后的用品由洗衣房统一回收、清洗与消毒处理；多重耐药菌等隔离感染患者污染的被服应密闭回收，盛装感染性织物的收集袋（箱）标注"感染性织物"标识，洗衣房应单独处理。

③间接接触物品：如被芯、枕芯、褥子、病床隔帘、床垫等，应定期清洗与消毒；遇污染应及时更换、清洗与消毒。

3．皮肤与黏膜的消毒

（1）手部皮肤的清洁和消毒：手卫生设施、洗手与卫生手消毒、外科手消毒及手卫生消毒效果的监测应遵循《医院手卫生管理制度》。

（2）皮肤消毒：

1）穿刺部位的皮肤消毒：

①消毒方法：

a．使用浸有碘附消毒液原液的无菌棉球局部擦拭2遍，作用时间遵循产品的使用说明。

b．使用碘酊原液直接涂擦皮肤表面2遍以上，作用时间1～3 min，待稍干后再用75%乙醇脱碘。

c．使用有效含量≥2g/L氯己定-乙醇溶液局部擦拭2～3遍，作用时间遵循产品的使用说明；使用75%乙醇溶液擦拭消毒2遍，作用3 min。

②消毒范围：肌肉、皮下及静脉注射、针灸部位、各种诊疗性穿刺等消毒方法主要是涂擦，以注射或穿刺部位为中心，由内向外缓慢旋转，逐步涂擦，共2次，消毒皮肤面

积应≥5 cm×5 cm。中心静脉导管如短期中心静脉导管、PICC、植入式血管通路的消毒范围直径应>15 cm，至少应大于敷料面积（10 cm×12 cm）。

2）手术部位的皮肤消毒：

①清洁皮肤：手术部位的皮肤应先清洁；对于器官移植手术和处于重度免疫抑制状态的患者，术前可用抗菌或抑菌皂液或20000 mg/L 葡萄糖酸氯己定擦拭洗净全身皮肤。

②消毒方法：

a．使用浸有碘伏消毒液原液的无菌棉球局部擦拭2遍，作用≥2 min。

b．使用碘酊原液直接涂擦皮肤表面，待稍干后再用75% 乙醇脱碘。

c．消毒范围：应在手术野及其外扩展≥15 cm 部位由手术区中心向四周擦拭；如为感染伤口或肛门区手术，应自手术区外周向感染伤口或会阴、肛门处，已经接触污染部位的药液纱布，不应再返擦清洁处；如手术有延长切口，应事先相应扩大皮肤消毒范围。

(3) 黏膜、伤口创面消毒：

1）擦拭法：使用碘附消毒液原液擦拭，作用≥2 min。

2）冲洗法 使用生理盐水或有效含量≥2 g/L 氯己定水溶液冲洗或漱洗，至冲洗液或漱洗液变清为止；采用3%（30 g/L）过氧化氢冲洗伤口、口腔含漱，作用到规定时间；使用含有效碘500 mg/L 的消毒液冲洗，作用到规定时间。

3）注意事项：其他合法、有效的黏膜、伤口创面消毒产品，按照产品使用说明书进行操作。

4．物体表面和地面的清洁与消毒

(1) 普通病区

1）无明显污染时，采用湿式清洁，每日1～2次。

2）当地面及物体表面受到患者血液、体液等明显污染时，先用吸湿材料去除可见的污染物，再清洁和消毒。

3）高频接触表面：如床栏、床旁桌、呼叫按钮、设备开关与调节按钮等高频接触物表清洁频次：2次/日。

4）多重耐药菌感染患者的地面及物体表面应每日进行清洁与消毒，频次2次/日。

5）患者转科、出院，环境及物体表面应进行彻底的终末消毒。地面、物体表面消毒采用500 mg/L 含氯消毒液擦拭，作用30 min。

(2) 感染高风险部门

1）物体表面和地面应保持清洁、干燥，每天进行消毒，频次≥2次/日。遇明显污染随时清洁与消毒。

2）当物体表面和地面受到患者血液、体液等明显污染时，先用吸湿材料去除可见的污染物，再清洁和消毒。

3）高频接触表面：如呼吸机面板、监护仪旋钮、输液泵等高频接触物表清洁后使用与物品兼容的消毒剂擦拭消毒，作用时间按照产品的使用说明，如 75% 乙醇消毒 3 min，或使用一次性消毒湿巾；消毒频次：≥ 2 次 / 日；遇有多重耐药菌感染患者应增加诊疗中高频接触表面的清洁和消毒的频次。

4）患者转科、出院时，出院的环境及物体表面应采用彻底的终末消毒。地面、物体表面消毒采用 500 mg/L 含氯消毒液擦拭，作用 30 min。

（3）清洁用品的清洗与消毒要求

1）对可重复使用的清洁用具（如布巾、地巾等）应清洗干净，采用 500 mg/L 有效氯消毒剂中浸泡 30 min，冲净消毒液，干燥备用。有条件的医院可采取全院集中自动清洗与消毒机处理。后勤部门应根据病区环境物体表面和地面的特点配备足够的清洁工具，以保证保洁工作的落实。

2）塑料类洁具（如盛水容器）采用 500 mg/L 含氯消毒液擦拭消毒或浸泡消毒。

3）布巾和地巾采取自动清洗消毒机清洗消毒时，应分机清洗，按照自动清洗消毒机的使用说明进行清洗与消毒、烘干，取出备用。

4）盛装所用的容器在更换消毒液时应先清洁、消毒后再使用或干燥备用。

5）后勤保洁部门应每月对复用清洁工具质量进行自查，使用科室应每月抽查复用布巾、地巾的质量，包括其数量配备是否合适、清洁度、是否干燥等内容，发现问题及时反馈总务部门，协助整改，持续改进保洁工作。

（二）医院环境清洁消毒制度

为进一步加强医院环境卫生管理，根据《医院消毒卫生标准》（GB15982）《医疗机构消毒技术规范》（WS/T367）《医院空气净化管理规范》（WS/T368）、《医疗机构环境表面清洁与消毒管理规范》（WS/T512）等标准要求，结合医院实际，特制定本制度。

1．环境清洁消毒管理要求

（1）医院环境表面清洁消毒情况依据合同要求划分工作范围，保洁服务合同由医院统一与后勤服务公司或保洁公司签订，服从医院后勤监督委员会或小组的管理。保洁服务主管部门为总务部门，协助管理部门为属地科室，监管部门为医院感染管理部门。总务部门负责环境清洁质量的日常监督、检查，持续改进，并协调临床科室之间的工作任务分配及应急事件的清洁消毒处理；医院感染管理部门参与环境清洁质量的监督检查，协助建立和完善相关规章制度和操作规程，并开展相关培训及业务指导。并将环境清洁卫生质量纳入临床科室每月常规考核，定期反馈考核结果；全体医务人员都有责任参与、维护和监督本单位的环境清洁消毒工作。

（2）环境清洁消毒具体工作由后勤服务公司保洁部门和相关医务人员承担。医务人员负责患者使用中诊疗设备仪器（精密设备仪器）的日常清洁与消毒工作，及在诊疗护理过程中发生小面积的患者血液、体液及其他污染物污染需立即实施的污点清洁和消毒工作；保洁员负责环境和家具表面的清洁与消毒，并在医务人员的指导下对诊疗设备仪器实行终末清洁和消毒工作。

(3) 后勤服务公司或保洁公司应建立完善的环境清洁卫生质量管理体系，并基于各区域的诊疗服务特点和环境污染的风险等级，建立健全质量管理文件、程序性文件和作业指导书，并经医院感染管理部门、属地科室负责人审核后在医院备案后严格执行；人员配置应当科学合理，实行全体人员上岗培训及考核制度；保洁员应掌握医院感染预防与控制、清洁消毒基本原则及方法等基本知识；定期开展工作质量审核，并将结果报告至总务部门和医院感染管理部门。

(4) 各医疗单元（或相对独立的病区）均应正确使用污物间，保证有效的通风换气、卫生洁具储存条件等。

2．环境风险度分类　依据是否有患者的存在，以及是否存在潜在的被患者血液、体液、排泄物、分泌物等污染的机会将医院环境分区如下。

(1) 低度风险区域：行政管理部门、图书馆、会议室、病案管理部门等。

(2) 中度风险区域：普通住院病区、门诊部、功能检查室等。

(3) 高度风险区域：感染性疾病科、手术室、产房、新生儿病区、新生儿重症监护病区（NICU）、重症监护病区（ICU）、导管室、血液透析中心、内镜中心、器官（干细胞）移植病区等。

3．清洁与消毒原则

(1) 应遵循先清洁再消毒的原则，采取湿式卫生的清洁方式。

(2) 应根据环境风险等级和卫生等级管理要求选择清洁消毒的方法、作业时间和频率，以及相应的清洁用具和消毒剂等；清洁工具分区使用，实行色标管理，如清洁区用蓝色、半污染区用黄色、污染区用红色等。根据工作量配备足够的人力和保洁工具，使用后的清洁工具及时清洁消毒，干燥保存，如有条件的医院使用后的清洁用具回收至专用收集容器内，统一送保洁洗衣房进行清洗消毒，烘干备用。

(3) 清洁剂使用应遵循产品使用说明书要求的应用浓度，应根据应用对象和污染物特点选择不同类型/浓度的清洁剂，推荐卫生盥洗间采用酸性清洁剂，设备和家具表面采用中性清洁剂，有严重污染的表面采用碱性清洁剂。

(4) 应根据病原体特点选择不同的消毒剂，严格遵守产品使用说明要求的应用浓度和作用时间；含氯消毒剂应现配现用，并监测有效浓度，一用一更换。

(5) 工作人员应根据暴露情况做好个人防护，日常工作时需着工作服，接触消毒剂时应戴口罩、手套，按照标准预防和隔离的要求使用个人防护用品。

(6) 遵循"清洁单元"的原则，按由上而下、由里到外、由洁到污的顺序，采取湿式卫生的方法进行环境的清洁卫生。

(7) 在诊疗过程中发生患者血液、体液、排泄物、分泌物等污染时，应先采用可吸湿性材料清除污染物，再实施清洁和消毒措施。

(8) 对于难清洁或不宜频繁擦拭的表面，采取屏障保护措施，推荐采用塑料薄膜等覆盖物，按需更换，使用后的废弃屏障物按医疗废物处置。

(9) 日常清洁与消毒、终末清洁与消毒、感染暴发的强化清洁与消毒参见相应的清洁/消毒的标准操作规程。

4．环境卫生等级管理　不同的环境风险度，采取不同的环境清洁卫生等级管理，具体如下。

(1) 低度风险区域按清洁级管理，湿式卫生，清洁卫生频度1~2次/天，必要时可以提高清洁频度。清洁级卫生管理标准要求达到区域内环境整洁、干燥、无尘、无污垢、无碎屑、无异味等。

(2) 中度风险区域按卫生级管理，以湿式卫生为主，必要时可采用清洁剂辅助清洁。清洁卫生频度2次/天。卫生级卫生管理标准在清洁级管理标准基础上达到区域内环境和物体表面菌落总数≤10 cfu/cm^{2}或自然菌减少1个对数值以上。

(3) 高度风险区域按照消毒级管理，湿式卫生，可采用清洁剂辅助清洁，高频接触表面实施中低水平的消毒。每日消毒频次≥2次，对于高度怀疑有感染隐患存在时，每次诊疗活动结束后都应实施消毒。消毒级卫生管理标准应达到在清洁级管理标准基础上达到区域内环境和物体表面菌落总数≤5 cfu/cm^2。

5．环境清洁卫生质量考核方法与标准　参照《医疗机构环境表面清洁与消毒管理规范》(WS/T512)附录A实施。

（三）医用织物洗涤消毒制度

为了加强医院对医用织物洗涤消毒工作的监督管理，保障医用织物洗涤供应质量和安全，保障临床医用织物的使用，根据国家《医疗机构消毒技术规范》(WS/T 367)和《医院医用织物洗涤消毒技术规范》(WS/T 508)的要求，对医院复用织物的清洗、消毒工作规定如下：

1．管理要求

(1) 医院应明确负责洗衣房管理工作的职能部门。将洗衣房医用织物洗涤消毒工作纳入医院质量管理，制定和完善洗衣房医院感染管理和医用织物洗涤消毒的各项规章制度并认真落实。

(2) 如医院设置洗衣房，应有专人从事医用织物洗涤消毒工作，从业人员数量应满足工作需要。

(3) 如选择社会化洗涤服务机构，应对其资质（包括工商营业执照，并符合商务、环保等有关部门管理规定）、管理制度（含突发事件的应急预案）及医用织物运送、洗涤消毒操作流程等进行审核；对社会化洗涤服务机构进行风险评估，签订协议书，明确双方的职责；并与社会化洗涤服务机构建立医用织物交接与质量验收制度。

(4) 洗衣房要建立医用织物洗涤消毒工作流程、分类收集、洗涤消毒、卫生质量监测、清洁织物储存管理、安全操作、设备与环境卫生保洁以及从业人员岗位职责、职业防护等制度。对工作人员进行岗前培训，使其熟练掌握洗涤、消毒技能，并了解洗涤和烘干等相关设备、设施及消毒隔离与感染控制基础知识、常用消毒剂使用方法等。配备有质量管理负责人和专（兼）职质检员，负责开展各工序的自检、抽检工作。污染废物处置与管理应符合《医疗废物管理条例》《医疗卫生机构医疗废物管理办法》等相关法规的规定。

2．建筑布局要求

（1）医院洗衣房建筑布局要求

1）应设有办公区域（包括办公室、卫生间等）和工作区域。

2）工作区域的建筑布局应符合下列要求：

①应独立设置，远离诊疗区域；周围环境卫生、整洁。

②应设有工作人员、医用织物接收与发放的专用区域。

③工作流程应由污到洁，不交叉、不逆行。

④分别设有污染区和清洁区，两区之间应有完全隔离屏障。清洁区内可设置部分隔离屏障。

⑤污染区应设医用织物接收与分拣间、洗涤消毒间、污车存放处和更衣（缓冲）间等；清洁区应设烘干间，熨烫、修补、折叠间，储存与发放间、洁车存放处及更衣（缓冲）间等。

⑥有条件的可在清洁区内设置质检室。

⑦各区域及功能用房标识明确，通风、采光良好。

⑧污染区及各更衣（缓冲）间设洗手设施，宜采用非手触式水龙头开关。

⑨污染区应安装空气消毒设施。

⑩清洁区应清洁干燥。

⑪室内地面、墙面和工作台面应坚固平整、不起尘，便于清洁，装饰材料防水、耐腐蚀。

⑫排水设施完善；有防蝇、防鼠等有害生物防治设施。

（2）织物周转库房建筑布局要求

1）选择社会化洗涤服务机构的医院应设置织物周转库房。

2）应分别设有不交叉、相对独立的使用后医用织物接收区域和清洁织物储存发放区域，标识应明确。

3）室内应通风、干燥、清洁；地面、墙面应平整；有防尘、防蝇、防鼠等设施。

3．洗涤用水、设备及用品要求

（1）医用织物洗涤、消毒、烘干、熨烫等用品与设备应满足工作需要。

（2）洗涤用水的卫生质量应符合《生活饮用水卫生标准》（GB5749）要求。

（3）洗涤和烘干设备应选用经国家检测合格、有加热功能的专用洗涤和烘干设备。

（4）宜选择卫生隔离式洗涤烘干设备，社会化洗涤服务机构宜装备隧道式洗涤机组。

（5）洗涤剂、消毒剂及消毒器械应符合国家有关规定。

4．人员防护要求

（1）医院应对洗衣房相关岗位人员配备防护用品，在污染区和清洁区穿戴的个人防护用品不应交叉使用。

（2）在污染区应遵循"标准预防"的原则，按照国家关于隔离的要求，穿戴工作服（包括衣裤）、帽、口罩、手套、防水围裙和胶鞋，根据实际工作需要可选穿隔离衣，并按要求进行手卫生。

（3）在清洁区应穿工作服、工作鞋，根据实际工作需要戴帽和手套，并保持手卫生。

5．医用织物分类收集、运送与储存操作要求

（1）分类收集

1）对脏污织物和感染性织物进行分类收集。收集时应减少抖动。

2）确认的感染性织物应在患者床边密闭收集。并用橘红色收集容器或在收集容器外表面张贴"感染性织物"标识。

3）脏污织物宜采用可重复使用的专用布袋或包装箱（桶）收集，也可用一次性专用塑料包装袋盛装；其包装袋和包装箱（桶）应有文字或颜色标识。盛装使用后医用织物的包装袋应扎带封口，包装箱（桶）应加盖密闭。

4）用于盛装使用后医用织物的专用布袋和包装箱（桶）应一用一清洗消毒；医用织物周转库房或病区暂存场所内使用的专用存放容器应至少一周清洗一次，如遇污染应随时进行消毒处理；消毒方法参照《医疗机构消毒技术规范》（WS/T 367）要求执行。使用后的一次性专用塑料包装袋应按医疗废物处理。

（2）运送

1）医院洗衣房应分别配置运送使用后医用织物和清洁织物的专用运输工具，不应交叉使用。专用运输工具应根据污染情况定期清洗消毒；运输工具运送感染性织物后应一用一清洗消毒，消毒方法参照《医疗机构消毒技术规范》（WS/T367）的要求。

2）社会化洗涤服务机构应分别配置运送使用后医用织物和清洁织物的专用车辆和容器，采取封闭方式运送，不应与非医用织物混装混运；专用运输工具应根据污染情况定期清洗消毒；运输工具运送感染性织物后应一用一清洗消毒，消毒方法参照《医疗机构消毒技术规范》（WS/T367）的要求。

（3）储存

1）使用后医用织物和清洁织物应分别存放于使用后医用织物接收区（间）和清洁织物储存发放区（间）的专用盛装容器、柜架内，并有明显标识；清洁织物存放架或柜应距地面高度 20～25 cm，离墙 5～10 cm，距天花板≥50 cm。

2）使用后医用织物的暂存时间不应超过 48 h；清洁织物存放时间过久，如发现有污

渍、异味等感官问题应重新洗涤。

3）使用后医用织物每次移交后，应对其接收区（间）环境表面、地面进行清洁，并根据工作需要进行物体表面、空气进行消毒。

4）清洁织物储存发放区（间）环境受到污染时应及时进行清洁、消毒。

6．洗涤、消毒的原则与方法

（1）应遵循先洗涤后消毒原则。根据医用织物使用对象和污渍性质、程度不同，应分机或分批洗涤、消毒。新生儿、婴儿的医用织物应专机洗涤、消毒，不应与其他医用织物混洗。手术室的医用织物（如手术衣、手术铺单等）宜单独洗涤。布巾、地巾宜单独洗涤、消毒。

（2）宜选择热洗涤方法。选择热洗涤方法时可不作化学消毒处理，热洗涤方法执行《医院医用织物洗涤消毒技术规范》（WS/T 508）的要求。所有脏污织物的洗涤方法应按洗涤设备操作说明书和《医院医用织物洗涤消毒技术规范》（WS/T 508）附录 A 执行。

（3）若选择化学消毒，消毒方法应按消毒剂使用说明书和《医疗机构消毒技术规范》（WS/T367）的要求执行。

（4）感染性织物洗涤消毒的原则应先满足脏污织物洗涤消毒要求。不宜手工洗涤。宜采用专机洗涤、消毒，首选热洗涤方法；有条件的宜使用卫生隔离式洗涤设备。对不耐热的感染性织物宜在预洗环节同时进行消毒处理，消毒方法按《医院医用织物洗涤消毒技术规范》（WS/T508）附录 A 执行。

（5）被朊病毒、气性坏疽、突发不明原因传染病的病原体或其他有明确规定的传染病病原体污染的感染性织物，以及多重耐药菌感染或定植患者使用后的感染性织物，若需重复使用应先消毒后洗涤。消毒方法按《医院医用织物洗涤消毒技术规范》（WS/T 508）附录 A 执行。

（6）感染性织物每次投放洗涤设备后，应立即选用有效消毒剂对其设备舱门及附近区域进行擦拭消毒，消毒方法参照《医疗机构消毒技术规范》（WS/T 367）要求执行。感染性织物若选择冷洗涤方式洗涤，工作完毕后，应对其设备采取高温热洗涤方法进行消毒处理，将水温提高到 75℃、时间 ≥ 30 min 或 80℃、时间 ≥ 10 min 或 A_0 值 ≥ 600。

（7）每天工作结束后应对污染区的地面与台面采用有效消毒剂进行拖洗/擦拭，消毒方法参照《医疗机构消毒技术规范》（WS/T 367）的规定；清洁区的地面、台面、墙面应每天保洁。

（8）污染区室内机械通风的换气次数宜达到 10 次/小时，最小新风量宜不小于 2 次/小时；必要时进行空气消毒。

（9）工作区域的物体表面和地面有明显血液、体液或分泌物等污染时，应及时用吸湿材料去除可见的污染物，再清洁和消毒。当工作环境受到明确传染病病原体污染时，应选用有效消毒剂对环境空气和物体表面进行彻底消毒。

（10）每半年对工作人员手、物体表面进行环境卫生学检测，结果符合 GB 15982 Ⅲ 类环境规定。

（11）当发现有疥疮患者使用过医用织物或医用织物上有螨、虱、蚤等体外寄生虫时，除对其医用织物采用煮沸或蒸汽（100℃，时间≥15 min）等方法杀灭外，应对污染环境及时选用拟除虫菊酯、氨基甲酸酯或有机磷类杀虫剂，采取喷雾方法进行杀虫，具体方法应遵循产品的使用说明。

7．清洁织物卫生质量要求

（1）清洁织物洗涤质量的感官指标应每批次进行检查。清洁织物外观应整洁、干燥，无异味、异物、破损。

（2）pH 值应根据工作需要进行测定。清洁织物表面的 pH 应达到 6.5～7.5；测定方法参见《医院医用织物洗涤消毒技术规范》（WS/T 508）附录 B 的要求。

（3）根据工作需要或怀疑医院感染暴发与医用织物有关时，应进行菌落总数和相关指标菌检测。清洁织物微生物指标应符合表 5-1 的要求；检测方法参照《医院医用织物洗涤消毒技术规范》（WS/T 508—2016）附录 B 执行。

表 5-1　清洁织物微生物指标

项目	指标
细菌菌落总数/（cfu/100cm^2）	≤ 200
大肠菌群	不得检出
金黄色葡萄球菌	不得检出

8．资料管理与保存要求

（1）洗衣房的各项相关制度、风险责任协议书、微生物监测报告，以及所用消毒剂、消毒器械的有效证明（复印件）等资料应建档备查，及时更新。

（2）使用后医用织物和清洁织物收集、交接时，应有记录单据，记录内容应包括医用织物的名称、数量、外观、洗涤消毒方式、交接时间等信息，并有质检员和交接人员签字；记录单据宜一式三联。从事医用织物洗涤服务的社会化洗涤服务机构还应有单位名称、交接人与联系方式并加盖公章，供双方存查、追溯。日常质检记录、交接记录应具有可追溯性，记录的保存期应≥6 个月。

五、手卫生与隔离制度

（一）医务人员手卫生制度

为规范医院的手卫生设施和工作人员的手卫生方法，提高手卫生依从性，降低医院感染发生的风险，依据《医院感染管理办法》《医务人员手卫生规范》（WS/T 313）和相关法规的要求，特制定本制度。

1．手卫生设施

（1）洗手与卫生手消毒设施

1）手术部（室）、产房、导管室、骨髓移植病区、器官移植病区、新生儿室、母婴同室、血液透析室、烧伤病区、感染性疾病科、口腔科、消毒供应中心、检验科、内镜中心等重点科室和治疗室、换药室、注射室应配备非手触式水龙头。

2）盛放洗手液的容器宜为一次性使用，重复使用的洗手液容器应至少每周清洁与消毒；洗手液发生浑浊或变色时等变质情况时应及时更换，并清洁、消毒容器；如使用肥皂，应保持清洁与干燥。

3）应配备一次性干手纸巾。

4）手消毒剂宜使用一次性包装；应在治疗室和处置室操作台面、治疗车、隔离患者床单位或病室门口、普通诊室、普通住院病室配备速干手消毒剂，感染高风险部门宜在病区人员出/入口配备速干手消毒剂。

5）洗手池旁应配备手卫生流程图。

（2）外科手消毒设施

1）应配置专用洗手池。洗手池设置在手术间附近，水池大小、高度适宜，能防止冲洗水溅出，池面应光滑无死角易于清洁。洗手池应每日清洁与消毒。

2）洗手池及水龙头应根据手术间的数量合理设置，每 2～4 间手术间应独立设置 1 个洗手池，水龙头数量应不少于手术间的数量，水龙头开关应为非手触式。

3）洗手液应为一次性使用的包装。

4）应配备清洁指甲用品。

5）可配备手卫生的揉搓用品。如配备手刷，手刷的刷毛应柔软。

6）手消毒剂的出液器应采用非手触式。

7）手消毒剂应采用一次性包装。

8）应配备干手用品，手消毒后应使用经灭菌的布巾，一人一用；重复使用的布巾，用后应清洗、灭菌并清洁保存；盛装布巾的包装物可为一次性使用，如使用可复用容器应每次清洗、灭菌，包装开启后使用不应超过 24 h。

9）应配备计时装置、手卫生流程图。

2．洗手与卫生手消毒

（1）洗手与卫生手消毒指征

1）下列情况医务人员应洗手和（或）使用手消毒剂进行卫生手消毒：

①接触患者前。

②清洁/无菌操作前，包括进行侵入性操作前。

③暴露患者体液风险后，包括接触患者黏膜、破损皮肤或伤口、血液、体液、分泌

物、排泄物、伤口敷料等之后。

④接触患者后。

⑤接触患者周围环境后,包括接触患者周围的医疗相关器械、用具等物体表面后。

2) 下列情况应洗手:

①当手部有血液或其他体液等肉眼可见的污染时。

②可能接触艰难梭菌、肠道病毒等对速干手消毒剂不敏感的病原微生物时。

③手部没有肉眼可见污染时,宜使用手消毒剂进行卫生手消毒。

3) 下列情况时医务人员应先洗手,然后进行卫生手消毒:

①接触传染病患者的血液、体液和分泌物以及被传染性病原微生物污染的物品后。

②直接为传染病患者进行检查、治疗、护理或处理传染患者污物之后。

(2) 洗手与卫生手消毒方法

1) 医务人员洗手方法:

①在流动水下,淋湿双手。

②取适量洗手液(肥皂),均匀涂抹至整个手掌、手背、手指和指缝。

③认真揉搓双手至少 15 s,应注意清洗双手所有皮肤,包括指背、指尖和指缝,具体揉搓步骤见图 5-1。

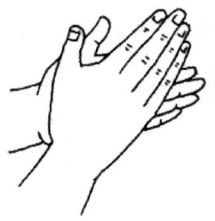 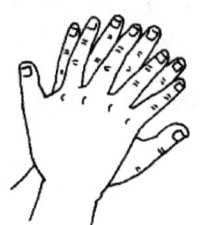 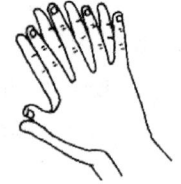

A. 掌心相对揉搓　　B. 手指交叉,掌心对手背揉搓　　C. 手指交叉,掌心相对揉搓

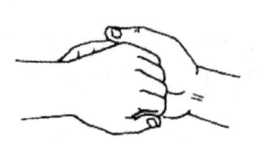 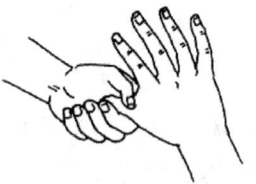 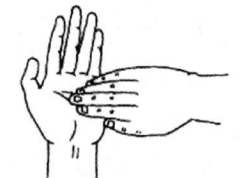

D. 弯曲手指关节在掌心揉搓　　E. 拇指在掌中揉搓　　F. 指尖在掌心中揉搓

图 5-1　洗手/卫生手消毒揉搓步骤

a. 掌手相对,手指并拢,相互揉搓,见图 5-1A。

b. 手心相对,双手交叉指缝相互揉搓,交换进行,见图 5-1B。

c. 掌心相对,双手交叉指缝相互揉搓,见图 5-1C。

d. 弯曲手指使关节在另一手掌心旋转揉搓,交换进行,见图 5-1D。

e．右手握住左手大拇指旋转揉搓，交换进行，见图 5-E。

f．将五个手指尖并拢放在另一手掌心旋转揉搓，交换进行，见图 5-1F。

④在流动水下彻底冲净双手，擦干，取适量护手液护肤。

2）医务人员卫生手消毒应遵循以下方法：

①取适量的手消毒剂于掌心，均匀涂抹双手。

②按照图 5-1 的步骤进行揉搓。

③揉搓至手部干燥。

（3）卫生手消毒时首选速干手消毒剂，过敏人群可选用其他手消毒剂；针对某些肠道病毒对乙醇不敏感时应选择其他有效的手消毒剂。

（4）戴手套不能代替手卫生，摘手套后应进行手卫生。

3．外科洗手与手消毒方法

（1）外科手消毒应遵循以下原则：

1）先洗手，后消毒。

2）不同患者手术之间、手套破损或手被污染时，应重新进行外科手消毒。

（2）外科洗手遵循以下方法与要求：

1）洗手之前应先摘除手部饰物，修剪指甲，指甲长度应不超过指尖。

2）取适量的洗手液清洗双手、前臂和上臂下 1/3，并认真揉搓。

3）清洁双手时，可使用清洁指甲用品清洁指甲下的污垢和使用揉搓用品清洁手部皮肤的皱褶处。

4）流动水冲洗双手、前臂和上臂下 1/3。

5）使用干手用品擦干双手、前臂和上臂下 1/3。

（3）外科冲洗手消毒（图 5-2）

1）取适量的手消毒剂涂抹至双手的每个部位、前臂和上臂下 1/3，并认真揉搓 3～5 min。

2）在流动水下从指尖向手肘单一方向地冲净双手、前臂和上臂下 1/3，用经灭菌的布巾彻底擦干。

3）冲洗水应符合生活饮用水卫生标准。冲洗水水质达不到要求时，手术人员在戴手套前，应用速干手消毒剂消毒双手。

4）手消毒剂的取液量、揉搓时间及使用方法遵循产品的使用说明。

（4）外科免冲洗手消毒（图 5-3）

1）取适量的手消毒剂放置在左手掌上。

2）将右手手指尖浸泡在手消毒剂中（≥ 5 s）。

3）将手消毒剂涂抹在右手、前臂直至上臂下 1/3，确保通过圆形运动环绕前臂至上臂下 1/3，将手消毒剂完全覆盖皮肤区域，持续揉搓 10～15 s，直至消毒剂干燥。

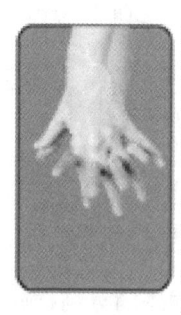
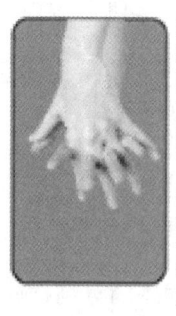
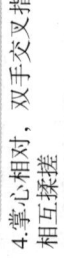
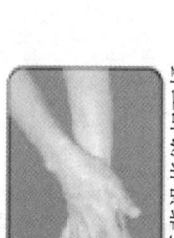
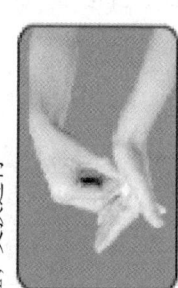
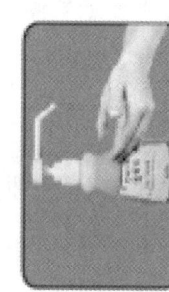
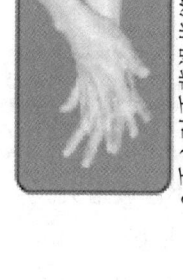
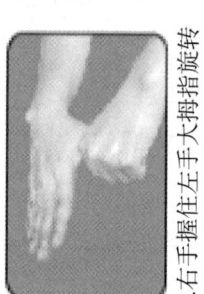
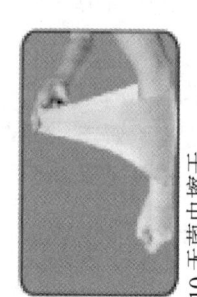
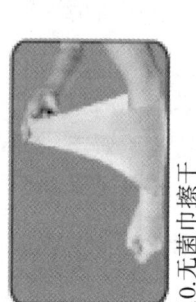
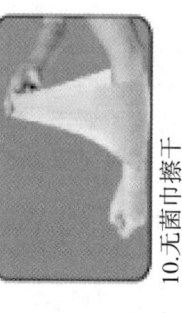
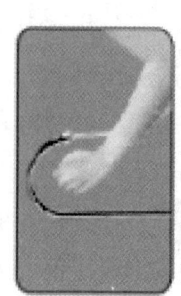

图 5-2 外科冲洗手消毒方法流程图

4）取适量的手消毒剂放置在右手掌上。

5）在左手重复2)、3) 的过程。

6）取适量的手消毒剂放置在手掌上。

7）揉搓双手直至手腕，揉搓方法按照医务人员洗手方法揉搓的步骤进行，揉搓至手部干燥。

8）手消毒剂的取液量、揉搓时间及使用方法遵循产品的使用说明。

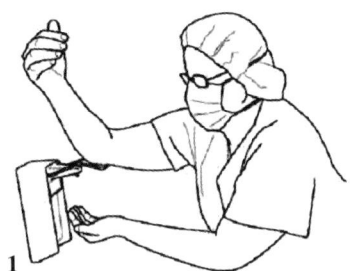

1

取适量的手消毒剂（约5毫升）放在左手掌心

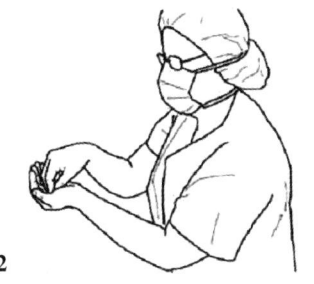

2

将右手指尖浸泡在手消毒剂中（≥5 s）

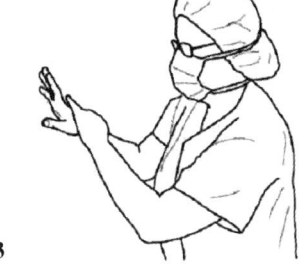

3

将手消毒剂涂抹在右手、前臂直至上臂下1/3，确保通过圆形运动揉搓至上臂下1/3，使手消毒剂完全覆盖皮肤直至干燥（10～15 s）

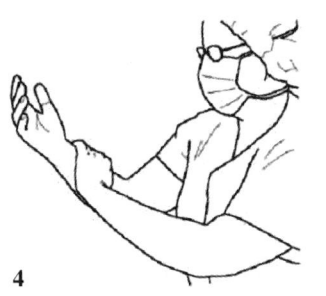

4

取适量的手消毒剂放置在右手掌上

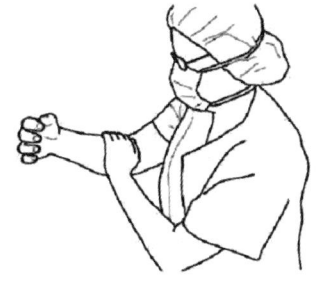

5

在左手重复2、3的过程

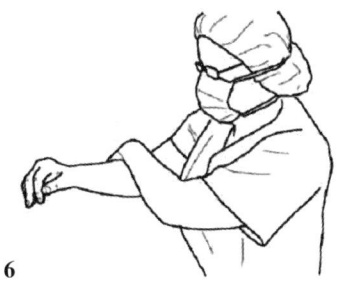

6

取适量的手消毒剂放置在手掌上

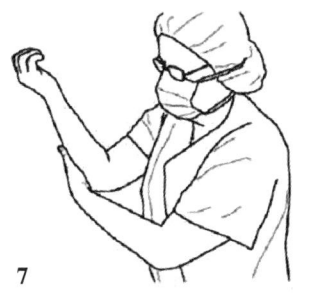

7

揉搓双手直至手腕，揉搓方法按照医务人员洗手方法揉搓的步骤进行，揉搓至手部干燥

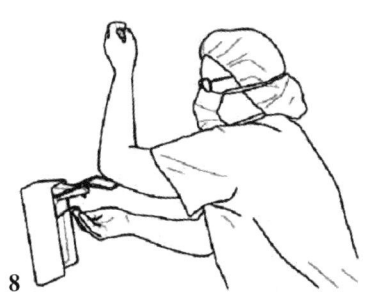

8

取适量的手消毒剂（约5ml）放在右手掌心

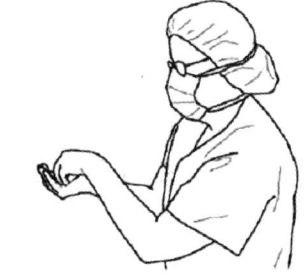

9

将左手指尖浸泡在手消毒剂中（≥5 s）

图 5-3 外科免冲洗手消毒操作步骤

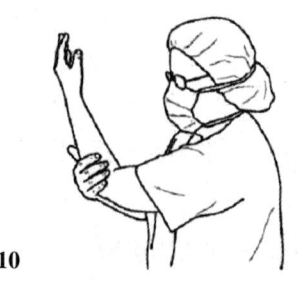
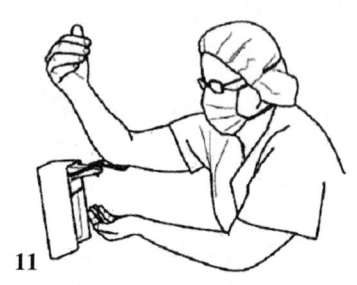

10　将手消毒剂涂抹在左手、前臂直至上臂下 1/3，确保通过圆形运动揉搓至上臂下 1/3，使手消毒剂完全覆盖皮肤直至干燥（10～15 s）

11　取适量的手消毒剂（约 5 ml）放在左手掌上，按图 12～16 的方法揉搓双手（六步洗手法）及手腕（20～30 s）

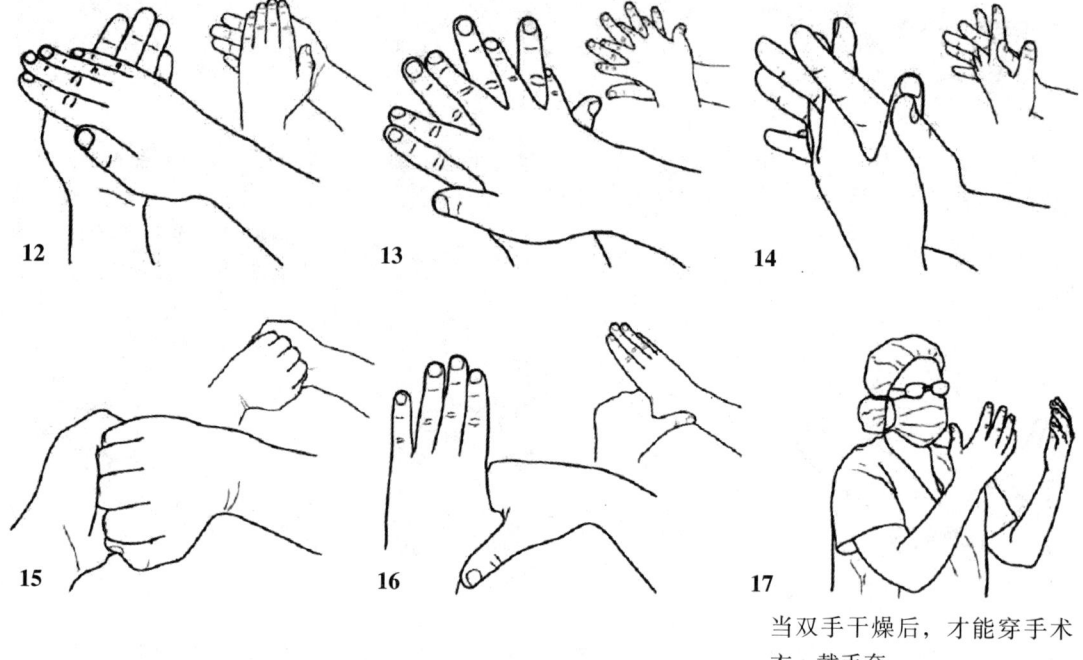

12　　　　　　13　　　　　　14

15　　　　　　16　　　　　　17

当双手干燥后，才能穿手术衣、戴手套

图 5-3（续）　外科免冲洗手消毒操作步骤

（5）注意事项

1）不应戴假指甲、装饰指甲，保持指甲和指甲周围组织的清洁。

2）在外科手消毒过程中应保持双手位于胸前并高于肘部，使水由手部流向肘部。

3）洗手与消毒可使用海绵、其他揉搓用品或双手相互揉搓。

4）术后摘除手套后，应用洗手液清洁双手。

5）用后的清洁指甲用品、揉搓用品如海绵、手刷等，应放到指定的容器中；揉搓用品、清洁指甲用品应一人一用一消毒或者一次性使用。

4．手卫生效果监测

（1）监测要求

1）每季度对重点科室工作的医务人员卫生手消毒或外科手消毒的效果进行监测。

2）当怀疑医院感染暴发与医务人员手卫生有关时，应及时进行检测，必要时分离致病性微生物。

（2）监测方法：具体步骤见表5-1。

表5-1 手卫生效果的监测方法

1．采样时间 在接触患者、进行诊疗活动前采样。 2．采样方法 被检者五指并拢，用浸有含相应中和剂的无菌洗脱液浸湿的棉拭子在双手指曲面从指跟到指端往返涂擦2次，一只手涂擦面积约30 cm^2，涂擦过程中同时转动棉拭子；然后将棉拭子放入10 ml含相应中和剂的无菌洗脱液试管内，及时送检。 3．检测方法 将采样管在混匀器上振荡20 s或用力振打80次，用无菌吸管吸取1.0ml等检样品接种于灭菌平皿，每一样本接种2个平皿，平皿内加入已溶化的45～48℃的营养琼脂15～18 ml，边倾注边摇匀，待琼脂凝固，置36℃±1℃温箱培养48 h，计数菌落数。 4．细菌菌落数总数计算方法： 细菌菌落总数（cfu/cm^2）＝平板上菌落数×稀释倍数／采样面积

（3）判断标准

1）卫生手清毒，监测的细菌菌落总数应≤10 cfu/cm^2。

2）外科手消毒，监测的细菌菌落总数应≤5 cfu/cm^2。

5．监督与管理

（1）全体医务人员在诊疗工作中，应严格遵守上述规定，提高标准预防意识与知识，及时准确采取相关防控措施，如手卫生方法正确，依从性高，且能持续质量改进。

（2）医院感染管理部门负责对医务人员相关工作进行培训、监督和技术指导。

（3）医务部门协助对医生及医技人员标准预防及手卫生工作进行督导。

（4）护理部门协助对护士和护理员标准预防及手卫生工作进行督导。

（5）总务部门负责对保洁人员标准预防及手卫生工作进行督导，并负责购置合格的手卫生产品。

（6）各临床、医技科室应加强对护工和保洁人员的手卫生培训、教育和监督；应对陪护人员、探视者等进行标准预防、手卫生知识的宣传教育，进入病室探视患者前、结束探视患者离开时，应洗手或用速干手消毒剂进行手卫生。

（二）医院隔离管理制度

为加强不同传播途径疾病的管理，切断传播途径，预防疾病传播。根据《传染病防治法》《医院感染管理办法》《医院隔离技术规范》（WS/T 311）、《经空气传播疾病医院感染预防与控制规范》（WS/T 511）等法规与标准，特制定医院隔离管理制度。

1．建筑布局

（1）在新建、改建与扩建时，建筑布局应符合医院卫生学要求，并应具备隔离预防的功能；根据患者获得感染危险性的程度，将医院分为低度风险区域、中度风险区域、高度风险区域，区域划分明确，标识清楚。

（2）各科室建筑布局应遵守医院原定设计，需更改布局或房间功能应向医院提交申请，经审核流程合理，符合医院感染管理的要求方可施工或改变功能。使用过程中清洁区、潜在污染区、污染区分区明确、标识清楚。

2．隔离原则

（1）在标准预防的基础上，根据疾病的传播途径（接触传播、飞沫传播、空气传播和其他途径传播）采取相应的隔离与预防措施。

（2）应严格执行预检分诊制度，及时发现传染病患者及疑似患者，及时采取隔离措施。

（3）患者安置：感染与非感染患者分开安置，传染病和疑似传染患者应安置在单人隔离间，如条件限制，同种病原体感染患者可集中安置，免疫力低下患者宜单独安置。

（4）隔离病室应有隔离标志，并限制人员出入。黄色为空气传播的隔离，粉色为飞沫传播的隔离，蓝色为接触传播的隔离。

（5）严格执行探视制度，做好患者及家属手卫生、呼吸道卫生等感染防控知识宣教，配合执行隔离措施。

3．隔离措施

（1）严格执行标准预防措施　即针对医院所有患者和医务人员采取的一组预防感染措施。包括手卫生，根据预期可能的暴露选用手套、隔离衣、口罩、帽子、护目镜或防护面屏，以及安全注射。也包括穿戴合适的防护用品处理患者污染的物品与医疗器械。标准预防基于患者的血液、体液、分泌物（不包括汗液）、非完整皮肤和黏膜均可能含有感染性因子的原则。

（2）经空气传播疾病的隔离与预防　接触经空气传播的疾病，如麻疹、肺结核、水痘等，在标准预防的基础上，应采用经空气传播疾病的隔离与预防。

1）目的：预防通过经空气传播或具有流行病学意义的病原微生物，经悬浮在空气中的微粒、气溶胶（多数粒径≤5 μm）造成疾病的传播。

2）隔离与预防措施：

①患者的隔离：

a．无条件收治时，应尽快转送至有条件收治呼吸道传染病的医院进行收治，并注意转运过程中医务人员的防护；临时安置地应确保相对独立，通风良好或安装了空气净化消毒装置的集中空调通风系统，有手卫生设施。

b．患者疑有空气传播的疾病，应单间隔离；同种病原体感染的患者可安置于一室，床间距不小于1.2 m。

c. 加强患者和家属宣教，限制探视和活动范围，患者病情允许和外出检查时，应戴医用外科口罩，并定期更换。

d. 病室门口/病床床头设黄色隔离标志。

②医务人员的防护：

a. 应严格按照区域流程，按要求在不同的区域，正确穿、脱不同的防护用品；

b. 进入确诊或疑似经空气传播疾病患者房间时，应佩戴医用防护口罩或呼吸器；当预期可能接触患者及其血液、体液、分泌物、排泄物等物质时应戴手套；进行可能产生喷溅的诊疗操作时，应戴护目镜或防护面罩，穿防护服；

c. 工作人员个人防护用品使用的具体要求和穿脱个人防护用品的流程与操作应遵循《经空气传播疾病医院感染预防与控制管理规定》的要求。

d. 使用后的一次性个人防护用品按医疗废物处理，应遵循《医疗废物管理规定》的要求处置；可重复使用的个人防护用品应清洗、消毒或灭菌后再用。

e. 工作人员发生经空气传播疾病职业暴露时，应采用相应的免疫接种和（或）预防用药等措施。

③严格执行手卫生制度：预期可能接触隔离患者的血液、体液、分泌物、排泄物等物质时，应先戴手套；接触患者前后、清洁/无菌操作前、接触患者血液体液后、接触患者周围环境后、脱手套后应按照六步洗手法正确洗手或进行卫生手消毒；直接接触传染病患者血液、体液和分泌物后应洗手并手消毒；手上有伤口时应戴双层手套。

④用物及环境消毒：患者诊疗护理用具应做到专人专用或一人一用一消毒，医护办公室等低度风险区域地面及物表每日湿式清洁两次，患者的床单元等中度危险区域在清洁的基础上用 500 mg/L 含氯消毒液擦拭消毒 2 次。

病室应关门开窗通风，或配备专门的空气处理系统；病室若为中央空调系统，应关闭空调开关，并封闭回风口以避免空气污染中央空调及通过空调传播。

患者出院或转出后应进行空气消毒。可使用紫外线灯照射进行空气消毒，照射时间 ≥ 30 min；也可用过氧化氢喷雾或过氧乙酸熏蒸消毒，使用量及作用时间遵守产品说明。

⑤医疗废物：病区所有废弃物均按医疗废物管理，感染性医疗废物用黄色医疗废物专用塑料袋双层密闭包装运送。

(3) 经飞沫传播疾病的隔离与预防

接触经飞沫传播的疾病，如百日咳、白喉、流感、病毒性腮腺炎、流行性脑脊髓膜炎等，在标准预防的基础上，采取经飞沫传播的隔离与预防。

1) 目的：预防经飞沫传播的疾病以及有重要流行病学意义的病原体通过飞沫核（粒径 > 5 μm），在空气中短距离（1 m 内）移动到易感人群的口、鼻黏膜或眼结膜等导致的传播。

2）隔离与预防措施：

①患者的隔离：

a．确诊患者或疑似患者应安置在单人隔离房间；同种病原体感染的患者可安置于一室。

b．加强患者和家属宣教，限制患者活动范围，患者病情允许和外出检查时，应戴外科口罩，并定期更换。控制探访者，患者之间、患者与探访者之间相距应＞1 m，探访者应戴医用外科口罩。

c．病室门口/病床床头应设有粉色隔离标识。

②医务人员防护：

a．与患者近距离（1 m以内）接触，应戴帽子、医用防护口罩，穿隔离衣；

b．进行可能产生喷溅的诊疗操作时，应戴护目镜或防护面罩，穿防护服。

③严格执行手卫生制度：预期可能接触隔离患者的血液、体液、分泌物、排泄物等物质时，应先戴手套；接触患者前后、清洁/无菌操作前、接触患者血液体液后、接触患者周围环境后、脱手套后应按照六步洗手法正确洗手或进行卫生手消毒；直接接触传染病患者血液、体液及分泌物后应洗手并手消毒；手上有伤口时应戴双层手套。

④用物及环境处置：病室应关门开窗通风，或配备专门的空气处理系统；病室若为中央空调系统，应关闭空调开关，并封闭回风口以避免空气污染中央空调和通过中央空调传播。

患者诊疗护理用具应做到专人专用或一人一用一消毒，医护办公室等低度风险区域地面及物表每日湿式清洁两次，患者的床单元等中度危险区域在清洁的基础上用500 mg/L含氯消毒液擦拭消毒2次。

患者出院或转出后，病室应做好终末消毒。

⑤医疗废物：遵循《医疗废物管理条例》及其配套文件的要求进行管理和处理，感染性医疗废物用黄色医疗废物专用塑料袋双层密闭包装运送。

（4）经接触传播疾病的隔离与预防：接触经接触传播疾病如肠道感染、多重耐药菌感染的患者，在标准预防的基础上，应采用经接触传播的隔离与预防措施。

1）目的：预防经接触传播的、有重要流行病学意义的微生物通过感染源与易感者之间的直接或间接接触造成疾病传播。

2）隔离与预防措施：

①患者的隔离：

a．传染病患者应单间隔离，多重耐药菌感染者宜单间隔离，无条件单间隔离者同种病原体感染的患者可安置于一室，或者做好床边隔离。

b．应限制患者活动范围，减少转运，需要转运时应采取有效措施，减少污染。

c．加强患者和家属宣教，认真做好手卫生。

d．病室门口/病床床头应设有蓝色隔离标志。

②医务人员防护：在采取标准预防措施基础上，采取经接触传播的措施，根据需要穿隔离衣、戴口罩、手套、防护眼镜/面屏等。一次性隔离衣一次性使用，可复用隔离衣至少每日更换、清洗与消毒。

③严格执行手卫生制度：预期可能接触隔离患者的血液、体液、分泌物、排泄物等物质时，应先戴手套；接触患者前后、清洁/无菌操作前、接触患者血液体液后、接触患者周围环境后、脱手套后应按照六步洗手法正确洗手或卫生手消毒；直接接触传染病患者血液、体液及分泌物后应洗手并手消毒；手上有伤口时应戴双层手套。

④用物及环境处置：患者诊疗护理用具应做到专人专用或一人一用一消毒，医护办公室等低度风险区域地面及物表每日湿式清洁两次，患者的床单元等中度危险区域在清洁的基础上用500 mg/L含氯消毒液擦拭消毒2次。

⑤医疗废物：传染病患者的医疗废物双层密闭包装运送处理。

（5）其他传播途径疾病的隔离与预防：应根据疾病传播的特性，采取相应的隔离与防护措施。

4．各部门职责

（1）医院感染管理委员会负责全院医院感染预防与控制的指导监督工作，制定相关制度并监督执行。

（2）医院感染管理部门负责对医务人员进行隔离与防护知识的培训和日常监督；负责全院各部门新建改建前的相关评估工作，保证房屋设计、流程设计等符合医院感染预防与控制的隔离要求。

（3）医疗管理部门/部、护理部根据各自工作范围，参与决策重大隔离措施并协调人员的调配，负责医务人员医疗行为的日常监管工作。

（4）医院后勤或相关部门负责配备合适、必要的防护用品和清洁、消毒设施及用品。

（5）临床、医技科室的医院感染管理小组负责本部门相关制度的制定和落实。

（6）医务人员应正确掌握传染性/感染性疾病的传播途径、隔离方式与防护技术，自觉接受医院感染预防与控制技术培训，熟练掌握操作规程，自觉严格执行医院感染预防与控制的各项措施，预防和控制传染性/感染性疾病的传播。

六、重点部门医院感染管理制度

（一）病区医院感染管理制度

为了规范医院病区的医院感染管理工作，保障患者的诊疗安全和医务人员的职业安全，根据国家颁布的《病区医院感染管理规范》（WS/T 510），结合北京大学所属医院的实际情况，特制定医院病区的医院感染管理制度。

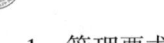

1. 管理要求

(1) 医院各病区需成立本病区的医院感染管理小组，负责病区医院感染管理工作，小组人员职责明确，并落实。

(2) 病区负责人为本病区医院感染管理第一责任人。医院感染管理小组人员应包括医师和护士，建议为病区内相对固定人员，医师具有主治医师及以上职称。

(3) 病区内工作人员应遵循以下要求：

1) 应积极参加医院感染管理相关知识和技能的培训。

2) 应遵守标准预防的原则，落实标准预防的具体措施，手卫生应遵循《医务人员手卫生规范》（WS/T 313）的要求，隔离工作应遵循《医院隔离技术规范》（WS/T 311）的要求，消毒灭菌工作应遵循《医疗机构消毒技术规范》（WS/T 367）和《医院消毒供应中心 第1部分 管理规范、第2部分 清洗消毒及灭菌技术操作规范、第3部分 清洗消毒及灭菌效果监测标准》（WS3 10.1～3）的要求。

3) 应遵循医院及本病区医院感染相关制度。

4) 应开展医院感染监测和暴发监测，按照医院的要求进行报告并及时采取防控措施。

5) 应了解本病区、本专业相关医院感染特点，包括感染率、感染部位、感染病原体及多重耐药菌感染情况。

6) 在从事无菌技术诊疗操作如注射、治疗、换药等时，应遵守无菌技术操作规程。

7) 应遵循国家抗菌药物合理使用的管理原则，合理使用抗菌药物。

8) 保洁员、配膳员等应掌握与本职工作相关的清洁、消毒等知识和技能。

(4) 病区内应积极组织医院感染管理教育与培训

1) 应定期组织本病区医务人员学习医院感染管理相关知识，并做好考核。

2) 应定期考核保洁员的医院感染管理相关知识，如清洁与消毒、手卫生、个人防护等，并根据其知识掌握情况开展相应的培训与指导。

3) 应对患者、陪护及其他相关人员进行医院感染管理相关知识如手卫生、隔离等的宣传及教育。

2. 布局与设施

(1) 病区内患者房间、治疗室等各功能区域内的房间应布局合理，洁污分区明确。

(2) 应设有适于隔离的房间和合格的手卫生设施。

(3) 治疗室等诊疗区域内应分区明确，洁污分开，配备手卫生设施；应保持清洁干燥，通风良好。没有与室外直接通风条件的房间应配置空气净化装置。

(4) 新建、改建患者房间，建议设置独立卫生间，多人房间的床间距应大于0.8 m，床单元之间可设置隔帘，病室床位数单排不应超过3床；双排不应超过6床。

3. 医院感染监测与报告

(1) 医院感染病例监测

第五章 医院感染管理制度

1）配合医院感染管理部门开展医院感染及其相关监测,包括医院感染病例监测、医院感染的目标性监测、医院感染暴发监测、多重耐药菌感染的监测等。

2）医生应采取有效措施,及时发现感染高风险患者,及时采取措施预防;若为医院感染患者,应按照医院要求报告医院感染病例,对监测发现的感染危险因素进行分析,并及时采取有效控制措施。

3）根据本病区医院感染防控主要特点开展针对性风险因素监测。

4）怀疑医院感染暴发、传染病疫情或者发现其他传染病暴发、流行以及突发原因不明的传染病时,应及时报告感染管理部门,并提供第一手的原始资料,积极配合分析查找原因,并认真落实各项控制措施以及积极救治感染患者。

（2）消毒相关监测

1）含氯消毒剂应现配现用,并在每次配制后进行浓度监测,符合要求后方可使用。

2）采用紫外线灯进行物体表面及空气消毒时,应每半年监测紫外线灯辐照强度。

3）怀疑医院感染暴发与空气、物体表面、医务人员手、消毒剂等污染有关时,应对空气、物体表面、医务人员手、消毒剂等进行监测,并针对目标微生物进行检测。

4．医院感染预防与控制措施

（1）标准预防措施

1）进行有可能接触患者血液、体液的诊疗、护理、清洁等工作时应戴清洁手套,操作完毕,脱去手套后立即洗手或进行卫生手消毒。

2）在诊疗、护理操作过程中,有可能发生血液、体液飞溅到面部时,应戴医用外科口罩、防护眼镜或防护面罩;有可能发生血液、体液大面积飞溅或污染身体时,应穿戴具有防渗透性能的隔离衣或者围裙。

3）在进行侵袭性诊疗、护理操作过程中,如在置入导管、经椎管穿刺等时,应戴医用外科口罩等医用防护用品,并保证光线充足。

4）使用后针头不应双手回套针帽,确需回帽应单手操作或使用器械辅助;不应用手直接接触污染的针头、刀片等锐器。废弃的锐器应直接放入专用锐器盒中;重复使用的锐器,应放在防刺的容器内密闭运输和处理。

5）接触患者黏膜或破损的皮肤时应戴无菌手套。

6）应密封运送被血液、体液、分泌物、排泄物污染的被服。

7）医务人员等应采取呼吸道卫生/咳嗽礼仪相关感染控制措施,并对患者、探视者进行宣教。

（2）手卫生

1）应配备合格的设施,包括洗手池、清洁剂、干手设施如干手纸巾、速干手消毒剂等,设施位置应方便医务人员、患者和陪护人员使用;应有醒目、正确的手卫生标识,包括洗手流程图或洗手图示等。

2）清洁剂、速干手消毒剂建议使用一次性包装。

3）各病区应定期对医务人员手卫生正确性和依从性进行自查，并接受医院感染管理部门的监督检查，发现问题，及时改进。

(3) 清洁与消毒

1）应保持病区内环境整洁、干燥、无卫生死角。

2）进入人体无菌组织、器官、腔隙，或接触人体破损皮肤、破损黏膜、组织的诊疗器械、器具和物品应进行灭菌。

3）接触完整皮肤、完整黏膜的诊疗器械、器具和物品应进行消毒。

4）各种用于注射、穿刺、采血等有创操作的医疗器具应一用一灭菌。

5）使用的消毒药械、一次性医疗器械和器具应为合格产品。

6）一次性使用的医疗器械、器具应一次性使用。

(4) 诊疗用品的清洁与消毒

1）重复使用的器械、器具和物品如弯盘、治疗碗等，应送消毒供应中心集中进行清洗、消毒或灭菌，受条件限制不能集中处理的需要做到集中管理；接触完整皮肤的医疗器械、器具及物品如听诊器、监护仪导联、血压计袖带等应保持清洁，被污染时应及时清洁与消毒。具体消毒与灭菌方法遵循《医疗机构消毒技术规范》（WS/T 367）和《医院消毒供应中心 第1部分 管理规范、第2部分 清洗消毒及灭菌技术操作规范、第3部分 清洗消毒及灭菌效果监测标准》（WS310.1～3）的要求。

2）可重复使用呼吸机管路集中送消毒供应中心进行清洗、消毒。

3）治疗车上物品应摆放有序，上层放置清洁与无菌物品，下层放置使用后物品；治疗车应配备速干手消毒剂，每天进行清洁与消毒，遇污染随时进行清洁与消毒。

(5) 患者生活卫生用品的清洁与消毒

尿液、引流液等收集器建议个人专用，每次使用后进行清洁，每天进行消毒；否则应一用一消毒。一次性使用物品不得复用。

(6) 床单元的清洁与消毒

1）应进行定期清洁和（或）消毒，遇污染应及时清洁与消毒；患者出院时应进行终末消毒。

2）床单、被套、枕套等直接接触患者的床上用品，应一人一更换；患者住院时间超过一周时，应每周更换；遇污染时应及时更换。更换后的用品应及时清洗与消毒。

3）被芯、枕芯、褥子、病床隔帘、床垫等间接接触患者的床上用品，应定期清洗与消毒；遇污染时应及时更换、清洗与消毒。

4）"甲类传染病患者，使用后的床上用品可加热煮沸15 min或压力蒸汽灭菌，也可使用1000 mg/L含氯消毒液，浸泡1～2 h；按甲类管理的乙类传染病患者、不明原因病原体感染的传染病患者，按照国家届时发布的相关医院感染管理要求执行"。对于不耐热或不耐湿的物品建议按照医疗废物处理。该类患者床单元用品建议使用一次性物品,使用后按照医疗废物处理。

（7）物体表面、地面的清洁与消毒

1）物体表面（包括监护仪器、设备等的表面）应每天湿式清洁,保持清洁、干燥;遇污染时应及时清洁与消毒。

2）擦拭物体表面的布巾,不同患者之间和洁污区域之间应更换,擦拭地面的地巾不同病区及区域之间应更换,用后集中清洗、消毒,干燥保存。

3）应保持良好通风,发生呼吸道传染病时应进行空气消毒,消毒方法遵循《医院空气净化管理规范》（WS/T 368）。

（8）隔离

1）隔离措施应遵循《医院隔离技术规范》（WS/T 311）的要求。

2）应根据疾病传播途径的不同,采取接触隔离、飞沫隔离或空气隔离措施,标识正确、醒目。

3）隔离的确诊或疑似传染病患者或隔离的非传染病感染患者,除确诊为同种病原体感染之外,应安置在单人隔离房间。

4）隔离患者的物品应专人专用,定期清洁与消毒,患者出院或转院、死亡后应进行终末消毒。

5）接触隔离患者的工作人员,应按照隔离要求,穿戴相应的隔离防护用品,如穿隔离衣、戴医用外科口罩、手套等,并进行手卫生。

（9）抗菌药物的使用管理

1）应遵照《抗菌药物临床应用管理办法》进行抗菌药物使用的管理。

2）应对感染患者及时采集标本送检,并参考临床微生物标本检测结果,结合患者的临床表现等,合理选用抗菌药物。

3）使用特殊使用级抗菌药物应掌握用药指征,由具有相应处方权的医师开具处方。

4）手术预防使用抗菌药物时间应控制在术前 30 min 至 1 h（剖宫产手术除外）,抗菌药物品种选择和使用疗程应合理。

（10）消毒物品与无菌物品的管理

1）应根据药品说明书的要求配置药液,现用现配。

2）抽出的药液和配制好的静脉输注用无菌液体,放置时间不应超过 2 h;启封抽吸的各种溶媒不应超过 24 h。

3）无菌棉球、纱布的灭菌包装一经打开,使用时间不应超过 24 h;干罐储存无菌持物钳使用时间不应超过 4 h。

4）碘伏、复合碘消毒剂、季铵盐类、氯己定类、碘酊、醇类皮肤消毒剂应注明开瓶日期或失效日期,开瓶后的有效期应遵循厂家的使用说明;无明确规定使用期限的确保微生物污染指标低于 100 cfu/ml，连续使用最长不应超过 7 天；对于性能不稳定的消毒剂如含氯消毒剂，配制后使用时间不应超过 24 h。

5）盛放消毒剂进行消毒与灭菌的容器，应达到相应的消毒与灭菌水平。

（11）一次性医疗器械的管理：

1）一次性医疗器械应一次性使用。

2）使用前应检查包装的完好性，有无污损，并在有效期内使用。

3）使用过程中密切观察患者反应，如发生异常，应立即停止使用，做好留样与登记，并及时按照医院要求报告；同批未用过的物品应封存备查。

4）用后的一次性医疗器械的处理，应遵循国家《医疗废物管理条例》及其配套文件的规定进行处置与管理。

（12）医疗废物及污水的管理：

1）应做好医疗废物的分类。

2）医疗废物的管理应遵循国家《医疗废物管理条例》及其配套文件的规定进行管理。正确分类与收集，感染性医疗废物置黄色废物袋内，锐器置于锐器盒中。

3）少量的药物性废物可放入感染性废物袋内，但应在标签上注明。

4）医疗废物容器应符合要求，不遗洒；标识明显、正确，医疗废物不应超过包装物或容器容量的 3/4。应使用有效的封口方式，封闭包装物或者容器的封口。

5）隔离的（疑似）传染病患者或隔离的非传染病感染患者产生的医疗废物应使用双层包装物包装，并及时封扎。

6）不应取出放入包装物或者容器内的医疗废物。

7）患者的引流液、体液、排泄物等，可直接排入医院的污水处理系统。

8）应与医院内转运人员做好交接登记并双签字，记录应保存 3 年。

5．职业防护

（1）应遵循标准预防的原则，在工作中执行标准预防的具体措施。具体防护措施遵循国家《医务人员艾滋病病毒职业暴露防护工作指导原则》和《血源性病原体职业接触防护导则》（GBZT 213）的规定。

（2）存在职业暴露风险者，如无免疫史并有相关疫苗可供使用，宜接种相关疫苗。

（3）发生职业暴露后，应及时进行局部处理，并按照各医院的要求和流程进行报告。

（4）发生职业暴露后应根据现有信息评估被感染的风险，现有信息包括源患者的液体类型（例如血液，可见体液，其他潜在的传染性液体或组织和浓缩的病毒）和职业暴露类型（即经皮伤害、经黏膜或破损皮肤和叮咬）。

（二）重症监护病区医院感染管理制度

为规范重症监护病区（ICU）的医院感染管理工作，保障患者的诊疗安全和医务人员的职业安全，根据国家颁布的《重症监护病区医院感染预防与控制规范》（WS/T 509），结合各医院的实际情况，制定 ICU 的医院感染管理制度。

1．管理要求

（1）ICU 的管理要求

1）应建立由科主任、护士长、感染管理护士与兼职感控医师组成的医院感染管理小组，全面负责 ICU 的医院感染管理工作。

2）应制定并不断完善 ICU 的医院感染管理相关规章制度，并落实于诊疗护理工作实践中。

3）定期研究 ICU 医院感染预防与控制工作存在的问题和改进方案。

4）所有人员，包括医生、护士、护理员、保洁人员、进修人员、实习学生等，应接受医院感染预防与控制相关知识的培训。

5）抗菌药物的应用和管理应遵循国家相关法规、文件及指导原则。

6）医疗废物的处置应遵循国家《医疗废物管理条例》及相关配套文件的有关要求。

7）医护人员应向 ICU 的患者及家属进行医院感染预防和控制的相关规定的宣传。

（2）医院其他职能部门对 ICU 的监管要求

1）医院感染管理部门应定期对 ICU 医院感染防控措施落实情况进行督查，做好相关记录，并将检查结果及时反馈。

2）医疗管理部门协助对 ICU 的医生医院感染防控措施落实情况进行督查和考核。

3）护理部协助对 ICU 的护士和护理员医院感染防控措施落实情况进行督查和考核。

4）总务后勤部门协助对 ICU 的保洁员医院感染防控措施落实情况进行督查和考核。

2．建筑布局及必要设施

（1）ICU 的整体布局应以洁污分开为原则，医疗区域、医疗辅助用房区域、污物处理区域等相对独立。

（2）床单位使用面积应不少于 15 m^2，床间距应大于 1 m。

（3）ICU 内应至少配备 1 个单间病区，使用面积不少于 18 m^2。

（4）应具备良好的通风、采光条件。医疗区域内的温度应维持在 24±1.5℃，相对湿度应维持在 30%～60%。

（5）装饰应遵循不产尘、不积尘、耐腐蚀、防潮防霉、防静电、容易清洁和消毒。

（6）不应在室内摆放干花、鲜花或盆栽植物。

3．人员管理

（1）医护人员的管理要求

1）ICU 应配备足够数量、受过专门训练、具备独立工作能力的专业医务人员。ICU 的专业医务人员应掌握重症医学的基本理论、基础知识和基本操作技术、掌握医院感染预防与控制知识和技能；护士人数与床位数之比应不低于 3∶1。

2）护理多重耐药菌感染或定植患者，宜分组进行，人员相对固定。

3）患有呼吸道感染、腹泻等感染性疾病的医护人员，应避免直接接触患者。

（2）医务人员的职业防护

1）医务人员应采取标准预防措施，防护措施应符合国家卫生行政部门制定的《医务人员手卫生规范》和《医院隔离技术规范》中提出的医院标准预防的要求。

2）ICU 应配备足量的、方便取用的个人防护用品，如医用外科口罩、帽子、手套、护目镜、防护面罩、隔离衣等。

3）医务人员应掌握防护用品的正确使用方法。

4）应保持工作服的清洁。

5）进入 ICU 时可不更鞋，必要时可穿鞋套或更换专用鞋。

6）乙肝表面抗体阴性者，岗前宜注射乙肝疫苗。

（3）患者的安置与隔离

1）患者的安置与隔离应遵循以下原则：

①应将感染、疑似感染与非感染患者分区安置。

②在标准预防的基础上，应根据疾病的传播途径（接触传播、飞沫传播、空气传播），采取相应的隔离与预防措施。

2）多重耐药菌感染或定植患者，宜单间隔离；如隔离房间不足，可将同种耐药菌感染或定植患者集中安置，并设醒目的标识。

（4）探视者的管理

1）应明示探视时间，限制探视者人数。

2）探视者进入 ICU 时宜穿专用探视服，探视服专床专用，探视日结束后清洗消毒。

3）探视者进入 ICU 时可不更鞋，必要时可穿鞋套或更换专用鞋。

4）探视呼吸道感染患者时，探视者应遵循医院隔离预防制度的要求进行防护。

5）应谢绝患有呼吸道感染性疾病的探视者。

4．医院感染的监测

（1）应常规监测 ICU 的患者医院感染发病率、感染部位、病原体等，做好医院感染监测相关信息的记录。

（2）应积极开展目标性监测，包括呼吸机相关肺炎（ventilator-associated pneumonia，VAP）、血管导管相关血流感染（central line associated blood stream infection，CLABSI）、导尿管相关尿路感染（catheter-associated urinary tract infection，CAUTI）及多重耐药菌感染监测，对于疑似感染患者，应采集相应标本进行病原学检验和药敏试验。

（3）早期识别医院感染暴发，实施有效的干预措施：

1）发现医院感染暴发或疑似暴发时，应及时报告医院感染管理部门。

2）通过收集病例资料、流行病学调查、微生物检验，分析判断可能的传播途径，据此制订并采取相应的控制措施。

3）对疑有某种病原体感染的聚集性发生时，宜进行菌种的同源性鉴定，以确定是否暴发。

（4）每季度对物体表面、医务人员手和空气进行消毒效果监测，当怀疑医院感染暴发、新建或改建以及环境的消毒方法改变时，应随时进行监测，采样方法及判断标准应依照《医院消毒卫生标准》（GB 15982）。

（5）应对监测资料进行汇总，分析医院感染发病趋势、相关危险因素和防控工作存在的问题，及时采取积极的预防与控制措施。

5．器械相关感染的预防和控制措施

（1）中央导管相关血流感染的预防和控制措施

1）应严格掌握中央静脉导管留置指征，每日评估留置导管的必要性，尽早拔除导管。

2）操作时应严格遵守无菌技术操作规程，采取最大无菌屏障。

3）宜使用有效含量≥2 g/L 氯己定-乙醇（70%体积分数）溶液局部擦拭2~3遍进行皮肤消毒，作用时间遵循产品的使用说明。

4）应根据患者病情尽可能使用腔数较少的导管。

5）置管部位不宜选择股静脉。

6）应保持穿刺点干燥，密切观察穿刺部位有无感染征象。

7）如无感染征象时，不宜常规更换导管；不宜定期对穿刺点涂抹送病原体检测。

8）当怀疑中央导管相关性血流感染时，如无禁忌，应立即拔管，导管尖端送病原学检测，同时送静脉血进行病原学检测。

（2）导尿管相关尿路感染的预防和控制措施

1）应严格掌握留置导尿指征，每日评估留置导尿管的必要性，尽早拔除导尿管。

2）操作时应严格遵守无菌技术操作规程。

3）置管时间大于3天者，宜持续夹闭，定时开放。

4）应保持尿液引流系统的密闭性，不应常规进行膀胱冲洗。

5）应做好导尿管的日常维护，防止滑脱，保持尿道口及会阴部清洁。

6）应保持集尿袋低于膀胱水平，防止反流。

7）长期留置导尿管宜定期更换，普通导尿管7~10天更换，特殊类型导尿管按说明书更换。

8）更换导尿管时应将集尿袋同时更换。

9）采集尿标本进行病原学检测时，应在导尿管侧面以无菌操作方法针刺抽取尿液，其他目的采集尿标本时应从集尿袋开口采集。

（3）呼吸机相关肺炎的预防和控制措施：

1）应每天评估呼吸机及气管插管的必要性，尽早脱机或拔管。

2）若无禁忌症应将患者头胸部抬高30°~45°，并应协助患者翻身拍背及震动排痰。

3）宜使用有消毒作用的口腔含漱液进行口腔护理，每 6～8 h 一次。

4）在进行与气道相关的操作时应严格遵守无菌技术操作规程。

5）宜选择经口气管插管。

6）应保持气管切开部位的清洁、干燥。

7）宜使用气囊上方带侧腔的气管插管，及时清除声门下分泌物。

8）气囊放气或拔出气管插管前应确认气囊上方的分泌物已被清除。

9）呼吸机管路湿化液应使用无菌水。

10）应每天评估镇静药使用的必要性，尽早停用。

6．手卫生要求

（1）应配备足够的非手触式洗手设施和速干手消毒剂，洗手设施与床位数比例应不低于 1∶2，单间病区应每床 1 套。应使用一次性包装的皂液。每床应配备速干手消毒剂。

（2）干手用品宜使用一次性干手纸巾。

（3）医务人员手卫生应符合《医务人员手卫生规范》（WS/T 313）和标准预防的要求。

（4）探视者进入 ICU 的前后应洗手或用速干手消毒剂消毒双手。

7．环境清洁消毒方法与要求

（1）物体表面清洁消毒方法：

1）物体表面应保持清洁，被患者血液、体液、排泄物、分泌物等污染时，应随时清洁并消毒。

2）医疗区域的物体表面应每天清洁消毒 1～2 次，达到中水平消毒。

3）计算机键盘宜使用键盘保护膜覆盖，表面每天清洁消毒 1～2 次。

4）一般性诊疗器械（如听诊器、叩诊锤、手电筒、软尺等）专床专用；否则应一用一消毒。

5）患者持续使用的医疗设备（如监护仪、输液泵、氧气流量表等）表面，应每天清洁消毒 1～2 次。

6）患者交叉使用的医疗设备（如超声诊断仪、除颤仪、心电图机等）表面，直接接触患者的部分应每位患者使用后立即清洁消毒，不直接接触患者的部分应每天清洁消毒。

7）多重耐药菌感染或定植患者使用的医疗器械、设备应专人专用，或一用一消毒。

（2）地面　应每天清洁消毒 1～2 次。

（3）安装空气净化系统的 ICU，空气净化系统出、回风口应每周清洁消毒 1～2 次。

（4）呼吸机及附属物品的消毒

1）呼吸机外壳及面板应每天清洁消毒 1～2 次。

2）呼吸机外部管路及配件应一人一用一消毒或灭菌，长期使用者应每周更换。

3）呼吸机内部管路的消毒按照产品说明进行。

8．床单元的清洁与消毒

（1）床栏、床旁桌、床头柜等应每天清洁消毒 1～2 次，达到中水平消毒。

（2）床单、被罩、枕套、床间隔帘应保持清洁，患者之间更换；住院时间长者，每周更换 1～2 次，如有血液、体液或排泄物等污染，应随时更换。

（3）枕芯、被褥等使用时应保持清洁，防止体液浸湿污染，定期更换，如有血液、体液或排泄物等污染，应随时更换。

9．便器的清洗与消毒要求

（1）便盆及尿壶应专人专用，每天清洗、消毒；

（2）腹泻患者的便盆应一用一消毒。

10．空气消毒方法与要求

（1）ICU 空气质量应达到≤每皿 4.0 cfu（暴露 15 min）。

（2）空气消毒可采用以下方法之一，并符合相应的技术要求：

1）医疗区域定时开窗通风。

2）安装具备空气净化消毒装置的集中空调通风系统。

3）空气洁净技术：应做好空气洁净设备的维护与监测，保持洁净设备的有效性。

4）空气消毒器：应符合《消毒管理办法》要求，使用者应按照产品说明正确使用并定期维护，保证空气消毒器的消毒效果。

5）紫外线灯照射消毒，应遵循国家卫生行政部门颁布的《医院空气净化管理规范》的规定。

6）能够使空气达到卫生标准值要求的合法有效的其他空气消毒产品。

（三）新生儿病区医院感染管理制度

为规范新生儿病区的医院感染管理工作，保障患儿及医务人员的安全，根据《医院感染管理办法》及相关法规、标准等要求，结合医院的实际情况，制定本制度。

1．新生儿病区医院感染管理职责

（1）医院感染管理小组职责

1）负责本病区医院感染管理的各项工作，根据病区医院感染的特点，制定医院感染管理制度，并组织实施。

2）对医院感染病例及感染环节进行监测，采取有效措施，降低病区医院感染发生率；发现有医院感染流行趋势时，及时报告医院感染管理部门，并积极协助调查。

3）检查病区抗菌药物使用情况。

4）组织病区全体工作人员关于医院感染预防控制知识的培训。

5）监督病区人员无菌操作、环境物表消毒隔离和医疗废物管理等各项规章制度的落实情况。

6）做好对进修人员、保洁员、护工、探视者及其他科室医技人员的手卫生管理工作。

(2) 医院感染管理兼职医师职责

1) 负责病区医院感染病例的监测和诊断，发生医院感染病例时，督促主管医师及时报告，定期检查医院感染漏报情况。

2) 监督并检查病区医院感染管理制度落实情况，抗菌药物合理使用，医师的无菌操作等。

3) 掌握病区患儿基本情况，及时进行病原学培养、药敏和其他相关检查，定期分析本病区医院感染情况，及时向科主任汇报。

4) 负责病区医务人员包括进修医生等，医院感染知识和自我防护知识的培训工作。

5) 协助医院感染管理专职人员开展医院感染的预防、控制与管理工作。

(3) 医院感染管理联络员职责

1) 负责本病区医院感染监测、控制与管理的上传下达与具体落实。

2) 协助督导主管医师及时上报医院感染病例。

3) 监督并检查本病区人员无菌操作、手卫生、消毒、隔离、一次性使用无菌医疗物品管理和医疗废物管理的各项制度落实情况，并对存在的问题进行分析及改进。

4) 做好对探视者及其他科室医技人员的手卫生管理工作。

5) 监督并检查多重耐药菌感染的预防控制措施落实情况。

6) 协助医院感染管理专职人员开展医院感染的预防、控制与管理工作。

7) 医院感染管理联络员负责院感管理知识的培训，并负责与医院感染管理部门沟通，做好本病区的各项感控及防范措施。

(4) 医院感染管理护士职责

1) 负责全病区的所有医院感染管理工作，并落实感控相关工作。

2) 负责全病区人员手卫生的培训工作，尤其新上岗医生、护士、护工、保洁人员，并监督落实情况，发现问题及时纠正。

3) 负责全病区消毒隔离工作，指导本病区正确与合理使用消毒剂，监测使用中消毒剂浓度、一次性使用物品的管理和环境卫生学效果监测。

2．新生儿病区医院感染管理要求

(1) 基本要求

1) 医院感染管理小组人员应明确及严格落实各自的职责。

2) 医务人员须积极参加医院感染管理相关知识培训，并掌握本病区医院感染相关制度及流程。

3) 医务人员掌握本病区医院感染特点，包括感染率、感染部位、感染病原体及多重耐药菌感染情况。

4) 每月自查医院感染管理及传染病报告情况，并对存在的问题进行分析及改进。

(2) 医院感染监测、报告及暴发报告处理要求

1) 医院感染病例 24 h 内上报医院感染管理部门，只要临床诊断医院感染就可上报，不必等待病原学培养结果。院感管理兼职医生定期监测，并进行医院感染资料的总结与分析，及时上报科主任，传达本病区医务人员，发现问题及时分析原因，制定改进措施，并监督落实情况。

2) 多重耐药菌感染的监测：

①医务人员应提高对多重耐药菌感染认识的敏感度与防控意识。主管医生一经接收检验科多重耐药菌阳性结果时，应立即上报医院感染管理联络员及医院感染管理兼职医师，按相应的防控措施进行隔离。医院感染管理联络员及医院感染管理兼职医师，应督促及检查各项措施的落实情况，严密关注其它患儿有无同种病原体感染的倾向，并及时给予控制。

②多重耐药菌感染的防控参照《多重耐药菌感染监测与防控制度》。

3) 医院感染暴发的报告及处理：

①遵循《医院感染暴发报告及处置管理规范》的要求，进行报告与处置。

②医院感染暴发的定义：指在医疗机构或其科室的患者中，短时间内发生 3 例以上同种同源感染病例的现象。

③疑似医院感染暴发：指在医疗机构或其科室的患者中，短时间内出现 3 例以上临床症候群相似、怀疑有共同感染源的感染病例；或者 3 例以上怀疑有共同感染源或感染途径的感染病例现象。

3. 主要感染部位预防控制

(1) 医院内肺炎与呼吸机相关肺炎的预防措施

1) 未使用呼吸机的患儿：

①对高危患儿，使用生理盐水清洁口腔，每日 2 次。

②如无禁忌证，应将床头抬高约 30°。

③患儿喂奶拍嗝后给予右侧卧位 30 min，防止误吸。

④必要时予以翻身、拍背，以利于痰液引流。

2) 使用呼吸机的患儿：

①严格掌握气管插管的适应证。

②使用呼吸机辅助呼吸的患儿应优先考虑无创通气。

③对气管插管者，吸痰时应严格执行无菌操作。

④吸痰后用生理盐水清洁口腔，至少 4~6 次/日。

⑤吸痰前、后，医务人员应做好手卫生。

⑥使用呼吸机的患者床头抬高 30°~45°。

⑦呼吸机螺纹管每周更换 1 次，有污染时应随时更换。

⑧湿化水使用无菌蒸馏水,保证密闭状态,湿化罐每周更换 2 次;呼吸机冷凝水应随时清理,倾倒时注意勿反流,冷凝水倒入专用桶内集中走污水处理。倾倒后要洗手。

⑨每天评估能否尽早撤机和拔管。

(2) 导管相关血流感染预防与控制措施

1) 置管时:

①深静脉置管时应遵守最大限度的无菌屏障要求。插管部位应铺大无菌单;操作人员应戴帽子、口罩,穿无菌手术衣;认真执行手消毒程序,戴无菌手套,置管过程中手套意外破损应立即更换。置管时严格执行无菌操作原则。

②患有疖肿、湿疹等皮肤病,患感冒等呼吸道疾病,感染或携带有耐甲氧西林金黄色葡萄球菌工作人员,在未治愈前不应进行插管操作。

2) 插管后:

①应用无菌透明专用贴膜覆盖穿刺点,但多汗、渗血明显患儿选无菌纱布。

②应定期更换穿刺点覆盖的敷料。更换间隔时间:不少于每周一次更换敷料及输液接头,更换敷料时,严格无菌操作,用安尔碘棉签消毒穿刺点周围皮肤至少 3 遍,并充分待干。如敷料出现潮湿、松动、沾污时应立即更换。

③接触导管接口或更换敷料时,应进行严格的手卫生,但不能以手套代替手卫生。

④所有液体的输入均采用输液泵,输液速度 ≥ 3ml/h,及时更换输液,输液结束及时脉冲冲管并正压封管。

⑤患儿沐浴或擦身时应注意对导管的保护,不要把导管浸入水中。

⑥新生儿使用 1.9Fr 导管时,严禁输注血液及血液制品。

⑦如出现条索状硬结,应给予喜疗妥外涂按摩至吸收每日 4 次,必要时请理疗科进行理疗。

⑧怀疑导管相关感染时,应考虑拔除导管,但不要为预防感染而定期更换导管。怀疑导管相关感染时,拔除导管时应进行管端培养。

⑨应每天评价留置导管的必要性,尽早拔除导管。

⑩禁止在穿刺处肢体测量血压。

4. 多重耐药菌医院感染预防与控制

(1) 患儿安置

1) 对多重耐药菌感染患儿和定植患儿,立即给予床单元隔离,并床旁悬挂接触隔离标识。

2) 多重耐药菌感染或定植患儿转诊之前应当通知接诊的科室,采取相应隔离措施。

(2) 医务人员诊疗及手卫生要求

1) 在实施诊疗护理操作时,应当将高度疑似或确诊多重耐药菌感染患儿或定植患者安排在最后进行。

2）接触多重耐药菌感染患儿或定植患儿的伤口、溃烂面、黏膜、血液、体液、引流液、分泌物、排泄物时，应当戴手套，操作会有喷溅时（例如：患儿痰液较多、自主呼吸较强时）应穿隔离衣、戴手套、口罩、防护眼镜或面罩等，操作完毕脱去防护用品后应洗手，必要时手消毒。

3）加强手卫生落实。

手卫生指征：①在直接接触患儿前后；②进行无菌操作前；③接触清洁、无菌物品之前；④接触接触患儿用过的物品后；⑤处理其分泌物、排泄物后；⑥摘手套后；⑦从同一患者的污染部位转到清洁部位时，都应当实施手卫生。

手卫生方式：①手上有明显污染时，应当洗手；②无明显污染时，可以使用速干手消毒剂代替洗手；③接触患儿体液、呕吐物、排泄物后，应先流动水洗手再使用速干手消毒剂消毒双手。

4）医务人员应当严格遵守无菌技术操作规程，特别是实施中心静脉置管、气管切开、气管插管、留置尿管、放置引流管等侵入性操作时，应当加强手卫生，减少感染的危险因素。

5）监督其他科室人员在本病区操作时的手卫生。

(3) 环境、诊疗物品的管理与消毒

1）患儿使用的医疗器械、器具及物品，如听诊器、体温表等应固定，专人专用，并用后及时用75%乙醇进行消毒。

2）患儿使用后的药杯清洗干净，浸泡于500mg/L（10‰）的含氯消毒剂（加盖；每日更换）30 min，冲洗干净后，干燥备用；使用后的奶瓶送至营养室清洗、蒸汽消毒后干燥保存。

3）治疗车、吸痰车应相对固定。

4）使用后污染被服应注明标识，统一由洗衣中心单独清洗、消毒处理。

5）对出院或转出患儿：地面、病床、床头桌等清洁后用500mg/L含氯消毒剂进行擦拭消毒。被褥、枕芯应送至洗衣房清洗消毒，床垫进行紫外线照射消毒。

6）必要时请院感管理人员协助现场指导，做好消毒隔离、个人防护及医疗废物处理工作。

(4) 加强抗菌药物合理应用的管理：按照国家卫生行政部门有关抗菌药物合理使用原则进行使用，减少耐药菌的产生。

(5) 医疗废物管理：患儿的生活垃圾按医用废物处理，在隔离间或床旁放置专用医疗废物桶，按要求严格分类，标识清晰。

5．医务人员无菌操作要求

(1) 口腔护理操作要求

1）严格按照口腔护理操作规程进行操作。

2）每日用生理盐水棉签对患儿进行口腔擦拭两次。

3）擦洗时动作要轻，以免损伤口腔黏膜，特别是对凝血功能较差的患儿。

4）擦洗时棉签不宜过湿，以防溶液误吸入呼吸道。

5）长期应用抗菌药物的患儿，应观察口腔黏膜有无真菌感染。

6）气管插管患儿口腔护理每日不少于2次，每次吸痰后用生理盐水进行口腔护理。

（2）吸痰操作要求

1）密切观察病情，观察患儿呼吸道是否通畅，以及面色、生命体征的变化等，根据患儿情况给予吸痰。

2）气管插管患儿吸痰时应严格无菌操作。

3）吸痰管的选择应粗细适宜，不可过粗。

4）吸痰时负压调节应适宜，负压控制在 0.01～0.02 mPa，插管过程中，不可打开负压，且动作应轻柔，以免损伤呼吸道黏膜。

5）吸痰前后，应增加氧气的吸入为原吸入氧浓度的30%，且每次吸痰时间应小于15 s，以免因吸痰造成患儿缺氧。

6）如患儿痰液黏稠，可协助患儿变换体位，配合叩击、气管冲洗等方法，通过振动、稀释痰液，使之易于吸出。

7）每次吸痰后应用生理盐水清洁口腔。

8）吸痰前后注意洗手，如为耐药菌感染或定植患儿，吸痰前穿隔离衣、戴手套，吸痰后进行手卫生。

9）一次性负压引流袋内容物达80%时，应及时更换，引流袋最长应用时间不超过3天。

10）使用封闭式吸痰管时应每日进行更换。

（3）脐静脉导管置管后护理要求

1）插管过程中护士应严密观察患儿病情变化，注意心电监护的各项指标，及时发现问题，及时给予处理。

2）置管期间，在护理操作过程中，要认真、细致，动作要轻柔，做完每项操作后，均要认真检查插管的位置，确保插管通畅。

3）每日用安尔碘消毒脐带并更换无菌敷料一次。

4）治疗护理操作时，应严格无菌操作，与导管连接的输液系统（包括三通，输液接头）应至少每24 h更换1次。

5）每日观察脐部，注意有无红肿、渗液、有无异味等感染征象，以便及时处理。

6）静脉输液前，要认真检查并排出注射器，输液器，三通及导管衔接处的气体，确保导管内无空气及小血凝块。治疗后注意输液系统各接头要接紧。

7）为确保输液通畅每日定时用2 ml生理盐水进行冲管。

8）在护理患儿过程中强调输液连接接头的旋紧固定。三班交接时，检查接头固定情况。至少每 12 h 盐水冲管再行检查，确保接头无松脱迹象。

9）对实施插管患儿，哭闹严重难安抚的情况下，适当进行肢体固定，防止将插管挣脱。

10）输液时严密观察，采用微量泵根据患儿病情、药物性质调整输液速度，防止肺水肿的发生。

11）及时发现导管松脱征象，应及时通知医生，严格消毒后，重新缝合固定。切不可将脱出导管再行插入。

12）拔管的护理：

①尽量缩短导管留置时间，减少感染机会。一旦出现血栓、气栓、感染等现象应立即拔管。

②拔管前用生理盐水浸湿缝线，用安尔碘严格消毒脐部及其周围皮肤，将导管徐徐拔出，在离出口 2 cm 处停留 2 min，以减少出血。然后敷盖无菌敷料，加压止血。

③每日用安尔碘常规消毒脐部，直到脐带残端脱落，伤口干燥为止。

④如怀疑有导管相关性血流感染时需做导管末端培养。

(4) PICC 导管置管后护理要求：

1）严格执行无菌操作。

2）应用中的 PICC 导管进行不少于每周换药 1 次，更换输液接头、贴膜、胶布。如使用中的 PICC 导管一旦被污染要立即进行换药。

3）每天进行 PICC 输液时要用 3 根安尔碘棉签消毒输液接头，再连接输液。每日定时用 2 ml 生理盐水进行冲管，并抽回血观察。输液结束后要用 2 ml 生理盐水进行冲管然后用盐水或肝素盐水（1 ml=10 单位肝素）进行冲管，并抽回血观察。

4）每日测量患儿的臂围（穿刺点上方 2 cm 处），观察有无肿胀现象。记录导管的内置及外露长度，观察导管位置有无移动现象。

5）PICC 导管禁忌输入血及血制品。

6）可以用 PICC 导管进行常规输液或输液泵给药，但是不能推注造影剂。

7）严禁使用＜10 ml 的注射器，否则如遇导管堵塞可以导致导管破裂。

8）避免在置管侧肢体测量血压。

6．消毒隔离要求

(1) 新生儿重症监护病区（NICU）消毒隔离要求

1）患儿住院期间发现传染病或疑似传染病接触史，应根据法定传染病相关规定要求予以隔离或转院，并按消毒隔离原则处理。

2）病区内保持整洁、干净、整齐、安全、患儿入住后及时沐浴、更衣、换被服。

3）患儿房间的地面、床头桌、吊塔、病床、洗手池及水龙头等物表，每日用 500mg/L

含氯消毒剂擦拭消毒两次。擦物表的小毛巾不同患儿间和不同区域应更换，用后送至保洁公司集中清洗、消毒处理。

4）患儿使用的医疗器械、器具及物品，如听诊器等应固定，专人专用，并用后及时用75%乙醇进行消毒。

5）患儿使用过的奶瓶、奶嘴初步清洗干净后，送至营养室集中清洗、蒸汽消毒，干燥保存。

6）呼吸机管路每周更换1次，有污染时应随时更换。呼吸机管路统一由消毒供应中心回收、清洗、消毒处理。

7）床旁心电图机、脑电图机、头颅B超机等不能专人专用的医疗器械、器具及物品要在每次使用后用75%乙醇擦拭消毒，备用。

8）对医务人员和患儿频繁接触的物体表面（如：心电监护仪旋钮表面、微量泵、呼吸机面板等）用75%乙醇进行擦拭消毒，每日不少于两次。

9）患儿被服每日更换，用后集中送洗衣中心清洗消毒处理，遇潮湿污染时随时更换，保持清洁干净。患儿被褥及枕芯每月送至洗衣中心清洗消毒处理，如有血迹、尿液等污染时随时送至洗衣中心清洗消毒处理；污染的衣服、被服、尿裤禁止丢弃在地面上。

10）对出院或转出患儿：地面、病床、床头桌等清洁后用500 mg/L含氯消毒剂进行擦拭消毒，床垫使用紫外线照射消毒。

11）新生儿沐浴采用淋浴方式。严格按照新生儿沐浴流程执行。早产儿采取油浴，危重新生儿采取床旁擦浴。

12）保洁人员使用的地巾、小毛巾等洁具，使用后统一由保洁公司进行集中清洗消毒，并干燥保存。护士长或感控护士定期监督保洁人员消毒剂配置、储存、监测浓度，发现问题及时改进。

13）严格执行一次性使用物品管理规定，严禁一次性使用物品复用。

（2）新生儿暖箱消毒要求

1）早产儿抢救室及恢复室、足月儿抢救室及恢复室所有使用中暖箱每日由内至外，分别用清水、干布擦拭。一人一巾。

2）每周更换暖箱后进行彻底清洁消毒（由里到外），用500 mg/L的含氯消毒剂擦拭消毒。使用中暖箱被血液、体液污染时，先清洁，再用75%乙醇擦拭消毒。

3）特殊病原体感染患儿如多重耐药菌感染患儿使用的暖箱，清洁消毒（由外到里）由专人负责，使用中的暖箱内表面每日保持清洁，暖箱外表面包括扶手等每日用500 mg/L的含氯消毒剂擦拭消毒。

4）患儿出院后或暖箱连续使用7天后更换，并进行终末消毒，且将消毒日期及消毒者姓名登记在暖箱消毒本上。终末消毒暖箱方法：由内至外，分别用清水、500 mg/L含氯消毒剂、清水、干布各擦拭一遍，还需取下所有密封条、密封圈置于500 mg/L含氯消毒剂中浸泡30 min，冲洗干净干燥后装入暖箱。转运暖箱的消毒方法同暖箱终末消毒方法。

5）每月定期更换暖箱空气净化材料并注明更换日期。

6）每季度定期常规对暖箱表面、湿化杯内的蒸馏水及暖箱通风口进行细菌培养，以监测消毒效果。

7）消毒后的暖箱应放在通风干燥处存放，并悬挂消毒日期及消毒者姓名，以备用。

(3) 干燥柜清洁使用流程

1）每日定时由治疗室护士清洁消毒柜。

2）铺无菌治疗巾于配奶台上，将待干燥的奶瓶、奶嘴、药杯叠放于治疗巾上。

3）取出干燥柜内的分隔栏，放于另一治疗巾上。

4）由内至外，分别用清水、500 mg/L 含氯消毒剂、清水各擦拭一遍。

5）将分隔栏用清水、500 mg/L 含氯消毒剂、清水各擦拭一遍后安装。

6）将待干燥奶瓶、奶嘴、药杯放入干燥柜。

7）用清水擦拭干燥柜外部。

8）开启干燥柜干燥按钮。

9）干燥完成后，干燥物品备用。

10）对干燥柜内表面进行清洁消毒，每日不少于两次。

(4) 新生儿病区的物品管理

1）呼吸机管路更换时间：

①呼吸机管路：使用中的每周更换一次；备用的根据消毒方法、包装材料、储存条件适时更换。

②无创呼吸机：为一次性管路，一次性使用。

2）呼吸机管路及零件的清洗与消毒：直接装入袋内送至消毒供应中心（CSSD）清洗、消毒或灭菌。

3）呼吸机机身的终末消毒：每日用 500 mg/L 的含氯消毒剂擦拭整个机身。

4）呼气末二氧化碳插件：清洁后用 75% 乙醇浸泡 30 min 后，干燥备用。

5）湿化罐：用 75% 乙醇浸泡 30 min 后，干燥备用。

6）复苏球囊：检查后将拆卸下的零件和两个复用面罩冲洗干净放入 500 mg/L 含氯消毒剂中浸泡 30 min，再用灭菌注射用水冲净，干燥。球囊表面及储氧袋用 500 mg/L 的含氯消毒剂溶液擦拭。安装好复苏球囊和面罩一起装入干净储物袋备用。

7）喉镜及叶片：将喉镜片清洁后放入 75% 乙醇浸泡 30 min，取出用灭菌注射用水冲净，无菌纱布擦干后备用。手柄可用 75% 乙醇纱布擦拭消毒。

8）气管插管导丝：清洁后装入袋内送 CSSD 进行消毒处理。

9）一次性负压吸痰罐：使用中负压吸痰罐密封袋至少每周更换，并标注更换日期。如密封袋容量超过 2/3，应随时更换。

10）氧气湿化瓶及内柱的消毒：清洗后用 500 mg/L 的含氯消毒剂溶液浸泡 30 min，再用灭菌注射用水冲净，干燥备用。使用中的氧气湿化瓶及内柱每天更换消毒。使用中的一次性氧气管每周更换。

11）听诊器的终末消毒：清洁后用 500 mg/L 含氯消毒剂擦拭消毒。

12）一次性雾化器：雾化器每次使用后由责任护士用清水冲净用氧气吹干备用。遵医嘱停止雾化时将一次性雾化器弃去，放入医疗废物桶内，按照医疗废物分类处理。

13）其他医疗仪器：诊疗、护理患儿过程中所使用的非一次性物品，如监护仪、输液泵、微量注射泵、听诊器、血压袖带、氧气流量表、心电图机、治疗车等尤其是频繁接触的物体表面，如仪器的按钮、操作面板，每天定时擦拭消毒，用 75% 乙醇消毒或 500 mg/L 含氯消毒剂擦拭消毒。

14）医护办公用具：电脑、鼠标、键盘、病历夹、护理记录夹、电话、计算器等每日用 75% 乙醇擦拭消毒一次。

15）其他病区物体表面：桌面、地面、门把手、开关、仪器柜、文件柜、每日用 500 mg/L 含氯消毒剂擦拭消毒。

（5）保护性隔离措施

1）针对极低、超低出生体重儿，免疫力低下的患儿及无应用抗菌药物患儿应给予保护性隔离。

2）床头悬挂保护性隔离标志（同接触隔离标识）。

3）接触患儿前应严格进行手卫生。

4）严格执行消毒隔离制度，进行空气及物体表面的消毒，物品应一人一用一消毒。

5）集中护理和操作，减少不必要的接触与刺激。

6）严格执行探视制度，减少人员的访视。

7）严密观察患儿有无感染先兆，及时发现病情变化并及时处理。

（6）新生儿病区的探视要求

1）探视时间：具体时间由主管医生电话告知患儿家属。

2）探视时由工作人员引导，每名患儿不超过两名家长，穿隔离衣，进行手卫生后进入病区。

3）如家长身体不适，患有呼吸道感染时禁止探视。

4）探视时间不宜过长，每次不超过 15 min。

5）特殊感染（如多重耐药菌、肠道传染病等）和危重患儿尽量减少探视。

（7）母乳接收要求

正确指导家长母乳的采集、储存和运送，以及母乳的禁忌证、奶具的消毒等。

1）母乳的采集：

①孕妇分娩后尽早（最好在产后 6 h 内）开始采集母乳。

②采集母乳前先洗手，用清水清洁乳头和乳晕。

③采集母乳前，轻轻按摩乳房，帮助乳汁流动。

④可采用用手挤奶或用吸奶器采集母乳两种方法：

a）采集母乳的频率：保证日间不少于每 2～3 h 一次，夜间最长时间不超过每 3 h 采集一次。每次持续采集 20～30 min。泌乳充足时，采集时间可减至 10～15 min。

b）每次采集母乳后，保证乳房排空，没有乳块。

2）母乳的储存：将母乳储存于已消毒的密封奶瓶内，及时送达新生儿病区，并将母乳放入冰箱冷冻室内保存。储存母乳的奶瓶及储奶袋上应标明患儿姓名、挤奶时间。母乳运送时，如母亲有初乳，按挤奶的先后顺序将母乳送至病区。

3）新生儿母乳喂养感染相关禁忌证：

①母亲患有活动性结核病，HIV 病毒、CMV 病毒感染。

②乳房单纯性疱疹病毒感染。

③肝炎病毒携带者非母乳喂养禁忌证，但需母婴阻断。

7．手卫生

（1）每间病区设有感应式洗手装置。

（2）洗手池边配备洗手皂液、干手纸巾，脚踏式生活垃圾桶。每日由专人负责查看皂液、干手纸巾使用情况，使用完及时补充，保证医务人员的使用。

（3）洗手池贴有六步洗手图示。发现洗手图有污渍或发霉时随时更换。

（4）进入 NICU 的工作人员进行手卫生培训，护士长监督手卫生落实情况。

（5）对化验室、放射科等辅助科室人员密切监督其手卫生执行情况，并提供一次性手套。

（6）每名患儿床旁均设有速干手消毒剂，接触患儿前后如无可见污染时使用速干手消毒剂，充分揉搓至少 15 s 至干；如手沾有污物，应先用流动水清洗后（揉搓方法同前）再用速干手消毒液消毒双手。

（7）速干手消毒剂宜为一次性包装，不得倒入其他瓶内使用。

8．环境卫生学及消毒灭菌效果监测

（1）空气：每季度监测一次。

（2）物体表面：每季度监测一次，包括暖箱出风口、暖箱把手、治疗车把手，监护仪旋钮、呼吸机管路，各采一个样本（注意每季度轮换抽取）；奶瓶、奶嘴、药杯采样时连续涂抹 5 个作为一个样本，采 2 个样本。

（3）工作人员手：每季度监测一次，包括医生、护士、护工和保洁员手，每次每类人群至少采集 1 个样本。

（4）使用中消毒剂：每季度监测一次。

（5）空气净化装置维护：由厂家专人根据维护要求，维护空气净化装置，并留存相关记录。

(6) 以上监测如有不合格情况时，积极查找分析原因，持续改进并记录。

9．一次性使用无菌物品的管理

(1) 一次性使用无菌物品由治疗室专人管理。

(2) 治疗室内应保持清洁干燥，通风良好，温湿度适宜。

(3) 物品按批号或过期日期由近至远摆放。

(4) 使用前认真检查包装是否完好，有无破损及漏气，是否在有效期内，确保使用的安全性。

(5) 每日专人清点后登记于无菌物品保管登记本并签字。

(6) 使用过程中密切观察，出现异常反应，应立即停止使用，做好留样与登记，并及时报告值班医师和护士长，由护士长报告护理、感控、设备等部门，同批未用过的物品必要时封存备查。

(7) 用后的一次性使用无菌医疗用品严格按医疗废物分类处理，做好登记及签字，不得随意丢弃或卖给任何单位或个人，严禁流入社会。

10．医务人员职业防护

(1) 医务人员在进行侵袭性诊疗、护理、实验操作过程中，要保证充足的光线，并注意防止被针头、刀片等锐器刺伤或划伤。

(2) 禁止将使用后的一次性针头双手重新盖帽，如需盖帽只能用单手盖帽；禁止用手直接接触污染的针头、刀片等锐器。

(3) 使用后的锐器应当直接放入耐刺、防渗透的利器盒中，以防刺伤。

(4) 医务人员进行有可能接触患儿血液、体液的诊疗、护理和实验操作时必须戴手套，操作完毕，脱去手套后并且立即洗手或手消毒。

(5) 在诊疗、护理、实验操作过程中，有可能发生血液、体液飞溅到医务人员的面部时，医务人员应当戴手套、具有防渗透性能的口罩、防护眼镜；有可能发生血液、体液大面积飞溅或有可能污染医务人员的身体时，还应当穿戴具有防渗透性能的隔离衣或者围裙。

(6) 处理污物时，严禁用手直接抓取污物，尤其是不能将手伸入到垃圾袋中向下压挤废物，以免被锐器刺伤。

(7) 发生锐器伤等职业危害的处理流程，遵循医院"医务人员职业暴露管理制度"。

11．医疗废物的管理

严格遵循国家《医疗废物管理条例》及其配套文件要求和医院"医疗废物管理制度"进行处置与管理。

12．新生儿病区各种处理流程

(1) 医院感染暴发的报告与处理流程

第五章 医院感染管理制度

发生医院感染暴发或疑似医院感染暴发
↓
及时告知本病区主任及联络员
↓
报告感控部门
↓
本病区组织相关人员讨论
↓
配合感控部门进行流行病学调查
↓
严格执行感控部门提出的防控措施
↓
及时总结分析感染控制情况并反馈感控部门
↓
事件控制后，撰写总结报告，在感控登记本中进行相应记录
↓
在病区内组织人员学习，避免今后类似事件发生

(2) 奶嘴、奶瓶清洗消毒流程

操作人员认真清洗双手
↓
在流动水下初步冲洗奶嘴、奶瓶
↓
使用专用洗涤剂浸泡 30 min 后仔细擦洗奶嘴与刷洗奶瓶，不能留有奶迹、油渍
↓
在流动水下彻底擦洗与冲洗干净
↓
将清洗干净的奶嘴、奶瓶高温蒸汽消毒 30 min
↓
洗手后将消毒后的奶嘴、奶瓶取出后存放于清洁消毒后的运输车内
↓
送至病区
↓
护工接收、检查奶瓶、奶嘴消毒质量后放入干燥柜
↓
打开干燥柜干燥按钮，干燥程序结束后备用

(3) 新生儿沐浴流程

查对患儿床头卡，腕条
↓

操作者六步洗手法洗手
↓
准备沐浴用物，更换的衣物、包被、尿裤等
↓
将患儿床推至沐浴间后，在小床上脱去包被和衣物
↓
将患儿放置于淋浴架上按程序沐浴
↓
患儿洗净后放置于操作台干净的浴巾上
↓
擦干后消毒脐带，涂抹鞣酸软膏
↓
穿好衣物，核对患儿床头卡，腕条，放回至小床
↓
推患儿推至原位置，整理床单位
↓
六步洗手法洗手，整理用物

注意事项：

1．新生儿沐浴按照先洗非感染患儿再洗感染患儿的原则进行。隔离的患儿须最后进行沐浴。

2．新生儿沐浴按照从头到脚、从干净部位到污染部位的顺序依次进行。

3．沐浴中要注意观察患儿全身的情况，注意有无臀红，破损，皮疹等。

4．沐浴时保证患儿安全，防止烫伤等意外情况发生。

5．操作者在沐浴前后认真洗手，新生儿沐浴用品保证专人专用，体重秤垫及沐浴垫应一儿一换，沐浴容器一洗一消毒，防止交叉感染。

6．保持新生儿沐浴间整洁，每日物体表面至少消毒1次，适时开窗通风，保持空气清新，并每日紫外线照射消毒。

（四）血液净化中心医院感染管理制度

为了加强血液净化中心的医院感染管理，提高医疗质量、保障患者安全，根据国家卫生健康委颁布的《医疗机构血液透析室管理规范》《血液透析中心管理规范》《医院感染管理办法》及相关法规、标准，制定本制度。

1．血液净化中心应建立并落实医源性感染的预防与控制工作的规章制度和工作规范。院感管理文档资料齐全（文件、检测报告等）。

2．血液净化中心应做到布局合理、分区明确、洁污区域分开、标识清楚，符合功能流程。

3．血液净化中心应分为辅助区域和工作区域。辅助区域包括工作人员更衣室、办公室等。工作区域包括透析治疗区、治疗室、水处理间、候诊区、储存室、污物处理区。

4．医务人员进入透析工作区应当穿工作服、换工作鞋。医务人员对患者进行治疗或

者护理操作时应当按照医疗护理常规和诊疗规范，在诊疗过程中应当实施标准预防，并严格执行手卫生规范和无菌操作技术。

5．血液净化中心的工作区域应当达到以下要求

（1）透析治疗区、治疗室等区域应当达到《医院消毒卫生标准》中规定Ⅲ类环境的要求。

（2）血液净化中心应设有隔离透析治疗间或者独立的隔离透析治疗区，配备专门治疗用品和相对固定的工作人员。

（3）患者使用的床单、被套、枕套等物品应当一人一用一更换。患者进行血液透析治疗时应当严格限制非工作人员进入透析治疗区。

6．血液净化中心应当按照《医院感染管理办法》《血液净化中心标准化操作规程》及《血液净化中心管理规范》等的要求，严格执行医疗器械、器具的消毒技术规范，并达到以下要求：

（1）进入患者无菌组织、器官的医疗器械、器具和物品必须达到灭菌水平。

（2）接触患者皮肤、黏膜的医疗器械、器具和物品必须达到消毒水平。

（3）各种用于注射、穿刺、采血等有创操作的医疗器具必须一用一灭菌。

（4）血液净化中心使用的消毒药械、一次性医疗器械和器具应当符合国家有关规定。一次性使用的医疗器械、器具不得重复使用。每次透析结束后，应当对透析单元内透析机等设备的表面、物品表面进行擦拭消毒，对透析机进行有效的水路消毒，对透析单元地面进行清洁，地面有血液、体液及分泌物污染时使用消毒液擦拭消毒。

（5）血液净化中心应当根据设备要求定期对水处理系统进行冲洗消毒，并定期进行水质检测。每次冲洗消毒后应当测定管路中消毒液残留量。

（6）血液净化中心应当建立严格的接诊制度，对所有初次透析的患者进行乙型肝炎病毒、丙型肝炎病毒、梅毒、艾滋病病毒感染的相关检查，按血液透析质控中心的要求定期（每半年）复查。乙型肝炎病毒、丙型肝炎病毒、梅毒螺旋体及艾滋病病毒感染的患者应当分别在各自隔离透析治疗间或者隔离透析治疗区进行专机血液透析，治疗间或者治疗区、血液透析机相互不能混用。

（7）血液净化中心应开展环境卫生学监测和感染病例监测。发现问题时，应当及时分析原因并进行改进。存在严重隐患时，应立即停止透析工作并进行整改。

（8）血液净化中心一旦发生经血液透析导致的医院感染暴发，应当立即报告感染管理部门。感染管理部门按照有关规定进行报告。

（五）手术部（室）医院感染防控制度

为加强医院手术安全管理，指导并规范医院手术部（室）医院感染管理工作，保障医疗安全，根据《医院感染管理办法》《医院洁净手术部建筑技术规范》（GB 50333）等有关法规、规章，制定本制度。

1．感染管理职责

(1) 感染管理小组职责

1) 手术部（室）感染管理小组在医院感染管理委员会的领导下开展工作。

2) 根据所行手术切口感染的特点（如感染的主要部位、主要病原体、主要侵袭性操作和多重耐药菌），制定手术部（室）感染管理制度，并组织实施及落实。

3) 协助组织手术部（室）医护人员预防、控制医院感染知识的培训。

4) 医护人员严格执行无菌技术操作、消毒、灭菌与隔离、一次性使用医疗用品、医疗废物管理等规章制度，确保医院感染管理质量的持续改进及提高。

5) 发生术后感染病例，配合医院感染管理部门进行手术部（室）的院感实时监控，及时报告，并定期对医院感染监控、防控工作的落实情况进行自查、分析，发现问题及时改进，并做好相应记录。

7) 接受医院对感染防控工作的监督、检查与指导，落实医院感染管理相关改进措施，评价改进效果并做好记录。

8) 对相关人员进行感染管理知识的健康宣教（如手卫生、咳嗽礼节、隔离等）。

(2) 感染管理护士职责

1) 培训与考核：负责实施本手术部（室）感染控制、传染病防控及健康教育相关知识培训，内容包括各类新入科的医务人员培训；每年开展有针对性及职业防护识培训，进行考核；组织各类新规范、标准、制度的学习。

2) 日常工作的监管：负责本手术室消毒隔离工作，指导本手术室正确与合理使用消毒剂，监测使用中消毒剂浓度、一次性使用物品的管理和环境卫生学效果监测。做好本手术室的感控日常监管工作，包括每月对手术部（室）感控工作进行自查，收集相关数据并做好各种记录和上报；督促日常消毒的执行、消毒剂配比及监测情况以及医疗废物的分类、登记、收集；检查感控以及职业防护用品是否齐备。

3) 手卫生工作的检查：负责全手术部（室）人员的手卫生的培训工作，包括依从性、正确性，尤其新上岗医生、护士、护工、保洁人员，并监督落实情况，发现问题及时纠正。

4) 存在问题的总结与分析：每季度针对本手术室感控检查存在问题进行分析总结，提出科学性、可操作性强的改进措施，后期追踪改进的落实。

5) 疑似感染暴发的上报：发现感染暴发或疑似暴发时，及时上报护士长，并由护士长上报医院感染管理部门，并协助感控人员进行流行病学调查。

6) 每季度对空气、物体表面、医务人员手、消毒剂等进行监测，怀疑医院感染暴发与上述因素有关时，开展相应目标微生物的检测。

2．手术部（室）感染监测、防控与管理的要求

(1) 基本要求

1) 感染管理小组人员应明确及严格落实各项职责。

第五章　医院感染管理制度

2）医护人员须积极参加医院感染管理相关知识培训，掌握本部门感染相关制度及流程。

3）每月自查本部门感染管理及传染病报告情况，并对存在的问题进行分析及改进，并登记在《感控记录本》。

4）按照"医务人员职业暴露管理制度"进行职业暴露管理并记录。

5）连台手术之间、当天手术全部完毕后，应当对手术间及时进行清洁消毒处理。

6）与临床科室等有关部门共同实施患者手术部位感染的预防措施，包括正确准备皮肤、有效控制血糖、合理使用抗菌药物以及预防患者在手术过程中发生低体温等。

7）医务人员在实施手术过程中，必须遵守无菌技术原则，严格执行手卫生规范，实施标准预防。

8）严格限制非手术人员的进入。

(2) 手卫生要求

1）手卫生设施：办公室、刷手区等配备洗手设施、洗手液、干手纸巾、手消毒剂；每间手术间配备速干手消毒剂。

2）手卫生培训及监测：每月由感管护士负责对医护人员、护理员、保洁员进行手卫生培训。

3）不同操作情况下的手卫生要求：

①医务人员在直接接触患者前后实施手卫生，如摆体位、为患者更衣前。

②医务人员在对患者实施诊疗护理操作前后实施手卫生，如拆无菌包前或留置导尿管前。

③医务人员在接触患者体液或者分泌物后、摘掉手套后、接触患者使用过的物品后实施手卫生。

④医务人员从患者的污染部位转到清洁部位实施操作时，实施手卫生。

⑤手上有明显污染时，应当使用流动水洗手；无明显污染时，可以使用速干手消毒剂进行手部消毒。

(3) 医务人员职业防护：遵循医院"医务人员职业暴露管理制度"的要求。

(4) 医疗废物的管理：严格遵循国家《医疗废物管理条例》及其配套文件要求和"医院医疗废物管理制度"进行处置与管理。

(5) 传染病报告及防控：严格遵守《中华人民共和国传染病防治法》，遵守传染病疫情报告管理制度。

3．主要感染部位预防控制与无菌技术要求

(1) 中心静脉导管相关性血流感染预防控制措施，遵循医院"血管导管相关血流感染监测与防控制度"。

(2) 导尿管相关感染预防控制措施，遵循医院"导尿管相关尿路感染监测与防控制度"。

（3）手术部位感染的预防与控制措施，遵循医院"手术部位感染监测与防控制度"。

4．清洁、消毒与隔离要求

（1）消毒、隔离及环境卫生要求

1）使用后的手术器械统一送消毒供应中心，一用一灭菌；耐热耐湿的手术器械，首选压力蒸汽灭菌。

2）术中使用的手术器械、一次性使用无菌医疗用品、消毒药品等均在有效期内。

3）麻醉用器具，包括导丝、喉镜叶片、可复用呼吸机管路应一用一消毒，且应达到高水平消毒。

4）环境表面的清洁与消毒：

①采用湿式清洁方式进行清洁工作。根据用量配备地巾、擦拭布巾，清洁工具应分区放置、分区使用，用后统一进行清洁消毒处理。

②当物体表面、地面受到患者血液、体液污染时，应先用吸湿材料去除可见污物，再清洁和消毒。消毒可用 500mg/L 有效氯的含氯消毒剂进行消毒。

③当天手术全部完毕后，对手术间进行终末清洁与消毒。

④每周末为手术室固定卫生日，对手术间内所有可移动物体下的地面、无影灯等所有高空物体表面、全部仪器设备连接处缝隙及墙面进行清洁；做到无死角，无遗漏。

⑤精密仪器设备如麻醉机、监护仪、腔镜仪器、电外科仪器、玻切机、Phaco 机、显微镜、导航系统、电脑及键盘等物体表面的清洁消毒，应在设备电源关闭状态下根据产品的使用说明进行清洁与消毒处理。

5）污染被服直接放置在污衣袋内，不得放地面和手术间，并且不在走廊清点被服。隔离患者使用后被服放置在双层袋内，并标注"感染"标识。

6）接送患者的平车，应每日采用 500 mg/L 含氯消毒剂进行擦拭消毒，每周进行终末消毒，车上物品保持清洁；接送隔离患者的平车用后立即消毒。

7）工作人员拖鞋应每次进行清洁消毒。更鞋柜内应每周进行清洁。

8）对感染气性坏疽、朊病毒、不明原因病原体的患者周围环境的清洁与消毒措施应参照《医疗机构消毒技术规范》（WS/T 367）执行。

9）手术时注意事项：

①择期手术患者术前应进行感染筛查，如有阳性结果应在手术通知单上应注明感染情况。急诊手术患者按感染患者处理。

②感染手术间悬挂隔离标志，不宜安排人员参观手术。

③如有朊毒体、气性坏疽、不明原因传染病等感染性手术时，尽可能使用一次性的手术器械，复用手术器械用后必须注明"特殊感染"字样，送消毒供应中心，由消毒供应中

心按要求进行处理。此类手术应在其他手术完毕后开始,手术前将非手术用物移至室外。

12)限制手术室内人员数量。

(2)消毒效果监测

1)灭菌效果的监测:灭菌效果的监测按照《消毒供应中心 第 3 部分 清洗消毒与灭菌效果监测标准》(WS 310.3)的要求进行。

2)手卫生及物体表面消毒效果的监测:每季度对手术部(室)工作的医务人员的手、及物体表面进行消毒效果的监测,监测结果:物体表面 ≤ 5 cfu/cm², 医务人员 ≤ 5 cfu/cm²。

3)空气消毒效果的监测:

①每季度对空气细菌污染情况进行监测。

②合理安排每次监测的房间数量,保证每个手术间能每年至少监测一次。

③不同层级手术间空气培养布点要求及监测结果见表 5-2。

表 5-2 不同层级手术间空气培养布点要求及监测结果

等级	沉降法(浮游法)细菌最大平均浓度 个/30 分钟·φ90 皿	布点方法	空气洁净度级别
I	手术区域:0.2	双对角线布点	100 级
I	其他区域:0.4	每边两点	1000 级
II	手术区域:0.75	四角布点	1000 级
II	其他区域:1.5	长边 2 个短边 1 个	10 000 级
III	手术区域:2	单对角线	10 000 级
III	其他区域:4	长边 2 个短边 1 个	100 000 级
IV	6	分散布置送风口的洁净手术间避开送风的正下方	300 000 级

④采样点可布置在距地面 0.8 m 或距离台面 0.25 m。

⑤有 2 次空白对照。第 1 次对用于检测的培养皿或培养基条做对比试验,每批一个对照皿。第 2 次是在检测时,每室或每区 1 个对照皿,对操作过程做对照试验:模拟操作过程,但培养皿或培养基条打开后应又立即封盖。两次对照结果都必须为阴性。整个操作应符合无菌操作的要求。

⑥每次采样时间不应超过 30 min。

4)消毒剂:每季度进行消毒剂监测,使用中消毒剂细菌菌落总数应 ≤ 100 cfu/ml, 皮肤消毒剂细菌菌落总数应 ≤ 10 cfu/ml。

5)紫外线灯强度监测:每半年监测一次,如果紫外线灯管使用时间 > 1000 h,每季度监测一次。

（六）内镜中心医院感染管理制度

为加强医院内镜中心的感染管理，保障内镜清洗消毒灭菌质量，根据《医院感染管理办法》《医院消毒卫生标准》《医疗机构消毒技术规范》《消毒供应中心管理规范》《消毒供应中心清洗消毒技术及灭菌操作规范》《消毒供应中心清洗消毒剂灭菌效果监测标准》《软式内镜清洗消毒技术规范》等法规要求，结合医院实际，特制定本管理规定。

1．原则要求

（1）内镜中心应建立科级医院感染管理小组，根据本制度及相关法律法规制订适合本部门的清洁消毒管理制度，并组织执行与落实。每月自查医院感染管理情况，并对存在的问题进行分析及改进。

（2）内镜中心环境应清洁整齐，分区明确；候诊室、诊疗室、清洗消毒室、内镜贮藏室功能齐全。定期进行环境清洁和（或）消毒。灭菌内镜的诊疗应达到手术区域的要求，按照手术区域的管理。

（3）从事一般内镜检查的工作人员应穿工作服、戴口罩、帽子、手套，严格无菌操作，遵守无菌操作原则。内镜清洗消毒人员操作时应穿专用的工作服、防渗漏的外衣或围裙、戴口罩、帽子、手套、护目镜，穿工作鞋。

（4）根据诊疗患者的数量配备相应的内镜及附件，满足内镜清洗消毒或灭菌的要求。

（5）内镜及其附件的消毒或灭菌：

1）仅接触完整黏膜的诊疗内镜，如胃镜、肠镜、小肠镜、十二指肠镜等，应达到高水平消毒。

2）接触破损黏膜或进入无菌部位的内镜，如膀胱镜、胆道镜等，应达到灭菌水平。

3）内镜的附件：凡进入人体组织或接触破损黏膜应达到灭菌，如活检钳、高频电刀等。其他附件达到高水平消毒。

（6）内镜清洗消毒人员要掌握医院感染防控的相关知识，包括内镜的清洁、消毒、灭菌、使用中的消毒剂、灭菌剂的监测、记录和保存、个人防护措施等。

（7）配备基本的清洗消毒设备。专用流动水清洗消毒池（四池）、负压吸引器、超声清洗器、多酶洗液、压力水枪、干燥设备、计时器、通风设施等。

（8）进行内镜清洗消毒灭菌前应根据内镜和消毒产品的说明确认内镜的清洗、消毒、灭菌方法，并按照规范要求进行消毒效果监测。

（9）医疗废物的管理：凡是接触过患者的分泌物、排泄物、血液等的敷料等按照感染性废物处置。针头等锐器要装入防刺、防渗、防漏的容器中。

2．具体要求

（1）人员管理

1）内镜中心工作人员积极参加医院感染管理相关知识培训，掌握本科室医院感染相关制度及流程，明确并严格落实自身的岗位职责。

2）诊疗医生：衣帽整洁，戴医用外科口罩、手套，操作过程中严格执行诊疗操作规程及无菌技术，按要求（患者之间、从污染操作到清洗操作时）更换手套，并且摘手套后按规定进行手卫生。

3）配合诊疗护士：衣帽整洁，戴医用外科口罩、手套，操作过程中严格执行护理操作规程及无菌技术，按要求（患者之间、从污染操作到清洁操作时）更换手套，并且摘手套后严格执行手卫生。

4）清洗消毒人员：穿专用的防渗透围裙、戴医用外科口罩、防护面罩或护目镜、手套，严格执行内镜清洗消毒规程。

5）内镜中心工作人员在知情同意的基础上接受乙肝相关检查，符合接种条件者宜接种乙肝疫苗。在操作过程中应注意职业保护，防止发生医疗锐器伤或血液体液喷溅等职业暴露，一旦发生及时处理并报告医院感染管理部门，填写职业暴露登记表，接受应急检查、治疗、教育培训及随访。

（2）机器设备、耗材管理：

1）内镜中心应根据诊疗需要配备足够的内镜及其清洗、消毒、灭菌设备及附件。并由医院后勤保障或医学装备部门（相关部门）定期维修保养，发现问题及时处理，并记录。软式内镜清洗消毒按照软式内镜清洗消毒流程（见附件）进行，硬式内镜满足《医疗机械消毒技术规范》（WS/T 367）消毒管理要求。

2）内镜中心使用的清洗剂、消毒剂、灭菌剂、清洗工具等耗材均应从医院统一购进，按照产品说明使用。

3）一次性使用的物品禁止复用，使用后按医疗废物处理，高值耗材将产品代码贴在检查报告单背后以备追溯。

（3）环境管理：

1）每日诊疗前进行诊疗环境物体表面清洁消毒，拟使用的内镜进行再次消毒。

2）每日更换诊查床套，遇污染随时更换并消毒诊查床表面；每个患者铺治疗巾或中单保护裸露皮肤，每人更换。清洁消毒可能污染环境表面；灭菌内镜诊疗满足手术室管理要求。

3）每日诊疗结束后，将所有仪器设备归位。再次对内镜室进行全面清洁与消毒，操作台使用 500mg/L 含氯消毒剂擦拭消毒。

4）凡是接触过患者的血液、体液、分泌物的纱布、一次性中单、一次性使用无针活检钳等均按照感染性医疗废物处置，针头、一次性使用有针活检钳等锐器放入锐器盒中。

（4）医院感染管理相关监测：

内镜中心医院感染管理相关监测包括内镜消毒效果监测、空气和医务人员手消毒效果监测、使用中的消毒剂相关监测、紫外线灯辐照程度的监测。

1）内镜消毒效果监测：

①监测要求：消毒后的内镜应每季度进行微生物学采样，≥5条内镜的科室每季度采样量不低于全部在用内镜的25%，全年覆盖所有内镜；＜5条内镜的部门每季度全覆盖。保留监测结果至少3年；监测不合格的内镜立刻停用并报告医院感染管理部门，分析不合格原因，改进复查合格后方可使用，追溯本次不合格之前所有使用过该内镜的患者情况，发现感染迹象及时处理。

②采样方法：使用无菌注射器抽取50 ml含相应中和剂的缓冲液，从内镜的活检口注入，用无菌试管从活检出口收集。采样后立即送检（消毒合格标准：每件菌落总数≤20 cfu）。

2）空气：

①采样时间：在消毒处理后、操作前进行采样。

②采样方法：平板暴露法。

a．布点方法：室内面积≤30 m^2，设内、中、外对角线3点，内、外布点部位距墙壁1 m处；室内面积＞30 m^2，设4角及中央5点，4角的布点部位距墙壁1 m处。

b．采样方法：将普通营养琼脂平板（直径为9 cm）放在室内各采样点处，采样高度为距地面0.8～1.5 m，采样时将平板盖打开，扣放于平板旁，Ⅰ类环境暴露30 min，Ⅱ类环境暴露15 min，Ⅲ类和Ⅳ类环境暴露5 min，盖好立即送检。

c．结果判定：细菌菌落数≤4 cfu/cm^2。

3）医务人员手：

①采样时间：接触患者、进行诊疗活动前采样。

②采样方法：被检人五指并拢，用浸有含相应中和剂的无菌洗脱液的棉拭子在双手指屈面从指根到指端往返涂擦2次（一只手涂擦面积约30 cm^2），并随之转动采样棉拭子，剪去操作者手接触部位，将棉拭子投入10 ml含相应中和剂的无菌洗脱液试管内，立即送检。

③结果判定：细菌菌落总数应≤10 cfu/cm^2。

4）使用中的消毒剂浓度和细菌染菌量监测：

遵循《医疗机构消毒技术规范》（WS/T 367）的要求进行监测，且监测结果符合要求。

5）紫外线灯辐照强度监测：

使用紫外线灯进行空气消毒的内镜中心，应建立紫外线灯使用记录本，记录使用日期、照射时间、累计照射时间、灯管清洁记录、强度监测记录和使用者、检查者签名；至少每周用75%乙醇擦拭紫外线灯管，在紫外线记录本上登记擦拭记录及擦拭人员签字；每季度监测灯管的照射强度，将监测结果记录在紫外线灯记录本上。

（5）软式内镜清洗消毒流程见表5-3。

第五章 医院感染管理制度

表 5-3 软式内镜清洗消毒流程

软式内镜应按预处理、测漏、清洗、漂洗、消毒、终末漂洗与干燥、储存七个步骤进行：

1. 预处理流程：内镜从患者体内取出后，在与光源和视频处理器拆离之前，应立即用含有清洗液的湿巾或湿纱布擦去外表面污物，擦拭用品一次性使用。反复送气与送水至少 10 s。将内镜的先端置入装有清洗液的容器中，启动吸引功能，抽吸清洗液直至流入吸引管。

2. 测漏流程：立即运送至消毒室，取下各类按钮和阀门，连接好测漏装置，并注入压力将内镜全部浸没于水中，使用注射器向各个管道注水，以排出管道内气体。首先向各个方向弯曲内镜先端，观察有无气泡冒出，再观察插入部、操作部、连接部等部分是否有气泡冒出；测漏情况有记录。

3. 清洗流程

    3.1 清洗池内配制清洗液，将内镜按钮和阀门全部浸没与清洗液中。用擦拭布反复擦洗镜身，重点擦洗插入部和操作部，擦拭布一用一更换。专用毛刷刷洗所有管道，刷洗时两头见刷，刷洗时必须并洗净刷头上的污物，反复刷洗至没有可见污染物。

    3.2 连接全管道灌流器，使用动力泵将各管道内充满清洗液。

    3.3 刷洗按钮和阀门，遵循生产厂家的使用说明进行超声清洗。

    3.4 每清洗 1 条内镜后清洗液应更换。

    3.5 将清洗刷清洗干净，高水平消毒备用。

4. 漂洗流程

    4.1 将清洗后的内镜连同全管道灌流器、按钮、阀门移入漂洗池内。

    4.2 使用动力泵或压力水枪充分冲洗内镜各管道至无清洗液残留。

    4.3 用流动水冲洗内镜的外表面、按钮和阀门。

    4.4 使用动力泵或压力气枪向各管道充气至少 30 s，去除管道内的水分。

    4.5 用擦拭布擦干内镜外表面、按钮和阀门，或使用压力气枪吹干内镜外表面。

5. 消毒流程

    5.1 将内镜连同全管道灌流器，以及按钮和阀门移入消毒池内，并全部浸没于消毒液中。

    5.2 使用动力泵或注射器，将各管道内充满消毒液，消毒方式和时间应遵循产品使用说明。

    5.3 更换手套，向各管道至少充气 30 s，去除管道内的消毒液。

6. 终末漂洗流程

    6.1 将内镜连同全管道灌流器，以及按钮和阀门移入终末漂洗池内。

    6.2 使用动力泵或压力水枪，用纯化水或无菌水冲洗内镜各管道至少 2 min，直至无消毒剂残留。

    6.3 用纯化水或无菌水冲洗外表面、按钮和阀门。

    6.4 取下全管道灌流器。

7. 干燥流程

    7.1 将内镜、按钮和阀门置于铺设无菌巾的专用干燥台，无菌巾应每 4 h 更换 1 次。

    7.2 用 75% 乙醇灌注所有管道。

    7.3 使用压力气枪向所有管道充气至少 30 s，至其完全干燥。

    7.4 用无菌擦拭布、压力气枪干燥内镜外表面、按钮和阀门。

    7.5 安装按钮和阀门。

8. 储存：消毒后的内镜储存于储镜柜中，自由位悬挂放置。保持储镜柜内清洁干燥，至少每周清洁消毒一次储镜柜。

    每日诊疗前，对拟使用的内镜再次消毒，操作步骤为：消毒、末次漂洗和干燥。

9. 追溯与记录

    9.1 内镜清洗消毒的登记：登记内容包括就诊患者姓名、使用内镜编号、清洗消毒设备编号、清洗消毒时间、消毒人员姓名。

续表

9.2 储镜柜的消毒与记录：保持储镜柜清洁，至少每周进行一次储镜柜的清洁与消毒。先清洁擦拭储镜柜内表面，再擦拭外表面，除去灰尘等污物，清洁后擦拭消毒，并登记在储镜柜清洗消毒登记表中，记录包括清洁消毒日期和清洁消毒人员姓名。

9.3 清洗池、酶洗池、终末漂洗池每日工作结束后以及消毒池在更换消毒剂时，彻底刷洗各池，清洁完成后采用含氯消毒剂、过氧乙酸或其他符合国家相关规定的消毒剂进行擦拭消毒。做好记录，记录内容包括消毒日期和消毒人员姓名。

9.4 吸引瓶、吸引管的消毒与记录：每日诊疗结束后，刷洗干净，用 500 mg/L 含氯消毒剂浸泡消毒 30 min，冲净干燥备用。做好记录，记录内容包括消毒日期和消毒人员姓名。

10．软式内镜的灭菌：遵循国家《软式内镜清洗消毒技术规范》（WS 507）的要求。

（七）口腔科医院感染管理制度

为预防口腔科医源性感染的发生，保证医疗安全及质量，现根据《医院感染管理办法》和《口腔器械消毒灭菌技术操作规范》等要求，制定本制度。

1．口腔科医院感染管理小组人员组成及职责明确，落实各项医院感染管理规章制度。

2．布局合理，符合功能流程，诊疗室和清洗消毒室须单独设立。

3．诊室消毒隔离措施

（1）口腔诊疗区域应保持环境清洁，牙科综合治疗台的临床接触面每次使用后应进行清洁消毒，如有血液或体液污染时应及时清洁消毒。每天治疗结束后进行终末消毒处理。

（2）每周定期对牙科综合治疗台线路、桌面、医务人员座椅等物体表面进行清洁消毒，如有血液或体液污染时应及时清洁消毒。

（3）进入患者口腔内的所有诊疗器械，必须达到"一人一用一消毒或灭菌"。

（4）每次治疗开始前和结束后应踩脚闸冲洗管腔 30 s，减少回吸污染。如有条件可配备防回吸装置或使用防回吸牙科手机。

（5）麻醉药品开封后，使用时间不得超过 24 h，抽出的药液保存时间不得超过 2 h。

（6）凡接触患者体液、血液的修复、正畸模型等物品，应消毒处理后送技工室。

4．医务人员进行诊疗操作时，应严格执行无菌操作规程，做好个人防护（如：帽子、口罩、防护面屏、手套、护目镜等）。不同患者之间应更换手套并进行手卫生。

5．口腔诊疗中复用器械交由消毒供应中心统一回收处理，如需自行处理的应根据《口腔器械消毒灭菌技术操作规范》中要求配备相应的设备对器械进行清洗、消毒或灭菌。

6．口腔诊疗过程中产生的医疗废物应按照《医疗废物管理条例》和相关配套文件要求进行处理。

表 5-4：口腔器械危险程度分类与消毒、灭菌、储存

表 5-5：口腔器械消毒灭菌操作流程

第五章 医院感染管理制度

表 5-4 口腔器械危险程度分类与消毒、灭菌、储存

危险程度	口腔器械分类	消毒、灭菌水平	储存要求
高度危险	拔牙器械：拔牙钳、牙挺、牙龈分离器、牙根分离器、牙齿分离器、凿等	灭菌	无菌保存
	牙周器械：牙洁治器、刮治器、牙周探针、超声工作尖等		
	根管器具：根管扩大器、各类根管锉、各类根管扩孔钻、根管充填器等		
	手术器械：包括种植牙、牙周手术、牙槽外科手术用器械、种植牙用和拔牙用牙科手机等		
	其他器械：牙科车针、排龈器、刮匙、挖匙、电刀头等		
中度危险	检查器械：口镜、镊子、器械盘等	灭菌或高水平消毒	清洁保存
	正畸用器械：正畸钳、带环推子、取带环钳子、金冠剪等		
	修复用器械：去冠器、拆冠钳、印模托盘、垂直距离测量尺等		
	各类充填器：银汞合金输送器		
	其他器械：牙科手机、卡局式注射器、研光器、吸唾器、用于舌、唇、颊的牵引器、三用枪头、成形器、开口器、金属反光板、拉钩、挂钩、口内X光片夹持器、橡皮障夹、橡皮障夹钳等		
低度危险	调刀：模型雕刻刀、钢调刀、蜡刀等	中、低度水平消毒	清洁保存
	其他器械：橡皮调拌碗、橡皮障架、打孔器、牙锤、聚醚枪、卡尺、抛光布轮、技工钳等		

注：牙科手机灭菌后可清洁保存

表 5-5　口腔器械消毒灭菌操作流程

1．回收
1.1 口腔器械使用后应与废弃物品分开放置，及时回收。
1.2 口腔器械应根据器械材质、功能、处理方法的不同进行分类放置。
1.2.1 结构复杂、不易清洗的口腔器械（如牙科小器械、刮匙等）宜保湿放置，保湿液可选择生活饮用水或酶类清洁剂。
1.2.2 牙科手机、电动牙洁治器和电刀应初步去污，存放于干燥回收容器内。
1.2.3 其他器械可选择专用回收容器放置。
1.3 回收容器应于每次使用后清洗、消毒、干燥备用。
2．清洗
2.1 基本要求
2.1.1 口腔器械清洗方法包括手工清洗和机器清洗（含超声波清洗）。
2.1.2 机械清洗方法应遵循生产厂家的使用说明或指导手册。
2.1.3 非电源口腔器械可选择机械清洗方法，
2.1.4 带电源口腔器械、精密复杂口腔器械宜选择手工清洗。
2.1.4.1 可拆卸的器械应拆开后分别清洗，如电动牙洁治器。
2.1.4.2 电动牙洁治器手柄宜选择手工清洗方法。
2.1.5 牙科小器械及其他结构复杂的器械首选超声清洗。
2.2 手工清洗
2.2.1 将器械、器具和物品置于流动水下冲洗，初步去除污染物。冲洗后，应用酶清洁剂或其他清洁剂浸泡后刷洗、擦洗，然后再用流动水清洗。
2.2.2 手工清洗时水温宜为 15～30℃。
2.2.3 去除干固的污渍宜先用酶清洁剂浸泡，浸泡时间和酶清洁剂使用液浓度参考生产厂家使用说明，浸泡后再行刷洗或擦洗。
2.2.4 刷洗操作应在水面下进行，防止产生气溶胶。
2.2.5 管腔器械应用压力水枪冲洗，可拆卸部分应拆开后清洗。
2.2.6 应选用相匹配的刷洗用具、用品，避免器械磨损。
2.2.7 清洗用具、清洗池等应每日清洁和消毒。
2.3 超声清洗
2.3.1 首先流动水下冲洗器械，初步去除污染物。其后清洗器内注入清洗用水，并添加清洁剂。水温应≤45℃。应将器械放入篮筐中，浸没在水下面，管腔内注满水。使用流动水进行终末漂洗。超声清洗操作应遵循生产厂家的使用说明或指导手册。
2.3.2 清洗时应盖好超声清洗机盖子，防止产生气溶胶。
2.3.3 应根据器械的不同材质选择相匹配的超声频率和时间。
2.3.4 牙科小器械使用超声清洗时应配备专用网篮。
2.4 自动清洗消毒
2.4.1 适用于耐湿热物品的清洗和消毒，如玻璃调拌板、金属调拌刀、橡皮碗等。
2.4.2 根据器械的形状和特性选择适宜的清洗盛装架，精细和锐利器械应固定放置。清洗消毒器用水应符合清洗设备说明书要求，预洗阶段水温不应高于 45℃。
2.4.3 定期检查设备的清洗、消毒效果。
2.4.4 定时检查清洁剂泵、管是否通畅。
2.5 牙科手机清洗、保养
2.5.1 牙科手机应根据内部结构或功能选择适宜的清洗保养方法。

2.5.2 牙科手机使用后在带车针情况下使用牙科综合治疗台水、气系统冲洗牙科手机内部水路、气路30秒（见图1）。
2.5.3 将牙科手机从快接口或连线上卸下，取下车针，去除表面污染物（见图2）。
2.5.3.1 带光纤牙科手机可用气枪吹净光纤表面的颗粒和灰尘，擦净光纤表面污渍。
2.5.3.2 带螺纹的牙科手机表面可用软毛刷在流动水下清洗（见图3）。
2.5.4 牙科手机可选择清洗注油一体机进行清洗、润滑保养。

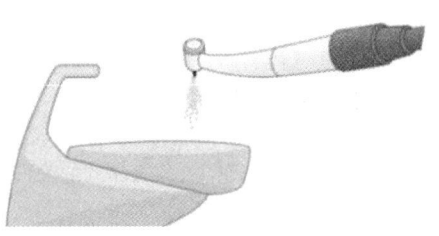

图1　牙科手机内部冲洗

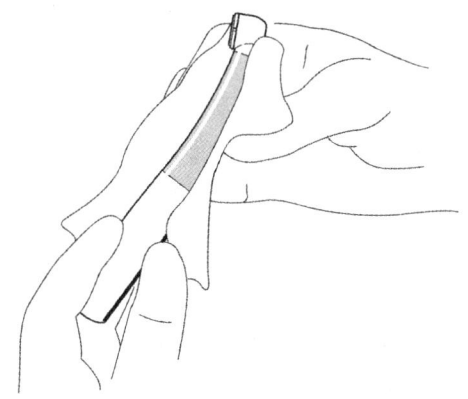

图2　牙科手机表面清洁

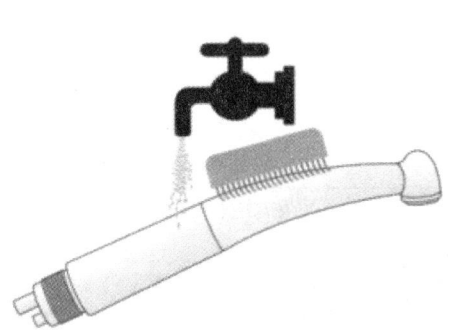

图3　带螺纹牙科手机表面清洁

3．干燥
3.1 宜选用干燥设备对口腔器械、器具进行干燥处理。
3.2 根据器械、器具的材质选择适宜的干燥温度，金属类干燥温度70～90℃；塑料类干燥温度65～75℃。
3.3 无干燥设备和不耐热的器械、器具，可使用低纤维絮擦布进行干燥处理。
4．检查与保养
4.1 应采用目测或使用带光源放大镜对干燥后的口腔器械进行检查。
4.2 器械表面、螺旋结构处、关节处应无污渍、水渍等残留物质和锈斑，对清洗质量不合格的器械应重新处理；损坏或变形的器械应及时更换。
5．消毒方法选择
5.1 物理消毒方法应首选湿热消毒。
5.2 化学消毒方法应符合《医疗机构消毒技术规范》（WS/T 367）的要求。
6．包装
6.1 低度、中度危险性的口腔器械可不包装，消毒或灭菌后直接放入备用清洁容器内保存。
6.2 牙科小器械宜选用牙科器械盒盛装。
6.3 封包要求
6.3.1 包外应有灭菌化学指示物，并标有物品名称、包装者、灭菌器编号、灭菌批次、灭菌日期及失效期，如只有1个灭菌器时可不标注灭菌器编号。

续表

6.3.2 纸塑袋包装时应密封完整,密封宽度≥6 mm,包内器械距包装袋封口处≥2.5 cm。纸袋包装时应密封完整。
6.3.3 医用热封机在每日使用前应检查参数的准确性。

7. 灭菌方法选择

7.1 口腔器械应首选压力蒸汽灭菌。

7.2 选择小型灭菌器灭菌应符合以下要求:

7.2.1 灭菌要求:根据待灭菌物品的危险程度、负载范围选择灭菌周期。小型灭菌器周期见表5-5.1。

表 5-5.1 小型灭菌器灭菌周期

灭菌器周期	灭菌负载范围
B 类灭菌周期	用于所有包装的和无包装的实心负载、A 类空腔负载和多孔渗透负载的灭菌。
N 类灭菌周期	用于无包装的实心负载的灭菌。
S 类灭菌周期	用于制造商规定的特殊灭菌物品,包括无包装实心负载和至少以下一种情况:多孔渗透性物品、小量多孔渗透性条状物、A 类空腔负载、B 类空腔负载、单层包装物品和多层包装物品。

注:不同分类的灭菌周期和相关的设置只能应用于指定类型物品的灭菌。对于特定负载的灭菌过程需要通过验证。

S 类灭菌周期应有生产厂家或供应商提供可灭菌口腔器械的类型、灭菌验证方法。

N 类灭菌周期不能用于牙科手机等管腔类器械的灭菌。

7.2.2 灭菌参数见表5-5.2。

表 5-5.2 灭菌参数

温度(℃)	灭菌时间(min)	相对压力(kPa)
121	15	103.6
132	4	185.4
134	3	202.8

注:相对压力一般指压力表,是测量系统相对于大气压的压力值。

使用中温度上限、相对压力波动范围可参考小型灭菌器使用说明。

7.2.3 灭菌前准备

每日设备运行前应进行安全检查,包括压力表处于"零"的位置;记录打印装置处于备用状态;灭菌柜门密封圈平整无松懈;柜门安全锁扣能够灵活开、关;柜内冷凝水排出口通畅;电源、水源等连接妥当。打开电源,开机预热,选择相应灭菌周期。

7.2.4 灭菌装载

7.2.4.1 灭菌物品不能超过该灭菌器最大装载量。

7.2.4.2 灭菌器应配有灭菌架或托盘,托盘应有足够的孔隙使蒸汽穿透。

7.2.4.3 使用灭菌架摆放包装类灭菌物品,物品间应留有一定的间隙。

7.2.4.4 使用托盘摆放纸塑包装器械和无包装器械应单层摆放,不可重叠。

7.2.4.5 配套使用器械应分开灭菌,如牙科手机与车针、电动牙洁治器手柄与工作尖等。

续表

7.2.4.6 待灭菌物品应干燥后装入灭菌器内。
7.2.5 灭菌器维护
7.2.5.1 应根据生产厂家或供应商提供的使用说明对灭菌器进行维护。
7.2.5.2 灭菌器操作人员应对灭菌器进行日常维护，包括检查灭菌门密封圈、排放滤网、灭菌舱内外表面的清洁、更换记录器打印纸等。
7.2.5.3 灭菌器调试或更换消耗性的部件，如记录装置、过滤器、蒸汽阀、排水管、密封圈等应由经过专业培训的人员进行维护。
7.2.5.4 灭菌器使用满 12 个月或使用中出现故障时应由专业人员进行全面维护。
7.2.5.5 灭菌器的日常维护、年度维护、维修或调试均应形成文字记录。
7.2.6 灭菌器监测要求
7.2.6.1 物理参数监测：每一灭菌周期应监测物理参数，并记录工艺变量。工艺变量及变化曲线应由灭菌器自动监控，并打印。
7.2.6.2 化学监测：每个灭菌周期应进行化学监测，并记录监测结果。化学监测应将包内化学指示物放置在常用的、有代表性的灭菌包或盒内，置于灭菌器最难灭菌的部位。裸露灭菌的实心器械可将包内化学指示物放于器械旁进行监测。空腔器械可选择化学 PCD 进行监测。通过观察化学指示物颜色变化，判定是否暴露于灭菌工艺变量或达到灭菌要求。
7.2.6.3 生物监测：生物监测包应选择灭菌器常用的、有代表性的灭菌包制作，或使用生物 PCD，置于灭菌器最难灭菌的部位，且灭菌器应处于满载状态。使用中的灭菌器每月进行生物监测。
7.2.6.4 小型灭菌器每使用满 12 个月或维修后应同时进行物理监测、化学监测和生物监测，合格后灭菌器方可正常使用。
7.2.6.5 小型灭菌器新安装或更换主要部件应进行灭菌性能确认，验证方法应符合国家相关要求。
8．监测要求
8.1 消毒监测
8.1.1 湿热消毒每次应监测温度、时间，并记录。
8.1.2 化学消毒：应根据消毒剂种类定期监测化学消毒剂的浓度、消毒时间，并记录。
8.1.3 消毒效果监测：消毒后直接使用的物品至少每季度监测一次。
8.2 灭菌监测
每个灭菌周期运行均应形成文件记录，文件记录应保存 3 年，记录格式内容参考附表 5-5.3。
9．消毒与灭菌物品放行
9.1 消毒物品放行
9.1.1 机械热力消毒应检查额定参数（温度、时间），参数符合要求，消毒物品可放行。
9.1.2 用化学消毒剂消毒物品时应检查其消毒时间、浓度，符合《医疗机构消毒技术规范》（WS/T 367）的要求时，物品方可放行。
9.2 灭菌物品放行
9.2.1 每一灭菌周期结束后应检查所有物理参数、化学指示物，所得数据、指示物的显示与规定灭菌参数一致时，灭菌物品方可放行。
9.2.2 灭菌周期的各种监测或参数不合格时不应放行，应查找灭菌失败原因，重新调整后再进行物理、化学监测，合格后灭菌器方可再次使用，必要时进行生物监测，并应记录全过程。
10．器械储存
10.1 储存区应配备物品存放柜（架）或存放车，并应每周对其进行清洁消毒。
10.2 灭菌物品和消毒物品应分开放置，并有明显标识。
10.3 采用灭菌包装的灭菌物品储存有效期见表 5-5.4。

续表

表 5-5.3 灭菌周期运行记录表

灭菌日期：年 月 日　　灭菌器标识（编号）：　　灭菌周期：B类□ S类□ N类□　　灭菌锅次：第　　锅

化学监测：合格□ 不合格□ 未测□　　生物监测：合格□ 不合格□ 未测□　　其他监测：合格□ 不合格□

工艺变量监测（物理参数）：合格□ 不合格□

自动打印工艺变量粘贴处（灭菌压力、温度、时间）

灭菌装载物说明或编号：

确定监测数据：灭菌物品放行□　　　　　　　　　　放行人员签名：

注：其他监测需注明监测方法。

灭菌装载物说明或编号需注明灭菌的包装类型、主要器械名称。如纸塑包装类器械、多孔布包、器械盒等。

编号如：牙科手机为01、牙科小器械为02等。

续表

表 5-5.4 不同包装材料灭菌物品储存的有效期

包装材料类型	纺织材料和牙科器械盒	一次性纸袋	一次性皱纹纸和医用无纺布	一次性纸塑袋
有效期（天）	7	30	180	180

10.4 裸露灭菌及一般容器包装的高度危险性口腔器械灭菌后应立即使用，最长不超过 4 h。

10.5 中、低度危险性口腔器械消毒或灭菌后置于清洁干燥的容器内保存，保存时间不宜超过 7 天。

（八）急诊科医院感染管理制度

为规范急诊科的医院感染管理，提高医疗质量，保障患者和医务人员安全，根据《中华人民共和国传染病防治法》和《医院感染管理办法》等相关法规、标准等，制定本制度。

1．布局与分区

（1）应设预诊分诊、诊疗室、隔离诊疗室、抢救室、治疗室、观察室等，布局合理，清洁区、污染区标识清晰。

（2）各诊疗区域均须配置有效、便捷的手卫生设施：流动水洗手设施、非手触式水龙头、清洁剂（洗手液）、速干手消毒剂、干手用品。

2．人员管理

（1）医务人员

1）急诊工作人员应严格遵守医院的"医务人员手卫生制度"，每次诊疗操作前后均应进行手卫生。

2）医务人员严格遵守无菌技术操作规范。

3）患有呼吸道传染病或经接触传播疾病者（皮肤感染、呼吸道感染和腹泻等），宜暂停工作。

4）医务人员进入工作区域应严格遵守标准预防的原则。

（2）保洁人员

1）保洁人员应依据保洁工作职责及工作程序，完成工作区域内保洁工作。

2）保洁员负责环境和家具表面的清洁和消毒，并在护士的指导下对诊疗设备仪器实行终末清洁和消毒工作。

3）清洁诊疗区域时，应按由上而下、由洁到污的顺序进行；有多名患者同居住的区域，应遵循"清洁单元"（是指清洁过程中应以一位患者为单位，包括患者及其临近的与诊疗有关的设备和家具表面视为一个清洁单元。）的原则实施清洁卫生。

4）保洁人员工作中做好自身防护。

3．隔离技术原则

工作人员在严格执行标准预防的基础上，根据疾病的传播途径采取相应的隔离防护措施，并对特殊感染患者进行隔离。

(1) 经接触传播疾病的隔离

1) 基本原则：

适用于预防通过直接或间接接触患者或患者医疗环境而传播的感染源，如耐甲氧西林金黄色葡萄球菌（MRSA）、耐万古霉素肠球菌（VRE）等多重耐药菌、艰难梭菌、诺如病毒等，疑似或确诊感染或定植的患者都应隔离。

2) 感染控制措施：

患者单间或床旁隔离；同种病原体感染患者可安置于一室；分组进行诊疗护理；诊疗物品专用；严格执行手卫生和防护措施（接触体液戴手套，进行可能喷溅的操作戴医用外科口罩、帽子、护目镜、手套、穿隔离衣）；监督落实环境消毒（≥2次/日）；所产生的废物均按医疗废物相关要求进行处理；转出后进行终末消毒。

(2) 经飞沫传播疾病的隔离

1) 基本原则：

适用于预防通过经飞沫传播的感染源，如百日咳杆菌、流感病毒、腺病毒、鼻病毒、脑膜炎双球菌及A群链球菌等，疑似或确诊感染的患者都应隔离。

2) 感染控制措施：

患者单间隔离或同种病原体感染患者可置于一室；患者病情允许可戴医用外科口罩，限制活动范围；分组进行诊疗护理；诊疗物品专用；严格执行手卫生和防护措施（进入病室戴医用外科口罩、帽子，接触体液戴手套，进行可能喷溅的操作戴医用防护口罩、帽子、护目镜、手套、穿隔离衣）；监督落实环境消毒（≥2次/日）；使用后医疗器材单独收集和处理；所产生的医疗废物均按医疗废物相关要求进行处理；转出后进行终末消毒。

(3) 经空气传播疾病的隔离

1) 基本原则：

适用于预防通过空气传播的感染源，如肺结核等，疑似或确诊感染的患者都应隔离。

2) 感染控制措施：

患者单间隔离，有条件时隔离于负压病区；患者病情允许时戴医用外科口罩，限制病室内活动；悬挂标识；指定人员进行诊疗护理；诊疗物品专用；严格执行手卫生和防护措施（进入病室戴医用防护口罩、帽子，接触体液戴手套，进行可能喷溅的操作戴医用防护口罩、帽子、护目镜、手套、穿隔离衣）；监督落实环境消毒（≥2次/日）；使用后医疗器材单独收集和处理；所产生的医疗废物均按医疗废物相关要求进行处理；转出后进行终末消毒。

4．感染风险评估

如发现有院内感染或感染聚集暴发迹象时，出现以下两种情况之一，应立即报告医院感染管理部门，由医院感染管理部门启动《医院感染预警信息报告和处理》流程。根据医院调查结果和医院感染管理委员会的意见，确定是否为医院感染暴发及启动《医院感染暴发报告》流程。

（1）同一病区 7 天内出现 3 例及以上同种病原体、同类或临床症候群相似的医院感染病例。

（2）科室内出现 1 例特殊病原体（甲类传染病或依照甲类传染病管理的乙类传染病）或新发病原体感染病例。

5．环境清洁与消毒

（1）常规情况

1）急诊科属于高度感染危险区域，应按照环境卫生等级中的消毒级的标准进行环境清洁与消毒。就是在清洁级的卫生管理基础上，每天消毒频次至少 2 次，对于有高度怀疑感染隐患存在时，每次诊疗活动结束后都应实施消毒。

2）各诊室应定期通风，诊桌、诊椅、诊床、平车、轮椅等应每日定期清洁（不少于两次），被血液、体液污染后及时用含氯消毒剂消毒处理。

3）与患者皮肤直接接触的诊床（罩）、诊垫（巾）应一人一用一清洁或消毒。听诊器应每天用 75% 酒精进行擦拭消毒、血压计袖带每周用 75% 酒精进行喷洒消毒、温度计用 75% 酒精一人一用一消毒。

4）使用后的一次性医疗用品，按医疗废物处置。

5）重复使用的各种物品采取如下消毒措施：

①雾化吸入器专人使用，一人一用一消毒。

②氧气湿化瓶专人专用，定期清洁消毒（每周 ≥ 2 次），湿化瓶每日更换无菌水，吸氧管专人专用，患者转出进行终末清洁与消毒。

③电动吸引器、胃肠减压器、洗胃机容器里的内容物盛满后随时倒掉，定期清洁消毒。患者转出应进行终末消毒，采取先清洗，再用含氯消毒液浸泡消毒，冲洗干净，干燥备用。

④引流瓶用毕刷洗后，用含氯消毒液内消毒，再刷洗干净备用。

⑤有关消毒液配置方法参见《医疗机构消毒技术规范》（WS/T 367）。

⑥所有一次性诊疗用品均应在消毒灭菌有效期内使用。复用医疗器械按照国家卫生行政部门制定的消毒和管理的规定进行处理，做到一人一用一消毒或灭菌。

⑦各种急诊监护仪等高频接触台面应每天进行清洁消毒，遇污染后及时清洁和消毒。

（2）特殊情况

1）被感染或疑似感染朊病毒患者血液、体液或组织污染的物品和一般物体表面采用 10 000 mg/L 的含氯消毒剂喷洒，至少作用 15 min。

2）被感染或疑似感染气性坏疽患者血液、体液或组织污染的物品和一般物体表面采用 1000 mg/L 的含氯消毒剂喷洒，至少作用 15 min。

3）突发不明原因传染病的病原体污染环境和物品的处理应符合国家届时发布的规定的要求。没有要求时且传播途径不明时，按照多重传播途径确定消毒的范围。

6．医院感染相关监测（表5-6）

表5-6 医院感染管理主要监测项目

监测项目	监测指标（细菌菌落数）	监测频率	监测区域
医务人员手	≤ 10 cfu/cm^2	每季度	急诊
物体表面	≤ 10 cfu/cm^2	每季度	诊疗区域
空气质量	≤ 4 cfu/（皿·5 min）	每季度	治疗室、处置室
手卫生依从性	手卫生依从率	每季度	诊疗区域

（九）康复医学科（针灸按摩理疗）医院感染管理制度

为规范康复医学科的医院感染管理，提高医疗质量，保障患者和医务人员安全，根据《医院感染管理办法》等相关法规、标准等，结合医院的实际情况，特制定本制度。

1．管理要求

（1）开展康复诊疗及针灸按摩理疗的科室应高度重视诊疗操作及诊疗器具的清洁消毒工作，将针灸按摩理疗诊疗器具消毒质量纳入科室医疗质量和医疗安全管理，建立健全并落实本科室针灸按摩理疗诊疗器具清洁消毒的各项规章制度，定期进行自查和整改，切实保证消毒质量，预防和控制因诊疗器具消毒问题导致的医院感染。

（2）开展康复诊疗及针灸按摩理疗的科室应认真组织学习和全面执行本制度，从事相关诊疗服务和诊疗器具消毒工作的医务人员应当定期接受相应培训，熟练掌握医院感染相关知识。

（3）医院感染管理部门对康复医学诊疗（针灸按摩理疗）工作进行监督管理，不符合本制度要求的科室，不得开展相应的诊疗服务。

（4）医院感染管理兼职人员职责明确；医院感染管理资料齐全（制度、文件、各种记录本等）。

（5）医务人员必须熟练掌握中医灸类技术、推拿类技术诊疗操作规程，掌握中医灸类技术、推拿类技术相关性感染的防控要点，落实相关性感染的防控措施。有明显皮肤感染或者患呼吸道传染病时不宜参加诊疗工作。

（6）应教育患者注意个人卫生，保持皮肤清洁。患有呼吸道感染时建议其佩戴医用外科口罩。

2．环境清洁消毒

（1）遵照医院环境清洁消毒管理制度执行。

（2）布局合理，分区明确，按要求做好环境清洁、消毒，保持清洁，一旦发生污染随时清洁消毒。按规范要求完成微生物监测。对不合格项进行原因分析，有整改措施及复查结果。

1）遵循先清洁、再消毒的原则，采取湿式清洁的方法，抹布、地巾等清洁工具使用后应及时清洁与消毒，干燥保存。或采用清洁—消毒"一步法"完成的产品，如消毒湿巾。要求达到清洁、干燥。

2）诊桌、诊椅、诊床、地面等无明显污染时清洁为主，每天2次。发生血液、体液、排泄物、分泌物等污染时应先用可吸附的材料将其清除，再采用有效氯400～700 mg/L的含氯消毒液擦拭，作用30 min。

(3) 浸泡消毒液保持有效浓度，浓度监测符合要求，有记录；各种浓度监测试纸在有效期内，存放符合要求。

(4) 无菌柜保持清洁干燥，无菌物品专柜放置，标识清楚，先进先出，无菌包无过期、外包装无破损，无污染。无菌物品与非无菌物品严格分开放置。

(5) 织物管理

1）床单、枕巾、椅垫（罩）等直接接触患者的用品应每人次更换，亦可选择使用一次性床单。被血液、体液、分泌物、排泄物等污染时立即更换。更换后的用品应及时清洗与消毒。

2）被芯、枕芯、褥子、床垫等间接接触患者的床上用品，应定期清洗与消毒；被污染时应及时更换、清洗与消毒。

(6) 空气要求

1）诊室应具备良好的通风、采光条件。

2）接诊呼吸道传染病患者后，应进行空气消毒，遵循《医院空气净化管理规范》的要求，可采用下列方法之一，并符合相应的要求，做好日常监测及维护记录；按要求进行空气消毒，有消毒记录。

①空气消毒器。

②紫外线灯照射。

③其他合法达标的空气消毒产品。

3）不宜常规采用化学喷雾进行空气消毒。

(7) 布巾、地巾分区使用，标记清楚，定点放置，用后消毒处理，干燥备用，清洁容器保持清洁。

3．手卫生

(1) 遵照医院的"医务人员手卫生制度"要求。

(2) 每间诊室应配备洗手设施及充足的手卫生用品，包括流动水、洗手池、洗手液、速干手消毒剂及干手用品等。盛放洗手液的容器宜为一次性使用，重复使用的容器应每周清洁与消毒。干手用品宜使用一次性干手纸巾。

（3）应配备洗手流程及说明图。

（4）医务人员洗手与卫生手消毒，以及手卫生用品应符合《医务人员手卫生规范》（WS/T 313）的要求。

（5）治疗车配备速干手消毒剂。

4．操作要求

遵照医院的"消毒管理制度"要求。

（1）操作人员应遵循标准预防原则，穿工作服，必要时佩戴医用外科口罩及手套等。

（2）遵循《医务人员手卫生规范》（WS/T 313），操作前后均应洗手或手消毒，针刺操作者持针前应再用75%乙醇消毒双手。操作人员手部皮肤破损、接触或可能接触患者血液、体液、分泌物及其它感染性物质时应戴手套。

（3）检查清洁、无菌物品，确保包装完整，无污迹，且在有效限期内使用。包装不应过早打开以防污染，无菌物品包装打开超过4 h不应继续使用。

（4）刮痧类技术操作注意事项

1）患者的施治部位皮肤应完整没有破溃，刮痧部位可使用一次性纸巾或生理盐水棉球或75%乙醇棉球，进行清洁或消毒。

2）刮痧后应用清洁的纸巾或棉球将刮拭部位的刮痧介质擦拭干净。

（5）拔罐类技术操作注意事项

1）需要检查罐口是否平整、光滑。走罐所使用的润滑剂应保持清洁。

2）针罐或刺络拔罐时，皮肤消毒可选用下列方法之一：

①碘伏擦拭消毒2遍。

②碘酊原液擦拭消毒2遍，作用1～3 min，稍干后用75%乙醇脱碘。

③用75%乙醇溶液擦拭消毒2遍，作用3 min。

④有效含量≥2g/L氯己定-乙醇70%溶液擦拭消毒2遍。

⑤其他合法、有效的皮肤消毒产品，遵循说明书使用。

3）针罐或刺络拔罐时皮肤消毒范围：以针刺部位为中心，由内向外缓慢旋转，逐步涂擦，共2次，消毒皮肤面积应≥5 cm×5 cm，消毒棉球应一穴一换，不得使用同一个消毒棉球擦拭两个以上部位。

4）操作中遵照拔罐类技术诊疗操作规程，尽量减少皮肤损伤及出血。

5）起罐后保持治疗部位清洁、干燥，如有皮肤破损应用无菌敷料覆盖。

（6）灸类技术操作注意事项

1）采用化脓麦粒灸，应与患者签署知情同意书。颜面、五官和有大血管的部位以及关节活动部位，不宜采用化脓麦粒灸。

2）因施灸不慎灼伤皮肤，局部出现小水泡，可嘱患者衣着宽松避免摩擦，防止破损，任其吸收，一般2～5天即可愈合。如水泡较大，可用消毒毫针刺破水泡，放出水液，再适当外涂烫伤油或覆盖无菌纱布等，保持创面清洁。

3）一次性针具使用应符合相关标准要求的产品，必须一人一用一废弃，遵照《医疗废物管理条例》规定，按损伤性医疗废物处理，直接放入耐刺、防渗漏的专用利器盒中，集中处置，严禁重复使用。

4）可重复使用的针具，遵照《医疗机构消毒技术规范》（WS/T 367）要求，严格一人一用一灭菌，并应放在防刺的容器内密闭运输，遵照"清洗—修针—整理—灭菌—无菌保存"程序处理。

（7）推拿使用的治疗巾应一人一用一更换，头面部、下肢及足部应区分使用。每次推拿治疗前后，医生须按手卫生相关要求做好手卫生。

（8）消毒剂标识清楚，无过期失效。小剂量单包装皮肤消毒剂，启用后有效使用期一周。

（9）各种检查仪或治疗仪器每处理完一个患者后必须先消毒再使用，用后终末消毒。

5．主要诊疗器具消毒方法

（1）拔罐器具

拔罐器具应一人一用一消毒。清洗后采用含有效氯 500 mg/L 溶液浸泡 30 min，清水冲净，干燥备用。

（2）药浴容器

药浴容器内应套一次性清洁塑料袋。药浴液及内置一次性塑料袋应一人一用一更换。药浴容器一人一用一清洁消毒。使用后将一次性塑料袋连同药浴液一并去除，避免药浴液遗撒容器内。清水冲刷容器，去除残留的液体污渍。药浴容器污染后用含有效氯 500 mg/L 的消毒剂，擦拭消毒药浴容器 30 min。消毒后的药浴容器应清洗后，干燥保存。

（3）刮痧器具

1）刮痧部位皮肤应完整没有破溃，刮痧动作要轻柔，避免损伤皮肤。

2）刮痧类器具有刮痧板（砭石、水牛角、玉石、陶瓷等材质），应圆润、光滑、清洁。刮痧介质有刮痧油、刮痧乳、精油等。

3）刮痧类诊疗操作中使用的医疗器械、器具、介质等应保持清洁，重复使用的刮痧器具应一人一用一清洁消毒。遇到污染应及时清洁消毒。消毒方法和消毒剂选用应符合国家标准。

4）重复使用的刮痧器具，依据刮痧器具不同的材质，选择适宜的方式进行清洗消毒处理，达到高水平消毒。砭石等圆钝用于按压操作的器具，达到中水平消毒。

5）清洁消毒后的刮痧器具，置于清洁容器内干燥保存，容器每周清洁消毒一次，遇有污染随时清洁消毒。

6）刮痧介质应专人专用，保持清洁干净，按照使用说明使用。应标注开启使用日期，超过一周应更换，重复灌装的包装容器一周清洁消毒一次。

(4) 特殊感染性疾病患者使用后的物品、器械分类放置，标识醒目，及时送消毒供应中心处理。

6．职业防护

(1) 医务人员的职业防护应遵循医院"医务人员职业暴露管理制度"。

(2) 施灸物品燃烧易产生烟雾，尤其雷火灸，有条件者应安装排烟系统。

7．医疗废物的管理

遵照医院医疗废物管理制度。医疗废物与生活垃圾分开存放、运送。医疗废物处置有登记及签名，且保存时间≥3年。

（十）消毒供应中心医院感染管理制度

为了加强消毒供应中心的医院感染管理、提高用器械、器具和物品的消毒灭菌质量，预防外源性感染，保障患者安全，根据《医院消毒供应中心第1部分管理规范》（WS 310.1）《医院消毒供应中心第2部分清洗消毒剂灭菌技术操作规范》（SW 310.2）《医院消毒供应中心第3部分清洗消毒剂灭菌效果监测标准》（WS 310.3）和《医疗机构消毒技术规范》（WS/T 367）及相关法规要求，制定本制度。

1．布局与流程

(1) 建筑布局及要求

1) 消毒供应中心（CSSD）宜接近手术室、产房和临床科室，可与手术室之间有物品直接传递专用通道。CSSD建筑面积应与医院的规模、性质、任务相适应。

2) 周围环境应清洁、无污染源，区域相对独立；内部通风、采光良好。

3) 建筑布局应分为辅助区域和工作区域。辅助区域包括工作人员更衣室、值班室、办公室、休息室、卫生间等。工作区域包括去污区、检查包装及灭菌区（含独立的敷料制备或包装间）和无菌物品存放区。

4) 工作区域设计、流程与材料应符合以下要求：

①物品由污到洁，不交叉、不逆流；空气流向由洁到污；采用机械通风的，去污区保持相对负压，检查包装及灭菌区保持相对正压。

②去污区、检查包装及灭菌区和无菌物品存放区之间应设实际屏障；去污区与检查包装及灭菌区之间应设物品传递窗；去污区和检查包装及灭菌区应分别设人员出入缓冲间（带）。

③缓冲间（带）应设洗手设施，采用非手触式水龙头。无菌物品存放区内不应设洗手池。

④检查包装及灭菌区设专用洁具间的应采用封闭式设计。

⑤工作区域的天花板、墙壁应无裂隙，不落尘，便于清洗和消毒；地面与墙面踢脚及所有阴角均应为弧形设计；地面应防滑、易清洗、耐腐蚀；地漏应采用防返溢式；污水应集中至医院污水处理系统。

5) 工作区域温度、相对湿度、机械通风的换气次数宜符合表（表5-7）的要求；照明和工作区域中化学物质浓度应符合国家相关要求。

表5-7 工作区域温度、相对湿度及机械通风换气次数要求

工作区域	温度（℃）	相对湿度（%）	换气次数（次/小时）
去污区	16～21	30～60	≥10
检查包装及灭菌区	20～23	30～60	≥10
无菌物品存放区	＜24	＜70	4～10

（2）清洁卫生要求

1）根据《医院环境清洁消毒制度》的要求，对物体表面、地面进行清洁与消毒。

2）每天采用紫外线照射、自然通风或机械通风的方法，分别对各工作区域的空气进行净化或消毒。每季度采用沉降法监测各工作区域的空气消毒效果。

2．设备、设施和耗材

（1）应配备清洗消毒设备及设施、检查、包装设备、灭菌设备及设施如配备压力蒸汽灭菌器、低温灭菌器、无菌物品装、卸载设备、水处理设备、储存、发放设施等。

（2）耗材应配备医用清洗剂、消毒剂、医用润滑剂、包装材料、消毒灭菌监测材料等。

（3）检查与检测

1）使用部门质控人员应定期对医用清洗剂、消毒剂、清洗用水、医用润滑剂、包装材料等耗材进行质量检查。

2）设备使用部门应遵循设备生产厂家的使用说明或指导手册对清洗消毒器、灭菌器定期进行日常清洁、检查与保养。

3．相关部门职责

（1）消毒供应中心

1）应建立健全岗位职责、操作规程、消毒隔离、质量管理、监测、设备管理、器械管理及职业安全防护等管理制度和突发事件的应急预案。

2）应建立质量管理追溯制度，完善质量控制过程的相关记录，保证供应的物品安全。

3）应定期对工作质量进行分析，落实持续改进。

4）应建立与相关科室的联系制度，并主要做好以下工作：

①主动了解各科室专业特点、常见的医院感染及原因，掌握专用器械、用品的结构、材质特点和处理要点。

②对科室关于灭菌物品的意见有调查、有反馈，有落实，有记录。

(2) 主管部门

1) 应推动消毒供应集中管理, 对所有需要消毒或灭菌后重复使用的诊疗器械、器具和物品（除内镜和口腔科外）由 CSSD 负责回收、清洗、消毒、灭菌和供应。

2) 会同相关部门, 制定落实 CSSD 集中管理的方案与计划, 研究、解决实施中的问题。

3) 会同人事管理部门, 根据 CSSD 的工作量合理调配工作人员。

4) 负责 CSSD 清洗、消毒、包装、灭菌等工作的质量管理, 制定质量指标, 并进行检查与评价。

5) 建立并落实对 CSSD 人员的岗位培训制度; 将消毒供应专业知识、医院感染相关预防与控制知识及相关的法律、法规纳入 CSSD 人员的继续教育计划, 并为其学习、交流创造条件。

(3) 医院感染管理部门

1) 对 CSSD 清洗、消毒、灭菌工作和质量监测进行指导和监督, 每季度进行检查与评价。

2) 发生可疑医疗器械所致的医源性感染时, 组织、协调 CSSD 和相关部门进行调查分析, 提出改进措施。

3) 对 CSSD 新建、改建与扩建的设计方案进行卫生学审议; 对清洗、消毒与灭菌设备的配置与性能要求提出意见。

(4) 设备及后勤保障部门

1) 负责设备购置的审核（合格证、技术参数）; 建立对厂家设备安装、检修的质量审核、验收制度; 专人负责 CSSD 设备的维护和定期检修, 并建立设备档案。

2) 应遵循生产厂家的使用说明或指导手册, 每年对清洗消毒器、低温灭菌器进行检测;

3) 应每年对压力蒸汽灭菌器灭菌程序的温度、压力和时间进行检测。

4) 应每年用多点温度检测仪对干热灭菌器灭菌器各层内、中、外各点的温度进行检测。

5) 应每年对 CSSD 所使用的各类数字仪表如压力表、温度表等进行校验, 并记录备查。

6) 保证 CSSD 的水、电、压缩空气及蒸汽的供给和质量, 定期进行设施、管道的维护和检修。

4．人员管理

(1) 工作人员要求

1) 医院应根据 CSSD 的工作量及各岗位需求, 科学、合理配置具有执业资格的护士、消毒员和其他工作人员。

2) CSSD 的工作人员应当接受与其岗位职责相应的岗位培训,正确掌握以下知识与技能:

①各类诊疗器械、器具和物品的清洗、消毒、灭菌的知识与技能。
②相关清洗、消毒、灭菌设备的操作规程。
③职业安全防护原则和方法。
④医院感染预防与控制的相关知识。
⑤相关的法律、法规、标准、规范。

(2) 工作人员防护

1) 根据工作岗位的不同需要,CSSD 应配备相应的个人防护用品。工作人员应遵循标准预防的原则进行清洗、消毒、灭菌,不同区域人员防护着装要求应符合表(表 5-8)的规定。

2) 去污区应配置洗眼装置。

3) 手卫生:接触清洗、消毒、灭菌后的物品及包装前,应进行手卫生;完成去污区工作后、接触可能被血液体液污染物品后,应先洗手、再进行卫生手消毒。

表 5-8 CSSD 人员防护及着装要求

区域	操作	防护着装					
		圆帽	口罩	防护服/防水围裙	专用鞋	手套	护目镜/面罩
诊疗场所	污染物品回收	✓	△			✓	
去污区	污染器械分类、核对、机械清洗装载	✓	✓	✓	✓	✓	△
	手工清洗器械和用具	✓	✓	✓	✓	✓	✓
检查、包装及灭菌区	器械检查、包装	✓	△			△	
	灭菌物品装载	✓					
	无菌物品卸载	✓				✓	△ #
无菌物品存放区	无菌物品发放	✓			✓		

注:✓应使用,△可使用,#具有防烫功能的手套

5. 诊疗器械、器具和物品处理

(1) 基本要求

1) 诊疗器械、器具和物品使用后应及时清洗、消毒、灭菌,通常情况下应遵循先清洗后消毒的处理程序。

①进入人体无菌组织、器官、腔隙,或接触人体破损的皮肤、黏膜、组织的诊疗器械、器具和物品应进行灭菌。

②接触完整皮肤、黏膜的诊疗器械、器具和物品应进行消毒。

③被朊病毒、气性坏疽及突发原因不明的传染病病原体污染的诊疗器械、器具和物品，应执行《医疗机构消毒技术规范》（WS/T 367）的规定。

2）应根据《医院消毒供应中心第1部分管理规范》（WS 310.1）的规定，选择清洗、消毒或灭菌处理方法。耐湿、耐热的器械、器具和物品，应首选热力消毒或灭菌方法。

3）应根据《医院消毒供应中心第2部分清洗消毒及灭菌技术操作规范》（WS 310.2）的规定，进行使用后诊疗器械、器具和物品回收、分类、清洗、消毒、干燥、器械检查与保养、包装、灭菌、储存、无菌物品发放。

4）清洗、消毒、灭菌效果的监测应符合《医院消毒供应中心第3部分清洗消毒及灭菌效果监测标准》（WS 310.3）的规定。

(2) 诊疗器械、器具和物品使用后预处理

1）使用者应将重复使用的诊疗器械、器具和物品与一次性使用物品分开放置，一次性使用物品按医疗废物进行处理。

2）重复使用的诊疗器械、器具和物品直接置于封闭的容器中，精密器械应采用保护措施，由CSSD集中回收处理；被朊病毒、气性坏疽及突发原因不明的传染病病原体污染的诊疗器械、器具和物品，使用者应双层封闭包装并标明感染性疾病名称，由CSSD单独回收处理。

3）使用者应在使用后及时去除诊疗器械、器具和物品上的明显污物，根据需要做保湿处理。

4）不应在诊疗场所对污染的诊疗器械、器具和物品进行清点，采用封闭方式回收，避免反复装卸。

(3) 外来医疗器械及植入物管理

1）CSSD应建立植入物与外来医疗器械专岗负责制，人员相对固定；应加强该岗位工作人员对植入物与外来医疗器械处置的培训。

2）CSSD应根据手术通知单接收外来医疗器械及植入物；依据器械供应商提供的器械清单，双方共同清点核查、确认、签名，记录应保存备查。

3）应要求器械供应商：

①提供植入物与外来医疗器械的说明书（内容应包括清洗、消毒、包装、灭菌方法与参数），否则应拒绝选用。

②送达的外来医疗器械、植入物及盛装容器清洁。对于有缺损的外来植入性器械不予接收。

③择期手术应至少于术前日15时前将器械送达CSSD，急诊手术应及时送达。

4）使用前应由本院CSSD（或签约的消毒服务机构）遵照WS310.2和WS310.3的规定清洗、消毒、灭菌与监测。

5)使用后的外来医疗器械,应由CSSD清洗消毒后方可交器械供应商。

6.质量监测

(1)清洗质量的监测:CSSD、护理部、医院感染管理部门应结合工作及管理职责,利用日常监测和定量检测法,按照表5-9的要求对诊疗器械、器具和物品的清洗效果进行检查和监测。

表5-9 清洗质量和清洗消毒器监测方法及频率

监测方法	监测措施	清洗质量要求	监测频率	监测数量
日常监测法	目测和(或)带光源放大镜	器械及篮筐干燥;器械表面及其关节、齿牙光洁,无血渍、污渍、水垢等残留物质和锈斑。	每天	每包,全部物品
定期抽查	同日常监测法	同日常监测要求	每月	3~5包,全部物品

(2)清洗消毒器的监测

1)日常监测:应每批次监测清洗消毒器的物理参数及运转情况,并记录。

2)新安装、更新、大修、更换清洗剂、改变消毒参数或装载方法时,应遵循生产厂家的使用说明或指导手册进行检测,清洗消毒质量检测合格后,清洗消毒器方可使用。

(3)消毒质量的监测

1)湿热消毒:CSSD工作人员应监测、记录每次消毒的温度与时间或A_0值。监测结果应符合以下要求:

①消毒后直接使用的诊疗器械、器具和物品,湿热消毒温度应≥90℃,时间≥5 min,或A_0值≥3000;

②消毒后继续灭菌处理的,其湿热消毒温度应≥90℃,时间≥1 min,或A_0值≥600。

2)化学消毒:

①根据消毒剂的种类特点,配制消毒剂,定期监测消毒剂的浓度、消毒时间和消毒时的温度,并记录。

②每季度抽测消毒剂的染菌量和消毒后直接使用物品的细菌菌落数(每次检测3~5件有代表性的物品)。

(4)灭菌质量的监测:

1)监测原则:

①灭菌器使用部门应采用物理监测法、化学监测法、生物监测法及B-D试验对灭菌质量进行监测,并记录。监测方法、监测结果、监测频率应符合表(见表5-10)的要求。

表 5-10　灭菌质量监测方法及频率

灭菌类型	监测类型	监测方法	监测结果要求	监测频率
压力蒸汽灭菌	物理监测	连续监测温度、压力和时间	温度：不低于设定值，不高于设定值3℃ 压力：参考范围 时间：不低于设定值	每批次
	化学监测	不透明包装材料：包外、包内化学指示物；透明包装材料：包内化学指示物；快速灭菌：包内化学指示物（灭菌物品旁）	颜色变化或形态变化（参照指示物说明书）	每包
	生物监测	常规灭菌：标准生物测试包或生物PCD	56±2℃培养7天，阳性对照组培养阳性，阴性对照组培养阴性，试验组培养阴性	每周
		植入物紧急灭菌：含第5类化学指示物的生物PCD		每批次
	B-D试验	预真空压力蒸汽灭菌器（空载）	测试纸变色均匀一致	每日灭菌前
干热灭菌	物理监测	连续监测温度和时间	温度：不低于设定值 时间：不低于设定值	每批次
	化学监测	不透明包装材料：包外、包内化学指示物 未打包物品：包内化学指示物（灭菌物品旁）	颜色变化或形态变化（参照指示物说明书）	每包
	生物监测	标准生物测试管	36±1℃培养48 h，无菌生长培养至7天，阳性对照组培养阳性，阴性对照组培养阴性，每个测试管肉汤培养均澄清	每周
环氧乙烷灭菌	物理监测	连续监测温度、压力、时间和相对湿度	符合灭菌器的说明书	每批次
	化学监测	包外和包内化学指示物	颜色变化（参照指示物说明书）	每包
	生物监测	常规生物测试包（自含式生物指示物）	36±1℃培养48 h，无菌生长培养至7天，阳性对照组为阳性，试验组培养阴性	每批次
过氧化氢低温等离子灭菌	物理监测	连续监测温度、压力、时间和等离子体电源输出功率	符合灭菌器的说明书	每批次
	化学监测	包外和包内化学指示物	颜色变化（参照指示物说明书）	每包
	生物监测	管腔生物PCD和非管腔生物PCD（自含式生物指示）	56±2℃培养7天，阳性对照组为阳性，试验组培养阴性	每天
低温蒸汽甲醛灭菌	物理监测	连续监测温度、压力、时间和相对湿度	符合灭菌器的说明书	每批次
	化学监测	包外和包内化学指示物	颜色变化（参照指示物说明书）	每包

续表

灭菌类型	监测类型	监测方法	监测结果要求	监测频率
	生物监测	管腔生物 PCD 和非管腔生物 PCD（自含式生物指示）	56±2℃培养 7 天，阳性对照组为阳性，试验组培养阴性	每周

说明：具体监测方法及操作规范应遵循 WS 310.3 中 4.4 及附录 A-E 规定的要求

②植入物的灭菌应每批次进行生物监测。生物监测合格后，方可发放。紧急情况下，使用含第 5 类化学指示物的生物 PCD 进行监测，化学指示物合格可提前放行，生物监测的结果应及时通报使用部门。

③使用特定的灭菌程序灭菌时，应使用相应的指示物进行监测。

④按照灭菌装载物品的种类，可选择具有代表性的 PCD 进行灭菌效果的监测。

⑤灭菌外来医疗器械、植入物、硬质容器、超大超重包，应遵循厂家提供的灭菌参数，首次灭菌时对灭菌参数和有效性进行测试，并进行湿包检查。

⑥压力蒸汽灭菌器新安装、移位和大修后，应进行物理监测、化学监测和生物监测。物理监测、化学监测通过后，生物监测应空载连续监测三次，合格后灭菌器方可使用，监测方法应符合 GB/T 20367 的有关要求。对于小型压力蒸汽灭菌器，生物监测应满载连续监测三次，合格后灭菌器方可使用。预真空（包括脉动真空）压力蒸汽灭菌器应进行 B-D 测试并重复三次，连续监测合格后，灭菌器方可使用。

⑦低温灭菌器新安装、移位、大修、灭菌失败、包装材料或被灭菌物品改变，应对灭菌效果进行重新评价，包括采用物理监测法、化学监测法和生物监测法进行监测（重复三次），监测合格后，灭菌器方可使用。

2）监测不合格的处理：

①物理监测不合格的灭菌物品不得发放，并应分析原因进行改进，直至监测结果符合要求。

②包外化学监测不合格的灭菌物品不得发放，包内化学监测不合格的灭菌物品和湿包不得使用。并应分析原因进行改进，直至监测结果符合要求。

③生物监测不合格时，应尽快召回上次生物监测合格以来所有尚未使用的灭菌物品，重新处理；并应分析不合格的原因，改进后，生物监测连续三次合格后方可使用。

3）CSSD 应建立清洗、消毒、灭菌操作的过程、日常监测和定期监测的记录，记录应具有可追溯性。

①设有清洗、消毒、灭菌操作的过程质量监测记录本。

②留存清洗消毒器和灭菌器运行参数打印资料或记录，监测者签名。

③灭菌员根据消毒技术规范进行装载，每包物品标识准确，记录完整。

④记录灭菌器每次运行情况，包括灭菌日期、灭菌器编号、批次号、装载的主要物

品、灭菌程序号、主要运行参数（灭菌时间、温度、压力等）、每日打印资料或记录并留存，操作员代码及灭菌质量监测结果等并存档。

⑤清洗消毒监测资料和记录的保存期应≥6个月；灭菌监测资料和记录的保存期应≥3年。

⑥无菌物品包标识齐全，具有可追溯性。灭菌包外有标识，内容包括：物品名称、检查打包者姓名或编号、灭菌器编号、批次号、灭菌日期和失效日期。

4）使用者应检查并确认包内化学指示物是否合格、器械干燥、洁净等，合格方可使用。同时将手术器械包的包外标识留存或记录于手术护理记录单上。

5）CSSD应建立持续质量改进制度及措施，发现问题及时处理，并应建立灭菌物品召回制度。

6）CSSD定期对监测资料进行总结分析，做到持续质量改进。

七、重点部位医院感染监测与防控制度

（一）手术部位感染监测与防控制度

为加强手术部位感染的防控，提高手术成功率，保障患者安全，根据《医院感染管理办法》及相关法规，特制定本制度。

1. 手术部位切口定义

根据外科手术切口微生物污染情况，外科手术切口分为清洁切口、清洁-污染切口、污染切口、感染切口。

（1）清洁切口指手术未进入感染炎症区，未进入呼吸道、消化道、泌尿生殖道及口咽部位。

（2）清洁-污染切口指手术进入呼吸道、消化道、泌尿生殖道及口咽部位，但不伴有明显污染。

（3）污染切口指手术进入急性炎症但未化脓区域；开放性创伤手术；胃肠道、尿路、胆道内容物及体液有大量溢出污染；术中有明显污染（如开胸心脏按压）。

（4）感染切口指有失活组织的陈旧创伤手术；已有临床感染或脏器穿孔的手术。

2. 诊断标准

手术部位感染分为切口浅部组织感染、切口深部组织感染、器官/腔隙感染。

（1）切口浅部组织感染

手术后30天以内发生的仅累及切口皮肤或者皮下组织的感染，并符合下列条件之一：

1）切口浅部组织有化脓性液体。

2）从切口浅部组织的液体或者组织中培养出病原体。

3）具有感染的症状或者体征，包括局部发红、肿胀、发热、疼痛和触痛，外科医师

开放的切口浅层组织。

4）下列情形不属于切口浅部组织感染：

①针眼处脓点（仅限于缝线通过处的轻微炎症和少许分泌物）。

②外阴切开术或包皮环切术部位或肛门周围手术部位感染。

③感染的烧伤创面及溶痂的Ⅱ、Ⅲ度烧伤创面。

（2）切口深部组织感染

无植入物者手术后30天以内、有植入物者手术后1年以内发生的累及深部软组织（如筋膜和肌层）的感染，并符合下列条件之一：

1）从切口深部引流或穿刺出脓液，但脓液不是来自器官/腔隙部分。

2）切口深部组织自行裂开或者由外科医师开放的切口。同时，患者具有感染的症状或者体征，包括局部发热、肿胀及疼痛。

3）经直接检查、再次手术探查、病理学或者影像学检查，发现切口深部组织脓肿或者其他感染证据。

4）同时累及切口浅部组织和深部组织的感染归为切口深部组织感染；经切口引流所致器官/腔隙感染，无须再次手术归为深部组织感染。

（3）器官/腔隙感染

无植入物者手术后30天以内、有植入物者手术后1年以内发生的累及术中解剖部位（如器官或者腔隙）的感染，并符合下列条件之一：

1）器官或者腔隙穿刺引流或穿刺出脓液。

2）从器官或者腔隙的分泌物或组织中培养分离出致病菌。

3）经直接检查、再次手术、病理学或者影像学检查，发现器官或者腔隙脓肿或者其他器官或者腔隙感染的证据。

3．手术部位感染预防要点

（1）手术前

1）尽量缩短患者术前住院时间。择期手术患者应尽可能待手术部位以外感染治愈后再行手术。

2）重视术前患者的抵抗力，纠正水、电解质的不平衡、贫血、低蛋白血症等。有效控制糖尿病患者的血糖水平。

3）正确准备手术部位皮肤，彻底清除手术切口部位和周围皮肤的污染。术前备皮在手术当日进行，需要去除手术部位毛发时，使用不损伤皮肤的方法，避免使用刀片刮除毛发。

4）消毒前要彻底清除手术切口和周围皮肤的污染，采用医院统一购进的合适的消毒剂以适当的方式消毒手术部位皮肤，皮肤消毒范围应符合手术要求，如需延长切口、做新切口或放置引流时，应扩大消毒范围。

5）如需预防用抗菌药物时，手术患者皮肤切开前30 min～1 h或麻醉诱导期给予合理种类和合理剂量的抗菌药物。需要进行肠道准备的患者，还需术前一天分次、足剂量给予非吸收性口服抗菌药物。

6）手术人员要严格按照手术室内明示的外科手卫生步骤进行外科手卫生。

7）有明显皮肤感染或者患感冒、流感等呼吸道疾病，以及携带或感染多重耐药菌的医务人员，在未治愈前不宜参加手术。

（2）手术中

1）保证手术间门关闭，尽量保持手术间正压通气，保持环境表面清洁，最大限度减少人员数量和流动。

2）保证使用的手术器械、器具及物品等达到灭菌水平。

3）手术中医务人员要严格遵循无菌技术原则和手卫生规范。

4）术中保持患者体温正常，防止低体温。冲洗手术部位时，应使用温度为37℃的无菌生理盐水等液体。需要局部降温的特殊手术执行具体专业要求。

5）手术人员尽量轻柔地接触组织，保持有效地止血，最大限度地减少组织损伤，彻底去除手术部位的坏死组织，避免形成无效腔。

6）对于需要引流的手术切口，术中应首选密闭负压引流，并尽量选择远离手术切口、位置合适的部位进行置管引流，确保引流充分。

7）若手术时间超过3 h，或者手术时间长于所用抗菌药物半衰期的，或者失血量 > 1500 ml 的，手术中应对患者追加合理剂量的抗菌药物。抗菌药物的选择与使用遵循抗菌药物的管理规定。

（3）手术后

1）医务人员接触患者手术部位或者更换手术切口敷料前后应进行手卫生。

2）为患者更换切口敷料时，要严格遵守无菌技术操作原则及换药流程。

3）术后保持引流通畅，根据病情尽早为患者拔除引流管。

4）外科医师、护士要定时观察患者手术部位切口情况，出现分泌物时应当进行微生物培养，结合微生物报告及患者手术情况，对外科手术部位感染及时诊断、治疗和监测。

4．围手术期抗菌药物预防性应用的管理

（1）围手术期抗菌药物预防性应用的基本原则：

主要是预防手术部位感染，但不包括与手术无直接关系的、术后可能发生的其他部位感染。

围手术期抗菌药物预防用药，应根据手术切口类别、手术创伤程度、可能的污染细菌种类、手术持续时间、感染发生机会和后果严重程度、抗菌药物预防效果的循证医学证据、对细菌耐药性的影响和经济学评估等因素，综合考虑决定是否预防用抗菌药物。但抗菌药物的预防性应用并不能代替严格的消毒、灭菌技术和无菌操作，也不能代替术中保温和血糖控制等其他预防措施。

1）清洁手术（Ⅰ类切口）：手术野为人体无菌部位，局部无炎症、无损伤，也不涉及呼吸道等人体与外界相通的器官；手术野无污染，通常不需预防用抗菌药物，仅在下列情况时可考虑预防用药：①手术范围大、时间长、污染机会增加；②手术涉及重要脏器，一旦发生感染将造成严重后果者，如头颅手术、心脏手术、眼内手术等；③异物植入手术，如人工心瓣膜植入、永久性心脏起搏器放置、人工关节置换等；④有感染高危因素，如高龄、糖尿病、免疫功能低下、营养不良等患者。

2）清洁-污染手术（Ⅱ类切口）：手术部位存在大量人体寄殖菌群，手术时可能污染手术部位引致感染，故此类手术通常需预防用抗菌药物。

3）污染手术（Ⅲ类切口）：已造成手术部位严重污染的手术。此类手术需预防用抗菌药物。

4）污秽-感染手术（Ⅳ类切口）：在手术前即已开始治疗性应用抗菌药物，术中、术后继续，此不属预防应用范畴。

(2) 围手术期抗菌药物预防性应用的抗菌药物品种选择

1）根据手术切口类别、可能的污染菌种类及其对抗菌药物敏感性、药物能否在手术部位达到有效浓度等综合考虑。

2）选用对可能的污染菌针对性强、有充分的预防和有效的循证医学证据、安全、使用方便及价格适当的品种。

3）应尽量选择单一抗菌药物预防用药，避免不必要的联合使用。预防用药应针对手术路径中可能存在的污染菌。如心血管、头颈、胸腹壁、四肢软组织手术和骨科手术等经皮肤的手术，通常选择针对金黄色葡萄球菌的抗菌药物。

4）头孢菌素过敏者，针对革兰阳性菌可用万古霉素、去甲万古霉素、克林霉素；针对革兰氏阴性杆菌可用氨曲南、磷霉素或氨基糖苷类。

5）对某些手术部位感染会引起严重后果者，如心脏人工瓣膜置换术、人工关节置换术等，若术前发现有耐甲氧西林金黄色葡萄球菌（MRSA）定植的可能或者该机构MRSA发生率高，可选用万古霉素、去甲万古霉素预防感染，但应严格控制用药持续时间。

6）不应随意选用广谱抗菌药物作为围手术期预防用药。鉴于国内大肠埃希菌对氟喹诺酮类药物耐药率高，应严格控制氟喹诺酮类药物作为外科围手术期预防用药。

(3) 围手术期抗菌药物预防性应用的给药方法

1）给药方法：给药途径大部分为静脉输注，仅有少数为口服给药。

静脉输注应在皮肤、黏膜切开前 $0.5\sim 1\,h$ 或麻醉开始时给药，在输注完毕后开始手术，保证手术部位暴露时局部组织中抗菌药物已达到足以杀灭手术过程中污染细菌的药物浓度。万古霉素或氟喹诺酮类等由于需输注较长时间，应在手术前 $1\sim 2\,h$ 开始给药。

2）预防用药维持时间

抗菌药物的有效覆盖时间应包括整个手术过程。手术时间较短（$<2\,h$）的清洁手术

术前给药一次即可。如手术时间超过 3 h 或超过所用药物半衰期的 2 倍以上，或成人出血量超过 1500 ml，术中应追加一次。清洁手术的预防用药时间不超过 24 h，心脏手术可视情况延长至 48 h。清洁-污染手术和污染手术的预防用药时间亦为 24 h，污染手术必要时延长至 48 h。过度延长用药时间并不能进一步提高预防效果，且预防用药时间超过 48 h，耐药菌感染机会增加。

（二）皮肤软组织感染监测与防控制度

皮肤软组织感染是医院感染中较常见的感染类型。昏迷、瘫痪、术后、老年、多种基础疾病的患者发生皮肤软组织感染的风险较高。根据《医院感染管理办法》及相关法规，为了有效地预防和控制皮肤软组织医院感染，提高医疗质量，特制定本制度。

1．定义

皮肤及软组织感染（skin and soft tissue infection，SSTI）是化脓性致病菌侵犯表皮、真皮和皮下组织引起的炎症性疾病。皮肤及软组织感染包括毛囊炎、疖、痈、淋巴管炎、急性蜂窝织炎、烧伤创面感染、手术后切口感染及压力性损伤感染等。

2．管理要求

（1）临床科室要制定并落实预防与控制皮肤软组织感染的工作规范和操作规程，明确相关部门和人员职责。

（2）医护人员应当接受关于皮肤软组织感染预防与控制措施的培训和教育，熟练掌握相关操作规程。

（3）定期分析、评估患者发生皮肤软组织感染的危险因素，实施预防和控制皮肤软组织感染的相关措施。

3．监测及防控要求

（1）将皮肤软组织感染纳入全院医院感染监测。

（2）防控措施

1）评估患者入院时自理水平及活动能力，根据需要提供相应帮助。避免跌倒、压力性损伤等可能造成皮肤破损事件的发生。高危患者注意定期评估皮肤软组织情况，尽早发现、及时处理体表软组织的损伤，防止继发感染。

2）积极治疗或纠正可引起皮肤软组织感染的疾病或危险因素。如糖尿病、肝硬化、肾病、贫血、血液系统疾病、皮肤病、蚊虫叮咬等，保持皮肤完整性，防止损伤，预防皮肤软组织感染。皮肤病应积极治疗，避免抓破损伤；注意皮肤出现的浅表伤口，及时处理体表软组织的损伤，防止继发感染。

3）指导患者加强营养，鼓励合理膳食，增强体质，提高自身免疫力，预防压力性损伤发生。

4）指导患者注意个人卫生，必要时协助进行皮肤清洁。保持皮肤清洁干燥，衣服清洁无皱褶，被汗液、尿液等浸湿时及时更换；大小便失禁患者及时清洁局部皮肤，肛周可涂皮肤保护剂,减少皮肤摩擦和刺激。

5)保持皮肤完整性,防止损伤。躁动患者要防止碰伤划伤。

6)加强压力性损伤高风险患者的护理:长期卧床患者勤翻身,防止局部受压;若有局部水肿、皮肤微红或发白等情况应立即采取措施;对昏迷、瘫痪、老年等患者定期检查受压部位皮肤,避免局部皮肤长期受压;协助定时变换体位,2 h一次,必要时缩短变换体位的时间。尽量避免潮湿、摩擦及排泄物刺激;因治疗需要不允许过多翻身者,应使用特殊床垫、器具防止压力性损伤发生。根据天气变化及时增减衣物,天气寒冷时注意保暖,防止冻伤,使用热水袋等要防止烫伤。

7)昏迷、瘫痪、衰竭、石膏固定等患者要定时更换卧位,加强皮肤护理,勤翻身,防止局部受压影响血液循环而出现压力性损伤。

8)对手术患者应选择不伤害皮肤的方法备皮,严格消毒,术中严格遵守无菌操作原则,术后伤口要保持清洁干燥并勤观察、及时换药。

9)新生儿护理应手法轻柔,更换尿布、内衣时要防止损伤皮肤。尿布应柔软,勤于更换。保持婴儿皮肤干燥,经常更换体位,以防局部长期受压。做好产房和婴儿室的消毒隔离工作,控制感染源。预防新生儿皮下坏疽。

10)协助产妇做好手卫生,保持皮肤及会阴部清洁卫生,预防产妇乳腺脓肿、乳腺炎、生殖系统感染的发生,保持局部清洁卫生,做好手卫生,如发现局部红、肿、热、痛等炎症表现及时进行治疗。

11)医务人员做好标准预防和基于传播途径的预防措施。

12)认真执行无菌技术操作规程。进行注射和各种穿刺如腰穿、骨髓穿刺、胸穿、腹穿、活检、关节穿刺、静脉输液等必须严格皮肤消毒,给患者换药时应戴医用外科口罩、无菌手套。

13)静脉输液时,避免或尽量远离创面做静脉穿刺及切开;注意妥善保护创口,及时更换渗湿的敷料;采用屏障护理技术,防止经污染物传播病原菌。

14)做好烧伤感染的预防与控制工作,做好环境、物表的清洁消毒及医务人员手卫生的管理,严格执行无菌技术操作规程,及时采集标本送检,合理使用抗菌药物。必要时做好保护性隔离。

15)严格执行手卫生制度,提高手卫生的依从性及正确性。

16)重复使用器械的清洗、消毒灭菌,按《医院消毒灭菌管理制度》执行。

17)保持病区环境、患者床单位和衣物整洁干燥,被汗液、尿液等浸湿时及时更换。指导患者注意个人卫生,

18)严格执行《医疗机构消毒技术规范》,做好环境的清洁与消毒工作。

19)接触皮肤、软组织感染创面后的物品如敷料、棉球等应按感染性医疗废物处置。

北京大学医院医疗管理制度

八、关键环节医院感染监测与防控制度

（一）呼吸机相关肺炎监测与防控制度

呼吸机相关肺炎（VAP）是指建立人工气道（气管插管或气管切开）并接受机械通气时所发生的肺炎，包括发生肺炎48 h内曾经使用人工气道进行机械通气者。是医院常见的可预防的医院感染。为了降低VAP的发生，提高医疗质量，保障患者安全，根据《医院感染管理办法》和相关法规，特制定本制度。

1．管理要求

（1）临床科室应将VAP的预防与控制工作纳入医疗质量和医疗安全管理。

（2）应明确医务人员在VAP预防与控制工作中的责任，制定并落实VAP预防与控制工作的各项规章制度和标准操作规程。

（3）医院感染管理、医务、护理及其他有关部门应在各自专业范围内负责VAP预防与控制工作的监督管理，制定VAP循证措施依从性核查表，并督促落实。

（4）应制定VAP预防与控制知识和岗位技能培训计划，培训内容应定期根据最新循证医学证据和当地流行病学资料进行更新，并对计划的实施进行考核、评价与反馈。

（5）开展呼吸机诊疗活动的临床科室，应配备受过呼吸机操作及感染防控专业训练，取得相应资质的医务人员。

（6）医务人员在诊疗活动中应严格执行《医务人员手卫生规范》（WS/T 313）的要求，遵循洗手与卫生手消毒的原则、指征和方法。

（7）医务人员在诊疗活动中应严格执行《医院隔离技术规范》（WS/T 311）的要求，遵循"标准预防"和"基于疾病传播途径"的隔离原则。

2．预防措施

（1）严格掌握气管插管指征。对于需要辅助通气的患者，宜首选无创正压通气。

（2）宜选择经口气管插管，不宜选择经鼻气管插管。

（3）应每天评估呼吸机及气管插管的必要性，尽早脱机或拔管。

（4）若无禁忌证，应将患者床头抬高30°～45°。

（5）应定时对患者进行口腔卫生，至少每6～8 h一次。

（6）宜使用0.12%～2%氯已定消毒液对患者口腔黏膜、牙龈等部位擦拭或冲洗，意识清醒的患者可采取漱口的方式。

（7）对患者实施肠内营养时，宜根据发生误吸风险进行评估，如果存在高误吸风险，建议采用远端超过幽门的鼻饲管，应控制输注量和速度；条件许可时应尽早拔除鼻饲管。

（8）对多重耐药菌VAP感染或定植患者，应采取隔离措施，应遵循WS/T 311的相关规定。

（9）应避免全身或呼吸道局部使用抗菌药物预防VAP。

（10）不宜常规使用口服抗菌药物进行选择性消化道脱污染。

（11）留置气管导管的患者如使用镇静剂，应每日停用或减量一次，评估是否可以撤机或拔管，应尽早拔除气管导管。

（12）宜选择多个防控措施组成集束化策略（Bundle）同时实施。

3．气道管理

（1）应选择型号合适的气管导管，并进行气囊压力监测，气囊压力应保持在 25～30 cmH_2O。

（2）预计气管导管留置时间超过 72 h 的患者，宜选用带声门下分泌物吸引气管导管。

（3）应定时抽吸气道分泌物。当转运患者、改变患者体位或插管位置、气道有分泌物积聚时，应及时吸引气道分泌物。吸引气道分泌物时，应遵循无菌操作。

（4）连续使用呼吸机机械通气的患者，不应常规频繁更换呼吸机管路，遇污染或故障时及时更换。

（5）呼吸机管路集水杯应处于管路最低位置，患者翻身或改变体位前，应先清除该集水杯中的冷凝水。清除冷凝水时呼吸机管路应保持密闭。

（6）呼吸机管路湿化应符合以下要求：

1）应在呼吸机管路中采用加热湿化器或热湿交换器等湿化装置，不应使用微量泵持续泵入湿化液进行湿化。加热湿化器的湿化用水应为无菌水。

2）热湿交换器的更换频率不宜小于 48 h，宜 5～7 天更换一次，当受污、气道阻力增加时应及时更换。

3）宜采用一次性雾化器及管路；如采用可复用的雾化器及管路，应一人一用一消毒。

（7）对多重耐药病原体感染或定植患者、呼吸道传染性疾病患者或疑似患者，宜采用密闭式吸痰管。

（8）呼吸道传染性疾病患者或疑似患者，可使用细菌过滤器防止病原体污染呼吸机内部管路。

4．消毒灭菌

（1）诊疗操作中的清洁、消毒应遵循《医疗机构消毒技术规范》（WS/T 367）的管理要求和消毒灭菌基本原则。

（2）诊疗操作使用后物品的清洁、消毒与灭菌应遵循《医院消毒供应中心 第 1 部分 管理规范》（WS 310.1）的管理要求，重复使用的呼吸机螺纹管、雾化器、金属接头、湿化罐等，应由消毒供应中心（CSSD）集中清洗、消毒，每周清洗消毒 1～2 次。

（3）使用中的呼吸机外壳、按钮、面板等应保持清洁与干燥，每日至少擦拭消毒 2 次，遇污染应及时进行消毒；每位患者使用后应终末消毒。多重耐药菌感染或定植时、发生疑似或者确认医院感染暴发时应增加清洁消毒频次。

（4）加热湿化器、活瓣和管路应一人一用一抛弃或消毒，遇污染或故障时应及时更换。

(5) 呼吸机内部管路的清洁消毒应符合以下要求：

1) 宜每位患者进行清洁消毒。

2) 呼吸道传染性疾病患者或疑似患者使用后应进行终末清洁消毒。

3) 呼吸机内部管路的清洁消毒方法及频率应遵循《呼吸机临床应用》（WS 392）及产品说明。

(6) 频繁接触的诊疗环境表面，如床栏杆、床头桌、呼叫按钮等，应保持清洁与干燥，定时清洁消毒，遇污染时及时消毒，每位患者使用后应终末消毒，应遵循《医疗机构环境表面清洁与消毒管理规范》（WS/T 512）的相关规定。

(7) 病床隔帘应保持清洁与干燥，遇污染时应及时更换，定期清洗消毒。多重耐药菌感染或定植患者应终末清洗消毒。

5．监测

(1) 应遵循《医院感染监测规范》（WS/T 312）的要求，开展 VAP 的目标性监测，定期对监测资料进行分析、总结和反馈。

(2) 应定期开展 VAP 预防与控制措施的依从性监测、分析和反馈，并有对干预效果的评价和持续质量改进措施的实施。

(3) 出现疑似医院感染暴发时，特别是多重耐药菌、真菌感染暴发以及发生军团菌等医院感染时，应进行人员与环境的目标性微生物监测，追踪确定传染源，分析传播途径，并评价预防控制措施效果。

(4) 对呼吸机清洗和消毒效果的监测遵照 WS 392 的要求进行。

（二）血管内导管相关血流感染监测与防控制度

留置血管内导管是救治危重患者、实施特殊用药和治疗的医疗操作技术。置管后的患者存在发生感染的危险。血管内导管相关血流感染的危险因素主要包括：导管留置的时间、置管部位及其细菌定植情况、无菌操作技术、置管技术、患者免疫功能和健康状态等因素。根据《导管相关血流感染预防与控制技术指南》，为进一步降低血管内导管相关血流感染发生率，特制定此制度。

1．血管内导管相关血流感染定义

患者在留置血管内导管期间或拔除血管内导管 48 h 内发生的原发性、且与其他部位存在的感染无关的血流感染。

2．血管内导管相关血流感染预防要点

(1) 置管时

1) 严格执行无菌技术操作规程。置管时采取最大无菌屏障，置管部位应铺大无菌单（巾）；置管人员应戴帽子、口罩、无菌手套，穿无菌手术衣。

2) 严格按照《医务人员手卫生规范》，认真洗手并戴无菌手套后，尽量避免接触穿刺点皮肤。置管过程中手套污染或破损应立即更换。

3）应根据患者病情尽可能使用腔数较少的导管。

4）置管使用的器械、器具等医疗用品和各种敷料应达到灭菌水平。

5）选择合适的静脉置管穿刺点，成人中心静脉置管时，应首选锁骨下静脉，置管部位不宜选择股静脉。

6）宜使用有效含量≥ 2g/L 氯己定 - 乙醇（70% 体积分数）溶液局部擦拭 2～3 遍进行皮肤消毒，作用时间遵循产品使用说明。自穿刺点由内向外以同心圆方式消毒，消毒范围应符合置管要求。消毒后皮肤穿刺点应避免再次接触。皮肤消毒待干后，再进行置管操作。

7）患疖肿、湿疹等皮肤病或患感冒、流感等呼吸道疾病，以及携带或感染多重耐药菌的医务人员，在未治愈前不宜进行置管操作。

（2）置管后

1）应尽量使用无菌透明、透气性好的敷料覆盖穿刺点，对于高热、出汗、穿刺点出血、渗出的患者应使用无菌纱布覆盖。

2）应定期更换置管穿刺点覆盖的敷料。更换间隔时间为：无菌纱布为 1 次 /2 天，无菌透明敷料为 1～2 次 / 周，如果纱布或敷料出现潮湿、松动、可见污染时应立即更换。

3）医务人员接触置管穿刺点或更换敷料时，应严格执行手卫生规范。

4）注射药物前，应当用 75% 乙醇或含碘消毒剂进行消毒，待干后方可注射药物。如有血迹等污染时，应当立即更换导管连接端口。

5）应保持穿刺点干燥，密切观察穿刺部位有无感染征象。告知置管患者在沐浴或擦身时，应注意保护导管，不要把导管淋湿或浸入水中。

6）在输血、输入血制品、脂肪乳剂后的 24 h 内或者停止输液后，应当及时更换输液管路。外周及中心静脉置管后，应当用生理盐水或肝素盐水进行常规冲管，预防导管内血栓形成。

7）严格保证输注液体的无菌。

8）紧急状态下的置管，若不能保证有效的无菌原则，应在 48 h 内尽快拔除导管，更换穿刺部位后重新进行置管，并作相应处理。

9）患者出现静脉炎、导管故障时，应当及时拔除导管。当怀疑血管内导管相关性血流感染时，如无禁忌，应立即拔管，并将导管尖端和静脉血同时送微生物检测。

10）医务人员应每天对保留导管的必要性进行评估，不需要时应尽早拔除导管。

11）如无感染征象时，不宜常规更换导管；不宜定期对穿刺点涂抹送微生物检测。

12）主管医师应积极配合医院感染管理部门进行导管相关血流感染监测。在留置血管内导管 24 h 内填报血管内导管相关感染目标监测表，发生血管内导管相关血流感染时，应在 24 h 内报告医院感染管理部门。

（三）导尿管相关尿路感染监测与防控制度

导尿管相关尿路感染（CAUTI）是医院感染中最常见的感染类型。导尿管相关尿路感染的危险因素包括患者方面和导尿管置入与维护方面。患者方面的危险因素主要包括：患者年龄、性别、基础疾病、免疫力和其他健康状况等。导尿管置入与维护方面的危险因素主要包括：导尿管留置时间、导尿管置入方法、导尿管护理质量和抗菌药物临床使用等。导尿管相关尿路感染方式主要为逆行性感染。根据《导尿管相关尿路感染预防控制技术指南》及相关法规，为进一步加强导尿管相关尿路感染的预防与控制工作，特制定本制度。

1．导尿管相关尿路感染的定义与诊断

（1）导尿管相关尿路感染的定义 导尿管相关尿路感染主要是指患者留置导尿管后，或者拔除导尿管48 h内发生的泌尿系统感染。

（2）临床诊断：患者出现尿频、尿急、尿痛等尿路刺激症状，或者有下腹触痛、肾区叩痛，伴有或不伴有发热，并且尿检白细胞男性≥5个/高倍视野，女性≥10个/高倍视野，插导尿管者应当结合尿培养结果。

（3）病原学诊断：在临床诊断的基础上，符合以下条件之一：

1）清洁中段尿或者导尿留取尿液（非留置导尿）培养革兰氏阳性球菌菌落数≥10^4 cfu/ml，革兰氏阴性杆菌菌落数≥10^5 cfu/ml。

2）耻骨联合上膀胱穿刺留取尿液培养的细菌菌落数≥10^3 cfu/ml。

3）新鲜尿液标本经离心应用显微镜检查，在每30个视野中有半数视野见到细菌。

4）经手术、病理学或者影像学检查，有尿路感染证据的。

患者虽然没有症状，但在1周内有内镜检查或导尿管置入，尿液培养革兰阳性球菌菌落数≥10^4 cfu/ml，革兰阴性杆菌菌落数≥10^5 cfu/ml，应当诊断为无症状性菌尿症。

2．导尿管相关尿路感染预防要点

（1）置管前：

1）严格掌握留置导尿管的适应证，避免不必要的留置导尿。

2）仔细检查无菌导尿包，如导尿包过期、外包装破损、潮湿，不应使用。

3）根据年龄、性别、尿道情况选择合适的导尿管口径、类型，最大限度降低尿道损伤和尿路感染。

4）对留置导尿管的患者，应采用密闭式引流装置。

5）告知患者留置导尿管的目的，配合要点和置管后的注意事项。

（2）置管时：

1）医务人员应严格执行手卫生后，戴无菌手套实施导尿术。

2）医务人员应严格遵循无菌操作技术原则：正确铺无菌巾，避免污染尿道口，保持最大的无菌屏障。

3）充分消毒尿道口，防止污染。要使用合适的消毒剂棉球消毒尿道口及其周围皮肤黏膜，棉球不能重复使用。男性：先洗净包皮及冠状沟，然后自尿道口、龟头向外旋转擦拭消毒。女性：先按照由上至下，由内向外的原则清洗外阴，然后清洗并消毒尿道口、前庭、两侧大小阴唇，最后会阴、肛门。

4）留置导尿管时，动作要轻柔，避免损伤尿道黏膜。

5）导尿管插入深度适宜，插入后，向水囊注入 10～15 ml 无菌水，轻拉尿管以确认尿管固定稳妥，不会脱出。

6）置管过程中，指导患者放松，协调配合，如尿管被污染应重新更换尿管。

(3) 置管后：

1）应妥善固定尿管，避免打折、弯曲，保证集尿袋高度低于膀胱水平，避免接触地面，防止逆行感染。

2）应保持尿液引流系统的密闭性，活动或搬运时夹闭引流管，防止尿液逆流。

3）医护人员在维护导尿管时，应严格执行手卫生。

4）应做好导尿管日常维护，防止滑脱，保持尿道口和会阴部清洁，大便失禁的患者清洁后还应进行消毒。留置导尿管期间，应每日清洁或冲洗尿道口和会阴部 1～2 次。

5）指导或协助患者沐浴或擦身时注意对导管的保护，避免把导管浸入水中。

6）使用个人专用的收集容器及时清空集尿袋中尿液。清空集尿袋中尿液时，要遵循无菌操作原则，避免集尿袋的出口触碰到收集容器。如收集容器非专用，应一用一消毒。

7）长期留置导尿管宜定期更换，普通导尿管 7～10 天更换，特殊类型导尿管按说明更换。若导尿管阻塞或不慎脱出时，以及留置导尿装置的无菌性和密闭性被破坏时，应立即更换导尿管。更换导尿管时应将集尿袋同时更换。

8）不推荐常规使用含消毒剂或抗菌药物的溶液进行膀胱冲洗或灌注以预防尿路感染。

9）每天评估留置导尿管的必要性，不需要时尽早拔除导尿管，尽可能缩短留置导尿管时间。对长期留置导尿管的患者，拔除导尿管时，应训练膀胱功能。

10）采集尿标本做微生物检测时应在导尿管侧面以无菌操作方法针刺抽取尿液，其他目的采集尿标本时应从集尿袋开口采集。

11）患者有尿路感染征兆时，应及时更换导尿管，并留取尿液进行病原学检测。主治医生应配合医院感染管理部门进行导尿管相关尿路感染监测，确认为医院感染的病例应于 24 小时内填报医院感染报告表。

九、多重耐药菌监测与防控制度

为了贯彻落实《卫生部办公厅关于加强多重耐药菌医院感染控制工作的通知》、《卫生部办公厅关于印发多重耐药菌医院感染预防与控制技术指南（试行）》《多重耐药菌医院感染预防与控制中国专家共识》《遏制细菌耐药国家行动计划（2016—2020 年）》的精神,预防和控制多重耐药菌(MDRO)的医院感染,提高医疗质量,保障患者安全,制定本制度。

1. 定义及临床常见类型

多重耐药菌(multidrug-resistant organism,MDRO),是指对通常敏感的常用的3类或3类以上抗菌药物同时呈现耐药的细菌,多重耐药也包括泛耐药(extensive drug resistance,XDR)和全耐药(pan-drug resistance,PDR)。临床常见多重耐药菌有耐甲氧西林金黄色葡萄球菌(MRSA)、耐万古霉素肠球菌(VRE)、产超广谱β-内酰胺酶(ESBLs)肠杆菌科细菌(如大肠埃希菌和肺炎克雷伯菌)、耐碳青霉烯类肠杆菌科细菌、多重耐药铜绿假单胞菌(MDR-PA)、耐碳青霉烯鲍曼不动杆菌(CR-AB)等。

2. MDRO感染的预防与控制

(1)开展MDRO感染的监测,包括早发现、早诊断、早报告和早控制;发生MDRO感染的暴发时,应及时报告。

(2)微生物实验室开展对MDRO的检测和抗菌药物敏感性试验及耐药模式的监测。

(3)各临床科室遇有MDRO感染病例时应及时采取隔离措施,有效预防和控制MDRO在科内的传播。

1)加强医务人员手卫生:医务人员对患者实施诊疗护理活动过程中,应严格遵守医院的《医务人员手卫生制度》。医务人员在直接接触患者前后、进行清洁或无菌技术操作前,接触患者周围环境及患者血液、体液、分泌物后,必须洗手或使用速干手消毒剂进行手消毒。手上有明显污染时,应当洗手;无明显污染时,可以使用速干手消毒剂代替洗手。

2)严格实施隔离措施:当发现MDRO感染患者或定植者应当在标准预防的基础上,实施接触隔离措施,遵循《医院隔离技术规范》的要求,尽量选择单间隔离,也可以将同类MDRO感染患者或定植患者安置在同一房间。隔离房间或病床应当有隔离标识。不宜将MDRO感染或者定植患者与留置各种管道、有开放伤口或者免疫功能低下的患者安置在同一房间。MDRO感染或者定植者转诊之前应当通知接诊的科室,采取相应隔离措施。接触MDRO感染患者或定植者的伤口、溃烂面、黏膜、血液、体液、引流液、分泌物、排泄物时,应当戴手套,必要时穿隔离衣,完成诊疗护理操作后,要及时脱去手套和隔离衣,并进行手卫生。手上有伤口时应戴双层手套。MDRO感染患者原则上应隔离至感染临床症状好转或治愈。

3)遵守无菌技术操作规程:医务人员应当严格遵守无菌技术操作规程,特别是实施中心静脉置管、气管切开、气管插管、留置尿管、放置引流管等操作时,应当严格执行无菌技术操作和标准操作规程,避免污染,减少感染的危险因素。

4)加强诊疗环境和设施设备的清洁与消毒:加强MDRO感染/定植患者诊疗环境的清洁、消毒工作,遵循先清洁,再消毒原则;应使用专用的物品进行清洁和消毒,对医务人员和患者频繁接触的物体表面、设备设施表面(如心电监护仪、微量输液泵、呼吸机等医疗器械的面板或旋钮表面、计算机键盘和鼠标、电话机、患者床栏杆和床头桌、门把手、水龙头开关等），应当每天2次进行清洁和擦拭消毒。被患者血液、体液污染时应当立即消毒。出现或者疑似有MDRO感染暴发时，应增加清洁和消毒频次。MDRO感染或定植患者使用的医疗器械、设备应专人专用，或一用一消毒，诊疗过程中产生的医疗废物，应当按照医疗废物有关规定进行处置和管理。

（4）加强抗菌药物的合理应用：临床医师应遵守"抗菌药物合理应用的管理规定"和"抗菌药物分级管理指导原则"等，正确、合理地实施个体化抗菌药物给药方案，根据临床微生物检测结果，合理选择抗菌药物，严格执行围手术期抗菌药物预防性使用的相关规定，避免因抗菌药物使用不当导致细菌耐药的发生。

（5）提高MDRO感染预防与控制等方面的知识：医务人员应积极参加MDRO感染及预防与控制知识的培训，提高对MDRO医院感染控制的意识与知识，掌握并实施预防和控制MDRO传播的策略和措施，保障患者的医疗安全。

（6）定期监督与检查：感控处定期对MDRO的医院感染预防与控制工作进行监督、检查和指导，发现问题，及时改进，并采取必要的奖惩措施，促进各部门切实落实预防、控制MDRO感染的各项措施，保障医疗安全。

3．职责与分工

（1）医疗、护理、检验、管理等部门应高度重视MDRO感染、预防与控制，落实各项预防与控制措施。

（2）医务、护理、医院感染管理、检验、药剂、总务等部门和临床科室应联合加强对多重耐药菌病例的监管，定期召开多部门联席会议。

（3）临床科室感染防控的职责

1）开展MDRO感染的监测，医生应及时分析处理主管患者医院感染预警信息，如病原学结果阳性，应判断是感染、定植或污染菌；确定为感染或定植MDRO患者，应采取接触隔离措施，并将措施落实情况登记在感控记录本上；发生MDRO感染暴发时，应在2小时内电话报告医院感染管理和医务部门。

2）及时、正确送检病原学标本，并参考病原学的药敏结果，合理使用抗菌药物。

3）严格执行MDRO感染控制的各种措施，包括执行手卫生、消毒与隔离措施、无菌技术操作规程、合理使用抗菌药物等，参加MDRO感染预防与控制知识的培训等。

4）疑似或确诊的MDRO感染或定植患者行彩超、放射、CT、核磁共振等检查时，应由主管医师在检查申请单上标注为"MDRO"并在检查前电话通知接诊部门，协助做好隔离防护。

5）对需要转运的MDRO患者，应提前告知接收科室患者为MDRO感染或定植者并做好隔离防护后转运。

（4）检验科的职责

1）发现特殊 MDRO 或 MDRO 阳性结果聚集时，及时报告临床科室及医院感染管理部门，以便采取有效的治疗和感染控制措施。

2）定期进行 MDRO 分离情况的统计分析，为医院 MDRO 感染的控制与管理提供科学依据。

3）定期进行 MDRO 对抗菌药物的敏感性分析，为临床抗菌药物的合理应用提供指导。

4）应当至少每季度向全院公布一次临床常见分离细菌菌株及其药敏情况，包括全院和重点部门 MDRO 的检出变化情况和感染趋势等。

（5）医技科室（如彩超室、普通放射科、CT 室、核磁共振科等）的职责

1）应做好 MDRO 患者交接工作，并记录。

2）检查医师/技师等相关医务人员应做好防护和手卫生，必要时穿隔离衣、戴手套、口罩等。

3）相关检查用品尽量一次性使用，重复使用的物品应一人一用一消毒，仪器物表可用一次性消毒湿巾擦拭消毒。

4）检查中，如需要使用铅衣，应先穿铅衣再穿隔离衣。

5）检查后将用物和被服分别装入专用回收袋，张贴"感染"标识。

6）每位 MDRO 患者检查后，应做终末消毒，并记录，方可接诊下一位患者。

7）医技科室到病区进行 MDRO 感染或定植患者检查时，直接接触患者的用品，应一人一用一消毒，或采取屏障保护措施。用于屏障保护的覆盖物（如塑料薄膜等）实行一用一更换。

（6）医院感染管理部门的职责

1）开展 MDRO 感染的目标性监测。

2）开展 MDRO 感染散发与暴发的调查与控制。

3）定期对 MDRO 感染情况进行分析、总结，向医院领导汇报与管理部门通报，向有关科室反馈。

4）监督、指导 MDRO 的预防与控制。

（7）医务部门的职责

1）组织 MDRO 感染预防与控制的培训或相关学术交流。

2）发生 MDRO 感染暴发，参与协调调查与控制等工作。

3）对 MDRO 感染防控措施的落实情况，协助监督、检查与指导。

（8）护理部门的职责

1）组织护理人员参加预防与控制 MDRO 感染的培训或相关学术交流。

2）发生 MDRO 感染暴发，开展调查与控制等工作时，协助组织与调配护理人力等。

3）对 MDRO 感染预防与控制措施的落实情况，协助监督、检查与指导对护理人员的落实。

（9）药剂部门的职责

1）负责对全院抗菌药物使用情况定期进行总结、分析，为医院领导决策 MDRO 感染的预防与控制提供科学依据。

2）为临床医师 MDRO 感染的治疗和合理使用抗菌药物提供指导。

3）完善临床抗菌药物处方审核制度，定期向临床医师提供最新的抗菌药物敏感性总结报告和趋势分析，正确指导临床合理使用抗菌药物，提高抗菌药物处方水平。

（10）总务部门的职责

1）负责组织保洁人员进行 MDRO 感染控制知识的培训，尤其是手卫生、消毒与隔离知识的培训。

2）负责对保洁人员落实 MDRO 感染预防与控制措施的监督、检查与指导。

（11）教育部门的职责

主要负责组织对学生、进修生 MDRO 感染预防与控制知识的培训与考核。

4．MDRO 的上报流程

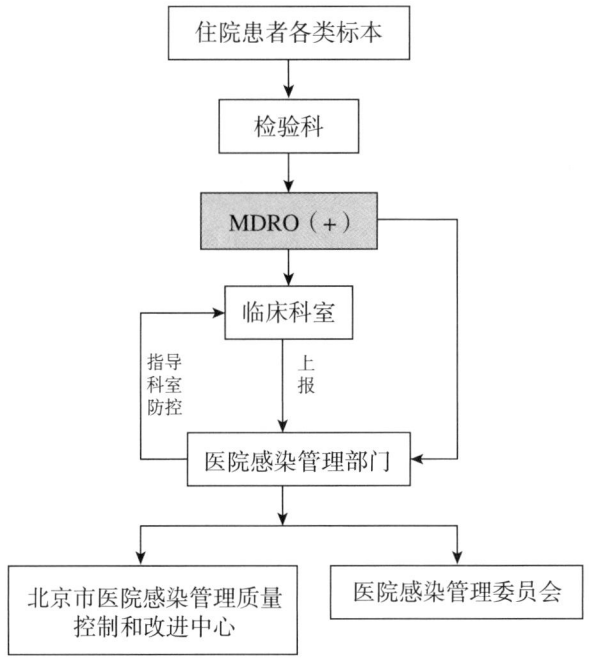

北京大学医院医疗管理制度

十、传染病防控相关制度

（一）传染病预检分诊管理制度

为做好传染病预检、分诊工作，及时、有效控制传染病疫情，防止院内交叉感染，保障患者安全，根据《中华人民共和国传染病防治法》和《医疗机构传染病预检分诊管理办法》特制定本管理制度。

1. 由门诊挂号室、各楼层咨询台、各层门诊分诊台、急诊分诊台、儿科分诊台的工作人员承担患者的预检分诊工作；分诊时应询问患者是否发热、根据当季流行传染病询问相应传染病患者接触史，引导体温≥37.3℃的患者请到发热门诊就诊，腹泻患者到肠道门诊就诊，进行相关传染病筛查。

2. 发热、肠道门诊的医务人员负责发热、腹泻患者的筛查、分诊工作。对来医院就诊的发热、腹泻患者，根据传染病的流行季节、周期和流行趋势做好特定传染病的筛查、分诊工作。

3. 在门诊、急诊区域醒目位置张贴发热、腹泻患者就诊指示牌，张贴或播放预检分诊要求，引导发热、腹泻患者到发热、肠道门诊进行初诊。

4. 发热、肠道门诊接诊的医务人员在接诊患者过程中，应详细询问患者有关的流行病学史、职业史，结合患者的主诉、病史、症状和体征等对来诊的患者进行传染病的筛查。排除特定传染病后，再到相应的科室就诊。

5. 经筛查为疑似传染病患者的，应将患者分诊至相应诊室就诊或患者原诊室隔离启用备用诊室，同时采取必要的消毒措施。患者转出或离院后对接诊的诊室及相关区域进行终末消毒。

6. 对呼吸道等重点监测的传染病患者或者疑似患者，应当依照相关规定采取就地隔离措施控制传播，并按照规定对患者的陪同人员和其他密切接触人员采取医学观察和其他必要的预防措施。

7. 发热、肠道门诊医务人员应当采取标准预防和基于传播途径的预防措施，按照规范严格清洁、消毒，诊疗区域内产生的所有废弃物按照医疗废物处理，处理应符合《医院医疗废物管理规定》。

预检分诊流程

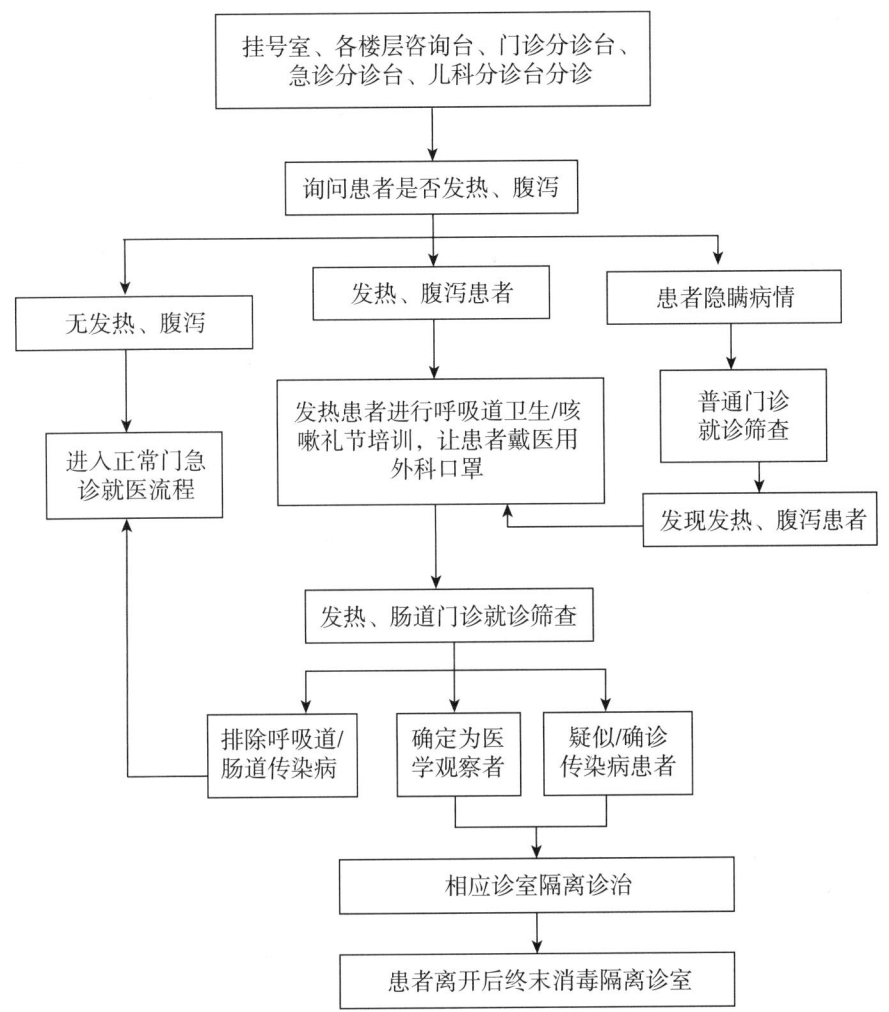

（二）经空气传播疾病医院感染管理与控制制度

为了有效预防与控制呼吸道传染病的医院感染，根据《中华人民共和国传染病防治法》《医疗机构传染病预检分诊管理办法》《医疗机构消毒技术规范》（WS/T 367）《医院隔离技术规范》（WS/T 311）《经空气传播疾病医院感染预防与控制规范》（WS/T 511）《医疗机构环境表面清洁与消毒管理规范》（WS/T 512）等法规的要求，制定本制度，请各医院遵照执行。

1．管理要求

（1）医院应根据本医院实际情况建立经空气传播疾病医院感染预防与控制的制度与流程。相关科室应结合本科室的实际情况和防控需要设立呼吸道传染病患者的安置区域和落实医院转运流程，安置区域应相对独立，标识清楚。

（2）医院应遵循早发现、早报告、早隔离、早治疗的原则，落实门诊、急诊就诊患者的预检分诊和首诊负责制，明确实施预检分诊的岗位与人员。新发再发呼吸道传染病或不明原因传染病流行期间，应制定并落实特定的预检分诊要求。

（3）医院应做好疑似或确诊呼吸道传染病患者的隔离工作，做好接诊和收治疑似或确诊呼吸道传染病区域的消毒工作。开展医务人员经空气传播疾病的预防与控制知识培训，遵循"标准预防"的原则，做好个人防护。应为医务人员提供符合要求的防护用品。

（4）医生应掌握呼吸道感染性疾病的诊断标准，如有法定呼吸道传染病、不明原因传染病，应及时按照相关规定报告医院感染管理部门，如遇呼吸道传染病的聚集性发生，及时报告医院的主管领导。

（5）临床、医技科室应对疑似或确诊呼吸道传染病患者进行医院感染预防与控制知识的健康教育，内容包括但不限于呼吸道传染病的隔离要求、手卫生、口罩的正确佩戴等。

2．患者的识别

（1）医院应建立门诊、急诊患者传染病预检分诊的制度及流程，开展呼吸道传染病的预检分诊工作，各诊疗区域明确预检分诊职责。

（2）预检分诊应重点询问患者有无发热、呼吸道感染症状、流行病学史等情况，必要时应对疑似患者测量体温。呼吸道传染病流行期间门、急诊要根据流行疾病的特点制定预检分诊的条件与要求。

（3）预检分诊后要对疑似呼吸道感染疾病患者发放医用外科口罩，并指导患者正确佩戴和正确实施手卫生。

（4）工作人员应正确引导发热及疑似呼吸道感染疾病患者到发热门诊就诊，并做好患者登记与交接工作。

3．患者的转运

（1）疑似或确诊呼吸道传染病患者的院内转运应由转出区域指派专人负责转运，并与转入区域医生、护士做好患者的交接。转运过程中要在避开人群密集区域的前提下选择最短的转运路线。尽量减少呼吸道传染病患者在院内的转运。

（2）需要向院外转运的患者，转运过程中若使用转运车辆，则车辆应通风良好。转运完成后，对转运车辆进行终末消毒后方可再使用。

（3）转运时，疑似或确诊经呼吸道感染疾病患者病情容许时应戴医用外科口罩。工作人员应做好个人防护，转运中避免进行产生气溶胶的操作。

4．患者的安置

（1）各诊疗区域应设立适合临时安置呼吸道传染病患者的临时安置地，疑似或确诊的呼吸道传染病患者无法转运时应就地安置在临时安置地，就地隔离。临时安置地应确保相对独立，通风良好或安装了带有空气净化消毒装置的集中空调通风系统，有符合要求的手卫生设施。

（2）疑似或确诊肺结核患者以及其他国家有定点救治要求的呼吸道传染病，按照国家要求转诊至定点医疗机构就诊。

（3）对暂时不能转出的肺结核患者以及麻疹、水痘等经空气传播疾病的疑似或确诊患者要安置在负压病区、空气隔离病区或者通风良好的病区。病区内有集中空调通风系统时要关闭空调系统，采用自然通风或者封闭回风口。病室内安装流动水洗手设施，根据需要配备速干手消毒剂。病室内要设置卫生间。

（4）流行性感冒等经飞沫传播呼吸道传染病的患者应安置在相对独立的通风良好的房间。病室内安装流动水洗手设施，根据需要配备速干手消毒剂。病室内要设置卫生间。

（5）呼吸道传染病患者在病情容许时，宜戴医用外科口罩，其活动尽量限制在隔离病室内。加强探视管理，按照实际情况减少探视人数、次数和时间。

（6）疑似呼吸道传染病疾病患者应单人间安置，确诊的同种病原体感染的患者可安置于同一病室，床间距不小于1.2 m。

5. 清洁、消毒与灭菌

（1）空气净化与消毒

1）按照国家相关要求和医院相关制度要求做好空气净化与消毒工作。

2）安置疑似或确诊呼吸道传染病患者的房间，在室外温度适宜、空气质量较好时，可结合病区和患者的具体情况选择自然通风，每天2～3次，每次15～30 min，保持病区内空气清新。通风时应注意患者的保暖。病区无人时可用紫外线灯消毒空气。

3）当疑似或确诊经空气传播疾病患者安置于普通带集中空调通风系统的病区内时，需关闭集中空调通风系统，包括封闭新风口和回风口，关门、开窗，采取自然通风。

4）安置疑似或确诊经飞沫传播疾病患者的病区内，可采用集中空调通风系统、自然通风的方法进行空气净化与消毒。

（2）环境表面的清洁消毒

1）环境表面的清洁与消毒应遵循《WS/T 512 医疗机构环境表面清洁与消毒管理规范》等国家相关要求和医院相关制度要求。

2）已经有明确病原体污染时，应根据病原体抗力选择有效的消毒产品。如结核分枝杆菌污染的环境表面要采用含有效氯2000～5000 mg/L 消毒液，作用时间＞30 min。对于不能耐受含氯消毒剂的仪器设备表面，依照说明书选择能达到相应消毒水平的消毒方法。

3）受到未明确病原体的呼吸道传染病患者血液、体液污染时，应按照按病原体所属微生物类别中抵抗力最强的微生物，确定消毒的剂量、时间和作用范围。

（3）医务人员手卫生按照国家相关要求和医院相关制度要求执行，接触疑似或确诊呼吸道传染病患者或污染后的物品后，要先洗手后进行卫生手消毒。

（4）重复使用的诊疗器械、器具和物品的清洗、消毒或灭菌应遵循《医疗机构消毒技术规范》和消毒供应中心相关规范的要求。遇到突发原因不明的呼吸道传染病病原体污染的诊疗器械、器具，应按照国家届时发布的规定要求执行。没有要求时按病原体所属微生物类别中抵抗力最强的微生物，确定消毒的剂量、作用时间和范围。

（5）患者转出、出院或死亡后，应按照《医疗机构消毒技术规范》（WS/T 367）的要求进行终末消毒。

（6）患者死亡后，应使用防渗漏的尸体袋双层装放，必要时应消毒尸袋表面，并尽快火化。

（7）医疗废物处理应遵循国家《医疗废物管理条例》及其配套文件的要求，进行医疗废物的管理与处置。

6．工作人员呼吸道传染病预防与控制要求

（1）收治和诊治呼吸道传染病的诊疗单元需重视工作人员的个人防护及呼吸道传染病的预防与控制工作。诊治疑似或确诊经呼吸道感染疾病患者时，应在标准预防的基础上，根据疾病的传播途径采取相应的隔离防护措施。

（2）医务人员防护应按照分级防护的原则选择防护用品和防护措施，详见表5-11。

（3）个人防护用品使用要求和穿脱流程与操作应遵循相关法规的要求，确保医用防护口罩在安全区域最后脱卸。呼吸道传染病隔离病区个人防护用品的穿、脱流程如下：

1）穿戴防护用品应遵循的流程与要求

①清洁区进入潜在污染区：实施手卫生→戴口罩→戴工作帽→穿工作服→换工作鞋后→进入潜在污染区。手部皮肤破损的戴双层手套。

②潜在污染区进入污染区：戴护目镜/防护面罩→穿隔离衣或防护服→戴手套→穿鞋套→进入污染区。

③为患者进行吸痰、气管切开、气管插管等操作，可能被患者的分泌物及体内物质喷溅的诊疗护理工作前，应戴防护面罩。

2）脱摘防护用品应遵循的流程与要求

①医务人员离开污染区进入潜在污染区前，摘手套、消毒双手→脱隔离衣或防护服→摘护目镜/防护面屏→脱鞋套→实施手卫生→进入潜在污染区，洗手或手消毒。用后物品分别放置于专用污物容器内。

②从潜在污染区进入清洁区前：实施手卫生→脱工作服→摘帽子→摘口罩→实施手卫生→进入清洁区。

③离开清洁区：沐浴、更衣→离开清洁区。

④使用后的一次性个人防护用品应遵循医疗废物管理的相关要求处置；可重复使用的个人防护用品如护目镜、防护面屏等应按照重复使用的医疗器具复用要求清洗、消毒或灭菌后再复用。

⑤对于发生呼吸道传染病职业暴露的工作人员，要采用相应的免疫接种和（或）预防用药等措施，降低感染风险。

第五章　医院感染管理制度

表 5-11　医务人员的分级防护要求

防护级别	适用部门或操作	外科口罩	医用防护口罩	防护面屏或护目镜	手卫生	乳胶手套	工作服	隔离衣	防护服	工作帽	鞋套
一般防护	普通门(急)诊、普通病区医务人员	+	-	-	+	±	+	-	-	-	-
一级防护	发热门诊与感染疾病科医务人员	+	-	-	+	+	+	+	-	+	-
二级防护	进入疑似或确诊经空气传播疾病患者安置地或为患者提供一般诊疗操作	-	+	±	+	+	+	±★	±★	+	+
三级防护	为疑似或确诊患者进行产生气溶胶操作时	-	+	+	+	+	+	-	+	+	+

注:"+"应穿戴的防护用品,"-"不需穿戴的防护用品,"±"根据工作需要穿戴的防护用品,"±★"为二级防护级别中,根据医疗机构的实际条件,选择穿隔离衣或防护服。

⑥遇呼吸道传染病暴发时，发生暴发的部门应开展工作人员的症状监测并及时报告医院感染管理部门，根据疾病的种类可以对高风险人群采用相应的免疫接种和（或）预防用药等措施。

⑦呼吸道感染患者标本的采集与处理要遵守实验室生物安全的要求。进行呼吸道传染病患者标本采集和处理时应做好相应的个人防护。有呼吸道传染病病原体的检验标本先进行压力蒸汽灭菌或化学消毒处理后，按照感染性废物收集处理。

十一、医务人员职业暴露管理制度

为落实《中华人民共和国传染病防治法》《医院感染管理办法》《医务人员艾滋病病毒职业暴露防护工作指导原则》和《血源性病原体职业接触防护导则》（GBZT 213）等法律、法规，保障医务人员的职业安全和身体健康，有效预防和及时控制医务人员因职业暴露而引发的各种感染性疾病，特制定本管理制度。

（一）基本概念

医务人员职业暴露是指医务人员在从事诊疗、实验、护理工作中意外被可能具有传染性的物质污染了皮肤、眼睛、黏膜或者被含有可能具有传染性的血液、体液污染了的针头及其他锐器刺破皮肤，有可能被传染感染性疾病的情况。

（二）基本要求

1．医务人员在诊疗工作中应遵循标准预防的原则。

2．标准预防的概念

针对医院所有患者和医务人员采取的一组预防感染措施。包括手卫生，根据预期可能的暴露选用手套、隔离衣、口罩、护目镜或防护面屏等防护用品，安全注射，穿戴合适的防护用品处理患者环境中污染的物品与医疗器械等。

3．标准预防的核心内容

标准预防基于患者的血液、体液、分泌物（不包括汗液）、非完整皮肤和黏膜均可能含有感染性因子的原则；接触上述物质时，必须采取相应的防护措施，另外根据疾病传播途径的不同，在标准预防的基础上还应采取空气隔离、飞沫隔离和接触隔离。

（三）职业暴露防护措施

1．医务人员在进行侵袭性诊疗、护理、实验操作过程中，要保证充足的光线，并注意防止被针头、刀片等锐器刺伤或划伤。

2．禁止将使用后的一次性针头双手重新回帽，如需回帽只能用单手回帽；禁止用手直接接触污染的针头、刀片等锐器。

3．操作中传递锐器建议使用传递容器，以免损伤医务人员。

4．使用后的锐器应当直接放入耐刺、防渗透的利器盒中，利器盒满3/4应及时封闭。

5．医务人员进行有可能接触患者血液、体液的诊疗、护理和实验操作时必须戴手套，脱去手套后立即洗手。

6．在操作过程中，有可能发生血液、体液飞溅到医务人员的面部时，医务人员应当戴手套、医用外科口罩、防护面屏/护目镜；有可能发生血液、体液大面积飞溅或有可能污染医务人员的身体时，还应穿隔离衣或者围裙。

7．处理污物时，严禁用手直接抓取污物，尤其是不能将手伸入到垃圾袋中向下压挤废物，以免被锐器刺伤。

8．发生锐器伤等职业危害后，正确处理局部伤口，请专业医师评估后进行暴露后预防，并上报医院相关管理部门。

9．消毒、灭菌操作过程中，应做好个人防护；液体化学消毒、灭菌应防止过敏及皮肤、黏膜的损伤。

（四）职业暴露处理措施

医务人员发生锐器伤后应及时实施适宜的处理。具体方法为：

（1）采用流动水和皂液清洗污染的皮肤，暴露的黏膜采用生理盐水或清水冲洗。

（2）如有伤口，应立即从伤口的近心端向远心端挤压，尽可能多的挤出局部血液，然后用皂液和流动水冲洗伤口，禁止伤口局部挤压。

（3）伤口冲洗后，可用75%乙醇或者0.5%碘伏进行消毒，并包扎伤口。

（五）经血传播病原体暴露后预防

血源性病原体职业暴露后，暴露者紧急处理后应进行传染性病原体（如乙肝、丙肝、艾滋、梅毒病毒）基线检测。

1．乙型肝炎病毒职业暴露

（1）未接种疫苗者或以前接种过疫苗但已知没有保护性抗体者，应采取注射乙肝免疫球蛋白和接种乙肝疫苗的措施；

（2）以前接种过疫苗，已知有保护性抗体者，无需处理；抗体水平如果达不到10 MIU/ml，应给予加强注射。

（3）如乙肝病毒感染状况不明确者，应采取注射乙肝免疫球蛋白和接种乙肝疫苗的措施，同时进行乙肝病毒血清学检测，根据结果确认是否接种第2、3针乙肝疫苗。

2．丙型肝炎病毒职业暴露

（1）对于丙肝病毒职业暴露，除紧急处理外，不推荐采用接触后其他强化预防措施。

（2）接触4～6个月之后进行丙型肝炎抗体和丙氨酸转氨酶追踪检测。

（3）如想早期诊断HCV感染，应在接触4～6周后检测HCV RNA；通过补充检测，确认HCV抗体酶免疫水平。

3．艾滋病病毒职业暴露

（1）艾滋病病毒职业暴露后，暴露者紧急处理后，随时到本医院指定的部门进行医

北京大学医院医疗管理制度

学咨询，由指定部门医生给予医学处理意见。

（2）预防性用药应当在发生艾滋病病毒职业暴露后尽早开始，最好在 4 h 内实施，最迟不得超过 24 h；即使超过 24 h，也应当实施预防性用药。对所有不知是否怀孕的育龄妇女进行妊娠检测；育龄妇女在预防性用药期间，应避免或终止妊娠。

（3）预防性用药方案分为基本用药程序和强化用药程序。基本用药程序为两种逆转录酶制剂，使用常规治疗剂量，连续使用 28 天。

（4）在暴露后的第 4 周、第 8 周、第 12 周及 6 个月时对艾滋病病毒抗体进行检测，对服用药物的毒性进行监控和处理，观察和记录艾滋病病毒感染的早期症状等。

（六）医院对职业暴露后处置的职责

1．核实职业暴露情况，并记录留存。

2．评估暴露后工作人员的感染风险，并指导相应治疗与预防工作。

3．建立暴露后工作人员职业暴露档案，内容应包括暴露途径、紧急处理情况、处理措施及后续追踪情况等，按要求进行统一管理。

4．应保障防护用品的可及性。

5．建立常见感染性疾病暴露的特殊药品如乙肝免疫球蛋白、乙肝疫苗等的领用和注射流程。

6．开展全院医务人员职业暴露后的调查、分析与持续质量改进等工作。

十二、医疗废物管理制度

为了加强医疗废物的安全管理，防止疾病传播，保护环境，保障人体健康和医疗安全，根据《中华人民共和国传染病防治法》《中华人民共和国固体废物污染环境防治法》《医疗废物管理条例》《医疗卫生机构医疗废物管理办法》《医疗废物分类目录》《医疗废物专用包装物、容器标准和警示标识规定》等相关法律法规，制定本制度。

（一）医疗废物管理的基本要求

1．在医院感染管理委员或后勤管理委员会的领导下，对全院医疗废物的处理进行统一管理，实施主管院长负责制。

2．依据国家的《医疗废物管理条例》和相关的法律法规制定全院医疗废物的各项规章制度，并严格执行，防止疾病的传播和环境污染，防止对医院内人群包括患者、职工和社会造成危害。

3．医疗废物与生活垃圾分类管理，严禁将生活垃圾混入医疗废物或将医疗废物混入生活垃圾。

4．各有关部门应严格遵守《医疗废物管理条例》和相关的法律法规，严格执行医院的医疗废物管理规定，并根据各自部门的特点制定各部门的管理制度。

5．制定医疗废物流失、泄漏、扩散和意外事故时的应急处理方案。

6．对从事医疗废物收集、运送、储存、处置等工作的人员和管理人员，进行相关法律和专业技术、安全防护以及紧急处理等知识的培训，并采取相应的防护措施，保护其健康安全。

7．医疗废物交由指定的医疗废物处置单位处置，禁止医疗废物的买卖。

8．医院的有关管理部门应加强监督、检查与落实。

（二）各部门的工作职责

1．医院感染管理委员会或后勤管理委员会负责对全院医疗废物处置的领导、协调与管理，制定全院医疗废物管理的方针政策，召开会议，解决有关问题。

2．总务部门负责对医疗废物的具体管理与处置，具体为：

（1）负责全院医疗废物的日常管理与处置。

（2）负责指导、检查医疗废物分类收集、运送、暂时储存等各项工作的落实。

（3）负责指导、检查医疗废物处置人员的管理、培训、指导与防护工作，暂存地负责交接和消毒人员根据需要穿戴合适的防护用品，如帽子、口罩、橡胶手套、防水套袖和防水围裙或隔离衣、靴子。

（4）负责制定医疗废物流失、泄漏、扩散和意外事故时的应急处理方案，对发生医疗废物泄露时的紧急处理。

（5）负责医疗废物登记和档案资料的管理。

（6）负责及时分析和处理医疗废物管理中的其他问题。

3．医院感染管理部门（以下简称"院感部门"）协助医院及总务部门做好医疗废物的管理，具体职责为：

（1）在医院感染管理委员会的指导下，依据国家有关法律、行政法规制定医院的医疗废物管理规章制度。

（2）协助总务部门对全院医疗废物的处理进行政策、法规、相关知识、处置时的防护等的培训工作。

（3）协助总务部门监督、检查全院医疗废物的处理情况，并将有关情况及时与有关部门沟通，向医院感染管理委员会汇报，对有关问题协助处理。

（4）协助总务部门对各部门处理医疗废物工作中遇到的问题，及时给予技术性指导。

4．医务、护理、科研等部门协助医疗废物的监督与管理。

5．医疗废物产生部门的职责

（1）医疗废物产生部门包括各临床科室、各研究室与实验室、各医技科室等所有产生医疗废物的部门。

（2）严格按照医院的要求做好医疗废物的分类。

（3）严格按要求做好交接登记工作和资料的保存（≥3年）。

（4）指定专人兼管医疗废物处置工作。

（三）医疗废物管理的具体措施

1．医疗废物的分类收集

（1）根据医疗废物的类别（表5-12），将医疗废物分置于符合《医疗废物专用包装物、容器的标准和警示标识的规定》的包装物或者容器内。

表 5-12 医疗废物分类目录

类别	特征	常见组分或者废物名称
感染性废物	携带病原微生物具有引发感染性疾病传播危险的医疗废物。	1．被患者血液、体液、排泄物污染的物品，包括： ——棉球、棉签、引流棉条、纱布及其他各种敷料； ——一次性使用卫生用品、一次性使用医疗用品及一次性医疗器械； ——废弃的被服； ——其他被患者血液、体液、排泄物污染的物品 2．医疗机构收治的隔离传染病患者或者疑似传染病患者产生的生活垃圾 3．病原体的培养基、标本和菌种、毒种保存液 4．各种废弃的医学标本 5．废弃的血液、血清 6．使用后的一次性使用医疗用品及一次性医疗器械视为感染性废物
病理性废物	诊疗过程中产生的人体废弃物和医学实验动物尸体等。	1．手术及其他诊疗过程中产生的废弃的人体组织、器官等 2．医学实验动物的组织、尸体 3．病理切片后废弃的人体组织、病理蜡块等
损伤性废物	能够刺伤或者割伤人体的废弃的医用锐器。	1．医用针头、缝合针 2．各类医用锐器，包括：解剖刀、手术刀、备皮刀、手术锯等 3．载玻片、玻璃试管、玻璃安瓿等
药物性废物	过期、淘汰、变质或者被污染的废弃的药品。	1．废弃的一般性药品，如：抗生素、非处方类药品等 2．废弃的细胞毒性药物和遗传毒性药物，包括： ——致癌性药物，如硫唑嘌呤、苯丁酸氮芥、萘氮芥、环孢霉素、环磷酰胺、苯丙胺酸氮芥、司莫司汀、三苯氧氨、硫替派等 ——可疑致癌性药物，如：顺铂、丝裂霉素、阿霉素、苯巴比妥等 ——免疫抑制剂 3．废弃的疫苗、血液制品等
化学性废物	具有毒性、腐蚀性、易燃易爆性的废弃的化学物品。	1．医学影像室、实验室废弃的化学试剂 2．废弃的过氧乙酸、戊二醛等化学消毒剂 3．废弃的汞血压计、汞温度计

(2) 在盛装医疗废物前，应当对医疗废物包装物或者容器进行认真检查，确保无破损、渗漏和其他缺陷。

(3) 感染性废物、病理性废物、损伤性废物、药物性废物及化学性废物不能混合收集。少量的药物性废物可以混入感染性废物，但应当在标签上注明。

(4) 废弃的麻醉、精神、放射性、毒性等药品及其相关的废物的管理，依照有关法律、行政法规和国家有关规定、标准执行；

(5) 化学性废物中批量的废化学试剂、废消毒剂应当交由专门机构处置；

(6) 批量的含有汞的体温计、血压计等医疗器具报废时，应当交由专门机构处置。

(7) 医疗废物中病原体的培养基、标本和菌种、毒种保存液等高危险废物，应当首先在产生地点进行压力蒸汽灭菌或者化学消毒处理，然后按感染性废物收集处理。

(8) 隔离的传染病患者或者疑似传染病患者产生的具有传染性的排泄物，应当按照国家规定严格消毒，达到国家规定的排放标准后方可排入污水处理系统。

(9) 隔离的传染病患者或者疑似传染病患者产生的医疗废物应当使用双层包装物，并及时密封。

(10) 放入包装物或者容器内的感染性废物、病理性废物、损伤性废物不得取出。

2．医疗废物产生地点应当有医疗废物分类收集方法的示意图或者文字说明。

3．盛装的医疗废物达到包装物或者容器的3/4时，应当使用有效的封口方式，使包装物或者容器的封口紧实、严密。

4．包装物或者容器的外表面被污染时，应当对被污染处进行消毒或增加一层包装。

5．盛装医疗废物的每个包装物、容器外表面应当有警示标识，在每个包装物、容器上应当系中文标签，中文标签的内容应当包括：医疗废物产生单位、产生日期、类别及需要的特别说明等。

6．运送人员每天从医疗废物产生地点将分类包装的医疗废物按照规定的时间和路线运送至医疗废物暂时贮存地点。

7．运送人员在运送医疗废物前，应当检查包装物或者容器的标识、标签及封口是否符合要求，不得将不符合要求的医疗废物运送至暂时贮存地点。每日在指定地点收集各科室产生的医疗废物，并与科室负责的人员进行交接登记。

8．运送人员在运送医疗废物时，应当防止造成包装物或容器破损和医疗废物的流失、泄漏和扩散，并防止医疗废物直接接触身体。

9．运送医疗废物应当使用防渗漏、防遗撒、无锐利边角、易于装卸和清洁的专用运送工具。每天运送工作结束后，应当对运送工具及时进行清洁和消毒。

10．医院应建立医疗废物暂时贮存设施、设备，不得露天存放医疗废物，医疗废物暂时贮存时间不得超过2天。

11．医疗废物暂时存放设施、设备应达到以下要求：

(1) 远离医疗区、食品加工区和人员活动区以及生活垃圾存放场所，方便医疗废物装卸人员及运送车辆的出入。

(2) 有严密的封闭措施，设专（兼）职人员管理，防止非工作人员接触医疗废物。

(3) 有防鼠、防蚊蝇、防蟑螂、防盗以及预防儿童接触等安全措施。

(4) 防渗漏和防雨水冲刷，易于清洁和消毒。避免阳光直射。

(5) 设置明显的医疗废物警示标识和"禁止吸烟、饮食"的警示标识。

12．暂时贮存病理性废物，应进行低温贮存或者进行防腐处理。

13．各类医疗废物应交由取得相关资质的单位进行集中处置，总务部门负责审核其资质，并签署服务合同。暂存处进行医疗废物转交集中处置单位时，应填写《危险废物转移联单》，并保存3年以上。

14．医疗废物转送出去后，应当对暂时贮存地点、设施进行清洁和消毒。

（四）发生医疗废物流失、泄漏、扩散和意外事故时应急处理和报告

1．遗撒应急处理

(1) 医疗废物收集、运送过程中发生遗撒，以遗撒地为中心向外延2 m范围进行隔离，放置警示标识。

(2) 遗撒固体废物应立即收集到黄色垃圾袋内，并用500mg/L含氯消毒剂消毒地面。

(3) 遗撒液体废物先采用吸附材料覆盖，用覆盖材料包裹废物，放入医疗废物袋，并用500mg/L含氯消毒剂消毒地面。

2．流失应急处理

(1) 确定流失、泄漏、扩散医疗废物的类别、数量，事故发生时间、影响范围及严重程度。

(2) 组织有关人员按照应急方案，对发生医疗废物泄漏、扩散的现场进行处理。

(3) 对被医疗废物污染的区域进行处理时，应当尽可能减少对患者、医务人员、其他现场人员及环境的影响。

(4) 采取适当的安全处置措施，对泄漏物及受污染的区域、物品进行消毒或者其他无害化处置，必要时封锁污染区域，以防扩大污染。

(5) 对感染性废物污染区域进行消毒时，消毒工作从污染最轻区域向污染最严重区域进行，对可能被污染的所有使用过的工具也应当进行消毒。

(6) 工作人员应当做好卫生安全防护后进行工作。

(7) 处理工作结束后，总务部门组织对事件的起因进行调查，并采取有效的防范措施预防类似事件的发生。

3．事件报告

(1) 发生医疗废物流失、泄漏、扩散和意外事故时，应当在48 h内向所在区县卫生行政主管部门和环境保护行政主管部门报告。

(2) 导致1人以上死亡或者3人以上健康损害，需要对致患者员提供医疗救护和现场救援的重大事故时，应当在12 h内向所在区县卫生行政主管部门报告。

(3) 导致3人以上死亡或者10人以上健康损害，需要对致患者员提供医疗救护和现场救援的重大事故时，应当在2小时内向所在区县卫生行政主管部门报告。

(4) 报告内容包括：

1) 事故发生的时间、地点及简要经过。

2) 流失、泄漏、扩散的医疗废物类型、数量，意外事故发生的可能原因。

3) 事故造成的危害和影响。

（五）医疗废物处理的基本程序

医疗废物从产生部门（科室）→专门容器→医疗废物收集人员进行收集→医院的暂存场所→指定的医疗废物处置单位处置。

（六）人员培训和职业安全防护

1．定期对各部门感控员、保洁员进行培训，提高对医疗废物管理工作的认识。

2．对从事医疗废物分类收集、运送、暂时贮存、处置等工作的人员和管理人员，进行相关法律和专业技术、安全防护以及紧急处理等知识的培训。

3．废物相关工作人员和管理人员应当达到以下要求：

(1) 掌握国家相关法律、法规、规章和有关规范性文件的规定，熟悉本机构制定的医疗废物管理的规章制度、工作流程和各项工作要求。

(2) 掌握医疗废物分类收集、运送、暂时贮存的正确方法和操作程序。

(3) 掌握医疗废物分类中的安全知识、专业技术、职业卫生安全防护等知识；

(4) 掌握在医疗废物分类收集、运送、暂时贮存及处置过程中预防被医疗废物刺伤、擦伤等伤害的措施及发生后的处理措施；

(5) 掌握发生医疗废物流失、泄漏、扩散和意外事故情况时的紧急处理措施。

4．根据接触医疗废物种类及风险大小的不同，采取适宜、有效的职业卫生防护措施，为从事医疗废物分类收集、运送、暂时贮存和处置等工作的人员和管理人员配备必要的防护用品，定期进行健康检查。

5．在工作中发生被医疗废物刺伤、擦伤等伤害时，按照《职业暴露处置流程》采取相应的处理措施，并及时报告医院感染管理部门。

第六章 特殊专业管理制度

- 一、急诊管理 ················· 326
  - （一）急诊工作制度 ············ 326
  - （二）急诊分诊工作制度 ········ 327
  - （三）急诊"绿色通道"管理制度 ··· 328

- 二、重症监护管理 ············· 329
  - （一）重症监护科（室）探视管理制度 ···················· 329
  - （二）重症监护科（室）患者外出诊疗安全管理制度 ········ 329

- 三、产科和新生儿护理管理 ····· 330
  - （一）产房工作制度 ············ 330
  - （二）出生医学证明管理制度 ···· 330
  - （三）产房安全管理制度 ········ 331
  - （四）产房急危重症患者管理制度 ··· 332
  - （五）母婴同室病区工作制度 ···· 333
  - （六）助产士岗位管理制度 ······ 333
  - （七）新生儿安全管理制度 ······ 334
  - （八）新生儿病区人员管理制度 ··· 335
  - （九）新生儿监护室工作制度 ···· 336
  - （十）新生儿配奶工作管理制度 ··· 337
  - （十一）新生儿病区预防烫伤制度 ··· 338
  - （十二）新生儿沐浴室管理制度 ··· 339

- 四、手术室管理 ··············· 339
  - （一）手术室管理制度 ·········· 339
  - （二）手术室查对制度 ·········· 340
  - （三）手术室输血管理制度 ······ 340
  - （四）手术室一次性耗材管理制度 ··· 341
  - （五）手术物品清点制度 ········ 342
  - （六）手术室标本管理制度 ······ 342
  - （七）日间手术管理 ············ 343

- 五、消毒供应中心管理 ········· 344
  - （一）消毒供应管理制度 ········ 344
  - （二）消毒隔离制度 ············ 344
  - （三）查对制度 ················ 344
  - （四）无菌物品储存区管理制度 ··· 344
  - （五）灭菌监测管理制度 ········ 345
  - （六）清洗消毒灭菌质量监测制度 ··· 345
  - （七）接收外来医疗器械管理制度 ··· 345
  - （八）库房管理 ················ 345

（九）急救物资管理制度……………346
（十）设备管理制度………………346
（十一）下收下送管理制度…………347
（十二）灭菌物品召回制度…………348
（十三）质量管理制度………………348

六、血液净化管理……………………349
（一）血液净化中心工作制度………349
（二）血液透析中心患者登记管理
制度……………………………350
（三）腹膜透析操作质量管理制度…350
（四）腹膜透析中心患者门诊随访
制度……………………………351

七、精神科管理………………………351
（一）分级护理制度…………………351
（二）安全管理制度…………………353
（三）护理风险评估制度……………354
（四）工娱治疗室工作制度…………354
（五）组织患者集体外出活动制度…355

北京大学医院医疗管理制度

一、急诊管理

（一）急诊工作制度

1. 目的

为了加强急诊的学科建设，加强医疗管理，保障医疗安全，特制定此制度。

2. 定义

为规范急诊医生出诊资质和诊疗行为的制度称为急诊工作制度。

3. 基本要求

（1）急诊医师须具备执业医师资格并在本院进行执业注册。

（2）急诊医师应具有三年以上从事临床工作的经验，低年资住院医师和进修医师不得独立承担急诊工作。

（3）急诊医师以及各科轮转医师，经急救培训合格以及岗前培训，方可参加急诊工作。

（4）急诊二线医师须在急诊固定工作三个月以上方可担任。

4. 具体细则

（1）危重患者到院后，值班人员必须在 1 min 内开始处置，二线值班医师必须在 5 min 内赶到现场。需其他科室会诊时，可电话邀请会诊，后补写会诊单及病历。需立即手术治疗的严重创伤患者应立即配血并直接送手术室。同时在转送过程中通知相关科室马上到手术室会诊。如病情不允许转送且急诊科具备手术条件，应在急诊科就地处理。

（2）遇有危及生命的急诊，须在最短的时间内组织有关科室进行抢救，各科室要主动配合抢救，危重抢救患者院内会诊医师接到传呼后要 5 min 内赶到抢救现场。一般急诊患者院内会诊医师接到传呼后要 10 min 内赶到现场。

（3）遇到需多科室协同的重大抢救或群发伤事件时，需多方面配合抢救的，办公时间应向急诊科主任及医务部领导汇报，非办公时间报行政总值班，且医务部领导/行政总值班要亲临现场指挥，以便组织有关科室人员协助处理。

（4）任何部门或人员不允许以任何理由延误患者的抢救及拒收患者，否则，要承担相应的责任。病情较重的患者应由急诊值班医师决定收留观或请专科医师会诊收住院，相应科室不得拒收患者。

（5）严格执行交接班及查对制度。急诊及留观患者应在床边交班。急诊患者及抢救患者的抢救经过都应及时详尽地进行记录，做到项目齐全、字迹清楚、准确无误。

（6）护理人员应认真执行医嘱，严格执行查对制度。值班护士交接班时，应检查所有急救用品的性能、数量及放置位置。如有缺损或不适用时应立即补充更换，并随时做好抢救患者的所有准备工作。

（7）危重患者入院时，由医护人员亲自护送，并与病区值班人员做好交接班。

（8）急诊抢救设备、药品应保证完好、充足；急救车必须保持车况良好，定时保养维修；并建立有相应的规章制度。

(9) 科主任或上级医师每天必须进行一次常规查房，遇特殊情况随时查房。重点对危重患者及留观患者的诊治作出明确指导，同时对值班医护人员的在岗情况、病历、处方质量、医嘱执行情况等进行检查。

(10) 对传染病患者或疑似传染病患者，应做好登记及报告工作，并按相应要求做好消毒隔离。

(11) 遇有交通事故、吸毒、自杀、他杀等涉及公安、司法等情况时，值班人员应报告医务部门（办公时间）或院行政总值班（非办公时间）处理。

（二）急诊分诊工作制度

1. 急诊分诊护士应由工作五年以上，熟悉业务、责任心强的护士担任。

2. 坚守工作岗位，临时因故离开时必须由护士长安排能胜任的护士替代。

3. 严格执行不见患者不分诊原则。接待患者要热情，根据患者主诉、临床表现，简要了解病情、伤情、生命体征等，进行必要的初步检查，根据患者病情分级标准评估患者病情的轻重缓急，合理安排患者就诊次序。

4. 遇急危重患者应立即开通绿色通道，将患者安置到抢救室实施抢救。遵循抢救生命优先，先抢救后补办手续的原则。

5. 遇病情复杂，涉及多专科，难以确定专科者，由病情最严重的科室首先负责，及时填写完整的急诊首页，严格执行有关首诊负责制的规定，不得随意更改急诊首页的首诊科室。

6. 对于由他人陪送而来的"三无"患者，先予分诊处理，同时做好保护工作。神志不清者，应由两人以上的工作人员将其随身所带的钱物收拾清点并签名后上交保卫科保存。

7. 如有分诊错误，应按首诊负责制处理，即首诊医生先完成询问病史，查体等初步评估后再转诊或会诊，护士应做好会诊、转科协调工作。

8. 维护就诊秩序，在患者候诊过程中注意观察患者的病情变化，避免急诊患者因等候而延误治疗。

9. 即时呼叫各科医生，对未在规定时间内到岗者，按医院规定上报。

10. 认真做好来诊患者登记（录入），做好各项记录，字迹清楚、时间准确，每日总结就诊人数，进行上报统计。包括姓名、性别、年龄、职业、接诊时间、初步判断、患者去向等项目，书写规范，字迹清楚。对所有急救患者的交接，要有记录备案，做好资料的保管。

11. 严格执行有关图章管理规定，保管好各种急诊图章。

12. 对非正常死亡、重大突发公卫事件、交通事故、涉嫌法律纠纷等启动相关程序，及时上报有关部门，并做好相关的记录和资料保存。遇有传染病应按传染病上报流程及时上报。

（三）急诊"绿色通道"管理制度

1. 目的

为了确保急诊危重症患者得到有效的医疗救治，最大限度争取抢救时间，保证医疗安全，特制定此制度。

2. 定义

需要进入急诊绿色通道的患者是指在短时间内发病，所患疾病可能在短时间内（＜6小时）危及生命的急危重症患者。这些疾病包括但不限于：

（1）急性创伤引起的内脏破裂出血及其他可能危及生命的创伤、急性颅脑损伤、急性心肌梗死、急性脑梗塞、急性心力衰竭、急性呼吸衰竭等重点病种。

（2）气道异物或梗阻、急性中毒、电击伤、溺水等。

（3）急性肺栓塞、大咯血、休克、哮喘持续状态、消化道大出血、急性严重脑出血、昏迷、重症酮症酸中毒、甲亢危象等。

（4）宫外孕大出血、产科大出血等。

（5）腹腔脏器穿孔、急性重症肠梗阻等急腹症。

（6）群体性（3人以上）伤、病、中毒等情况。

（7）就诊时无姓名（不知姓名）、无家属、无治疗经费的"三无"人员也在绿色通道管理范畴内。

3. 基本要求

（1）进入急诊绿色通道的患者必须符合本制度所规定的情况。

（2）以抢救生命为原则，实行优先抢救、优先检查，后办理相关手续。

4. 具体细则

（1）首诊医师询问病史、查体、迅速判断病情，如符合绿色通道条件，由主治以上职称医师启动绿色通道，下达抢救医嘱、急会诊医嘱、检查医嘱等，建立急诊病历。

（2）急诊患者进入绿色通道，以抢救生命为原则，实行先救治处置、后挂号交费，保证患者在短时间内完成各项检查。

（3）在确定患者进入绿色通道后，凡不属于本专业授权范围的抢救要尽快请相应专业医师紧急会诊。

（4）专科医师在到达急诊科进行急会诊时，急诊医师需陪同并介绍病情，专科医师应对患者进行快捷有效的查体，并向急诊科医师说明专科处理意见。确定收入院患者，应优先入院抢救，由专科医师负责将患者转送到指定场所，如手术室、ICU或病区。

（5）经急诊科医师评估，患者病情危重需要紧急施行抢救手术的，参照医院急诊手术管理制度规定施行。

（6）多发性损伤或多器官病变的患者，由急诊科主任或在场的职能部门负责人召集相关专业科室人员并主持会诊，根据会诊意见，由可能威胁到患者生命最主要的疾病所属专业科室接收患者，并负责组织抢救。会诊记录由急诊科完成，符合进入ICU标准的患者应收入ICU。

（7）所有急危重症患者的诊断、检查、治疗、转运必须在医师的监护下进行。

（8）急诊绿色通道标识：

1）在检查单、处方等资料加绿色通道专用标识。

2）在患者身体的显著位置（通常为右肩或左肩），贴绿色通道患者专用标识。

（9）进入绿色通道的患者医学检查结果报告时限：

1）患者到达医学影像科后，X线平片、CT检查30分钟内出具检查结果报告（可以是口头报告）。

2）超声医师在完成检查后，立即出具检查结果。

3）检验科接受到标本后，30 min内出具常规检查结果报告（血常规、尿常规等，可电话报告），60 min内出具生化、凝血结果报告，输血科配血申请30 min内完成。

4）药房在接到处方后优先配药发药。

5）手术室在接到手术通知后，10 min内准备好手术室及相关物品，并立即通知手术相关人员到场，麻醉医师进行麻醉评估和选择麻醉方案。

（10）患者的病情、各种检查和治疗方案等均应根据医院《患者知情同意告知制度》的规定完成对患者或家属的知情同意告知，并签署相应的《知情同意书》等。

二、重症监护管理

（一）重症监护科（室）探视管理制度

1．严格探视时间。

2．为了防止交叉感染，进入病区时，进行手卫生、戴口罩、穿好隔离衣。

3．探视人员须听从医务人员的指导，不得擅自给患者喂食水、移动管路等，不得翻阅病历和其他医疗记录。

4．探视者携带物品外出，须经责任护士清点确认后方可带出。禁止在监护室使用手机、相机等电子产品进行拍照或摄像。

5．探视人员认真听取医护人员的健康宣教并积极配合，协助做好患者的思想工作，发现异常情况及时向医护人员反映。

6．查房及治疗检查期间，探视人员请主动离开病区，如须了解患者情况，待查房及治疗检查结束后，向医护人员询问。

（二）重症监护科（室）患者外出诊疗安全管理制度

1．为保障重症监护室危重患者安全，如必须外出检查，预先完成申请并与执行部门预约准确时间，尽量缩短危重患者外出时间。外出诊疗全程由医护共同陪同，并做好充分准备。

2．外出诊疗前准备

（1）危重患者由医生进行综合评估，判断外出诊疗的可行性和必要性，向患方说明外出诊疗的必要性及转运风险，必要时签署知情同意，并做好相关记录。

（2）遵医嘱进行外出诊疗前设备及药物等各项准备。

3．外出诊疗转运中

（1）全程密切监测患者各项生命体征。

（2）全程确保各种管路妥善固定、并保持管路通畅。

（3）外出检查途中患者出现生命危险时，就地抢救。

4．外出诊疗返回后

（1）迅速连接床旁监护仪、呼吸机等，确认各种管路固定稳妥、通畅，密切监测患者各项生命体征。

（2）核对带出药品、设备、物品等，书写特护记录单，记录患者转运途中生命体征、患者其他情况。

三、产科和新生儿护理管理

（一）产房工作制度

1．实行 24 h 值班制。值班人员不得擅离值守。

2．进产房时按要求着装，更换产房内专用鞋，外出时必须换鞋、穿外出服。

3．非本区域工作人员除工作需要外一律不得入内。

4．严格执行孕产妇家属陪待产制度。

5．严格执行消毒隔离制度。

6．严密观察产程，严格遵守各产程处理常规和助产技术规范。发现异常情况及时报告及时处理。

7．及时、准确做好产程、分娩记录。

8．严格交接班制度，必要时床头交接，包括胎心、产程进展及高危因素等，并做记录签字。

9．产妇分娩后留产房观察二小时并记录，内容包括生命体征、宫缩情况、宫底高度、阴道出血、膀胱充盈情况、会阴伤口等。

10．严格执行母乳喂养"三早"（早接触、早吸吮、早开奶）工作制度。

（二）出生医学证明管理制度

1．由专人负责，证章分离。

2．实事求是地认真填写每一项内容，以新生儿父母的各种证件、证明为依据。

3．办理时须核对产妇姓名，新生儿性别、出生时间，以及新生儿父母的身份证号码和户口所在地。经核对无误后，由产妇或家属确认并签字。

4．实行计算机网络管理，打印后保留。要求出生证明打印清晰，存根保存完整，相关资料永久保存。

5．出生医学证明须在住院处盖出生证明专用章，方可有效。

6．出生证信息及时上传市妇幼保健网络信息系统

7．配合各级卫生主管部门做好出生证明相关信息的核查工作。

（三）产房安全管理制度

1．严禁无关人员入内，如发现可疑人员，及时上报。

2．防止"自产"的发生。

（1）分娩区内孕产妇24 h均有工作人员看护。

（2）加强产程观察，按常规听胎心，观察宫缩及做阴道检查，若做阴道检查未查清，请医生复查。

（3）做阴道检查时要以宫缩间歇时宫口扩张大小为准。

（4）严格交接班制度，接班时掌握孕妇胎心、子宫收缩、宫口扩张、孕产次、有无妊娠合并症及产程进展等情况。

（5）加强孕妇产程中的健康教育。

3．防止阴道遗留纱布。

（1）禁止用纱布填塞阴道，凡需要阴道填纱一律使用尾纱。

（2）缝合结束后要常规行软产道检查，并进行肛查。

（3）接生结束后要与台下人员，核对纱布及尾纱，防止遗留。

4．防止会阴Ⅲ度裂伤的发生。

（1）指导孕妇正确用力的方法。

（2）接生人员熟练掌握接生技巧，由有资质的助产士完成接生工作。

（3）评估胎儿大小、产力及会阴情况。

（4）加强助产技能培训，提高助产技术，减少并发症的发生。

5．防止身份识别错误，严格佩戴腕带。

（1）所有待产妇、产妇、新生儿均应佩戴腕带。

（2）婴儿腕带上的信息要以孕妇的腕带、病历首页及产程记录单为准，并以反问形式核对并确认相关的信息。

（3）腕带信息内容包括：姓名、病案号、性别、科室、床号。护理人员应用黑色记号笔按要求逐项填写，要求字迹清晰、整齐、项目齐全、无涂改。婴儿性别须与产妇进行核对。

（4）腕带佩戴前，护士再次核对并与产妇共同确认所填写的信息，确保无误后方可

佩戴于产妇或新生儿腕部。佩戴时注意字体方向，便于核对。

（5）成人佩戴腕带时松紧度以2指为宜，新生儿佩戴腕带时松紧度以1指为宜；并坚持佩戴部位皮肤完整，无损伤。

（6）产妇由其他科室转入或有床号改变时，应及时更新腕带，保证信息正确。

（7）护士在产妇剖宫产、分娩后、离开产房前及执行各项护理操作时均要严格核对产妇腕带信息，确保无误。

（8）在腕带使用过程中，如发现字迹模糊、破损、自行解除或丢失应及时更换新的腕带，将旧的腕带剪下毁形后弃于医疗废物袋中。

（9）做好腕带佩戴宣教，明确告知产妇佩戴腕带的目的是便于核对身份，保障医疗安全。告知产妇住院期间不得随意取下腕带，如有腕带破损、脱落、字迹不清或皮肤发红、过敏等现象时，应及时与责任护士联系。

（10）护士长不定期抽查腕带使用制度的执行情况，发现问题及时纠正。

（11）患者出院时将其腕带剪下毁形后弃于医疗废物袋中。

（四）产房急危重症患者管理制度

1．建立孕产妇急救绿色通道，确保高危孕产妇的抢救顺利开展。

2．常用急救药物、设备配备齐全，专人负责，每班清点并签字。保证抢救药品、器械、仪器设备的供应，做到专人保管、定位放置、相关药品物品定量配置，用后及时补充消毒。

3．不得拒绝收治急危重患者，需住院治疗者应及时收治入院，危重孕妇到达产房即刻由当班产科最高职称医生到场负责抢救。

4．护士长负责组织护理抢救，如遇夜班或节假日由当班负责护士上报护士长。

5．如高危孕妇情况复杂、病情危重，必要时向有关部门汇报；发生孕产妇死亡后，应严格按照孕产妇死亡评审的要求及时进行病例分析及评审。

6．抢救工作要有组织、有秩序地进行，参加抢救人员必须全力以赴，明确分工，以产科主任或值班三线医师、护士长为中心，医护紧密配合，听从指挥，坚守岗位，严格执行各项操作规程。

7．密切观察病情、就地进行抢救，患者病情变化应及时通知医生。抢救期间严格执行《医嘱查对制度》，医嘱应复诵无误后方可执行，保存全部药品的安瓿、资料以备核对。抢救结束后彻底清洁、消毒，及时完成抢救记录，所用药品的空安瓿需经二人核对无误方可丢弃。

8．按特级护理设专人护理，详实记录病情变化、抢救过程、各种用药；严格执行交接班制度、查对制度和无菌操作原则。

9．高危孕产妇或高危儿分娩时须提前通知儿科医生到场并做好新生儿复苏的准备。

10．遵循"助产机构验收评估"的相关规定，将常见产科危重症处理流程制成海报张贴于产房墙壁，对各级医护人员按照规定进行高危妊娠及产科急救知识培训和考核。

11．定期对收入产房的危急重症病种进行归类，讨论治疗方案，总结分析。护士长组织所有人员进行抢救讨论，以便总结经验，提高抢救水平。

（五）母婴同室病区工作制度

1．产科病区实行母婴同室，产后母婴 24 h 在一起，每天分开时间不得超过 1 h。认真执行母婴同室护理常规。

2．全体护理人员必须掌握母乳喂养的基础知识，新职工上岗前要进行培训，考核合格后方可上岗。

3．母婴同室内坚持母乳喂养，不得给婴儿奶瓶、橡胶奶嘴及母乳代用品，具有医学指证者除外。

4．协助产妇在入母婴同室病区后早开奶，按需哺乳，监测婴儿入量、体重、体温及大小便情况并记录。

5．产科医护人员必须指导母亲如何喂奶，以及在需要与婴儿分开的情况下如何保持泌乳。

6．对产妇进行母乳喂养技术指导和解决喂养中的问题，使产妇在出院时掌握母乳喂养和新生儿护理技巧。

7．定时巡视，了解产妇及新生儿一般情况。了解新生儿吸吮次数、吸吮能力，产妇哺喂及奶量情况，对产后当天有高危因素的母婴应严密观察，做好护理记录，发现异常及时报告医生。

8．按乳房护理常规进行乳房护理，必要时指导并协助挤奶，防止乳腺感染。

9．认真实施促进母乳喂养措施，严格遵守《国际母乳代用品销售守则》。

10．认真执行床前母婴情况交接班，书写交接班记录。

（六）助产士岗位管理制度

1．助产士负责正常产妇的接产工作、协助医生进行难产的接产工作，做好接产准备，注意产程进展和变化，遇产妇并发症或婴儿窒息时，应采取紧急措施，并报告医生。

2．掌握正常孕产妇的健康评估内容方法，掌握产科常用药物的药理作用及使用方法。明确高危妊娠的概念，评估和发现各种难产征象。

3．正确监测宫缩、胎心，正确进行阴道检查。正确观察产程发现异常及时汇报医生，配合医生进行各种难产处理。

4．严格执行无菌、消毒、隔离等技术操作常规，独立完成会阴侧切缝合术、接生，正确处理产程，严防差错事故发生。

5．掌握胎儿宫内窘迫的处理及新生儿复苏的处理方案。

6．熟悉分娩期并发症的病因、临床表现及处理。掌握孕产妇的抢救制度及报告原则和紧急情况时的人员调配，应急处理等。

7．保持分娩室的清洁、整齐，定期进行消毒，如遇传染患者，做好隔离消毒，防止交叉感染。

8．负责管理（检查、补充）分娩室应用的药品、敷料、器材等用物，并且保持产房药物、敷料、器械等用物的处于备用状态。

9．为产妇进行产褥期健康和妇婴卫生的宣传教育工作，并进行技术指导（母乳喂养、会阴伤口护理、产后避孕等），按规定进行产后随访。

10．指导产妇选择舒适的镇痛方法，并实施减痛的方法。

11．负责标本的采集与送检。

12．定时访视产妇会阴伤口情况，及时征求产妇的意见和建议。

（七）新生儿安全管理制度

1．新生儿佩戴腕带

（1）产科新生儿佩戴腕带前要将新生儿抱至产妇面前，确认性别（暴露外生殖器），请产妇说出新生儿性别，医护人员复述；初步与产妇确认新生儿有无外观畸形后填写新生儿腕带及胸卡信息，与产妇核对确认后将腕带系于新生儿腕部，松紧适宜（容一小手指）。

（2）儿科新生儿佩戴腕带时要与家长共同核对新生儿住院信息（新生儿姓名、性别、病历号），在移动护理中为新生儿打印腕带。将新生儿腕带与住院信息核对后系在新生儿腕部。

（3）随患儿体重增长随时更换手、脚腕带，腕带佩戴松紧适宜。

2．防止身份错误

（1）严格执行患者身份识别制度、查对制度，确保诊疗护理安全。

（2）核查时机包括：入院时，每日晨晚间护理时，操作前、中、后，新生儿外出检查离开、返回病区时，更换床位前、后，陪住人员更换时，出院时。以上时间责任护士须对腕带进行核查，腕带佩戴松紧应适宜，如有遗失脱落应及时按规定重新佩戴。

（3）如需在佩戴腕带侧肢体进行操作（例如留置针穿刺等），须将腕带移至其他肢体并妥善固定，避免遗失。

3．产科安全措施

（1）病区护士与接新生儿医护人员对照新生儿病历查对新生儿性别及胸卡信息无误后，在新生儿病历背面交接记录处接者签字，同时确认有新生儿脚印。

（2）新生儿除洗澡、治疗和检查外须母婴同室。

（3）新生儿在新生儿洗澡区时必须由护士照看，并对新生儿安全负责。

（4）为新生儿洗澡前、后要认真核对腕带，无误后方可送回，并与产妇核对腕带。

（5）外出检查时由医护人员和新生儿家人一起陪同。

（6）新生儿出院时，护士与产妇共同核对新生儿腕带无误后在产科新生儿护理记录单上双方签字。

(7) 新生儿腕带脱落/字迹不清/需要更换时，由两名护士共同核对确认，更换后两名护士持新生儿病历再次核对腕带。

4．儿科新生儿室安全措施

(1) 在严格遵守消毒隔离的规范下按照规定时间探视。

(2) 外出检查时由医护人员负责陪同。

(3) 将新生儿抱离或放回病床，以及治疗前后均须核对腕带并确保腕带固定良好。

(4) 新生儿出院时，医护人员与家属共同核对患者身份无误后在患者出院通知单上签字后方可离院。

5．医院安全防范措施

(1) 病区设门禁系统。

(2) 保持病区大门 24 h 处于关闭状态。

(3) 将医院中央监控探头安装覆盖至所有新生儿病区及产科病区的通道处（夜间不能关灯）和医院所有出口处。

(4) 紧邻地面的窗户安装护栏，防止从窗户盗走新生儿。

6．防止摔伤、碰伤和坠床

(1) 婴儿床/暖箱使用前须进行检查，保证正常使用、无损坏。

(2) 暖箱门必须随时关闭，远红外抢救台四面挡板要固定稳妥。

(3) 医护治疗和护理新生儿时，动作尽量轻柔，避免损伤。治疗操作完毕后，应及时拉床档和关闭暖箱门。

(4) 婴儿床及暖箱、远红外抢救台应定时巡查并处于完好状态。

7．严格执行交接班制度，进行新生儿床旁交接班

(1) 患儿身份核查：查看患儿腕带上信息与床头卡上的信息是否一致。

(2) 患儿病情观察：须打开包被查看，观察患儿面色、呼吸、精神反应、皮肤、监测体温、心率、血压及经皮血氧饱和度变化；观察患儿的进奶情况，是否有呕吐及呛咳等表现；大、小便情况；静脉输液是否通畅、有无静脉输液并发症；以及其他管路情况、约束/保护物品使用情况等。

(3) 患儿使用设备物品交接：包括新生儿暖箱温度、湿度；各种监护、治疗仪器设备设定参数及运行情况等。

(4) 患儿病情书面交接：病情记录包括体重、出入量、24 h 补液总量、补液速度、已输入量、余量、用药后效果、特殊治疗、病情变化以及医嘱执行情况等。

(5) 交接班护士须共同查看上述交接内容。

（八）新生儿病区人员管理制度

1．进入病室前应洗手更换工作服。

2．严格执行手卫生制度，凡进行有可能直接接触和其他感染性体液的操作，均要戴

手套。

3．工作人员应注意个人卫生，勤沐浴、理发、修剪指甲，外出时必须外罩工作服，系好所有扣子，不得敞穿。

4．工作服与外出服分开挂放。

5．工作人员患病时，尽量休息或暂调离本室工作，必须进入本室时自觉戴好口罩。

6．外来人员不经允许不得进入本室。

7．经允许进入本室的外来人员服从指挥，衣帽整齐，洗手后方可进入。

8．严格执行探视制度，无特殊情况本室谢绝探视。

（九）新生儿监护室工作制度

1．人员管理

（1）本室工作人员进入监护室前需要更换新生儿病区工作服、洗手，戴口罩、帽子，每班更换，保持清洁。

（2）本室工作区域禁止放私人物品，非本室的工作人员不得随意入内。

（3）准入本室的外来人员穿好隔离衣、鞋套、戴好帽子、口罩、洗手后方可进入。

（4）严格执行手卫生制度、消毒隔离制度。

2．环境管理

（1）新生儿监护室布局应相对独立，标识清楚，做到洁、污分开，功能流程合理。

（2）保持病区环境安静、整洁、安全，室内空气新鲜，室温 26～28℃。

（3）每间病室具备非接触性洗手池，干手纸巾等一次性手卫生用品。

3．仪器和物品管理

（1）按固定位置放置仪器，保持清洁、功能完好。

（2）专人管理仪器，每天检查并登记，若出现故障时，悬挂醒目标识，及时报修。

（3）按有效期分类摆放无菌物品、敷料、器械，标志醒目。

（4）按有效期先后顺序有计划的使用无菌物品、敷料、器械。

（5）蓝光箱和暖箱每日清洁并更换湿化液，一人一用一消毒。同一患儿长期连续使用暖箱和蓝光箱时，每周消毒一次，用后终末消毒。

（6）操作台、治疗车、地面每日消毒剂擦拭消毒 2 次，高频次接触的物体表面应每日至少消毒 4 次，如有污染随时消毒。

4．安全管理

（1）新生儿入院时护士与家长（或产科医护人员）共同核对新生儿住院信息包括新生儿姓名、性别、病历号，为新生儿佩戴腕带，交接双方在新生儿交接登记本上签字。出院时与家长共同核对新生儿腕带信息包括姓名、性别、病历号，请家长在出院通知单上签字。

（2）对新生儿实行 24 h 连续动态监测并详细记录生命体征及病情变化，发现病情变化及时救治，配合医师完成各项抢救工作，及时、准确记录各种护理文书。

（3）新生儿外出做检查，由医护人员全程陪同。

（4）家长将母乳送至新生儿监护室后，护士打印母乳标识卡，与家长核对床号、姓名后将母乳标识卡贴在一次性奶袋上，存置于专用冰箱保存待用。取用母乳时严格核对，保证母乳安全使用。

5．清洁与消毒

（1）严格执行新生儿消毒隔离制度及奶瓶、奶嘴清洗消毒制度。

（2）治疗室、配奶间每日紫外线照射1h并登记签字。

（3）严格执行仪器设备及呼吸机管路消毒要求。

（4）空气培养按医院管理相关要求。

（5）监督保洁人员完成清洁消毒工作。

（6）设立传染病隔离区，发现可疑传染病患者立即隔离，做好消毒隔离和防护工作。

（十）新生儿配奶工作管理制度

1．配奶室制度

（1）配奶室布局合理，严格划分清洁区、污染区，区域间标识明确。

（2）非本室人员不得入内。工作人员服装整洁、戴好帽子、口罩、洗手后方可进入本室。

（3）专人操作，随时锁门，无关人员禁止入内。

（4）保持室内整洁，消毒液擦拭所有物表每日2次（包括操作台、门把手）；地面湿式清扫每日2次，每周大消毒一次。有污染时及时用消毒液擦拭。

（5）每日紫外线空气消毒，每季度空气培养1次，每季度紫外线灯管强度测定1次。

（6）室温24～26℃，冷藏柜2～8℃（或根据冷藏物品调整温度）。

（7）严格执行无菌技术操作规程。

（8）配奶室内物品应放置有序，禁放私人物品；消毒后的奶瓶及奶嘴应放置在消毒柜内保管，一旦污染应随时进行消毒。

（9）配奶室须配备独立的母乳存放冰箱，每日进行清洁，进行温度监测并记录，定期进行除霜。

（10）奶具清洁消毒彻底，每季度对配奶室进行空气监测，对消毒后奶瓶、奶嘴灭菌效果监测并有记录。

（11）感染上报管理：一旦病区出现怀疑食源性院内感染病例时，应及时上报院感科，并积极查找原因，必要时进行上述项目的复查。

2．配奶人员管理

（1）配奶人员必须按照《医疗机构新生儿安全管理制度》的相关规定，每年进行一次健康检查；凡患有传染病或其他有碍食品卫生疾病的人员不得从事配奶工作。

(2) 配奶工作均为经过专业培训后的人员进行，非配奶人员不得进入配奶间。

(3) 配奶人员配奶前后应严格按照手卫生标准进行洗手，戴帽子、口罩。

(4) 配奶过程严格按照新生儿配奶流程进行操作，并严格遵守无菌技术操作要求。

3．配奶用具管理

(1) 配奶用具由专人管理，负责清点、检查、放置，护士长定期进行查。

(2) 奶瓶、奶嘴应一人一用一消毒。

(3) 清洁奶具放置在消毒柜内干燥备用，24 h 未用的奶具需重新消毒备用。

4．奶粉管理

(1) 严格落实奶粉的统一采购，并按说明书妥善保存与正确使用。

(2) 使用之前必须检查奶粉的有效期、有无变质、变色、受潮等，发现异常不得使用，并及时报告护士长。

(3) 奶粉打开包装后有效期为一个月，开启时要标注开启和过期日期时间，过期后不得使用。

(4) 奶粉配置要求现用现配，剩余奶液应及时丢弃，避免过期、变质后误食。

5．配奶操作流程

(1) 根据医嘱进行配奶，洗手进入配奶室后，再次用快速手消毒剂消毒双手。

(2) 运用无菌技术方法铺配奶巾。

(3) 自消毒柜内取出量筒、搅拌器、奶瓶、奶嘴。

(4) 按照计算好的水量将水倒入量筒内，测量水温，水温根据配方奶说明建议的温度，放入奶粉并搅拌至奶粉全部溶解。

(5) 根据患儿奶量将奶液倾倒入消毒好的奶瓶。

(6) 奶瓶上应注明新生儿床号、姓名，并核对。

(7) 用无菌镊夹取消毒好的奶嘴倒放在奶瓶上，上盖治疗巾，推车送至病区。

（十一）新生儿病区预防烫伤制度

1．热水袋

(1) 使用专用热水袋，不得自制。

(2) 热水袋水温最高 50℃。

(3) 严格遵守热水袋使用制度，包裹布套方可使用，不得直接接触患儿皮肤。

(4) 使用热水袋后每小时观察皮肤及使用情况，严格记录并交接班。

2．暖箱

(1) 保持暖箱功能正常。

(2) 暖箱温度探头固定于左下腹，金属面贴紧皮肤。

(3) 每小时巡视并记录暖箱温度、湿度、皮肤温度及皮肤颜色变化。

(4) 暖箱中患儿进行光疗时，先降低暖箱温度 1～2℃后再开启蓝光灯。

(十二) 新生儿沐浴室管理制度

1. 沐浴室布局合理，严格划分清洁区、污染区，区域间标识明确。
2. 用消毒液擦拭所有物表及用具每日 1～2 次（包括操作台、门把手等）；地面湿式清扫每日 2 次，有污染时及时用消毒液擦拭。
3. 新生儿沐浴室的温度应保持在 25～28℃之间。
4. 沐浴巾必须一婴一用；遇有医院感染时，应严格按照《医院感染管理办法》处理。
5. 沐浴顺序应先护理非感染新生儿，后护理感染新生儿。
6. 新生儿的面巾，尿布均为一次性使用；衣服须每日消毒、专人专物，不得混用。
7. 为每一个新生儿沐浴操作前后，均应严格执行手卫生制度。

四、手术室管理

（一）手术室管理制度

1. 严格执行国家卫生行业标准。
2. 进入手术室人员必须严格遵守手术室各项规章制度。
3. 进入手术室人员应按规定更换手术衣裤、手术鞋，着装标准不得佩戴耳饰、首饰等；禁止喧哗、禁止吸烟。
4. 严格进行手卫生，手术操作前应进行外科手消毒。
5. 除参加手术的医护人员和经核准的参观人员外，其他人员不得私自进入手术室。
6. 入室人员未经许可不得进行手术拍照、录像、不得拷贝相关资料，禁止将视频、图片等资料发至公众媒体平台。
7. 手术室环境清洁整齐，分区明确，环境清洁、消毒符合 WS/T512《医疗机构环境表面与消毒管理规范》。
8. 洁净手术室的层流设备有专人管理，定期对空气的消毒效果进行监测。
9. 按 WS/T367《医疗机构消毒技术规范》要求，严格管理手术器械清洗、消毒、灭菌过程并监测效果。
10. 手术耗材应定位放置、标识统一，禁止私自携带一次性医用耗材进入手术室。
11. 手术室仪器设备专人管理、定位放置、定期维护。
12. 于术室根据手术预约，合理安排手术。
13. 严格执行手术患者安全核查制度，防止造成手术患者身份、术式、部位、输血、用药等差错事故的发生。
14. 严格执行物品清点查对制度，防止造成手术物品遗留患者体腔内。
15. 严格执行手术标本管理制度，防止出现手术标本留存错误。
16. 建立手术室应急预案，做好突发事件处理。

（二）手术室查对制度

参见第三章护理管理制度中的手术核查制度。

（三）手术室输血管理制度

1. 手术患者申请输血须由手术医生逐项填写临床输血申请单并按规定向患者或其家属说明输血相关告知事项、签写输血治疗同意书，无家属签字或无自主意识的患者需紧急输血时，应报医院职能部门或主管领导同意并备案。

2. 由医护人员或专门人员将受血者血样与临床输血申请单于预定输血日期前送交输血科备血，双方需进行认真核对。如遇大量或特殊用血情况时，主管医生需提前告知输血科做好应急准备。

3. 手术室内的自身输血包括急性等容性血液稀释、术野自身血回输及术中控制性低血压等医疗技术，由麻醉医生负责实施。

4. 术中需要输注同种异体血时，由麻醉医生逐项填写取血单，巡回护士逐项核对取血单内容（包括患者姓名、性别、病案号、病区、床号、血型、配血试验结果、用血成分、血型、血量等），核对后到血库取血，取血与发血双方需共同核对患者姓名、性别、病案号、病区、床号、血型、用血成分、血量、血液有效期及交叉配血试验结果，以及血液无混浊、血袋有无破损、渗漏等，核对无误双方共同签字。

5. 血液使用专用容器，避免剧烈震荡，取血者将密闭取血箱直接送入手术间。取回的血液应尽快输注，不得自行贮血，从血库领取的血制品不得返回。

6. 输血前由麻醉医生与巡回护士共同再次核对交叉配血报告单以及血袋标签各项内容，检查血袋有无破损渗漏，血液颜色是否正常，核对病历、输血单，进行"十三对"（包括查对门急诊/病室、床号、姓名、性别、年龄、病历号、血型、血液品种、血量、有效期、血液或血制品外观、交叉配血结果及血袋编码）核对无误后巡回护士和麻醉医生双方在输血记录单上签字确认方可输注，并准确记录输注时间。

7. 输血时须使用符合标准的输血器，每输一袋由麻醉医生和巡回护士核对后在输血单上双方签字并将相应的血袋编码贴在输血记录单上。

8. 根据手术情况调节输血速度，密切观察手术患者有无输血反应。发现异常情况及时评估患者，立即报告医生减慢或停止输血，并按医嘱给予相应处理；及时保留余血，通知血库查找原因，做好记录。

9. 凡输两个以上供血者的血液时，应在两者之间输注少量生理盐水，两者不可混合。

10. 未输注完毕的血制品，巡回护士在手术护理记录单进行记录，手术结束后随患者带回病区与病区护士进行交接、确认。

11. 输血完毕后，要准确记录输注血液成分、输血量、及输血反应等，血袋装入黄色垃圾袋封扎后标明患者科室、床号、姓名、输血结束日期和时间放在指定地点保留24小时。

12. 开始输血后,应注意观察有无输血反应。

(四)手术室一次性耗材管理制度

1. 手术室一次性耗材购入须遵守医院招标采购管理规定经管理部门审验,任何手术科室和个人不得私自采购一次性耗材并带入手术室使用。

2. 手术室申领一次性耗材应符合医院相关准入流程规范。

3. 一次性耗材应存放在专用库房,专用库房应符合规范要求,由专人负责定期检查、进货、发放和管理。

4. 使用前应检查一次性耗材包装有无破损、失效、潮湿等,开启和使用无菌物品时,应严格执行无菌技术操作。

5. 对不合格产品或质量可疑产品应立即停止使用,及时报告采购部门和医院感染管理部门,不得自行退货、换货;使用中若发生热源反应、感染或其他异常情况时,必须留取样本送检,并上报医院相关管理部门。

6. 一次性耗材使用后应按照医疗垃圾处理原则进行毁行处理,不得随意丢弃。开启但未使用的一次性耗材,不得再次重新灭菌使用。

7. 高值耗材管理

(1)设立手术室高值耗材库房,并由专人管理,定位、定量放置,并做好标识管理。

(2)手术室高值耗材库根据手术情况备一定量的高值耗材,定期检查,对材料的包装、批号、有效期、数量等验收合格后方可入库,过期、失效或者淘汰的医用高值耗材不得入库,做到加锁保管。

(3)科室建立高值耗材的出库登记、使用登记,以备产品质量的追溯和数量的核对。

(4)使用科室应严格按照《医疗器械监督管理条例》《医疗机构诊断和治疗仪器应用规范》的有关要求使用高值医用耗材,严格核对患者的信息,对患者所使用的高值耗材,应将所附条形码按规定贴附在病例中,以存档备查。

(5)各科手术医生在手术通知单备注栏填写好本台手术所需耗材的品名、型号、数量等信息,麻醉医生、手术室护士根据信息到高值库领取耗材。

(6)术前认真查对高值耗材使用家属知情同意书,由执行诊疗操作的医师复核高值医用耗材类型及型号,仔细检查包装完好情况,方可使用。

(7)麻醉医生、手术室护士根据手术使用情况,扫描条形码,进行收费,已收费耗材显示已计费,未使用耗材归还高值耗材库。

(8)在麻醉科、手术室可根据急诊手术需要,设立高值耗材急诊柜,使用后核对并补充。

(9)术中所有的高值耗材名称、类型、数目等均需做到实物和条码的一一对应,并黏贴条码留档,确保安全。

(10)使用后需严格按照相关规定进行销毁。

（五）手术物品清点制度

1．所有手术均须严格执行清点制度，并准确记录。

（1）清点时机　手术开始前、关闭体腔前、关闭体腔后、术毕（缝合皮肤后）。

（2）清点责任者　术者、洗手护士、巡回护士。洗手护士、巡回护士根据器械清点单按手术清点时机依次清点手术用物并准确记录。

（3）清点方式　双人唱点两遍。

2．手术开始前，洗手护士应检查器械性能及器械完整性，与巡回护士共同清点手术全部器械（可拆卸器械的最小单位，包括螺丝）、敷料（包括纱布、纱垫、纱条、花生米）、缝针、电刀头、电刀擦、注射器等术中使用物品数量并检查其完整性，其中纱垫、纱布、钡线皮纱、缝针须展开清点两次，如有疑问应及时重新清点；应特别注意特殊器械上的螺丝钉、螺丝帽及各种进腔物品的完整性，逐项清点并及时记录在器械清点单上。

3．手术开始前，随患者带入的敷料，在手术开始前必须清除出手术间。巡回护士确认手术间的纱布、纱垫等可能影响清点的物品均被彻底清理出手术间。

4．手术台上清点的纱布垫等不得随意挪用，清点过的物品如发现异常（重叠、缺口、少带、少螺丝等）应立即上报护士长，及时处理。并准确记录在手术护理记录单上。

5．手术用无菌纱布一律不得修剪，引流管等物品剪下的残端不得留在台上，应立即放入指定医疗垃圾桶内。

6．术中放于伤口内的纱布、纱垫等，手术者应及时告知助手和洗手护士共同记住。

7．手术过程中，增减的物品洗手护士、巡回护士要及时清点，并由巡回护士准确记录，一切清点物品以及手术台上取下的物品，不得在手术结束前擅自拿出手术间外。

8．凡因病情需要时，填入深部组织内的纱布、纱条、引流物等物品，应在护理记录单上详细记录种类、数量、形状并由医生签字确认，取出填塞物时须与护理记录单核对并与医生确认。

9．使用皮纱擦拭污染腔隙时，应用止血钳夹住使用，皮纱不得离开止血钳。术中使用带钡线皮纱时，洗手护士、巡回护士共同清点并记录。

10．急查标本拿出手术间外时要检查标本中是否夹带纱布等清点物品。

11．缝针用后及时别在针板上或放在吸针盒内，断针要保存完整。手术结束后弃入利器盒，不得放于手术间利器盒内。

12．清点核对不符时，按照医院与相关要求进行查找。如果未找到，术者与洗手护士、巡回护士共同确认未在体腔，方可关闭体腔，并签字确认。

13．所有物品清点完毕巡回护士及时通知术者。

（六）手术室标本管理制度

1．手术标本对患者的诊断和治疗有重要意义，留存、保管、登记、送检及交接过程需规范管理，严格查对，防止病理信息错误或发生病理标本混淆、丢失等情况。

2．手术医生取下标本后，需由手术医生、洗手护士进行双人核对，核对无误后交给巡回护士放入标本袋内，并核对标本袋患者信息、病理名称、送检方式，手术医生确认信息无误后准确认真填写病理送检单。

3．手术结束由手术室护士、手术医生共同核对病理检查申请单、病理标本各项信息，核对内容包括：科室、患者姓名、病案号、标本名称、标本数量、送检方式、感染类型及手术间号等，核对无误后签字确认。

4．手术医生进行病理登记时需核对病理申请单、病理单的各项信息，核对内容同上。

5．血源性感染或特殊感染患者病理标本需在病理单及病理袋标签上注明感染类型，感染筛查结果未知者视为感染，标注"感染"字样。

6．非冰冻病理常规使用10%中性甲醛（福尔马林）固定液进行固定，大病理标本的固定液须将标本完全浸没，小病理标本的固定液量≥组织体积的6倍。如需特殊送检病理标本，手术医生应在术前告知洗手护士、巡回护士，防止留存送检方式错误。

7．病理标本存放在病理标本室病理柜内，标本室上锁管理，每日由病理送检人员使用有明显标识的病理专用箱进行送检。

8．病理标本由专人送检，送检前再次核对病理申请单、病理登记本、病理袋各项信息，核对内容同上。

9．送检人员将病理标本、病理检查申请单及标本登记本送至病理科，病理科人员进行核对，核对内容同上，核对无误后病理科接收病理标本并确认签字。

10．如果发现病理标本信息、送检方式错误等问题，立即重新进行核对并告知病理留存者、手术医生，并上报护士长。

11．夜班护士检查全天病理标本核对单，确保当日标本全部送检，并签字。

12．在门诊手术室取下的标本，由术者与巡回护士核对标本信息无误后，双方在病理登记本上签字，核对无误后由专人送检。

13．快速病理诊断报告（冰冻、细胞学）结果需由病理科人员将病理结果通知到手术医生。

（七）日间手术管理

1．日间手术室的管理工作由医院指定负责人统一管理，相关科室负责人及各级医护人员应服从统一安排，积极配合，共同做好管理工作。

2．按照手术室管理制度，医院有明确的日间手术管理要求及工作流程，进入日间手术室的各级工作人员要严格遵守各项相关规章制度，确保医疗护理安全。

3．根据日间手术特点及手术室管理要求，合理划分各工作区域，标识清晰完整，环境清洁整齐安静。

4．定期对手术间空气、物品表面、无菌物品进行卫生学监测，清洁卫生工具分区使用。

5．药品、耗材、无菌物品、仪器设备均由专人负责管理，定位放置，标识清晰；无菌物品与非无菌物品严格分开放置。定期维护保养，处于备用状态。

6．手术区域配备抢救设备及药品，并做好定期检查，随时保持备用状态。

7．结合医院专科情况，进行各科室手术日安排，落实分时预约制度。

8．完善手术预约机制，建立信息系统网上预约模块。包括网上上传手术申请、网上实时进行日间手术安排、网上进行麻醉安排等。

9．日间手术需开具日间手术申请单预约（无法网上上传的可以填写纸质手术申请单）：填写日间手术名称、是否需要麻醉及麻醉方法、是否需要洗手护士及特殊器械等需求。

10．手术科室需做好手术相关准备工作，包括手术知情同意书的签字、患者术前准备及各种相关检查化验等，结合医院实际情况建立日间手术患者与科室间的转运制度，保证患者安全。

11．各手术科室安排相对固定人员负责日间手术，由科主任审核，确保日间手术人员的资质与能力能够满足日间手术的需要。

12．麻醉科根据预约手术情况合理安排麻醉师。

13．日间手术室人员要严格落实日间手术室的管理工作，明确分工，规范日间手术要求，保证患者安全与手术顺利进行。

（1）日间手术室护士要认真做好手术核查工作，严格执行医院、手术室安全核查制度。

（2）日间手术室工作人员负责安排手术时间，并做好与麻醉科及各手术科室的相关协调工作。

（3）未经同意不得擅自携带任何摄影器材进行手术拍照录像，其影像资料未经许可不得公开发布。

（4）未经相关部门审核批准的人员，不得进入手术室。

五、消毒供应中心管理

（一）消毒供应管理制度

参见第五章医院感染管理制度。

（二）消毒隔离制度

参见第五章医院感染管理制度。

（三）查对制度

参见第三章护理管理制度。

（四）无菌物品储存区管理制度

1．无菌室应由专人管理，限制其他工作人员入内。门窗保持关闭状态，保证无菌物品存放安全，不受污染。

2．按照要求着装，衣帽整洁。进入无菌室应洗手，接触无菌物品前使用快速手消毒剂。运送无菌物品时保持密闭性。

3．每天做好环境卫生，保持清洁无尘，温湿度符合 WS310.1 的标准。物品存放架定期擦拭，保持干燥，距地面≥20 cm，离墙面≥5 cm，距天花板≥50 cm。

4．无菌物品需检查包装清洁度、完好性、无湿包，包外化学指示物变色合格，标识清晰、完整。

5．无菌物品应按类别和灭菌日期先后顺序摆放于固定位置，并设有标识。

6．消毒后直接使用的物品应干燥，包装后专架存放。

7．避免无菌物品贮存时挤压、弯曲、包装破损。

8．接收和发放无菌物品应严格进行查对，并确认无菌物品的有效性；每日检查储存区和急救柜内无菌物品的有效日期并登记签字，不应出现过期物品；发放时，应遵循先进先出的原则。

9．未经消毒灭菌的物品不得进入无菌室；从无菌室发出的物品不应退回无菌室，必须重新灭菌处理；一次性使用无菌物品进入无菌室时，应拆去外包装储存。

10．植入物及植入性手术器械应在生物监测合格后方可发放，遇急诊手术时应遵循紧急放行原则。

11．无菌物品需本中心工作人员配给，专人、专车、专门路线进行发放，防止交叉感染。

12．运送无菌物品的器具使用后应清洁消毒处理，干燥存放。

13．护士长定期检查无菌物品并记录。

（五）灭菌监测管理制度

参见第五章医院感染管理制度。

（六）清洗消毒灭菌质量监测制度

参见第五章医院感染管理制度。

（七）接收外来医疗器械管理制度

参见第五章医院感染管理制度。

（八）库房管理

1．设专人管理，根据科室需要做好各类耗材、日常用品、清洗产品、一次性医疗用品的月计划。

2．一次性物品专人管理、位置固定、做到既保证科室供应，又避免库房积压。

3．入库检验

（1）验收每箱产品的检验合格证、生产日期、消毒或灭菌日期及产品标识和失效期等。

（2）进口的一次性无菌物品应具有灭菌日期、失效期等中文标识。

（3）物品外包装清洁、标记清楚、没有污渍、水渍、破损、变形、霉变。

（4）完善一次性物品入库管理，包括入库日期、供货单位、规格、单价、产品名称、批号、数量、生产厂家、生产日期、灭菌日期、失效期；出厂日期、供需双方经办人签名。

4．储存管理

（1）库房环境清洁阴凉干燥、通风良好，温度低于24℃，湿度低于70%。

（2）储物架应距离地面≥20 cm，距离墙面≥5 cm，距离天花板≥50 cm。

（3）物品在库房中以大包形式存放。

（4）物品应分类码放，固定摆放位置（固定货架号、层次号、货位），设有标牌。

（5）物品按有效日期顺序码放和发放，接近失效期的先发，远期后发。

5．出库登记

建立物品出库记录和物品出库记录单，每次物品出库应及时填写记录单，记录发送物品的日期、科室、物品名称、规格、数量、发物人、接物人等内容；定时进行出库物品记录和物资清点。

6．不合格产品应禁止发放，引起不良事件的物品应及时电话上报护理部，并留取样品以待解决。

7．科室凭借领物单进行一次性医疗用品的请领，由库房与下送人员进行核对，无误后方可发放。

8．发放一次性医疗用品时，注意检查物品包装有无破损、灭菌日期是否在有效期内，如有疑问立即上报护士长，停止使用，不得擅自处理。

9．贵重物品入库单据必须经过护士长签字，每月进行存档。

10．所有科室请领和出入库单据均应每月进行汇总，月底及时上交经营办。

（九）急救物资管理制度

1．消毒供应中心急救物品根据医院功能合理配备。

2．消毒供应中心科护士长、护士长备有库房钥匙。

3．由专人负责急救物品补充和管理，应确保物品质量合格和数量齐全，在有效期内使用。

4．急救物品只能用于突发公共事件时的抢救工作。

5．急救物品做到分类摆放，固定位置，标明物品摆放位置图，方便使用人员快速取物。

6．建立急救物品登记本，取用物品时要进行登记。

7．部门管理者负责急救物品质量，并签字确认。

（十）设备管理制度

1．设备实行专人管理，建立完善的设备档案。

2．消毒供应中心应严格遵守医院设备管理制度，落实岗位职责，遵守安全操作规程，做好设备日常维护保养工作，定期检查记录并签字。

3．操作人员上岗前必须进行培训、考核合格后方可上岗。科室定期对设备操作人员进行相关设备使用的培训及考核，并记录。

4．建立设备安全操作规程，保持设备清洁，严格规范化操作，严禁违规操作，防止设备损坏。

5．设备应根据厂家的要求，定期检测，维护设备，及时发现安全隐患，保证设备正常安全运行。

6．设备操作均严格遵循厂家操作及维护说明书的要求。设备运转中，操作人员不能离岗，定时观察，及时记录设备运转情况，发现异常及时报告处理。

7．设备出现故障时，应立即停用并设置故障标识，直至故障排除。以警示其他工作人员误用，避免发生安全事故，影响消毒灭菌物品质量。

8．及时记录设备故障和故障排除情况。协同维修人员进行故障排除。护士长对维修情况进行验收签字并保存记录，及时归档。

9．报废设备和更换部件必须经科室讨论批准，对准备报废的设备提出技术鉴定意见。

10．配合设备管理部门定期对设备技术参数进行确认或性能验证，定期对设备进行全面的清点核对，做到账物相符。

（十一）下收下送管理制度

1．工作人员着装整齐，符合护理部、科室要求。

2．遵守劳动纪律，严格执行进岗及离岗时间。

3．严格履行本岗的岗位职责。

4．使用者应将重复使用的诊疗器械、器具和物品与一次性物品分开放置；重复使用的诊疗器械、器具和物品直接置于封闭的容器中，精密器械应采用保护措施，由消毒供应中心集中回收处理；被朊病毒、气性坏疽及突发原因不明的传染病病原体污染的诊疗器械、器具和物品，使用者应双层封闭包装并注明感染性疾病名称，由消毒供应中心单独回收处理。

5．使用者使用后应及时去除诊疗器械、器具和物品上的明显污物，根据需要做保湿处理。

6．不应在诊疗场所对污染的诊疗器械、器具和物品进行清点，应采用封闭方式回收，避免反复装卸。

7．严格遵守消毒隔离制度，下收污染物品使用专用污染回收车及污染箱，如佩戴手套，应脱掉手套按动电梯按钮。

8．下送无菌物品使用专用无菌运送车，随车备有手消毒剂。

9．发放无菌物品时，使用手消毒剂消毒双手。

10．下送无菌物品及消毒物品时应记录发放日期、名称、数量、领用科室、灭菌日期等。

11．回收工具每次使用后应清洗、消毒，干燥备用。

12．病区急需抢救物品要及时准确送物到科室。

13．使用科室反映无菌物品的相关问题时，及时查找原因，上报护士长并予解决及反馈。

（十二）灭菌物品召回制度

1．工作人员必须遵守科室的各项规章制度，必须树立严肃认真的工作态度，严格无菌观念，认真执行各项技术操作规程，确保医疗安全。

2．认真做好各项记录，字迹整齐、项目齐全、有签名。

3．物理监测不合格，此批次物品不得发放。

4．化学监测不合格，此批次物品不得发放。

5．发现无菌物品出现质量问题应立即进行物品召回。

6．使用科室发现隐性湿包时，应立即召回，同时排查此批次无菌物品是否存在隐性湿包，查找原因并改进。

7．生物监测不合格时，通知使用部门停止使用；停止使用该灭菌器，并召回上次监测合格以来尚未使用的所有灭菌物品。同时应书面报告相关管理部门，说明召回的原因。

8．召回物品全部视为不合格产品，需进行重新清洗、包装、灭菌。

9．相关管理部门通知使用部门对已经使用该期间无菌物品的患者进行密切观察。

10．检查灭菌过程的各个环节，查找灭菌失败的可能原因，并采取相应的改进措施后，重新连续进行生物监测，3次合格后该灭菌器方可正常使用。

11．对该事件的处理情况进行总结，并向相关管理部门汇报。

12．建立物品灭菌失败召回记录本。

（十三）质量管理制度

1．护士长负责全科的质量管理，每月按照消毒供应中心护理质量考核评价标准进行质量检查。

2．科室每月进行一次质量管理讨论会，对科室存在的质量问题进行分析讨论，制定改进措施，并作为下月质量检查工作的重点，持续改进。

3．落实岗位职责、工作流程及操作规程。

4．与临床科室保持良好的沟通，定时对服务质量进行调查反馈和改进。

5．按护理部要求制定上报制度，及时上报不良事件，不得隐瞒。

6．出现质量问题按照科内考核制度处理。

7．严格执行《医院消毒供应中心管理规范》的第三部分：清洗消毒及灭菌效果监测标准（WS 310.3-2016）的相关规定。应建立清洗、消毒、灭菌操作的过程质量监测记录。

8．根据无菌物品追溯信息标识进行无菌物品以上各个环节质量的管理追溯。

9．按照清洗消毒剂灭菌效果监测标准，严格执行灭菌监测，对监测不合格物品不得发放。

六、血液净化管理

（一）血液净化中心工作制度

1．人员管理

（1）具有高度责任心、坚守工作岗位，严禁擅离职守。

（2）进入中心需穿工作服、换工作鞋；操作时戴口罩、手套。

（3）严格执行各项规章制度和操作常规。

（4）每年需进行病毒指标的筛查和体检。

2．仪器设备管理

（1）备齐抢救仪器、设备和用物，各种仪器、药品、急救设施、家具、被服等按规定位置存放，专人负责每日检查清点、补充。不擅自外借挪用，如有特殊情况及时请示。

（2）每次上下机操作后，对透析机进行清洁消毒。

（3）每台透析机均安装蓄电池，设置备用透析机。

（4）治疗中认真巡视透析机的运转情况，设备报警及时处理，为安全治疗提供保证。

（5）隔离区的透析机，不得移出隔离区。

3．清洁与消毒

（1）保持透析室清洁、整齐、舒适、安静。

（2）定期对透析用水、透析液进行监测并记录，细菌数＜100 cfu/ml；内毒素＜0.25 EU/ml，细菌每月监测，内毒素每季度监测1次，细菌和内毒素干预水平均为最大允许水平的50%[参阅《血液透析及相关治疗用水》（YY 0572/2015）]。

（3）定期对治疗区、治疗室、处置室、水处理间进行一次空气细菌培养并记录，合格标准为：≤500 cfu/m^3；定期随机抽查工作人员手细菌培养，合格标准为：≤10 cfu/cm^2；物体表面细菌培养，合格标准为：≤10 cfu/cm^2。

（4）每日登记紫外线照射时间；每季度检测紫外线灯管强度，紫外线灯管强度合格标准为≥70～90 μω/cm^2，强度不足的灯管及时更换。

4．环境要求

（1）严格划分清洁区、污染区，定时开窗对流通风，每班之间进行空气消毒，保持空气清新无异味。血液透析治疗间一切清洁工作均应湿式打扫，地面及物体表面每日擦拭2次。透析室保持清洁、整齐、舒适、安静。

（2）透析废液桶摆放整齐，定期清理。

（3）清洁物资与非清洁物资分开放置。

（4）室内温湿度适宜，地面清洁。

（5）原则上一律谢绝探视、陪伴，家属需在候诊区等候，未经允许不得进入，以免增加感染机会。

（二）血液透析中心患者登记管理制度

1．为每位血液透析患者建立个人透析病历，包括血液透析首次病历、透析记录、化验记录、用药记录等。

（1）对初次血液透析患者进行乙肝、丙肝、梅毒、艾滋病标记物检查并登记，每半年进行复查。

（2）首次血液透析患者应填写首次病历，医生全面了解患者的病史和症状后，做出疾病及并发症的诊断。

（3）未开展电子病历系统时，血液透析中心设立专门的血液透析记录单，每位透析患者每次行血液透析时，由医生填写透析治疗方案，护士进行相关透析治疗参数的记录，每两个月收集存档。开展电子病历系统时，护士在电子信息系统上详细记录每次透析参数，每月打印最后一次透析记录单存档。

（4）医生随时记录用药情况。因抢救急、危重患者未能及时书写文书的，须在抢救结束后 6 小时内据实补记录，并加以注明。

2．严格登记管理，严禁任何人涂改、伪造、隐匿、销毁、抢夺、窃取病历。

3．血液透析中心设置病历档案管理员负责病历数据的录入和保存，病历档案施行统一管理。

4．定期核查病历档案，发现问题及时补充、改正。

5．血液透析病历保存至患者去世 15 年后方可销毁。

6．复印病历按医院病历复印管理制度执行。

（三）腹膜透析操作质量管理制度

1．腹膜透析操作间环境管理

（1）腹膜透析操作间参照手术室区域设置，划分清洁区、污染区、半清洁区，配备刷手池，进入清洁区须更鞋或穿鞋套。

（2）每天进行空气消毒，使用紫外线照射消毒，每季度进行空气细菌学监测，直径 9 cm 的平皿空气细菌菌落数 ≤ 4 cfu。

（3）操作间物体表面和地面每天进行物表、地面清洁消毒（500 mg/L 的含氯消毒剂）；每周大扫除一次。

（4）操作间内只放置必要的器械和物品，并保持清洁整齐；私人物品禁止带入操作间。

2．病床旁腹膜透析操作管理

（1）病区桌面、地面每日用 500 mg/L 含氯消毒剂擦拭；室内空气用紫外线消毒 30～40 min，早晚各一次；操作时关好门窗。

（2）操作人员必须洗手、戴口罩（患者也需戴口罩、帽子）、按照无菌原则进行操作。

（3）为患者进行腹膜透析操作或外出口换药时，禁止其他人员进入病室（包括家属、保洁人员等）。

3．耗材、物品管理

（1）严格遵守一次性无菌医疗用品管理规定，凡一次性使用的医疗用品不得重复使用。

（2）重复使用的器械、无菌物品须在有效期内使用，做到一人一用一灭菌，使用后的器械及物品送消毒供应中心统一处理。

（3）操作后物品及腹膜透析液等按医疗废物进行分类处理。

（四）腹膜透析中心患者门诊随访制度

1．应建立腹膜透析门诊随访制度。

2．明确随访频次及内容

3．建立并落实多种随访形式

（1）一对一门诊随访　腹膜透析患者由固定的责任护士进行培训和门诊随访管理。

（2）电话随访　行动不便或外地患者，责任护士每月可通过电话等形式完成门诊评估单和药物评估。

（3）网络随访　在腹膜透析管理信息平台上了解患者透析情况，并通过网络沟通进行随访。

4．责任护士对所负责患者，定期随访并做好相关记录。随访中发现问题应做好健康教育和指导并提示患者及时就诊。

七、精神科管理

（一）分级护理制度

1．精神科监护

（1）护理对象

1）精神症状急性期的患者。

2）存在自伤、自杀、冲动、伤人、毁物及有外走等风险的患者。

3）存在妄想、幻觉和木僵的患者。

（2）护理要点

1）严密观察患者病情变化，及时发现危险征兆，进行应急处理。根据医嘱记录24小时出入量。密切观察有无自杀、自伤、兴奋、冲动、伤人、毁物、外走等行为。

2）随时根据病情确定主要护理问题（包括安全护理、生活护理、心理护理、特殊症状理等），根据护理问题提供有针对性的护理措施。

3）根据医嘱正确实施治疗、用药、严密观察药物不良反应。

4）落实基础护理，做好饮食护理，晨、晚间护理。

5）了解患者心理需求，及时沟通和疏导，做好心理护理以及健康教育。

6）监护并记录的内容包括：生命体征、意识状态、精神状况、认知、情感、意向行为、对治疗合作度、安全、进食、排泄、一般生活自理、药物不良反应及躯体合并症等。

7）严格实施床旁交接班，书写护理记录。

2．特级护理

（1）护理对象

1）病情危重，随时需要进行抢救的患者。

2）有意识障碍或伴有严重躯体合并症的患者。

3）生命体征不稳定的患者。

4）严重药物不良反应的患者。

（2）护理要点

1）按时巡视、密切观察患者病情变化。定时监测体温、脉搏、呼吸、血压等生命体征变化。

2）随时观察病情，确定主要护理问题（包括安全护理、生活护理、心理护理、特殊症状理、危重抢救护理等），根据护理问题提供针对性护理措施。

3）根据医嘱正确实施治疗，用药，根据医嘱准确测量记录出入量。

4）落实基础护理，正确实施口腔护理、压疮预防和护理、管路护理等。

5）实施安全措施，保持患者的舒适和功能体位。

6）给患者提供心理护理、健康教育。

7）保持急救药品和抢救器材的良好功能状态，随时做好抢救准备。

8）严格实施床旁交接班，书写护理记录。

3．一级护理

（1）护理对象

1）病情趋向稳定、随时可能发生变化的患者。

2）特殊治疗需观察病情变化的患者。

3）有跌倒、坠床、压疮、噎食等风险的患者。

4）卧床、生活完全不能自理或生活部分自理的患者。

（2）护理要点

1）按时巡视，观察患者病情变化。

2）据患者病情测量患者体温、脉搏、呼吸、血压等生命体征。

3）根据医嘱正确实施治疗、用药与护理。

4）落实基础护理，看护服药与进食，观察睡眠及排便情况，协助生活护理。

5）实施安全措施，对患者提供适宜的照顾，必要时协助卧床患者床上移动、翻身及管路护理，执行预防压疮流程和护理。

6）了解患者心理需求，及时沟通和疏导，做好心理护理以及健康指导。

7）书写护理记录

4．二级护理

（1）护理对象

1）精神疾病缓解期的患者。

2）生活部分自理的患者或行动不便的老年患者。

（2）护理要点

1）按时巡视，观察患者病情变化。

2）根据患者病情测量患者体温、脉搏、呼吸、血压等生命体征。

3）根据医嘱正确实施治疗、用药及护理。

4）督促完成生活护理，看护服药与进食，观察睡眠及排便情况。

5）根据患者身体状况，实施护理措施和安全措施，对患者提供适宜的照顾。

6）了解患者心理需求，及时沟通和疏导，做好心理护理。

7）提供护理相关健康指导，督促参加各种康复活动，促进患者精神康复。

8）书写护理记录。

5．三级护理

（1）护理对象

1）病情稳定，康复期的患者。

2）生活完全能自理的患者。

（2）护理要点

1）按时巡视，观察患者病情变化。

2）根据患者病情测量体温、脉搏、呼吸、血压等生命体征。

3）根据医嘱，正确实施治疗、用药和护理。

4）有针对性的做好心理护理和健康教育，促进患者康复。

5）书写护理记录。

（二）安全管理制度

1．病区安全管理

（1）病区内各办公室、库房、浴室等均随手关门、上锁，封闭病区大门为常规落锁状态，工作人员出入及时锁门。妥善保管个人钥匙。

（2）病区内设施及物品专人定期检查，发现安全隐患（可使患者受伤或被用作伤害他人）及时整改。

（3）封闭病区每日检查各病区环境及床单位的安全（是否有药物、危险物品、过期食物）。开放病区定期检查环境是否有危险物品。

（4）每班设巡视护士：①巡视范围设定在病区以及通往工娱治疗室的楼道上下楼梯可视范围内；②精神科监护、特级护理以及实施保护性约束的患者每 15 min 巡视一次，一级护理及以下患者每 30 min 巡视一次；③各班护士应按照规定时间认真巡视并按照要求准确填写巡视记录单；④夜班护士需按时至患者床旁，观察患者睡眠情况；⑤封闭病区，巡视护士于工娱治疗室关门后负责清点患者人数并电话报告工娱治疗室（此条只适用于封闭病区）。

（5）新患者入院时，为患者及家属做病区危险物品管理的告知，封闭病区需严格检查带入病区的物品（包括入院及会客后），开放病区根据情况签"物品自我管理协议"。

2．患者安全管理

（1）新、重患者需安置于重点观察病室，严格床边交接班。

（2）保护性约束中的患者需安置于单人房间并锁门。根据患者病情专人看护。护士填写"保护性约束观察记录单"，每 15 min 记录一次。

（3）兴奋、有伤人、毁物风险的患者需及时隔离，室内物品简单化，必要时专人看护。

（4）携带诊疗器械、危险物品至病区进行治疗、护理等操作后应及时清点，不得遗留在病区内。如遗失及时上报、寻找。

（5）护士发药时需确认患者完成服药，必要时检查口腔。避免患者漏服、藏药和积攒药物。

（6）患者外出检查时，需评估风险，专人全程陪伴。

（7）新入院患者 24 h 内完成沐浴、更换衣服及个人卫生（特殊情况例外）。患者沐浴时应有工作人员照料，理发、刮胡须、修剪指甲时须专人监护。

（三）护理风险评估制度

1．根据患者新入院阶段、治疗阶段、康复阶段的特点从精神症状、社会功能、生理状况、心理社会状况四个维度进行评估。

2．实施护理三级评估：患者入院当天，病区接诊护士做一级评估，责任护士组长做二级评估，护士长做三级评估。

3．护士 24 h 动态评估患者病情。

4．重点评估时间：晨间护理查房、三班交接班、每周大评估。

5．重点评估内容：患者的自知力、依从性；有无自杀、自伤、伤人、外走风险；有无精神病性症状及情绪变化；服药后躯体不良反应。

6．评估的风险应及时与医生沟通、协助处理，详细记录护理记录单并交班。

（四）工娱治疗室工作制度

1．保持环境优美、安静、舒适、安全、清洁，室内禁止吸烟。

2．保持室内、外及康复活动室清洁、整齐，工疗、娱疗结束后将用物放归原处。

3．工娱治疗室是住院患者参加康复活动的场所，非本室工作人员不得在此进行娱乐活动。

4．工娱治疗室内各种贵重仪器、图书、物品设有专人保管，不得随便动用或借出。

5．各班下班前关闭门窗，切断电源，每日有专人负责安全检查及清点危险物品。

6．使用康复活动室的规定

（1）各康复活动室有专人负责组织患者进行活动。

（2）各种特殊活动由专人负责，评估患者是否适宜参加活动，保证患者安全。

（3）主班护士每日负责清点活动室内物品，护士长每周检查一次。

（4）各康复活动室设有固定基数物品，消耗用品用后应及时补充并登记。

（5）定时检查炊事治疗间的剩余物品，防止腐烂变质。

（五）组织患者集体外出活动制度

1．组织患者集体外出活动的目的是：满足住院患者正常化生活的需求；丰富患者住院活动；调节患者情绪；转移患者注意力；促进住院患者的身心健康。

2．参加原则

（1）二、三级患者自愿报名参加，主管医生根据病情开外出医嘱，优先选择工娱活动的积极分子。

（2）一级护理患者要求参加时，应根据病情需要由主管医师开具医嘱方可参加。

（3）下列患者不能参加：特级护理及严重生活不能自理的患者；自伤、外跑及潜在外跑患者；有严重的躯体疾病者。

3．工作要求

（1）主管医生同意开医嘱，患者家属签字，通知护士长、主班、责任护士。

（2）责任护士准备外出活动物品及患者药品，确定外出患者总数，与主班交班。

（3）通知患者家属带外出衣服（邀请家属随同活动，负责其安全）。

（4）推荐患者组长，讲解外出活动要求（不准带危险品及现金），服从医护人员的管理。

（5）8名患者为一小组，每组有2名医护人员。护士长指派专人领队，负责协调外出期间活动安排及安全工作。

4．安全要求

（1）出发前清点患者人数，领队向患者宣传注意事项，更换外出衣服。

（2）选好患者小组组长，发挥其主观能动性。

（3）参观、游玩时，医护人员应跟随于患者周围，组织好患者不能离队，防止发生丢失外跑现象。

（4）活动结束后，清点患者人数，按原固定座位顺序上车。

（5）医护人员应加强责任心，注意语言、态度、行为得体，减少患者心理压力。

5．特殊情况的处理

（1）外出活动期间如发生意外情况，立即紧急集合，由本病区护士负责处理。

（2）活动用车要求停在活动场所附近，以便及时处理意外情况。

6．参加外出活动注意事项

（1）遵守纪律，一切活动听指挥，不独自行动。

（2）活动中如有身体不适应及时向护士提出。

（3）活动期间如需要去厕所，向负责护士提出，由护士陪同前往。

第七章 应急管理制度

一、突发事件紧急医学救援制度 …… **358**
　（一）目的 ………………………… 358
　（二）定义 ………………………… 358
　（三）基本要求 …………………… 358
　（四）具体细则 …………………… 358

二、药事管理相关应急处理 ………… **366**
　（一）突发事件药事管理应急预案 … 366
　（二）突发事件特殊管理药品药事
　　　　管理应急预案 ……………… 367

三、护理服务相关应急处理 ………… **368**
　（一）输血反应 …………………… 368
　（二）输液反应 …………………… 369
　（三）误吸 ………………………… 369
　（四）药物过敏 …………………… 369
　（五）药物渗出 …………………… 370
　（六）化疗药物外渗 ……………… 370
　（七）患者有自杀倾向 …………… 370
　（八）患者自杀 …………………… 370

　（九）水银泄漏 …………………… 371
　（十）心搏骤停 …………………… 371
　（十一）肺栓塞 …………………… 371
　（十二）消化道大出血 …………… 372
　（十三）病区发现传染病患者的
　　　　　处理 ……………………… 372
　（十四）患者外出/外出不归 …… 372
　（十五）标本发生意外 …………… 372
　（十六）呼吸机断电 ……………… 373
　（十七）常用仪器设备使用中出现
　　　　　意外情况 ………………… 373
　（十八）信息系统发生故障 ……… 375

四、其他突发事件应急处理 ………… **375**
　（一）失火 ………………………… 375
　（二）停电 ………………………… 376
　（三）停水 ………………………… 376
　（四）泛水 ………………………… 376
　（五）失窃 ………………………… 377
　（六）遭遇暴徒 …………………… 377

一、突发事件紧急医学救援制度

（一）目的

为加强突发事件紧急医学救援工作，提高防范和应对医院突发事件的能力，正确、有效、快速处置各类突发事件，最大限度地预防和减少突发事件及其造成的损失和影响，保证医院正常工作秩序，维护人民群众身体健康、社会稳定，本着统一指挥、分级负责，科学管理、规范救治，平战结合、常备不懈的原则，根据《中华人民共和国突发事件应对法》《突发公共卫生事件应急条例》等法律法规和相关文件，制定本制度。

（二）定义

突发公共卫生事件，即突发事件，是指突然发生，造成或者可能造成严重社会危害，需要采取应急处置措施予以应对的自然灾害、事故灾难、公共卫生事件和社会安全事件（来源于《中华人民共和国突发事件应对法》）。

（三）基本要求

1. 以人为本，减少危害。在做好医院自身突发事件应对处置的同时，切实履行社会责任，把保障人民群众和医院员工的生命财产安全作为首要任务，最大程度减少突发事件及其造成的人员伤亡和各类危害。

2. 居安思危，预防为主。坚持"安全第一、预防为主、综合治理"的方针，树立常备不懈的观念，增强忧患意识，防患于未然，预防与应急相结合，做好应对突发事件的各项准备工作。

3. 统一领导，分级负责。落实国家卫生健康委和相应属地卫生行政管理部门的部署，在医院的统一领导下，按照综合协调、分类管理、分级负责、属地管理的要求，开展突发事件预防和处置工作。

4. 把握全局，突出重点。牢记医院治病救人的宗旨，服务社会稳定大局，采取必要手段保证医疗安全，维护人民群众身体健康和医院重点科室、重点部门的运行安全。

5. 快速反应，协同应对。充分发挥医院各部门协作优势，建立健全"上下联动、部门协作"快速响应机制，加强与政府、社会的沟通协作，整合内外部应急资源，协同开展突发事件处置工作。

6. 依靠科技，提高素质。加强突发事件预防和处置科学技术研究和开发，采用先进的监测预警和应急处置装备，充分发挥医院专家队伍和专业人员的作用，加强宣传和培训，提高员工自救、互救和应对突发事件的综合素质。

（四）具体细则

1. 预案体系

（1）医院突发事件应急预案体系包括总体应急预案和专项应急预案（院前及院内），按照发生可能性大小及风险高低采取逐渐制定及修订专项预案。

(2) 总体应急预案是医院组织管理、指挥协调突发事件处置工作的指导原则和程序规范，是应对各类突发事件的综合性文件。专项应急预案是针对具体的突发事件、危险源和应急保障制定的计划或方案。

(3) 医院有关各处室、科室、分院根据各自工作职责组织编制突发事件应急预案，注意各部门、科室预案的联动与配合。

(4) 各类预案应根据实际情况和国家、省（自治区、直辖市）、区相关规定及时修订、完善。

2. 危险源分析

(1) 危险源情况

1) 除高度重视法定的传染病达39种（包括2009年的甲型H1N1流感）。部分地区手足口等乙类和丙类传染病流行形势一直比较严峻。

2) 医院人员高度密集场所，CT、加速器、中心制氧等各种高压、放射设施存在一定隐患。

3) 医院属于公益服务行业，存在发生医疗纠纷、恶性医闹、职业危害等影响健康和生命安全事件的可能性。

4) 医院承担的提供医疗保健服务的责任和压力不断加大，参与社会突发事件的救援任务、履行社会责任的要求也越来越高。

(2) 危害程度

各种突发事件可能造成人身伤害，导致人民群众的身体、医护员工、医院诊疗秩序遭受破坏，可能对当地人民群众身体健康和社会稳定产生较大影响。

(3) 突发事件的分类

突发事件是指突然发生，造成或者可能造成严重社会危害，需要采取应急处置措施予以应对的自然灾害、事故灾难、公共卫生事件和社会安全事件。

1) 自然灾害。如：水旱、气象、地震、地质、海洋、生物灾害和森林草原火灾。

2) 事故灾难。如安全事故，交通运输事故，设施和设备事故，火灾事故，网络信息安全事件和环境污染和生态破坏事件等。

3) 公共卫生事件。主要包括传染病疫情，群体性不明原因疾病，食品安全和职业危害，动物疫情，以及其他严重影响公众健康和生命安全的事件。

4) 社会安全事件。主要包括恐怖袭击事件，民族宗教事件，经济安全事件，新闻危机事件、医疗纠纷、涉外突发事件和群体性事件等。

各种突发事件往往是相互交叉和关联的，常常都需要医疗救援，医院要随时准备着，统筹应对。

(4) 突发事件的分级　突发事件的分级标准按照《国家突发公共事件总体应急预案》及各级有关规定。医院突发事件根据突发事件的性质、危害程度、影响范围等因素，分为特别重大、重大、较大、一般四级。

3．组织机构及职责

（1）常设领导及工作机构

1）医院设立应急领导小组，全面领导应急工作。组长由院长担任，副组长由分管院领导担任，成员由医院其他领导班子成员、各职能部门主要负责人组成。

应急领导小组主要职责：贯彻落实各级应急管理的法律法规、规章制度；接受各级卫生行政部门的应急决策、部署和领导；研究建立和完善医院应急体系；研究决定医院重大应急决策和部署；统一领导医院应急工作；指挥医院系统应急处置实施工作；及时了解并上报信息；组织审定突发事件应急医疗救治预案。

2）医院应急领导小组下设应急办公室（以下均简称"应急办"）。有条件的医院独立设置应急办公室，不具备条件的应指定相应职能部门承担应急办公室职责。应急办是一个综合协调办事机构，具体协调医院各职能部门如医疗管理部门、护理部、感染管理科、疾病预防控制科、门诊部、总务处、药剂科等，各部门根据职责承担相应应急工作。

3）应急办的主要职责：落实应急领导小组部署的各项任务；对各职能部门、临床医技科室执行应急领导小组应急指令情况进行监督检查；与相关职能部门共同负责突发事件信息收集、分析和评估，提出发布、调整和解除预警，以及突发事件级别建议；承担日常应急事务性、协调工作；承担应急预案修订、培训等的协调工作。

（2）应急专家组

医院建立应急专家组，根据实际需要由相关专业高级职称人员组成，设立组长和副组长各一名，组长建议由大外科或者大内科等具有综合诊治能力的科室主任担任副组长由相关专业主任担任。应急专家组应为对突发公共事件医疗救治工作提供咨询、建议，并负责医疗救治的技术指导，必要时参加突发事件的应急处置工作。

（3）医院各部门应急工作的分工协作

医院各部门相应成立应急领导小组，指定专人负责此项工作。组长由本部门处长（主任）亲自担任，分管副处长（主任）协助。按照"谁主管，谁负责"原则，负责各自管理范围内的应急工作。

4．灾害脆弱性分析、预防与预警

（1）灾害脆弱性分析

参照《卫生部办公厅关于印发〈突发公共卫生风险评估管理办法〉的通知》及各省、自治区和直辖市等相关规定，积极组织专家定期开展灾害脆弱性分析，规范开展突发事件风险评估工作，为预案的制定和修订、培训与演练提供基本信息依据。

（2）危险源监控

1）认真贯彻"安全第一、预防为主、综合治理"的方针，按照预防和应急并重的要求，建立风险管理长效机制。

2）坚持24小时行政值班制度，各项值班互相沟通，实现信息共享。特殊时期加强与卫生主管部门、120等院前急救机构、政府气象、地震、公安、道路交通、疾控、新闻等专业部门的沟通协作和信息共享机制。

（3）预警分级　根据预测分析结果，对可能发生和可以预警的突发事件进行预警。医院预警分为一级、二级、三级和四级，分别用红色、橙色、黄色和蓝色标示，一级为最高级别。

（4）预警程序

1）应急办或有关职能管理部门接到上级主管部门预警通知或接到医院有关部门预警信息后，立即汇总相关信息，分析研判，提出医院预警发布建议，经医院应急领导小组批准后发布。

2）预警信息通过电话、短信平台、办公自动化系统等方式发布，并根据情况变化适时提出调整预警级别建议，经应急领导小组批准后重新发布。

3）预警信息的内容包括突发事件名称、预警级别、预警区域或场所、预警期起始时间、影响估计及应对措施、发布单位和时间等。

（5）预警行动

1）一、二级预警行动：

发布突发事件一、二级预警信息后，医院及各有关单位应采取以下措施：

①及时收集、报告有关信息，做好突发事件发生、发展情况的监测和事态跟踪工作；加强与政府相关部门的沟通，及时获取和报告事件信息；

②组织相关部门和人员随时对突发事件信息进行分析评估，预测发生突发事件可能性的大小、影响范围和严重程度以及可能发生的突发事件的级别；

③加强对医疗运行、重点场所、重点部位、重要设备和重要舆情的监测工作；

④采取必要措施，减少损害发生；

⑤核查应急物资和设备，做好物资调拨准备；

⑥有关职能部门根据职责分工协调组织应急队伍、应急物资、应急电源、应急通信和后勤保障等各项准备工作；

⑦做好新闻宣传和舆论引导工作；

⑧应急领导小组成员迅速到位，及时掌握相关事件信息，研究部署处置工作；

⑨应急队伍和相关人员进入待命状态；

⑩做好启用专项处置领导机构、现场指挥机构等临时机构的准备工作。

2）三、四级预警行动：

发布突发事件三、四级预警信息后，医院及各有关部门应至少采取以下措施：

①及时收集、报告有关信息，做好突发事件发生、发展情况的监测和事态跟踪工作；

②开展医疗运行、重点场所、重点部位、重要设备和重要舆情的监测工作；

③有关职能部门根据职责分工组织检查应急队伍、应急物资、应急电源、应急通信和后勤保障等准备工作；通知应急队伍和相关人员随时待命、应急物资等准备启动。

(6) 预警解除

根据事态发展，有关情况证明突发事件不可能发生或危险已经解除，由医院应急办或相关职能部门提出解除建议，经医院应急领导小组批准后，解除已经采取的有关措施。

5．应急响应

(1) 响应程序

1) 响应准备：医院应急办或相关职能部门接到上级主管部门或者各科室突发事件信息，收到政府相关部门事件信息通报，根据预警期事态发展趋势，应立即组织分析研判，及时向医院应急领导小组报告，并提出应急响应建议。

2) 响应程序原则：突发事件发生后，根据突发事件类型和级别，启动应急响应，各专项预案可根据实际情况确定应急响应分级启动方式（表7-1）。

表7-1　启动应急响应方式

1．发生较大及以上突发事件，医院应急领导小组研究启用专项处置领导小组及其办公室，由其启动应急响应，领导处置工作；或授权事件发生单位领导处置突发事件处置工作。
2．一般突发事件，由事发部门及科室负责处置，医院事件处置牵头负责部门跟踪事态发展，做好相关协调工作；医院可视情况启用专项应急领导小组及其办公室领导处置工作。

(2) 先期处置

1) 突发事件发生后，涉事科室及部门在做好信息报告的同时，要启动预案响应措施，立即组织本科室及部门工作人员根据突发事件性质不同分别开展抢救受伤害人员，疏散、撤离、安置受到威胁的人员。

2) 采取有效措施保证医院各方面的安全稳定运行。

3) 控制危险源，标明危险区域，封锁危险场所，采取其他防止危害扩大的必要措施，领导小组及时向所在地人民政府及上级主管部门报告。

4) 对医院原因或问题引发的或主体是本院工作人员的社会安全事件，医院要及时做出反应，协助有关部门开展劝解、疏导工作。

(3) 分级响应　按照突发事件的等级，医院和相关部门启动相应等级应急响应，并及时报告医院应急办或总值班，按照各自职责开展处置工作。

(4) 应急救援　发生突发事件时，医院应急领导小组根据情况需要，调度医护人员组建医疗队、筹备物资（药品、耗材、设备等）等为救援做准备；听从统一调配，配合地方政府开展应急救援与处置工作。

(5) 应急调整与结束

1) 根据事态发展变化，医院应急办、相关职能部门提出突发事件级别调整建议，经医院应急领导小组批准后，按照新的突发事件级别开展应急处置。

2) 突发事件得到有效控制，危害消除后，医院应急领导小组下达解除应急指令，宣布应急结束。

6. 后期处置

(1) 秩序恢复　突发事件应急处置工作结束后，各部门要积极组织后续救治、医院秩序的恢复工作。对于重点部位和特殊区域，要认真分析研究，提出解决建议和意见，按有关规定报批实施。

如果为院前应急处置工作，应做好工作移交并协助相关部门做好秩序恢复工作。

(2) 调查与评估：

1) 应急办、相关职能部门组织对特别重大、重大以及影响范围较大突发事件的起因、性质、影响、经验教训和恢复等问题进行调查评估，提出防范和改进措施，并向医院应急领导小组报告。

2) 医院应急办组织相关职能部门及涉事科室定期对突发事件处置及应急工作情况进行总结和评估。

3) 在事件处置过程中，涉事科室、部门和参与事件处置的相关部门要及时收集各类数据，开展事件处置过程分析和评估。

4) 事件结束后，要及时对应急处置工作进行总结和评估，提出加强和改进同类事件应急工作的建议和意见。为预案修订、培训和演练奠定基础。

7. 信息报告与披露

(1) 信息报告　医院应对信息报告的程序、报告内容和报告要求有明确规定，以便执行（表7-2）。

表7-2　信息报告模式（供参考）

1. 报告程序
1.1 预警期内医院应急办向相关科室、部门报告相关信息。
1.2 应急响应期间医院各相关科室、部门定时向应急办报告信息，应急办向医院应急领导小组报告综合信息。应急办、相关职能部门根据事态发展情况，不定时向上级主管部门报告信息。院前救援期间，医疗队定时向医院应急办报告信息，应急办汇总信息后向医院应急领导小组报告综合信息，并向相关科室、部门通报信息。
2. 报告内容
2.1 预警期内。包括预警发布级别、预警概要（时间、地点、性质、影响范围、趋势预测）、预防措施、预警结束情况。
2.2 应急响应期间。包括突发事件发生的时间、地点、性质、影响范围、严重程度、已采取的措施、救治开展情况、存在的困难等，并根据事态发展和处置情况及时续报动态信息。

续表

3. 报告要求

3.1 各科室、部门及院前救援医疗队统一向医院应急办汇报信息，应急办须做到数据源唯一、数据准确、及时；需对外公布的信息由医院应急领导小组审核后统一出口，严格落实新闻发言人制度。

3.2 特别重大事件响应期间执行每天两次定时报告制度；一、二级预警和重大事件响应期间执行每天一次定时报告制度；三、四级预警和较大、一般事件响应期间按通知要求进行。必要时随时报告。

3.3 各部门根据医院临时要求，完成相关信息报送。

3.4 应急办、各相关职能部门向上级部门、当地政府有关部门报告前，应经医院应急领导小组审核批准。

3.5 院前救援医疗队接受上级主管部门领导指挥的，信息发布需与本院应急办信息一致。

（2）信息披露

1）医院要设立新闻管理部门，并指定新闻发言人，接受应急领导小组统一领导，依照新闻发言人制度负责新闻信息的披露和对内、对外的信息宣传，其他任何部门和个人不得擅自对外披露事件信息。

2）预警期内和应急相应期间加强对突发事件信息披露和舆情引导工作。

3）披露信息要可听从统一指挥，对突发事件的基本情况、采取的应急措施、取得的进展、存在的困难以及下一步工作打算等信息要认真核实，统一一致。

4）信息披露和舆情引导工作要做到及时主动、正确引导、严格把关。

8．应急保障

（1）通信保障

1）医院按照统一系统规划、统一技术规范、统一组织建设，建立有线和无线相结合应急通信系统，确保应急处置过程中的通信畅通，方式包括有线电话、无线电话（手机）、对讲机等。

2）医院总值班、应急办坚持24 h值班制度和应急状态下，人员24 h保持通讯畅通制度。定期核查、随时更新发布。

3）医院对相关责任部门和责任人要职责清晰，落实到位。

（2）信息保障

1）医院按照统一系统规划、统一技术规范、统一组织建设信息网络建设。

2）统计及上报伤病员救治情况、医院资源消耗情况等；保证院前及院内信息的有效衔接及救治过程中信息畅通、数据准确、上报及时。

3）信息报送工作由医院指定专门部门负责。

（3）应急队伍保障

1）医院按照"平急结合、反应快速"的原则，建立健全应急队伍体系，应急医疗救援队伍、应急专家队伍要做到专业齐全、人员精干、装备精良、反应快速，为协作社会应急医疗资源需求做准备。

2）医院应急医疗救援队伍主要负责院前应急医疗救援；院内突发事件的救援工作首先由属地科室或部门承担，人员不足时由相应科室的一线、二线甚至三线医护人员作为补充，必要时应急办协调医院其他人力资源补充；各科室及部门不断完善应急救援队伍，负责科室内和参加其他科室应急医疗救援工作。承担国家（省、直辖市、自治区）指令事项应急救援队另有要求的除外。

3）该项工作由医院指定职能部门负责。

（4）应急物资装备保障

1）医院建立健全应急物资装备储存、调拨和紧急配送机制。根据各类突发事件处置需要，在部门储备相应的设备、设施、器材、装备、生活用品等物资，并建立快速反应联动机制，确保应急抢险救援工作需要。

2）医院建立应急物资管理标准，确保各类救援药品、器械等物资的日常维护良好、配置充足，并做到及时补充、更换。

3）医院实行应急救援资源共享、统一调拨机制，各部门参与应急救援物资的调配。

4）该项工作由指定职能部门负责，医务、护理、药剂、医学工程、总务、保卫、党院办、工会等全力配合。

（5）经费保障

1）医院设立应急工作专项经费，由各应急办负责编制经费计划，财务处统一纳入年度资金预算，医院在年度财务预算中优先安排，特别紧急情况下可先保证拨款支付，再按照程序办理预算变更或预算追加手续。

2）应急专项经费主要用于应急设备设施、队伍装备、信息通讯、物资储备、培训演练、储备药品轮替等方面需要。

3）该项工作由应急、财务或指定职能部门负责。

（6）安全保障　在院内应急救援现场，通过拉警戒线、隔离墙等措施保障救援工作高效顺利进行，同时有效防止偷盗、抢劫等不法行为发生。该项工作由保卫部门负责。

（7）新闻宣传保障

1）医院储备或者有应急救援所需新闻宣传物资和设备储备，方便摄像、摄影、文字处理等工作，为应急救援结束后总结经验与不足、新闻宣传等创造条件。

2）新闻宣传与前项信息报告与披露相结合，做到工作统一归口管理。

3）该项工作由党院办、宣传部门或指定职能部门负责。

（8）其他保障由应急管理部门具体协调和落实。

9．培训与演练

（1）培训　医院将应急培训计划纳入年度工作计划中，明确培训内容、培训对象、培训方法、培训要求，参加专业应急培训机构协作、交流学习。

(2) 演练

1) 医院定期组织突发事件应急预案演练，通过演练，发现现场处置方案存在的问题，捋顺职责，对年度组织不同类型的应急演练，要做好记录，分析总结存在的成绩、不足和改进措施；演练形式可以是实战模拟、桌面推演等多种形式，演练频次根据专项预案确定。

2) 医院积极与上级主管部门沟通设计跨部门、跨行业突发事件演练项目，提升协作能力，确保各类状态下正确理解统一规则和协调作战。

10．奖惩

医院建立有效的奖惩制度，对在突发事件处置过程中做出突出贡献的科室、部门和人员，给予表彰和奖励。对于突发事件处置过程中缺位、渎职、推诿责任者，造成恶劣影响或严重后果的科室、部门和个人给予相应的责任追究。

二、药事管理相关应急处理

（一）突发事件药事管理应急预案

为规范药品供应与管理，保证药学服务质量及医疗救护工作的顺利完成，建立健全重大灾难及突发事件的应急预案。

1．在突发事件，急、危重症事件中医院药事管理与药物治疗学委员会的主要责任包括：

(1) 制订、审核治疗用药方案；

(2) 审核紧急备药品种的剂型、数量等，征求急诊科、ICU 病区抢救用药需求，制订病区科室抢救用药目录；

(3) 审核治疗药物的合理使用方案；

(4) 在药物安全监测方面：制订、审核药物安全性监测方案，宣传合理用药；

(5) 药剂科在处理突发事件和急、危重事件中行使药事管理委员会的职责。

2．药剂科在急、危重事件的职能

(1) 安排专人负责保障与上级领导沟通渠道的通畅，及时协调各种临时性问题。

(2) 从多渠道获取药品信息，进行市场信息的追踪及协调院内各药房间抢救药品的调剂。

(3) 进行医院日常药品的调剂工作并为临床供用药信息，做好患者的用药咨询和宣传，以及其他与调剂相关的临时性任务。

(4) 及时收集整理药物信息，以适当方式向临床传递合理用药信息，ADR 监测、报表的收集和上报。对应急事件提供药学专业技术保障，必要时执行现场任务。

(5) 确保突发事件中所用药品的质量。

3．普通突发事件和急危重症时的药品保障

（1）工作日药品紧急供应：首先在院内各药房之间协调解决药品供应问题，并由药库及时外购补充。

（2）节假日药品紧急供应：先由值班药房协调药品供应和调剂。可通过相关部门直接与供应商联系紧急供货。药库保存各品种供应商家联系电话及联系人。值班地点备有药剂科主任或分管主任及各部门负责人及有关人员电话号码，以便应急。

4．重大突发事件时的药品保障

（1）接医院通知或从媒体得知所在地区发生重大突发事件时，药剂科主任根据情况启动药剂科紧急状态。

（2）药剂科紧急状态下，药剂科主任、副主任、相关班组长和有关工作人员迅速到岗，按事态发展和医院的要求及时进行药品准备、采购和发放。

（3）在紧急状态下、药库在采购药品到达后迅速送到药房。

（4）在紧急状态下，首先保障药品供应、有关手续可以补办。

（5）药剂科相关工作人员对重大应急时的药品供应状态和结果，及时通报药剂科主任。

5．药品储备按卫生行政部门创伤和核辐射救治药品目录准备。救治药品目录的药品分为：

（1）现货储备；

（2）能力储备（与医药公司签订协议，送货时间不超过4 h）；

（3）申请储备（因市场紧缺原因难以购买的品种及时打报告给卫生行政部门请协助购买）。

6．对有关人员和全体药剂科人员进行按工作内容相关的应急培训。

（二）突发事件特殊管理药品药事管理应急预案

为规范药品供应与管理，保证药学服务质量及医疗救护工作的顺利完成，建立特殊管理药品突发事件应急预案。

1．本预案适用于特殊管理药品在销售、运输、储存、保管和使用等环节中，突发造成或者可能造成人体健康严重伤害和严重影响公众健康的社会问题的应急处理。

2．本预案所称特殊管理药品包括麻醉药品、精神药品、医疗用毒性药品及药品类易制毒化学品。特殊管理药品突发事件应急处理工作，坚持预防为主、常备不懈、反应及时、依法处置的原则。

3．医院成立特殊管理药品突发事件应急小组，组长由院长担任，副组长由医疗管理部门主任和药剂科主任担任，成员：院长办公室主任、医疗管理部门主任、护理部主任、总务处处长。其职责如下：

（1）综合协调医院特殊管理药品突发事件的预警和日常监督管理工作。

（2）综合协调医院特殊管理药品突发事件信息的收集、分析、评估工作。

(3) 负责对特殊管理药品突发事件的调查，必要时协助有关部门实施控制。

(4) 组织实施应急领导小组的各项指令，提出应急处理建议和应急处理措施，协助解决应急处理中的具体问题。

(5) 负责特殊管理药品突发事件应急处理情况的总结报告。

4．预防与控制

(1) 加强对特殊管理药品法律法规和特殊药品应急知识的宣传、培训，提高防范意识。

(2) 加强特殊管理药品日常监管，制定和落实预防特殊管理药品突发事件责任制，一旦发现隐患和突发事故苗头，及时采取应对措施。

(3) 加强特殊管理药品使用环节的监管，定期检查特殊管理药品使用执行有关法律法规的情况，使用环节的购进、运输、储存、保管、调配、使用情况，及其问题整改落实的情况；依法对使用特殊管理药品突发事件组织调查、确认和处理，并负责有关资料的整理和情况的综合汇报。

5．责任

(1) 有关部门及其工作人员未按预案的规定履行报告职责，对特殊管理药品突发事件隐瞒、缓报、谎报的，对其主要领导人及其责任人依法给予行政处分，情节严重的，依法移送司法部门。

(2) 未按本预案的规定履行特殊管理药品突发事件监测职责的，或者未对特殊管理药品突发事件采取控制措施的，给予通报批评，或者行政处分。

三、护理服务相关应急处理

（一）输血反应

1．患者出现输血反应，应立即停止输血，更换输血器，输注生理盐水维持静脉通路；保留未输完的血袋和输血器以备检验。

2．立即通知医生及护士长，遵医嘱给予抗过敏药物、必要时给予氧气吸入。

3．一般过敏反应，应密切观察患者病情变化并做好记录；安慰患者，缓解患者紧张不安的情绪。

4．严重输血反应，准备好抢救药品及物品，配合医生进行积极救治。

5．协助通知家属，做好健康教育。

6．加强巡视及病情观察，做好抢救记录。

7．填写《输血反应报告单》，逐级上报输血反应发生的原因、经过、结果。

8．怀疑发生溶血等严重反应时，记录患者的姓名、血型、病案号、科室、所输血液制品的名称、血液编码、输入量、反应症状，将保留的血袋及所抽取患者的血样一起送输血科做血型血清学检查。

9．及时检测受血者的血常规、尿常规、血生化全项及凝血等方面的检查。

（二）输液反应

1．患者发生输液反应，应立即停止输液，更换输液器，输注生理盐水保持静脉畅通，监测生命体征，并同时通知医生、护士长。

（1）出现静脉炎时，应重新建立静脉通道。对出现静脉炎的静脉，可采取相应护理措施。

（2）出现过敏反应，应立即停药，遵医嘱给予抗过敏药物；如出现严重的过敏反应，应遵医嘱采取抢救措施。

（3）患者出现空气栓塞症状时，应立即停止输液，将患者置左侧卧位和头低脚高位，遵医嘱给予吸氧及药物治疗。

（4）患者出现肺水肿症状时，立即停止输液或将输液速度降至最低。将患者置端坐位，双下肢下垂。给予高流量给氧，同时湿化瓶内加入30%～50%的酒精，缓解缺氧症状。遵医嘱给予镇静、强心、利尿和扩血管等药物。必要时进行四肢轮流结扎，每隔5～10 min轮流放松一侧肢体止血带。

2．输液反应严重，危及生命，立即组织抢救。

3．封存原液体、药物、输液器，以备检验。

4．通知家属，协助医生向家属交代病情及注意事项。

5．加强巡视和病情观察，认真做好护理记录和交接班。

6．填写输液反应报告单，逐级上报。

（三）误吸

1．发现患者发生误吸时，立即将患者头偏一侧，清理误吸物，并同时通知医生。

2．及时清理口腔内分泌物、呕吐物。

3．必要时遵医嘱建立静脉通路，备好抢救仪器和物品。

4．监测生命体征和血氧饱和度，如出现严重发绀、意识障碍及呼吸频率、深度异常，在采用简易呼吸器维持呼吸的同时，配合医生急行插管吸引或气管镜吸引。

5．通知家属，向家属交代病情及注意事项，做好健康教育。

6．加强巡视和病情观察，认真做好护理记录和交接班。

7．分析误吸的原因，制定预防措施。

8．填写不良事件报告单，逐级上报。

（四）药物过敏

1．患者发生药物过敏反应，立即停药，通知医生及科室相应人员。

2．使患者平卧，必要时遵医嘱吸氧。

3．一般过敏反应，遵医嘱给予对症处理。

4．发生过敏性休克立即抢救。

（1）开放静脉通路，吸氧，遵医嘱给药。

（2）若发生呼吸、心搏骤停，立即行心肺复苏。

5．测量生命体征，密切观察患者病情变化，记录抢救过程。

6．记录发生过敏反应的药物名称、批号报告药剂科，保留药品，填写药品不良反应/事件报告单并向相关部门上报。

（五）药物渗出

1．立即停止输液，回抽漏于皮下的药液，拔除针头。

2．重新开放静脉，遵医嘱继续用药。

3．报告医师，根据药物性质，采取相应处理。

4．若渗出严重，请皮肤科会诊。

5．告知患者避免患处受压，抬高患肢，做好防护，预防感染。

6．观察患者渗出部位的皮肤情况，记录在护理记录单上。

7．填写不良事件报告单上报护理部，并进行分析、讨论。

（六）化疗药物外渗

1．发现化疗药物外渗，立即停止输液，通知医生。

2．尽量回抽渗漏于皮下的所有液体后，拔除针头。

3．遵医嘱，根据药物的性质，进行处理。

4．告知患者避免患处受压，抬高患肢，做好防护，预防感染。

5．观察患者外渗部位的皮肤情况，记录在护理记录单上。

6．填写不良事件报告单上报护理部，并进行分析、讨论。

（七）患者有自杀倾向

1．发现患者有自杀念头时，应立即通知主管医生和护士长。必要时逐级上报。

2．了解自杀倾向的原因，及时给予心理疏导。

3．做好必要的防范措施。不在患者处放置锐利的物品，锁好门窗，防止意外。

4．通知患者家属，要求 24 h 陪护，家属如需要离开患者时应通知在班医护人员。

5．密切观察患者，并将患者情况记录在护理记录单上。

6．每班重点交班，加强巡视，关注患者心理状态。

（八）患者自杀

1．发现患者自杀，立即检查患者情况，同时呼叫值班医生。

2．遵医嘱实施抢救，同时通知科主任、护士长、家属、保卫处及总值班，注意保护现场，及时记录抢救经过。

3．配合相关领导及有关部门的调查工作。

4．安抚患者家属及其他患者，维持病室的正常工作秩序。

（九）水银泄漏

1．发生水银泄漏，立即关掉室内所有加热装置，开窗通风，减少室内汞蒸气残留。

2．让患者暂时离开此房间。

3．及时清理水银及玻璃容器碎屑，防止汞污染环境和锐器伤。

4．清理水银时，戴上口罩、手套，避免手直接接触水银。

5．使用专用小簸箕或用硬纸片叠成簸箕形，将水银收集起来；或用湿润的小棉棒或胶带纸将洒落在地面上的小滴水银轻轻粘起来。

6．水银收集后放进密封瓶中，并加入少量水加以隔绝空气，瓶上注明"废弃水银"标识。

7．废弃水银，密闭封存，按化学废物进行处理。

8．向护士长报告，做好相关记录。

9．水银发生泄漏后，接触人员出现中毒症状应立即送急诊处理。

10．水银发生泄漏后一旦发生患者误服，应按以下原则处理。

（1）立即通知医生，在医生指导下，用冷水漱口后服用牛奶或生鸡蛋清以缓解身体对水银的吸收。

（2）密切观察患者生命体征变化及临床表现，若出现中毒症状，立即进行对症处理。

（3）密切观察患者病情，做好护理记录。

（4）填写《不良事件报告单》上报医疗管理部门、护理部，记录患者误服水银日期、时间、原因、处理情况、有无并发症等，科内做好事件登记记录，讨论分析发生原因，防范措施、整改措施。

（十）心搏骤停

1．发现患者意识丧失，判断患者无颈动脉搏动，无自主呼吸，立即行心肺复苏并呼叫其他医护人员。

2．备好抢救物品、药品、仪器，进行抢救，同时通知值班医生、护士长。

3．开放静脉通路，遵医嘱用药，配合医生做好抢救工作。

4．监测患者生命体征及病情变化并做好病情记录及抢救记录。

5．协助医生通知家属，做好家属的解释、安抚工作。

（十一）肺栓塞

1．评估患者是否有以下表现：下肢水肿情况；呼吸困难、气促及持续性难纠正的低氧血症。

2．以下状况应高度怀疑肺栓塞：突发右心负荷加重及持续性难纠正的低氧血症。

3．通知医生，遵医嘱完善相关检查、抗凝治疗，并协助医生与家属沟通。

4．可疑者须绝对卧床，直至排除肺栓塞才能活动；吸氧，保暖；监测生命体征。

5．观察病情变化，如神志、生命体征、出入量等；观察用药反应及效果；及时记录。

必要时准备抢救用物。

（十二）消化道大出血

1．患者发生消化道大出血，立即通知医生及科室相关人员，组织抢救。

2．护士守护在患者身边，协助患者卧床，头偏向一侧，清理口鼻腔内污血，保持呼吸道通畅。

3．指导患者禁食，遵医嘱给氧、建立静脉通路、备血、配合止血治疗。

4．必要时建立第二条静脉通路，遵医嘱输血。

5．密切观察病情，监测生命体征。

6．做好心理护理，关心安慰患者。

7．做好记录，观察呕吐物和粪便的颜色、性质和量，准确记录出入量。

（十三）病区发现传染病患者的处理

1．发现甲类或乙类传染病患者，在第一时间内通知医生，上报护士长、主任及有关部门。

2．根据传染源性质，采取相应的措施，必要时进行隔离、留观。与患者及家属做好健康教育、解释工作。

3．工作人员接触患者时应严格执行标准预防。

4．护理人员应相对固定，以减少密切接触者。

5．密切观察患者病情变化，做好护理记录。

6．患者所有物品应按传染病的要求进行消毒隔离处理。

7．患者如需转往指定医院救治，应做好转运过程中的防护。

8．患者转出、出院后，病区应进行终末消毒处理。

9．密切接触的工作人员进行医学观察。

（十四）患者外出/外出不归

1．发现患者擅自外出，电话联系患者或家属并立即通知主管医生及科室相应人员，夜班及节假日同时报告总值班。

2．联系到患者时，嘱其立即回院。患者返回后，立即通知相关人员。

3．无法联系到患者时，通知家属共同寻找。必要时上报相关部门，通知保卫科，协助寻找患者。

4．若确属外出不归，需两人共同清理患者物品，贵重物品、钱款应登记并上交妥善保存。

5．做好相关记录，按医院相关规定配合做好后续处理。

（十五）标本发生意外

1．标本丢失

（1）保留好现场有关证据，报告护士长，尽力寻找。

(2) 找到标本且质量可完成检验时，及时送检；标本质量无法完成检验时应与患者积极沟通，重新采集标本，及时送检。

(3) 确定标本丢失后，应积极与患者沟通，重新采集标本，并填写护理不良事件上报表，逐级上报，并分析、讨论，持续改进。

2．标本混淆

(1) 保护标本现场。

(2) 尽可能根据标签区分标本；若无法区分则应与患者积极沟通，必要时重新留取标本，并及时粘贴标签，及时送检，防止混淆。

(3) 手术标本混淆时，通知主管医师来现场辨认标本，找出能够确认的标本；对不能确认的标本，联合相关科室共同确认；最终不能确认的标本，按手术标本丢失进行上报，可能的情况下重新留取标本。相关部门进行分析、讨论，持续改进。

3．标本溢出、遗洒

(1) 标本剩余量仍可完成检验且质量符合检验要求时，尽快送检。

(2) 标本剩余量无法成检验时应重新采集标本，及时送检。

(3) 护士戴好口罩、手套等防护措施。

(4) 若标本溢出在地面或台面时，则及时用纸巾或棉布类吸湿材料吸附标本，再用清水或酒精清洁擦拭，最后用浓度为 400～700 mg/L 有效氯的含氯消毒液进行消毒擦拭。

(5) 若标本溢出在衣物、床单时，应及时更换，及时送洗；传染血迹做特殊标记，被服放黄色垃圾袋，送洗衣房。

(6) 用过的手套及污染物放入医用垃圾内。

(十六) 呼吸机断电

1．患者使用呼吸机过程中突然断电，医护人员须守护患者，及时更换人工辅助通气，密切观察患者生命体征。

2．积极分析断电原因，采取相应措施，保障患者安全。

(1) 排查呼吸机电源线路是否连接紧密，避免牵拉松脱。

(2) 呼吸机单机故障，应立即给予人工辅助通气，调用备用设备同时查找故障原因，尽快排除或送修。

(3) 若为停电，应立即通知相关部门，采取相应措施，尽快恢复供电。

3．呼吸机恢复正常或备用呼吸机到位后，将呼吸机与患者呼吸道连接，遵医嘱根据患者情况调节呼吸机参数。

4．观察患者病情变化及各项生命体征，做好相关记录。

(十七) 常用仪器设备使用中出现意外情况

1．心电监护仪使用过程中突发意外情况的应急预案

(1) 立即停止使用监护仪，立即启用备用监护仪或手动监测，确认患者生命体征平稳，同时评估患者、通知医生。

(2) 查找监护仪故障原因，如故障排除，继续使用；故障未排除者，停止使用，通知维修，做好记录。

(3) 严密观察患者的生命体征及病情变化，对清醒患者做好心理护理。

2．除颤仪发生故障时的应急预案

(1) 除颤仪不能正常工作时，立即查找原因，排除电源及各导线连接的问题。

(2) 持续胸外心脏按压，监测生命体征，如故障未能解除，通知医生，协助医生进行其他抢救措施。

(3) 条件允许时应及时更换备用设备，本科室内无备用设备时及时联系相关科室调配。

3．心电图机发生故障时的应急预案

(1) 心电图机不能正常工作时，立即查找原因，排除电源及各导线连接的问题。

(2) 立即更换备用设备或改用心电监护仪进行心电图记录。使用心电监护仪进行心电图记录自监护仪或中心监护站打印心电示波图。

(3) 严密观察患者生命体征及病情变化，配合医生完成抢救措施。

4．中心负压吸引器使用过程中突发意外情况的应急预案

(1) 在使用中心负压吸引过程中，要定期检视真空压力表是否在正常范围（压力 < 0.04 mPa）。

(2) 使用过程中如遇真空压力不足、设备故障等突发情况时，应立即启用备用电动吸引器或脚踏吸引器。

(3) 如备用设备不能及时到达，可使用 50 ml 注射器连接吸痰管，手动吸引，以保证患者呼吸道通畅，对清醒患者做好心理护理。

(4) 在使用过程中，严密观察患者有无缺氧或者其他生命体征变化，配合医生完成各项抢救措施，并准确记录。

5．简易呼吸器使用过程中突发意外情况的应急预案

应立即进行口对口人工呼吸，并启用备用简易呼吸器，同时评估患者，协助医生进行其他抢救措施。

6．输液泵微量泵发生故障时的应急预案。

(1) 输液泵、注射泵不能正常工作时，立即查找原因，同时评估患者，密切监测生命体征。

(2) 故障未能解除时，应及时更换备用设备。

(3) 无备用设备时，通知医生，暂时更换液体输注方案，及时协调调配备用设备。

7．中心供氧发生问题时的应急预案

(1) 中心供氧中断，首先处置危重患者的供氧，同时电话联系有关负责部门及时维修。

(2) 使用备用氧气筒供氧，首先满足危重患者的供氧。

(3) 观察患者生命体征，做好患者及家属解释工作。

(十八) 信息系统发生故障

1. 发现信息系统发生故障，应立即通知计算机网络技术中心，查找原因。

2. 如有大范围信息系统故障须上报医疗管理部门、行政总值班进行各部门协调。

3. 病区信息系统故障

(1) 通知医生，根据情况暂时使用手写病历、开具纸质医嘱。

(2) 如有未打印医嘱需要执行治疗，须请医生手写确认后方可转抄执行，转抄过程须双人核对。

(3) 护士转入手工操作模式，使用护理记录单、生命体征单、医嘱本，记录患者病情变化、生命体征、执行医嘱情况。

(4) 信息系统恢复后重新启用计算机，故障期间所发生的治疗、用药据实补记电子医嘱，补录费用并双人核对。

4. 门急诊信息系统故障

(1) 做好患者解释工作。

(2) 及时为患者进行治疗，并详细记录患者的所有费用执行情况。

(3) 待系统恢复后，按要求补录费用。

四、其他突发事件应急处理

(一) 失火

1. 发现火情后立即按下红色报警按钮同时呼叫周围人员共同组织灭火，报告保卫处及上级领导，如遇夜间或节假日及时电话通知院总值班。

2. 评估现场及火情，如火势不大应用现有的灭火器材和组织人员积极扑救。

3. 关好邻近房间的门窗，以减慢火势扩散速度。

4. 如发现火情无法扑救，马上拨打消防中心电话"119"报警，告知准确位置、火灾地点、火情、重患者数等信息。

5. 火情蔓延不能现场扑灭时，应遵循"首先保障患者安全"的原则，避开火源，就近疏散患者及其他无关人员。

6. 打开消防通道，组织患者有秩序撤离到安全地带，稳定患者情绪，保证患者生命安全。

7. 组织患者撤离时，使用防烟面罩或叮嘱患者用湿毛巾捂住口鼻，尽可能以最低的姿势或匍匐快速前进。

8. 在保证人员安全的条件下尽可能切断电源、撤出易燃易爆物品并尽量抢救贵重仪器设备及重要科技资料撤出易燃易爆物品。

9．确保火场无人后方可封闭楼层防火门隔绝火情。

10．遇火情禁止乘坐电梯，避免因断电致导致滞留火场。

（二）停电

1．突然停电应立即通知医生及其他人员。

2．立即开启应急照明设备，安抚患者安静等待减少走动，避免跌倒等意外发生。

3．立即查看呼吸机、监护仪、输液泵等仪器设备蓄电池是否启动，必要时人工替代。

4．维持危重患者治疗。

5．电话通知医院总值班、总务处值班，上报停电情况并协助查询停电原因。

6．加强巡视、安抚患者，维持秩序，做好安全防范工作注意防火、防盗。

7．使用应急灯后对使用的时间、状况做好交接，以备检修。

8．确认恢复供电后，按操作规程恢复应正常运转的仪器设备。

9．总结应急预案执行中的问题，分析原因、持续改进。

（三）停水

1．接到停水通知，调整护理工作安排，做好停水准备。

2．告知患者停水时段，对因停水给患者带来的不便，护士应做好解释工作并协助患者备好饮用水。

3．储备生产生活用水。

4．如遇突然停水，应及时与医院后勤或总务处沟通，了解停水原因。

5．立即报告有关领导，节假日或夜班及时报告总值班。

6．协助查询原因，安抚患者，做好应急用水调运。

7．特殊科室（如血液透析）必要时启动患者分流应急预案。

（四）泛水

1．立即寻找泛水的原因，如能自行解决应立即解决。

（1）通知总务处值班，关闭水闸。

（2）围挡水流、缩小泛水影响范围，尽可能降低损失。

（3）排查用电安全，必要时关闭电闸，清理保护泛水区域仪器设备及电缆电线。如不能自行解决，立即上报负责部门，夜间可通知院总值班协助找维修科值班人员。

2．协助维修人员的工作，白天可通知病室清洁人员及时清扫泛水；夜间要主动将污水清理，防止贵重物品被浸泡。

3．设立预防跌倒警示牌并口头告诫患者，切不可涉足泛水区或潮湿处，防止跌倒，必要时协助患者进行生活护理，减少下床活动，保证患者安全。

4．如遇热水管道破裂导致泛水，注意防止盲目处理导致烫伤。

（五）失窃

1．发现失窃，保护现场。

2．维持病室秩序，保证患者医疗护理安全。

3．电话通知保卫处现场处理，上报科室领导及行政总值班。

4．协助保卫人员做好调查工作。

5．安抚患者，避免围观。

6．必要时拨打110报警电话并配合警方处理。

（六）遭遇暴徒

1．遇到暴徒时，护理人员应保持头脑冷静，正确分析和处理发生的各种情况。

2．设法报告保卫处，夜间通知院总值班，或寻求在场其他人员的帮助。

3．注意暴徒逃离走向，为保卫人员提供线索。

4．安抚患者及家属，减少在场人员的焦虑、恐惧情绪，尽力保证患者的生命安全及减少国家财产损失。

5．主动协助保卫人员的调查工作。

6．尽快恢复病室的正常医疗护理工作，保证患者的医疗安全。

第八章 参考信息

一、医疗风险管理 ……………… 380
 （一）基本概念 ………………… 380
 （二）常见类型 ………………… 380
 （三）风险评估 ………………… 380
 （四）防范措施 ………………… 385

二、质量管理工具 ……………… 386
 （一）检查表 …………………… 387
 （二）排列图法 ………………… 388
 （三）因果图法 ………………… 389
 （四）分层法 …………………… 390
 （五）直方图法 ………………… 390
 （六）控制图法 ………………… 392
 （七）散布图法 ………………… 392

三、质量管理指标 ……………… 393
 （一）公立医院绩效评价指标体系 … 393
 （二）公立医院医疗费用不合理增长管理 ……………………… 401
 （三）进一步改善医疗服务行动计划（2018—2020年） ……… 404
 （四）医疗服务能力评价指标 …… 411

 （五）麻醉专业医疗质量控制指标（2015年版） ……………… 411
 （六）重症医学专业医疗质量控制指标（2015年版） ………… 416
 （七）急诊专业医疗质量控制指标（2015年版） ……………… 420
 （八）临床检验专业医疗质量控制指标（2015年版） ………… 423
 （九）病理专业医疗质量控制指标（2015年版） ……………… 427
 （十）医院感染管理质量控制指标（2015年版） ……………… 430
 （十一）造血干细胞移植技术临床应用质量控制指标（2017年版） ……………… 433
 （十二）同种胰岛移植技术临床应用质量控制指标（2017年版） ……………… 437
 （十三）同种异体运动系统结构性组织移植技术临床应用质量控制指标（2017年版） … 439
 （十四）同种异体角膜移植技术临床应用质量控制指标（2017年版） ……………… 441

（十五）同种异体皮肤移植技术临床应用质量控制指标（2017年版） ……… 444

（十六）性别重置技术临床应用质量控制指标（2017年版）… 446

（十七）质子和重离子加速器放射治疗技术临床应用质量控制指标（2017年版）…… 449

（十八）放射性粒子植入治疗技术临床应用质量控制指标（2017年版） ……… 453

（十九）肿瘤深部热疗和全身热疗技术临床应用质量控制指标（2017年版）……… 457

（二十）肿瘤消融治疗技术临床应用质量控制指标（2017年版） ……… 461

（二十一）心室辅助技术临床应用质量控制指标（2017年版）……… 463

（二十二）人工智能辅助诊断技术临床应用质量控制指标（2017年版） ……… 466

（二十三）人工智能辅助治疗技术临床应用质量控制指标（2017年版） ……… 467

（二十四）颅颌面畸形颅面外科矫治技术临床应用质量控制指标（2017年版）……… 469

（二十五）口腔颌面部肿瘤颅颌联合根治技术临床应用质量控制指标（2017年版）… 474

四、相关法规文件……………… 476

（一）法律法规和指导意见………… 478

（二）部门规章及指导意见………… 482

（三）行业标准和规划纲要………… 490

（四）规范性文件……………… 502

（五）其他规范性文件…………… 534

一、医疗风险管理

（一）基本概念

风险管理（risk management）是指如何在项目或者机构一个肯定有风险的环境里把风险减至最低的管理过程；是指通过对风险的认识、衡量和分析，选择最有效的方式，主动地、有目的地、有计划地处理风险，以最小成本争取获得最大安全保证的管理方法。风险管理是一项有目的的管理活动，只有目标明确，才能起到有效的作用。

医疗风险管理是指医疗活动中，对于现有和潜在的风险进行识别、分析、评估和处理，有计划和有组织地减少和消除风险的发生，降低风险事件造成的患方及社会不利影响和经济损失。

风险管理的目标就是要以最小的成本获取最大的安全保障。

（二）常见类型

关于风险的分类，学术界尚无统一的说法。

1．风险分类

（1）按照产生原因分类　自然风险、社会风险、政治风险、经济风险、技术风险。

（2）按照风险标的分类　财产风险、人身风险、责任风险、信用风险。

（3）根据性质分类　纯粹风险和投机风险。

（4）根据风险影响分类　基本风险、特定风险。

国外比较流行的风险分类：市场风险、信用风险、流动性风险、作业风险、法律风险、会计风险、资讯风险、策略风险。

2．医疗风险分类

（1）责任风险　医护人员责任心不强导致的，后果可能是漏诊、误诊、甚至直接导致死亡，医疗差错或医疗事故即属此类。

（2）技术风险　由于技术掌握不够或不全面，出现诊疗损害，导致疾病的严重性及病情变化的复杂性加剧，这种风险难于防范。

（3）设施风险　由于医疗设施不到位，导致医疗损害，如地面湿滑致病员摔伤；仪器和机械故障；供电设施出差错导致手术耽搁等。

（4）医疗意外　非医患双方的原因而产生的不可防范的意外事件，包括疾病的并发症。

（三）风险评估

风险评估（risk assessment）是指在风险事件发生之前或之后（但还没有结束），该事件给人们的生活、生命、财产等各个方面造成的影响和损失的可能性进行量化评估的工作。风险评估就是通过识别风险，判断程度，确定风险处理优先顺序的过程，量化测评某一事件或事物带来的影响或损失的可能程度。风险评估通常使用的方法：

第八章 参考信息

1. 风险因素分析法是指对可能导致风险发生的因素进行评价分析,从而确定风险发生概率大小的风险评估方法。其一般思路是:调查风险源→识别风险转化条件→确定转化条件是否具备→估计风险发生的后果→风险评价。

2. 模糊综合评价法是一种基于模糊数学的综合评价方法。该综合评价法根据模糊数学的隶属度理论把定性评价转化为定量评价,即用模糊数学对受到多种因素制约的事物或对象做出一个总体的评价。它具有结果清晰,系统性强的特点,能较好地解决模糊的、难以量化的问题,适合各种非确定性问题的解决。

3. 内部控制评价法是指通过对被审计单位内部控制结构的评价而确定审计风险的一种方法。由于内部控制结构与控制风险直接相关,因而这种方法主要在控制风险的评估中使用。

4. 分析性复核法是注册会计师对被审计单位主要比率或趋势进行分析,包括调查异常变动以及这些重要比率或趋势与预期数额和相关信息的差异,以推测会计报表是否存在重要错报或漏报可能性。

5. 定性风险评价法是指那些通过观察、调查与分析,并借助注册会计师的经验、专业标准和判断等能对审计风险进行定性评估的方法。

6. 风险率风险评价法是定量风险评价法中的一种,其基本思路:先计算出风险率,然后把风险率与风险安全指标相比较,若风险率大于风险安全指标,则系统处于风险状态,两数据相差越大,风险越大。

风险率等于风险发生的频率乘以风险发生的平均损失,风险损失包括无形损失,无形损失可以按一定标准折换或按金额进行计算。

风险安全指标则是在大量经验积累及统计运算的基础上,考虑到当时的科学技术水平、社会经济情况、法律因素以及人们的心理因素等确定的普遍能够接受的最低风险率。

医疗风险评估有专业特点和特殊性,此处列举选择风险评估表的设计,为管理者提供思路(表8-1)。

表8-1 孕产妇妊娠风险评估表

评估分级	孕产妇相关情况
绿色(低风险)	孕妇基本情况良好,未发现妊娠合并症、并发症
黄色(一般风险)妊娠风险一般。孕妇基本情况存在一定危险因素,或患有孕产期合并症、并发症,但病情较轻且稳定	1. 基本情况 1.1 年龄≥35岁或≤18岁 1.2 BMI＞25 或＜18.5 1.3 生殖道畸形 1.4 骨盆狭小 1.5 不良孕产史(各类流产≥3次、早产、围产儿死亡、出生缺陷、异位妊娠、滋养细胞疾病等) 1.6 瘢痕子宫

续表

评估分级	孕产妇相关情况
	1.7 子宫肌瘤或卵巢囊肿 ≥ 5 cm
	1.8 盆腔手术史
	1.9 辅助生殖妊娠
	2. 妊娠合并症
	2.1 心脏病（经心内科诊治无需药物治疗、心功能正常）：
	2.1.1 先天性心脏病（不伴有肺动脉高压的房间隔缺损、室间隔缺损、动脉导管未闭；法洛四联症修补术后无残余心脏结构异常等）
	2.1.2 心肌炎后遗症
	2.1.3 心律失常
	2.1.4 无合并症的轻度的肺动脉狭窄和二尖瓣脱垂
	2.2 呼吸系统疾病：经呼吸内科诊治无需药物治疗、肺功能正常
	2.3 消化系统疾病：肝炎病毒携带（表面抗原阳性、肝功能正常）
	2.4 泌尿系统疾病：肾病（目前病情稳定肾功能正常）
	2.5 内分泌系统疾病：无需药物治疗的糖尿病、甲状腺疾病、垂体泌乳素瘤等
	2.6 血液系统疾病：
	2.6.1 妊娠合并血小板减少（PLT 50 ~ 100 × 10^9/L）但无出血倾向
	2.6.2 妊娠合并贫血（Hb 60 ~ 110 g/L）
	2.7 神经系统疾病：癫痫（单纯部分性发作和复杂部分性发作），重症肌无力（眼肌型）等
	2.8 免疫系统疾病：无需药物治疗（如系统性红斑狼疮、IgA 肾病、类风湿关节炎、干燥综合征、未分化结缔组织病等）
	2.9 尖锐湿疣、淋病等性传播疾病
	2.10 吸毒史
	2.11 其他
	3. 妊娠并发症
	3.1 双胎妊娠
	3.2 先兆早产
	3.3 胎儿宫内生长受限
	3.4 巨大儿
	3.5 妊娠期高血压疾病（除外红、橙色）
	3.6 妊娠期肝内胆汁淤积症
	3.7 胎膜早破
	3.8 羊水过少
	3.9 羊水过多
	3.10 ≥ 36 周胎位不正
	3.11 低置胎盘
	3.12 妊娠剧吐

第八章 参考信息

续表

评估分级	孕产妇相关情况
橙色（较高风险）妊娠风险较高。孕妇年龄≥40岁或BMI≥28，或患有较严重的妊娠合并症、并发症，对母婴安全有一定威胁。	1. 基本情况： 1.1 年龄≥40岁 1.2 BMI≥28 2. 妊娠合并症 2.1 较严重心血管系统疾病： 2.1.1 心功能Ⅱ级，轻度左心功能障碍或者EF40%～50% 2.1.2 需药物治疗的心肌炎后遗症、心律失常等 2.1.3 瓣膜性心脏病（轻度二尖瓣狭窄瓣口＞1.5 cm^2，主动脉瓣狭窄跨瓣压差＜50 mmHg，无合并症的轻度肺动脉狭窄，二尖瓣脱垂，二叶式主动脉瓣疾病，马方综合征无主动脉扩张） 2.1.4 主动脉疾病（主动脉直径＜45 mm），主动脉缩窄矫治术后 2.1.5 经治疗后稳定的心肌病 2.1.6 各种原因的轻度肺动脉高压（＜50 mmHg） 2.1.7 其他 2.2 呼吸系统疾病： 2.2.1 哮喘 2.2.2 脊柱侧弯 2.2.3 胸廓畸形等伴轻度肺功能不全 2.3 消化系统疾病： 2.3.1 原因不明的肝功能异常 2.3.2 仅需要药物治疗的肝硬化、肠梗阻、消化道出血等 2.4 泌尿系统疾病：慢性肾病伴肾功能不全代偿期（肌酐超过正常值上限） 2.5 内分泌系统疾病： 2.5.1 需药物治疗的糖尿病、甲状腺疾病、垂体泌乳素瘤 2.5.2 肾性尿崩症（尿量超过4000 ml/d）等 2.6 血液系统疾病： 2.6.1 血小板减少（PLT 30～50×10^9/L） 2.6.2 重度贫血（Hb 40～60 g/L） 2.6.3 凝血功能障碍无出血倾向 2.6.4 易栓症（如抗凝血酶缺陷症、蛋白C缺陷症、蛋白S缺陷症、抗磷脂综合征、肾病综合征等） 2.7 免疫系统疾病：应用小剂量激素（如泼尼松5～10 mg/天）6个月以上，无临床活动表现（如系统性红斑狼疮、重症IgA肾病、类风湿关节炎、干燥综合征、未分化结缔组织病等） 2.8 恶性肿瘤治疗后无转移无复发 2.9 智力障碍 2.10 精神病缓解期 2.11 神经系统疾病： 2.11.1 癫痫（失神发作） 2.11.2 重症肌无力（病变波及四肢骨骼肌和延脑部肌肉）等 2.12 其他

续表

评估分级	孕产妇相关情况
	3. 妊娠并发症 3.1 三胎及以上妊娠 3.2 Rh 血型不合 3.3 瘢痕子宫（距末次子宫手术间隔 < 18 个月） 3.4 瘢痕子宫伴中央性前置胎盘或伴有可疑胎盘植入 3.5 各类子宫手术史（如剖宫产、宫角妊娠、子宫肌瘤挖除术等）≥ 2 次 3.6 双胎、羊水过多伴发心肺功能减退 3.7 重度子痫前期、慢性高血压合并子痫前期 3.8 原因不明的发热 3.9 产后抑郁症、产褥期中暑、产褥感染等
红色（高风险）孕妇患有严重的妊娠合并症、并发症，继续妊娠可能危及孕妇生命。	1. 妊娠合并症 1.1 严重心血管系统疾病： 1.1.1 各种原因引起的肺动脉高压（≥ 50 mmHg），如房间隔缺损、室间隔缺损、动脉导管未闭等 1.1.2 复杂先心（法洛四联症、艾森曼格综合征等）和未手术的紫绀型心脏病（$SpO_2 < 90\%$）；Fontan 循环术后 1.1.3 心脏瓣膜病：瓣膜置换术后，中重度二尖瓣狭窄（瓣口 < 1.5 cm^2），主动脉瓣狭窄（跨瓣压差 ≥ 50 mmHg）、马方综合征等 1.1.4 各类心肌病 1.1.5 感染性心内膜炎 1.1.6 急性心肌炎 1.1.7 风心病风湿活动期 1.1.8 妊娠期高血压性心脏病 1.1.9 其他 1.2 呼吸系统疾病：哮喘反复发作、肺纤维化、胸廓或脊柱严重畸形等影响肺功能者 1.3 消化系统疾病：重型肝炎、肝硬化失代偿、严重消化道出血、急性胰腺炎、肠梗阻等影响孕产妇生命的疾病 1.4 泌尿系统疾病：急、慢性肾病伴高血压、肾功能不全（肌酐超过正常值上限的 1.5 倍） 1.5 内分泌系统疾病： 1.5.1 糖尿病并发肾病 V 级、严重心血管病、增生性视网膜病变或玻璃体积血、周围神经病变等 1.5.2 甲状腺功能亢进并发心脏病、感染、肝功能异常、精神异常等疾病 1.5.3 甲状腺功能减退引起相应系统功能障碍，基础代谢率小于 –50% 1.5.4 垂体泌乳素瘤出现视力减退、视野缺损、偏盲等压迫症状 1.5.5 尿崩症：中枢性尿崩症伴有明显的多饮、烦渴、多尿症状，或合并有其他垂体功能异常 1.5.6 嗜铬细胞瘤等 1.6 血液系统疾病： 1.6.1 再生障碍性贫血

续表

评估分级	孕产妇相关情况
	1.6.2 血小板减少（$< 30 \times 10^9/L$）或进行性下降或伴有出血倾向
	1.6.3 重度贫血（$Hb \leqslant 40\ g/L$）
	1.6.4 白血病
	1.6.5 凝血功能障碍伴有出血倾向（如先天性凝血因子缺乏、低纤维蛋白原血症等）
	1.6.6 血栓栓塞性疾病（如下肢深静脉血栓、颅内静脉窦血栓等）
	1.7 免疫系统疾病活动期，如系统性红斑狼疮（SLE）、重症 IgA 肾病、类风湿关节炎、干燥综合征、未分化结缔组织病等
	1.8 精神病急性期
	1.9 恶性肿瘤：
	1.9.1 妊娠期间发现的恶性肿瘤
	1.9.2 治疗后复发或发生远处转移
	1.10 神经系统疾病：
	1.10.1 脑血管畸形及手术史
	1.10.2 癫痫全身发作
	1.10.3 重症肌无力（病变发展至延脑肌、肢带肌、躯干肌和呼吸肌）
	1.11 吸毒
	1.12 其他严重内、外科疾病等
	2．妊娠并发症
	2.1 三胎及以上妊娠伴发心肺功能减退
	2.2 凶险性前置胎盘，胎盘早剥
	2.3 红色预警范畴疾病产后尚未稳定
紫色（孕妇患有传染性疾病）紫色标识孕妇可同时伴有其他颜色的风险标识。	所有妊娠合并传染性疾病——如病毒性肝炎、梅毒、HIV 感染及艾滋病、结核病、重症感染性肺炎、特殊病毒感染（H1N7 病毒、寨卡病毒等）

备注：除紫色标识孕妇可能伴有其他颜色外，如同时存在不同颜色分类，按照较高风险的分级标识。
来源：国家卫生健康委《关于印发孕产妇妊娠风险评估与管理工作规范的通知》（国卫办妇幼发〔2017〕35号）

（四）防范措施

1．规范设计医疗风险防范体系

美国医疗卫生保健质量委员会及美国医学研究所借鉴如航空业等高风险行业安全管理成果后提出的五条原则：

（1）提供安全管理机构

1）使患者安全成为优先的共同目标；

2）使患者安全成为每个人的责任；

3）制定明确的安全监督任务和目标；

4）提供差错分析和系统再设计的人力和财力资源；

5）完善有效鉴别和处理不安全事件的机制。

（2）尊重系统设计中人的局限性

1）安全设计中关注人的体能限制；

2）避免依赖记忆；

3）使用限制和强制功能；

4）避免依赖警示；

5）简化关键程序；

6）建立标准化工作程序。

（3）提高团队功能

1）提供员工培训；

2）将患者作为安全设计和医疗服务程序的一部分。

（4）预测未知事件

1）采用前瞻性方法测试安全威胁，并进行 程序再设计；

2）减少损害的预设计，如快速反应机制；

3）增加及时准确获得信息的可能性。

（5）创建学习型组织

1）在所有可能的情况下使用模拟方法；

2）鼓励报告差错和危险情况；

3）承诺对主动报告的差错不予惩罚；

4）创造不分层级开放式沟通的工作文化；

5）推行从差错中反馈信息并学习的机制。

2．提升沟通能力和技巧，使全体员工服务意识成为自觉行为。

3．医者学会运用通俗易懂的语言履行告知义务，一方面让患者理解医学科学的不确定性，具备一定的宽容心态，正确对待医疗风险。另一方面保障患者的知情同意权。

4．依法依规执业，遇到异议冷静，注意保存证据，规避纷争。医疗法律、法规对医院的整个诊疗行为做出了规范，在医疗行为中必须无条件地遵守，重点遵守《执业医师法》《病历书写规范》和专业的操作规程。

5．提供交流机会，拓展视野，使员工们把提高诊疗技术作为永恒的事业目标。

二、质量管理工具

推动医院管理规范化、精细化、科学化，建立权责清晰、管理科学、治理完善、运行高效、监督有力的现代医院管理制度是中国特色基本医疗卫生制度的重要组成部分。完善医院管理制度，健全医疗质量安全管理制度是现代医院管理的重要内容。

《医疗质量管理办法》要求医院管理者应当熟练运用医疗质量管理工具开展医疗质量管理与自我评价，并根据卫生计生行政部门或者质控组织发布的质控指标和标准完善本机构医疗质量管理相关指标体系，及时收集相关信息，形成本机构医疗质量基础数据。

院长是医院依法执业和医疗质量安全的第一责任人，落实院、科两级医疗质量安全责任制。建立全员参与、覆盖临床诊疗服务全过程的医疗质量管理与控制工作制度，严格落实首诊负责、三级查房、分级护理、手术分级管理、抗菌药物分级管理、临床用血安全等医疗质量安全核心制度。严格执行医院感染管理制度、医疗质量内部公示制度等。加强重点科室、重点区域、重点环节、重点技术的质量安全管理，推进合理检查、用药和治疗。

全面质量管理，即 TQM（total quality management）就是指一个组织以质量为中心，以全员参与为基础，目的在于通过顾客满意和本组织所有成员及社会受益而达到长期成功的管理途径。在全面质量管理中，质量这个概念和全部管理目标的实现有关。

全面质量管理特点：

全面性：是指全面质量管理的对象，是机构运行的全过程。

全员性：是指全面质量管理要依靠全体职工。

预防性：是指全面质量管理应具有高度的预防性。

服务性：主要表现在机构以自己的产品或劳务满足用户的需要，为用户服务。

科学性：质量管理必须科学化，必须更加自觉地利用现代科学技术和先进的科学管理方法。

全面质量管理的常用七种工具：

全面质量管理常用七种工具指在开展全面质量管理活动中，用于收集和分析质量数据，分析和确定质量问题，控制和改进质量水平的常用七种方法。通过全面质量管理的方法建设一个高质量、高效率、低成本、技术协调发展的医院，最终得到公众认同、同行认同、政府认同。

这些方法不仅科学，而且实用，作为后备管理者应该首先学习和掌握它们，并带领员工应用到实际工作中。由于全面质量管理开始于企业管理，为了更好地、准确地理解这七种方法，选择一些图示进行展示，医院管理者可进行参考。

（一）检查表

检查表又称调查表，统计分析表等（表8-2）。检查表是质量控制（quality control, QC）七大方法中最简单也是使用得最多的方法。

使用检查表的目的：系统地收集资料、积累信息、确认事实并可对数据进行粗略的整理和分析，也就是确认有与没有遗漏或者该做的是否完成（检查是否有遗漏）。

表 8-2　某医院患者门诊量下降原因（年、月）

检查项目	检查日期					合计
	3月1日	3月2日	3月3日	3月4日	3月5日	
交通不便	5	3	2	7	3	20
不认可医院的品牌	4	5	2	8	4	23
医务人员态度不好	1	1	2	2	1	7
不认可医生的技术	1		2	1		4
其他医院恶性竞争	1		2			3
其他	2	1		3	3	9
合计	14	10	10	21	11	66

信息收集地点：医院门诊管理部门
信息收集方式：与患者访谈

（二）排列图法

排列图法是找出影响产品质量主要因素的一种有效方法（表 8-3）。

表 8-3　柏拉图（排列图）

根据所搜集之数据，按不良原因、不良状况、不良发生位置等不同区分标准，以寻求占最大比率之原因，状况或位置的一种图形。柏拉图又叫排列图。它是将质量改进项目从最重要到最次要顺序排列而采用的一种图表。柏拉图由一个横坐标、两个纵坐标、几个按高低顺序（"其他"项例外）排列的矩形和一条累计百分比折线组成。

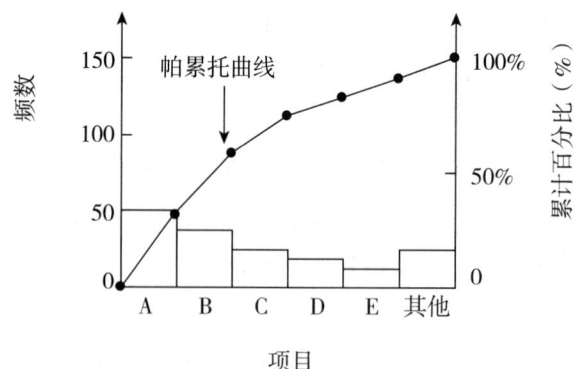

柏拉图（排列图）格式

柏拉图的主要用途
（1）按重要顺序显示出每个质量改进项目对整个质量问题的作用；
（2）识别进行质量改进的机会。
（即识别对质量问题最有影响的因素，并加以确认）

续表

作图步骤
1) 选择要进行质量分析的项目；
2) 选择用来进行质量分析的度量单位，如出现的次数（频数、件数）、成本、金额或其他；
3) 选择进行质量分析的数据的时间间隔；
4) 画横坐标；
5) 画纵坐标；
6) 在每个项目上画长方形，它的高度表示该项目度量单位的量值，显示出每个项目的影响大小；
7) 由左到右累加每个项目的量值（以％表示），并画出累计频率曲线（帕累托曲线），用来表示各个项目的累计影响；
8) 利用柏拉图确定对质量改进最为重要的项目（关键的少数项目）。

注意事项
1) 一般来说，关键的少数项目应是本QC小组有能力解决的最突出的一个，否则就失去找主要矛盾的意义，要考虑重新进行项目的分类；
2) 纵坐标可以用"件数"或"金额"等来表示，原则是以更好地找到"主要项目"为准；
3) 不太重要的项目很多时，横轴会变得很长，通常都把这些列入"其他"栏内，因此"其他"栏总在最后；
4) 确定了主要因素，采取了相应的措施后，为了检查"措施效果"，还要重新画出排列图。

制作排列图的步骤：

1．收集数据，即在一定时期里收集有关服务产品质量问题的数据。如，可收集1个月或3个月或半年等时期里的问题或不合格结果数据。

2．进行分层，列成数据表，即将收集到的数据资料，按不同的问题进行分层处理，每一层也可称为一个项目；然后统计一下各类问题（或每一项目）反复出现的次数（即频数）；按频数的大小次序，从大到小依次列成数据表，作为计算和作图时的基本依据。

3．进行计算，即根据栏目的数据，相应地计算出每类问题在总问题中的百分比，然后计算出累计百分数。

4．作排列图。即根据数据作图。累计百分率应标在右侧，然后从原点开始，点与点之间以直线连接，从而做出帕累托曲线。

（三）因果图法

因果图又叫特性要因图或鱼骨图（图8-1）。按其形状，有人又叫它为树枝图或鱼刺图。它是寻找质量问题产生原因的一种有效工具。

画因果分析图的注意事项：

1．影响结果质量的大原因，通常从五个大方面去分析，即人、机、料、法和环境。每个大原因再具体化成若干个中原因，中原因再具体化为小原因，越细越好，直到可以采取措施为止。

2．讨论时要充分发挥技术民主，集思广益。别人发言时，不准打断，不开展争论。各种意见都要记录下来。

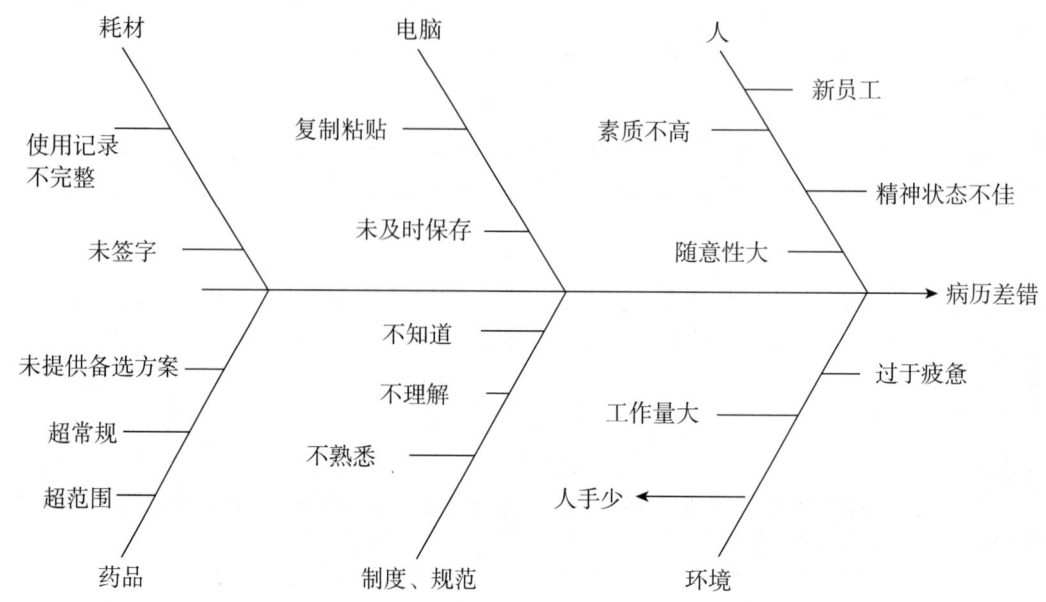

图 8-1 病历差错因素因果关系分析（鱼骨图）

（四）分层法

分层法又叫分类或分组法，是分析影响质量（或其他问题）原因的方法。该方法是把收集来的数据按照不同的目的加以分类，把性质相同，在同一活动条件下收集的数据归在一起。使数据反映的事实更明显、更突出，便于找出问题，对症下药。

数据常按以下原则分类：

它是按照一定的标志，把收集到的大量有关某一特定主题的统计数据加以归类、整理和汇总的一种方法。

1．按人员分为年龄、级别和性别等分层。

2．按设备分为不同设备类型、新旧程度等分层。

3．按材料分为不同产地、批号、规格等分层。

4．按操作方法分为按操作参数、操作方法等分层。

5．按环境分为按温度、湿度、清洁度等分层。

总之，因为我们的目的是把不同质的问题分清楚。便于分析问题找出原因。所以，分类方法多种多样，并无任何硬性规定。

（五）直方图法

直方图（histogram）是频数直方图的简称。它是一个连续变量（定量变量）的概率分布的估计，用一系列宽度相等、高度不等的长方形表示数据的图（图 8-2）。长方形的宽度表示数据范围的间隔，长方形的高度表示在给定间隔内的数据数。作直方图的数据一般应大于 50 个。

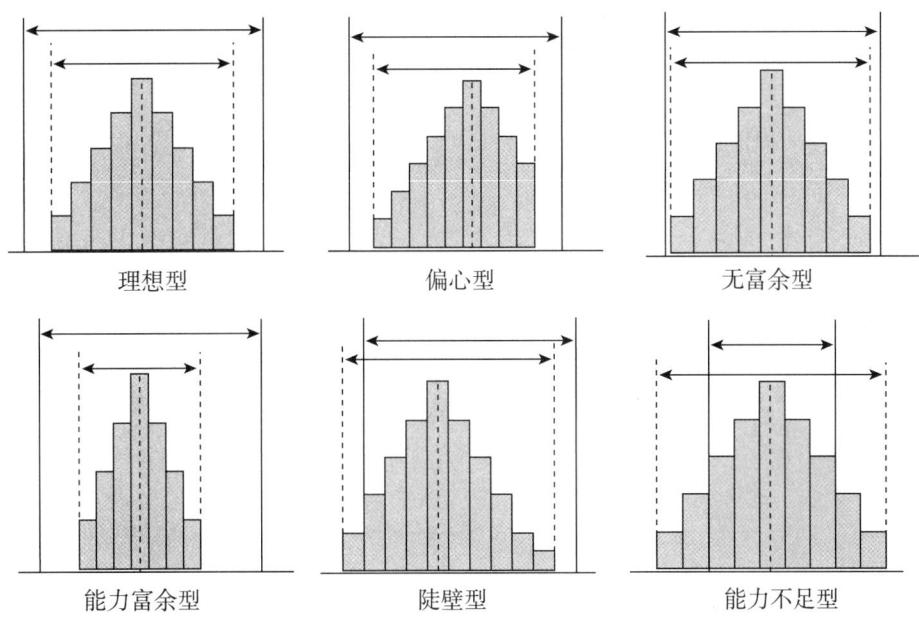

图 8-2 直方图的类型

直方图的作用

1．显示质量波动的状态；
2．较直观地传递有关过程质量状况的信息；
3．通过研究质量波动状况之后，就能掌握过程的状况，从而确定在什么地方集中力量进行质量改进工作。

理想型——图形对称分布，样本分布中心与公差中心近似重合，分布在公差范围内且两边有一定余量，是理想状态。因此，可保持状态水平加以监督。

偏心型——样本分布中心比公差中心有较大偏移，这种情况下，稍有不慎就会出现不合格。因此要调整分布中心，使其与公差中心近似重合。

无富余型——样本分布中心与公差中心近似重合，但两边与规格的上、下限紧紧相连，没有余地，表明过程能力已到极限，非常容易出现失控，造成不合格。因此，要立即采取措施，提高过程能力，减少标准偏差。

能力富余型——样本分布中心与公差中心近似一致，但两边与规格上、下限有很大距离，说明工序能力出现过剩，经济性差。因此，可考虑改变工艺，放宽加工精度或减少检验频次，以降低成本。

能力不足型——样本中心与公差中心近似重合，但分布已超出上、下限。这时不合格已经出现。因此，要采取措施提高加工精度，减少标准偏差。

（六）控制图法

控制图法是以控制图的形式（图8-3），判断和预报生产过程中质量状况是否发生波动的一种常用的质量控制统计方法。它能直接监视生产过程中的过程质量动态，具有稳定生产，保证质量、积极预防的作用。

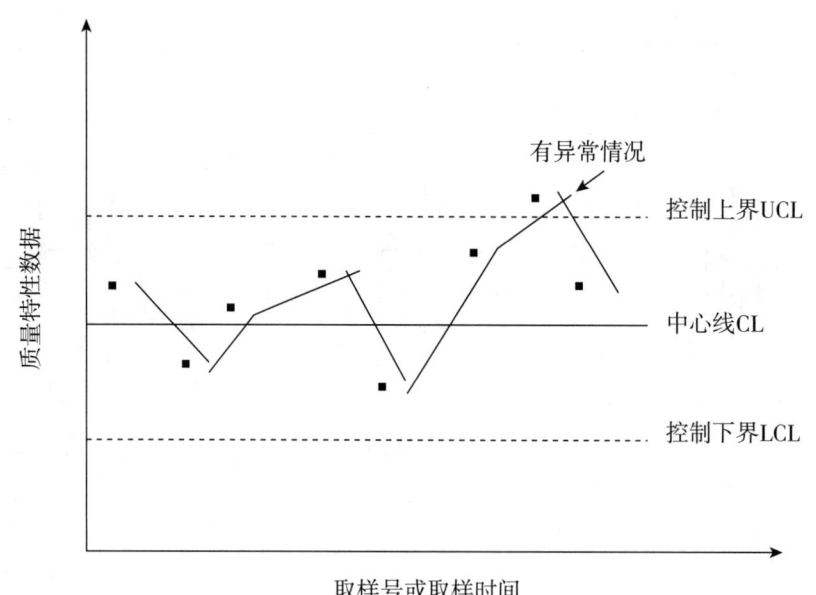

图 8-3　计量型数据的控制图

控制图的观察

如果点子落到控制界限之外，应判断工艺过程发生了异常变化。

如果点子虽未跳出控制界限，但其排列有下列情况，也判断工艺过程有异常变化：

（1）点子在中心线的一侧连续出现7次以上；

（2）连续7个以上的点子上升或下降；

（3）点子在中心线一侧多次出现，如连续11个点中，至少有10个点（可以不连续）在中心线的同一侧；

（4）连续3个点中，至少有2点（可以不连续）在上方或下方2横线以外出现（即很接近控制界限）；

（5）点子呈现周期性的变动。

（七）散布图法

散布图法，是指通过分析研究两种因素的数据之间的关系，来控制影响产品质量的相关因素的一种有效方法。

在生产实际中，往往是一些变量共处于一个统一体中，它们相互联系、相互制约，在一定条件下又相互转化。有些变量之间存在着确定性的关系，它们之间的关系，可以用函数关系来表达，如圆的面积和它的半径关系：$S=\pi r^2$；有些变量之间却存在着相关关系，即这些变量之间既有关系，但又不能由一个变量的数值精确地求出另一个变量的数值。将这两种有关的数据列出，用点子打在坐标图上，然后观察这两种因素之间的关系。这种图就称为散布图或相关图。

三、质量管理指标

全面质量管理（total quality management，TQM）理念和方法被用于医疗服务行业，与传统的医疗管理区别在于，要求医疗机构所有部门，所有人员都以服务产品质量为核心，把专业技术，管理技术，数理统计技术集合在一起，建立起一套科学严密高效的质量保证体系，控制服务过程中影响质量的因素，以优质的工作、最经济的办法提供满足患者需要的服务产品的全部活动。质量保证体系的运行应以质量计划为主线，以过程管理为重心，选择相应监测指标，按 PDCA 循环进行，通过计划（Plan）—实施（Do）—检查（Check）—处理（Action）的管理循环步骤展开控制，提高保证水平。为了指导医院管理者建立行之有效的质量保证体系，更好地实施目标管理，现将部分国家颁布的与质量管理密切相关的指标给予介绍。

（一）公立医院绩效评价指标体系

为进一步深化公立医院改革，推进现代医院管理制度建设，国务院办公厅发布了《关于加强三级公立医院绩效考核工作的意见》。通过绩效考核，推动三级公立医院在发展方式上由规模扩张型转向质量效益型，在管理模式上由粗放的行政化管理转向全方位的绩效管理，促进收入分配更科学、更公平，实现效率提高和质量提升，促进公立医院综合改革政策落地见效。三级公立医院绩效考核指标体系由医疗质量、运营效率、持续发展、满意度评价等4个方面的指标构成。国家制定《三级公立医院绩效考核指标》（表8-4）供各地使用，同时确定部分指标作为国家监测指标。

1．医疗质量。提供高质量的医疗服务是三级公立医院的核心任务。通过医疗质量控制、合理用药、检查检验同质化等指标，考核医院医疗质量和医疗安全。通过代表性的单病种质量控制指标，考核医院重点病种、关键技术的医疗质量和医疗安全情况。通过预约诊疗、门急诊服务、患者等待时间等指标，考核医院改善医疗服务效果。

2．运营效率。运营效率体现医院的精细化管理水平，是实现医院科学管理的关键。通过人力资源配比和人员负荷指标考核医疗资源利用效率。通过经济管理指标考核医院经济运行管理情况。通过考核收支结构指标间接反映政府落实办医责任情况和医院医疗收入

表 8-4 三级公立医院绩效考核指标

一级指标	二级指标	三级指标	指标性质	指标说明
一、医疗质量	（一）功能定位	1. 门诊人次数与出院人次数比	定量	计算方法：门诊患者人次数/同期出院患者人次数（急诊、健康体检者不计入） 指标来源：医院填报
		2. 下转患者人次数（门急诊、住院）	定量	计算方法：本年度向二级医院或者基层医疗机构下转患者人次数（门急诊、住院） 指标来源：医院填报
		3. 日间手术占择期手术比例	定量	计算方法：日间手术台次数/同期出院患者择期手术总台次数×100% 指标来源：医院填报
		4. 出院患者手术占比▲	定量	计算方法：出院患者手术台次数/同期出院患者总次数×100% 指标来源：病案首页
		5. 出院患者微创手术占比▲	定量	计算方法：出院患者微创手术台次数/同期出院患者手术台次数×100% 指标来源：病案首页
		6. 出院患者四级手术比例▲	定量	计算方法：出院患者四级手术台次数/同期出院患者手术台次数×100% 指标来源：病案首页
		7. 特需医疗服务占比	定量	计算方法：特需医疗服务量/同期全部医疗服务量×100%，特需医疗服务收入/同期全部医疗服务收入×100% 指标来源：医院填报
	（二）质量安全	8. 手术患者并发症发生率▲	定量	计算方法：手术患者并发症发生例数/同期出院的手术患者人数×100% 指标来源：病案首页
		9. I类切口手术部位感染率▲	定量	计算方法：I类切口手术部位感染人次数/同期I类切口手术台次数×100% 指标来源：病案首页
		10. 单病种质量控制▲	定量	计算方法：符合单病种质量控制标准 指标来源：病案首页

第八章　参考信息

续表

一级指标	二级指标	三级指标	指标性质	指标说明
		11. 大型医用设备检查阳性率	定量	计算方法：大型医用设备检查阳性数／同期大型医用设备检查人次数×100% 指标来源：医院填报
		12. 大型医用设备维修保养及质量控制管理	定性	引导医院关注医用设备的维修保养和质量控制，评价作业应有质量控制。评价内容应包括但不限于：①配置合理维修人员和维修场地，涉及有毒有害作业有合适的维修所有效防护；②制定总数，有巡检、维修、维修等相关记录及设备管理部门对临床使用部门的监管，培训记录的预防性维护维修计划；③开展日常保养和维护，医学设备管理部门定期对设备特别是急救、生命支持检测和质量控制进行预防性维护，确保设备在用保养完好，有记录和标识，并对发现的问题及时处理
		13. 通过国家室间质量评价的临床检验项目数▲	定量	计算方法：医院临床检验项目中通过国家临床检验中心组织的室间质量评价项目数量 指标来源：国家卫生健康委
		14. 低风险组病例死亡率▲	定量	计算方法：低风险组死亡例数／低风险组病例数×100% 指标来源：病案首页
		15. 优质护理服务病房覆盖率	定量	计算方法：全院已经开展优质护理服务的病房总数／全院病房总数×100% 指标来源：医院填报
	（三）合理用药	16. 点评处方占处方总数的比例	定量	计算方法：点评处方数／处方总数×100% 指标来源：医院填报
		17. 抗菌药物使用强度（DDDs）▲	定量	计算方法：本年度住院患者抗菌药物消耗量（累计DDD数）／同期收治患者人天数×100。收治患者人天数＝出院患者人次数×出院患者平均住院天数 指标来源：医院填报

395

续表

一级指标	二级指标	三级指标	指标性质	指标说明
		18. 门诊患者基本药物处方占比	定量	计算方法：门诊使用基本药物人次数／同期门诊诊疗总人次数×100% 指标来源：医院填报
		19. 住院患者基本药物使用率	定量	计算方法：出院患者使用基本药物总人次数／同期出院总人次数×100% 指标来源：医院填报
		20. 基本药物采购品种数占比	定量	计算方法：医院采购基本药物品种数／医院同期采购药物品种总数×100% 指标来源：省级招采平台
		21. 国家组织药品集中采购中标药品使用比例	定量	计算方法：中标药品用量／同种药品用量×100% 指标来源：医院填报
	(四) 服务流程	22. 门诊患者平均预约诊疗率	定量	计算方法：预约诊疗人次数／总诊疗人次数×100%（急诊人次数不计入） 指标来源：医院填报
		23. 门诊患者预约后平均等待时间	定量	计算方法：门诊患者按预约时间到达医院后至进入诊室前的等待时间 指标来源：医院填报
		24. 电子病历应用功能水平分级▲	定性	计算方法：按照国家卫生健康委电子病历应用功能水平分级标准评估 指标来源：国家卫生健康委
二、运营效率	(五) 资源效率	25. 每名执业医师日均住院工作负担	定量	计算方法：全年实际占用总床日数／医师平均执业（助理）医师人数／365 医师平均执业（助理）医师人数 =（本年度人数 + 上一年度人数）/2 指标来源：医院填报
		26. 每百张病床药师人数	定量	计算方法：医院药师（包括药剂师和临床药师）总人数／医院实际开放床位数 ×100 指标来源：医院填报
	(六) 收支结构	27. 门诊收入占医疗收入比例	定量	计算方法：门诊收入／医疗收入×100% 指标来源：财务年报表
		28. 门诊收入中来自医保基金的收入比例	定量	计算方法：门诊收入中来自医保基金的收入／门诊收入×100% 指标来源：财务年报表

续表

一级指标	二级指标	三级指标	指标性质	指标说明
		29. 住院收入占医疗收入比例	定量	计算方法：住院收入/医疗收入×100% 指标来源：财务年报表
		30. 住院收入中来自医保基金的比例	定量	计算方法：住院收入中来自医保基金的收入/住院收入×100% 指标来源：财务年报表
		31. 医疗服务收入（不含药品、耗材、检查检验收入）占医疗收入比例▲	定量	计算方法：医疗服务收入/医疗收入×100%。医疗服务收入包括挂号收入、床位收入、诊察收入、治疗收入、手术收入、药事服务收入、护理收入 指标来源：财务年报表
		32. 辅助用药收入占比	定量	计算方法：辅助用药收入/药品总收入×100% 指标来源：医院填报
		33. 人员支出占业务支出比重▲	定量	计算方法：人员支出/业务支出×100% 指标来源：财务年报表
		34. 万元收入能耗支出▲	定量	计算方法：年总能耗支出/年总收入×10000。总能耗为水、电、气、热等能耗折算为吨标准煤后之和 指标来源：财务年报表
		35. 收支结余▲	定量	计算方法：业务支出结余+财政项目补助收支结转（余）+科教项目收支结转（余）。业务支出结余=医疗收入+其他收入-医疗支出-管理费用。财政项目补助收支结余=医疗收入+财政基本支出补助收入-医疗支出-财政项目支出。科教项目收支结转（余）=科教项目收入-科教项目支出 指标来源：财务年报表
		36. 资产负债率▲	定量	计算方法：负债合计/资产合计×100%（反映负债合理性，引导医院避免盲目负债扩张或经营，降低医院运行潜在风险） 指标来源：财务年报表

续表

一级指标	二级指标	三级指标	指标性质	指标说明
	（七）费用控制	37. 医疗收入增幅	定量	计算方法：(本年度医疗收入－上一年度医疗收入)／上一年度医疗收入×100% 指标来源：财务年报表
		38. 门诊次均费用增幅▲	定量	计算方法：(本年度门诊患者次均医药费用－上一年度门诊患者次均医药费用)／上一年度门诊患者次均医药费用×100%。门诊患者次均医药费用＝门诊药品收入／门诊人次数 指标来源：财务年报表
		39. 门诊次均药品费用增幅▲	定量	计算方法：(本年度门诊患者次均药品费用－上一年度门诊患者次均药品费用)／上一年度门诊患者次均药品费用×100%。门诊患者次均药品费用＝门诊药品收入／门诊人次数 指标来源：财务年报表
		40. 住院次均费用增幅▲	定量	计算方法：(本年度出院患者次均医药费用－上一年度出院患者次均医药费用)／上一年度出院患者次均医药费用×100%。出院患者次均医药费用＝出院患者住院费用／出院人次数。由于整体出院患者平均医药费用受多种因素影响，为使数据尽量可比，通过疾病严重程度（CMI）调整 指标来源：财务年报表
		41. 住院次均药品费用增幅▲	定量	计算方法：(本年度出院患者次均药品费用－上一年度出院患者次均药品费用)／上一年度出院患者次均药品费用×100%。出院患者次均药品费用＝出院患者药品费用／出院人次数 指标来源：财务年报表
	（八）经济管理	42. 全面预算管理	定性	计算方法：查阅文件资料 指标来源：医院填报
		43. 规范设立总会计师	定性	计算方法：查阅文件资料 指标来源：医院填报

续表

一级指标	二级指标	三级指标	指标性质	指标说明
三、持续发展	（九）人员结构	44. 卫生技术人员职称结构	定量	计算方法：医院具有高级职称的医务人员数/全院同期医务人员总数×100% 指标来源：医院填报
		45. 麻醉、儿科、重症、病理、中医医师占比▲	定量	计算方法：医院注册的麻醉、儿科、重症、病理、中医在岗医师数/全院同期医师总数 指标来源：国家医疗机构、医师、护士电子化注册系统
		46. 医护比▲	定量	计算方法：医院注册医师总数/全院同期注册护士总数 指标来源：国家医疗机构、医师、护士电子化注册系统
	（十）人才培养	47. 医院接受其他医院（尤其是对口支援医院、医联体内医院）进修并返回原医院独立工作人数占比	定量	计算方法：医院接受其他医院（尤其是对口支援医院、医联体内医院）进修半年及以上并返回医院独立工作人数/医院同期招收进修总人数×100% 指标来源：医院填报
		48. 医院住院医师首次参加医师资格考试通过率▲	定量	计算方法：本年度首次参加医师资格考试并通过的住院医师人数/同期首次参加医师资格考试的住院医师总人数×100% 指标来源：国家卫生健康委
		49. 医院承担培养医学人才的工作成效	定量	计算方法：统计医院在医学人才培养方面的经费投入、医师接受教育教学培训人次数、承担医学教育的人数和指导临床带教教师和指导医师和发表教学论文的数量 指标来源：医院填报
	（十一）学科建设	50. 每百名卫生技术人员科研项目经费▲	定量	计算方法：本年度科研项目立项经费总金额/同期卫生技术人员总数×100 指标来源：医院填报
		51. 每百名卫生技术人员科研成果转化金额	定量	计算方法：本年度科技成果转化总金额/同期医院卫生技术人员总数×100 指标来源：医院填报
	（十二）信用建设	52. 公共信用综合评价等级	定性	计算方法：按照公共信用综合评价规范进行评价 指标来源：国家发展改革委

续表

一级指标	二级指标	三级指标	指标性质	指标说明
四、满意度评价	（十三）患者满意度	53. 门诊患者满意度▲	定量	计算方法：门诊患者满意度调查得分 指标来源：国家卫生健康委
		54. 住院患者满意度▲	定量	计算方法：住院患者满意度调查得分 指标来源：国家卫生健康委
	（十四）医务人员满意度	55. 医务人员满意度▲	定量	计算方法：医务人员满意度调查得分 指标来源：国家卫生健康委

注：
1. 三级公立综合医院考核应采用上述全部考核指标。三级公立专科医院考核可根据专科特点选用部分考核指标。国家中医药局在组织对三级公立中医医院考核时，根据工作实际适当调整和补充考核指标。
2. 标记"▲"的 26 个指标为国家监测指标，其中 15 个指标自动生成，9 个指标由财务年报表获取，2 个指标由医院填报。
3. 考核指标中的手术包括在日间手术室或住院部手术室内，麻醉状态下完成的手术，不包括门诊手术。其中，日间手术是指患者按照诊疗计划在 1 日（24 小时）内入、出院完成的手术或操作（不包括门诊手术），因病情需要延期住院的特殊病例，住院时间不超过 48 小时。
4. 微创手术是指在日间手术室或住院部手术室内，麻醉状态下的内科和外科腔镜手术、血管内和实质脏器的介入治疗。
5. 四级手术以国家统一规定纳入监测的四级手术目录为准。
6. "特需医疗服务占比"按照两个计算公式，同时统计服务量与服务收入占比。
7. 单病种包括急性心肌梗死、心力衰竭、脑梗死、肺炎、髋关节置换术、膝关节置换术、冠状动脉旁路移植术、剖宫产、慢性阻塞性肺疾病、围手术期预防深静脉血栓等。
8. 用于检查的大型医用设备按照国家卫生健康委《大型医用设备配置许可管理目录》进行统计。
9. "门诊收入中来自医保基金的比例"、"住院收入中来自医保基金的比例"，用于医院自身纵向比较，不在医院之间比较。
10. 辅助用药目录以国家统一规定的目录为准。
11. "麻醉、儿科、重症、病理、中医医师占比"根据各医院紧缺专业人才结构具体情况，按麻醉、儿科、重症、病理、中医五个类别分别计算占比。
12. 科技成果转化总金额是指医院科研成果技术市场合同成交金额总数。

结构合理性，推动实现收支平衡、略有结余，并有效体现医务人员技术劳务价值的目标。通过考核门诊和住院患者次均费用变化，衡量医院主动控制费用不合理增长情况。

3．持续发展。人才队伍建设与教学科研能力体现医院的持续发展能力，是反映三级公立医院创新发展和持续健康运行的重要指标。主要通过人才结构指标考核医务人员稳定性，通过科研成果临床转化指标考核医院创新支撑能力，通过技术应用指标考核医院引领发展和持续运行情况，通过公共信用综合评价等级指标考核医院信用建设。

4．满意度评价。医院满意度由患者满意度和医务人员满意度两部分组成。患者满意度是三级公立医院社会效益的重要体现，提高医务人员满意度是医院提供高质量医疗服务的重要保障。通过门诊患者、住院患者和医务人员满意度评价，衡量患者获得感及医务人员积极性。

（二）公立医院医疗费用不合理增长管理

为有效控制公立医院医疗费用不合理增长，切实减轻群众医药费用负担，进一步增强改革综合成效，国家卫生计生委、国家发展改革委、财政部、人力资源社会保障部和国家中医药管理局制定的《关于控制公立医院医疗费用不合理增长的若干意见》要求坚持总量控制、结构调整，控制医疗费用总量增长速度，合理调整医疗服务价格，降低药品和耗材费用占比，优化公立医院收支结构，实现良性运行。到 2016 年 6 月底，各地结合实际合理确定并量化区域医疗费用增长幅度，定期公示主要监测指标，初步建立公立医院医疗费用监测体系，医疗费用不合理增长的势头得到初步遏制，城市公立医院医疗费用总量增幅和门诊患者次均医药费用、住院患者人均医药费用增幅有所下降。到 2017 年底，公立医院医疗费用控制监测和考核机制逐步建立健全，参保患者医疗费用中个人支出占比逐步降低，居民看病就医负担进一步减轻。为了使各医院能够针对自身管理现状，制定出符合国家要求的管理指标和措施，现将有关监测指标列举如下。

（1）主要监测指标见表 8-5。

表 8-5　公立医院医疗费用控制主要监测指标及说明

序号	医疗费用相关指标	指标要求
1	区域医疗费用增长	按地区差异控制
2	门诊患者次均医药费用	监测比较
3	住院患者人均医药费用	监测比较
4	门诊患者次均医药费用增幅	逐步降低
5	住院患者人均医药费用增幅	逐步降低
6	10 种典型单病种例均费用	监测比较
7	参保患者个人支出比例	逐步降低

续表

序号	医疗费用相关指标	指标要求
8	医保目录外费用比例	监测比较
9	城市三级综合医院普通门诊就诊人次占比	逐步降低
10	住院的人次人头比	监测比较
11	手术类型构成比	监测比较
12	门诊收入占医疗收入的比重	监测比较
13	住院收入占医疗收入的比重	监测比较
14	药占比（不含中药饮片）	逐步降低
15	检查和化验收入占医疗收入比重	逐步降低
16	卫生材料收入占医疗收入比重	逐步降低
17	挂号、诊察、床位、治疗、手术和护理收入总和占医疗收入比重	逐步提高
18	百元医疗收入消耗的卫生材料费用	逐步降低
19	平均住院日	逐步降低
20	管理费用率	逐步降低
21	资产负债率	逐步降低

(2) 指标说明

1) 区域医疗费用增长即区域医疗机构医疗总收入增幅 =[（区域内医疗机构本年度住院收入+本年度门诊收入）-（区域内医疗机构上年度住院收入+上年度门诊收入）]/（区域内医疗机构上年度住院收入+上年度门诊收入）×100%，用于反映区域医疗费用年度总体增长情况。

2) 门诊患者次均医药费用=门诊收入/总诊疗人次数，用于反映医院门诊患者费用负担水平。

3) 住院患者人均医药费用=住院收入/出院人数，用于反映医院住院患者费用负担水平。

4) 门诊患者次均医药费用增幅=（本年度门诊患者次均医药费用-上年度门诊患者次均医药费用）/上年度门诊患者次均医药费用×100%，用于反映医院门诊患者费用负担增长水平。

5) 住院患者人均医药费用增幅=（本年度住院患者人均医药费用-上年度住院患者人均医药费用）/上年度住院患者人均医药费用×100%，用于反映医院住院患者费用负担增长水平。

6) 10种典型单病种例均费用，是由各省（区、市）选择10种常见多发疾病，并对各医院各病种收治病例的平均医药费用进行统计，用于反映各医院相同或类似病种平均诊治费用的差异。

7）参保患者个人支出比例＝参保患者个人支付医疗费用/参保患者就医医疗费用×100%，用于反映患者看病就医负担水平。

8）医保目录外费用比例＝参保患者就医医保报销目录外医疗费用/参保患者就医医疗费用×100%，用于反映患者看病就医负担及医院诊疗和用药合理性。

9）城市三级综合医院普通门诊就诊人次占比＝城市三级综合医院普通门诊就诊人次/本医院诊疗人次，普通门诊是指副高职称以下医师提供的门诊服务，反映患者就医流向。

10）住院的人次人头比＝期内住院人次/期内住院人头数，用于反映在使用均次指标评价情况下，医院分解住院情况。

11）手术类型构成比＝N类手术台数/手术总台数（N＝Ⅰ，Ⅱ，Ⅲ，Ⅳ），用于评价医院住院患者的手术疑难程度，便于对不同医院人均住院费用和平均住院日等指标的差异化考核。

12）门诊收入占医疗收入的比重＝医院门诊收入/医疗收入×100%，用于反映医院合理诊疗情况。

13）住院收入占医疗收入的比重＝医院住院收入/医疗收入×100%，用于反映医院合理诊疗情况。

14）药占比（不含中药饮片）＝医院药品收入/医疗收入×100%，不含中药饮片，用于反映医院药品费用水平和收入结构。

15）检查和化验收入占医疗收入比重＝（医院检查收入＋化验收入）/医疗收入×100%，用于反映医院收入结构。

16）卫生材料收入占医疗收入比重＝医院卫生材料收入/医疗收入×100%，用于反映医院收入结构。

17）挂号、诊察、床位、治疗、手术和护理收入总和占医疗收入比重＝（医院挂号收入＋诊察收入＋床位收入＋治疗收入＋手术收入＋护理收入）/医疗收入×100%，用于反映医院收入结构。

18）百元医疗收入消耗的卫生材料费用＝（卫生材料支出/医疗收入）×100，用于反映医院卫生材料消耗程度和管理水平。

19）平均住院日＝出院者占用总床日数/出院人数，用于反映医院对住院患者的服务效率。

20）管理费用率＝管理费用/业务支出×100%，用于反映医院管理效率和管理成本控制情况。

21）资产负债率＝负债总额/资产总额×100%，用于反映医院的资产中借债筹资的比重和债务风险。

（三）进一步改善医疗服务行动计划（2018—2020年）

按照党中央、国务院提出的"稳步推进进一步改善医疗服务行动计划"的要求，推动医疗服务高质量发展，不断增强群众获得感、幸福感，在总结推广2015-2017年改善医疗服务有效做法基础上，国家卫生健康委和国家中医药局制定了《进一步改善医疗服务行动计划（2018—2020年)》，这个阶段的工作目标是进一步巩固改善医疗服务的有效举措，将其固化为医院工作制度，不断落实深化。进一步应用新理念、新技术，创新医疗服务模式，不断满足人民群众医疗服务新需求。利用3年时间，努力使诊疗更加安全、就诊更加便利、沟通更加有效、体验更加舒适，逐步形成区域协同、信息共享、服务一体、多学科联合的新时代医疗服务格局，推动医疗服务高质量发展，基层医疗服务质量明显提升，社会满意度不断提高，人民群众看病就医获得感进一步增强。

本部分仅就2018—2020年改善医疗服务行动计划针对三级医院的重点要求列举出来，供参考学习。

1. 以患者为中心，推广多学科诊疗模式。针对肿瘤、疑难复杂疾病、多系统多器官疾病等，医院可以开设多学科诊疗门诊，为患者提供"一站式"诊疗服务。针对住院患者，可以探索以循证医学为依据，制定单病种多学科诊疗规范，建立单病种多学科病例讨论和联合查房制度，为住院患者提供多学科诊疗服务。鼓励有条件的医院，将麻醉、医学检验、医学影像、病理、药学等专业技术人员纳入多学科诊疗团队，促进各专业协同协调发展，提升疾病综合诊疗水平和患者医疗服务舒适性。

2. 以危急重症为重点，创新急诊急救服务。医院建立胸痛中心、卒中中心、创伤中心、危重孕产妇救治中心、危重儿童和新生儿救治中心。医院内部实现各中心相关专业统筹协调，为患者提供医疗救治绿色通道和一体化综合救治服务，提升重大急性病医疗救治质量和效率。

3. 以医联体为载体，提供连续医疗服务。医联体内实现电子健康档案和电子病历信息共享，医院之间以单病种一体化临床路径为基础，明确分工协作任务，以患者为中心，为患者提供健康教育、疾病预防、诊断、治疗、康复、护理等连续医疗服务，完整记录健康信息。加强医疗质量控制体系建设，重点加强医联体连续医疗服务各环节的医疗质量控制，推动基层医疗质量有效提升，保障医疗安全。医联体内以信息化为手段，形成患者有序流动、医疗资源按需调配、医疗服务一体化的分级诊疗格局。

4. 以日间服务为切入点，推进实现急慢分治。符合条件的三级医院稳步开展日间手术，完善工作制度和工作流程，逐步扩大日间手术病种范围，逐年增加日间手术占择期手术的比例，缩短患者等待住院和等待手术时间，提高医疗服务效率。鼓励有条件的医院设置日间病区、日间治疗中心等，为患者提供日间化疗、新生儿日间蓝光照射治疗等日间服务，提高床单元使用效率，惠及更多患者。医联体内基层医疗卫生机构为日间手术和日间治疗的患者提供随访等后续服务。

5．以"互联网+"为手段，建设智慧医院。医院围绕患者医疗服务需求，利用互联网信息技术扩展医疗服务空间和内容，提供与其诊疗科目相一致的、适宜的医疗服务。利用互联网技术不断优化医疗服务流程，为患者提供预约诊疗、移动支付、床旁结算、就诊提醒、结果查询、信息推送等便捷服务；应用可穿戴设备为签约服务患者和重点随访患者提供远程监测和远程指导，实现线上线下医疗服务有效衔接。医院加强以门诊和住院电子病历为核心的综合信息系统建设，利用大数据信息技术为医疗质量控制、规范诊疗行为、评估合理用药、优化服务流程、调配医疗资源等提供支撑；应用智能导医分诊、智能医学影像识别、患者生命体征集中监测等新手段，提高诊疗效率；应用互联网、物联网等新技术，实现配药发药、内部物流、患者安全管理等信息化、智能化。

6．以"一卡通"为目标，实现就诊信息互联互通。基于区域全民健康信息平台，加强居民健康卡、医保卡等应用，实现地级市区域内医疗机构就诊"一卡通"，患者使用统一的就诊卡可以在任一医疗机构就诊。

7．以社会新需求为导向，延伸提供优质护理服务。进一步扩大优质护理服务覆盖面。在医联体内实现优质护理服务下沉，通过培训、指导、帮带、远程等方式，将老年护理、康复护理、安宁疗护等延伸至基层医疗卫生机构。有条件的医院可以为合作的养老机构内设医疗机构提供护理服务指导，提高医养结合护理服务水平。

8．以签约服务为依托，拓展药学服务新领域。医院实现药学服务全覆盖，临床药师利用信息化手段，为门诊和住院患者提供个性化的合理用药指导。加强医联体内各级医疗机构用药衔接，对向基层医疗卫生机构延伸的处方进行审核，实现药学服务下沉。临床药师通过现场指导或者远程方式，指导基层医疗卫生机构医务人员提高合理用药水平，重点为签约服务的慢性病患者提供用药指导，满足患者新需求。

9．以人文服务为媒介，构建和谐医患关系。弘扬卫生计生崇高职业精神，医院建立医务人员和窗口服务人员的服务用语和服务行为规范。加强患者隐私保护，在关键区域和关键部门完善私密性保护设施。医院探索开展心血管疾病、肿瘤疾病、糖尿病等慢性病相关临床科室与精神科、心理科的协作，为患者同时提供诊疗服务和心理指导。

10．以后勤服务为突破，全面提升患者满意度。医院不断改善设施环境，标识清晰，布局合理。加强后勤服务管理，重点提升膳食质量和卫生间洁净状况。医院在公共区域为候诊患者提供网络、阅读、餐饮等舒缓情绪服务，为有需要的住院患者提供健康指导和治疗饮食。

为了使各医院管理者能够在实践中方便理解，特将《进一步改善医疗服务行动计划（2018—2020年）考核指标（医疗机构）》部分展现于表8-6。

表 8-6 进一步改善医疗服务行动计划（2018—2020 年）考核指标（医疗机构）

一级指标	指标序号	二级指标	分数	计算公式	指标属性	指标获得方式
预约诊疗制度	1	预约诊疗率	4	提供上个考核年度所有开诊日的预约诊疗率，三级医院预约诊疗率≥50% 得满分，低于 5% 不得分，介于 5%～50% 按等比例得分；预约诊疗率 = 预约诊疗人次 / 总诊疗人次	定量	填报
	2	住院患者分时预约检查率	1	提供上个考核年度所有开诊日的住院患者分时预约检查率，住院患者分时预约检查率达 100% 得满分，80%～100% 得 0.6 分，低于 80% 不得分；住院患者分时预约检查率 = 住院患者分时预约检查人次 / 住院患者分时预约检查人次	定量	填报
	3	门诊患者分时预约就诊率	1	提供上个考核年度所有开诊日的门诊患者分时预约就诊率，门诊患者分时预约就诊率达 50% 得满分，30%～50% 得 0.6 分，低于 30% 不得分；门诊患者分时预约就诊率 = 门诊患者分时预约就诊人次 / 门诊患者分时预约就诊人次	定量	填报
	4	门诊预约诊疗时间间隔	2	≤0.5 h 得满分，0.5～1 h 得 80%，1～2 h 得 60%，2 h 以上不得分	定性	专家评审
	5	其他预约服务	2	提供各类预约服务（通过医联体内基层机构预约，预约本院日间手术，3 种形式得满分，2 种得 80% 分，1 种得 60% 分，未有不得分	定性	专家评审
远程医疗制度	6	远程服务	8	为基层医疗机构或者患者提供远程服务（远程会诊、远程影像、远程超声、远程心电、远程病理、远程查房、远程监护、远程健康监测、远程培训、远程健康教育，每提供一项得 1 分，直至满分	定性	专家评审
临床路径管理制度	7	临床路径完成率	4	三级医院上个考核年度出院患者临床路径完成率≥50% 得满分，30%～50% 得 80% 分，10%～30% 得 60% 分，10% 得 40% 分，低于 10% 按比例得分	定量	填报
	8	临床路径管理内容情况	4	在临床路径管理中提供连续服务（药学服务、检查检验服务），提供 2 项以上得满分，1 项得 60% 分，未有提供不得分	定性	专家评审

续表

一级指标	指标序号	二级指标	分数	计算公式	指标属性	指标获得方式
医务社工制度	9	医务社工配备情况	3	设立医务社工岗位得60%分，设置专职得满分	定性	专家评审
	10	志愿者服务时长	3	志愿者服务累计时长超过4000人次×小时，可得满分，低于4000则按比例得分	定量	专家评审
多学科诊疗模式	11	多学科门诊开设情况	4	有制度有记录得满分，有制度无记录或有记录无制度得60%分，无制度无记录不得分	定性	专家评审
	12	多学科讨论及联合查房	4	有制度有记录得满分，有制度无记录或有记录无制度得60%分，无制度无记录不得分	定性	专家评审
急诊急救服务	13	急诊科固定的急诊医师占在岗医师的比例	2	比例≥75%得满分，50%~75%得80%分，30%~50%得60%分，低于30%不得分，比例=急诊科固定医师数/急诊医师上岗总数	定量	填报
	14	急诊科固定的急诊护理人员占在岗护理人员的比例	2	比例≥75%得满分，50%~75%得60%分，低于50%不得分，比例=急诊科固定护士人员数/急诊护士上岗总数	定量	填报
	15	急诊衔接情况	3	有制度且落实得满分，有制度落实或落实无制度得60%分，无制度无落实不得分；急诊衔接是指急诊与院前急救的医疗信息共享，医疗服务有效衔接	定性	专家评审
日间服务	16	日间手术开展率	3	提供上个考核年度的日间手术开展率，日间手术开展率≥10%得满分，5%~10%得1.6分，2%~5%得1.2分，低于2%不得分，日间手术开展率=日间手术量/（住院手术量+日间手术量）	定量	填报
	17	日间手术病种范围	3	参照各省份省定日间手术病种库，60%以上符合得满分，40%~60%符合得60%分，20%~40%符合得20%分，低于20%不得分（病种库母范围依据医院实际具有科室来定，病种库范围由各省份卫生健康行政部门制定）	定性	专家评审

续表

一级指标	指标序号	二级指标	分数	计算公式	指标属性	指标获得方式
智慧医院	18	日间服务提供情况	2	除提供日间手术外，还提供日间化疗、新生儿蓝光照射等服务，提供至少1项则得满分，不提供不得分	定性	专家评审
	19	信息技术预约情况	2	有利用新信息技术（手机APP、微信、网站等）进行预约服务，2种及以上形式得满分；1种得60%分，未有不得分	定性	专家评审
	20	信息技术支付情况	2	门诊：移动支付且一站式支付的得1分，仅移动支付或仅一站式支付不得分得0.6分，非移动支付且非一站式支付不得分 住院：提供床旁结算服务加1分	定性	专家评审
	21	信息技术提醒情况	2	有利用新信息技术（手机APP、微信、网站等）进行提示服务，2种及以上形式得满分；1种得60%分，未有不得分	定性	专家评审
	22	自助查询服务	2	提供查询设备基础分1.2分，在此基础上有打印加0.3分，有电话查询加0.3分，有网络查询加0.3分，有网络信息推送加0.3分，所加分不得超过指标总分2分	定性	专家评审
	23	信息化建设情况	2	住院患者与门诊患者均有电子病历得1分，仅住院患者或门诊患者有电子病历得0.6分，住院和门诊患者均无电子病历不得分；在此基础上，电子病历应用分级达4级以上得1分，未达4级不得分（电子病历分级依据最新版国家电子病历系统功能应用水平评价方法及标准）	定性	专家评审
	24	大数据利用情况	1	有利用大数据信息技术开展以下服务（医疗质量控制、评估合理用药、优化服务流程、调配医疗资源），有3项以上得满分，2项得80%分，1项得60%分，未有不得分	定性	专家评审
	25	智能技术及可穿戴设备使用情况	2	有智能导医分诊服务系统得1分，未有不得分；有开展其他智能服务（智能医学影像识别、患者生命体征集中监测、可穿戴设备远程监测/指导），有2项以上得1分，有1项得0.6分，未有不得分	定性	专家评审
	26	药房自动化设备配置情况	1	有配备药房自动化设备得满分，未配备不得分	定性	专家评审

第八章 参考信息

续表

一级指标	指标序号	二级指标	分数	计算公式	指标属性	指标获得方式
优质护理服务	27	优质护理开展率	3	三级医院优质护理开展率达100%得满分，80%~100%得80%分，60%~80%得60%分，低于60%不得分，优质护理开展率=优质护理开展病区数/病区总数	定量	填报
	28	护理延伸服务	4	提供基层卫生机构护理服务延伸服务（老年护理、康复护理、安宁疗护、慢病管理的护理指导或培训进修），提供3种以上得满分，提供2种得80%分，提供1种得60%分，未有不得分（需提供相应的制度及记录）	定性	专家评审
药学服务	29	合理用药指导（对患者）	4	临床药师为门诊和住院患者提供个性化合理用药指导1.8分，仅门诊或仅住院患者指导1分，均未有不得分；在此基础上，临床药师为签约慢性病患者提供用药指导1分，未有不得分（需提供相应的记录）	定性	专家评审
	30	合理用药指导（对基层卫生服务机构）	4	有制度有记录得满分，有制度无记录或记录不全得60%分，无制度不得分（包括对基层机构延伸处方审核，对基层医务人员合理性用药的指导）	定性	专家评审
人文服务	31	患者心理疏导情况	2	有制度有执行得满分，有制度无执行无制度得60%分，无制度心理疏导是指针对住院患者心理状态初筛	定性	专家评审
	32	医务人员心理疏导情况	2	有制度有执行得满分，有制度无执行不得分，医务人员心理疏导是指针对医务人员医院根据需求提供心理疏导或提供压力舒缓等服务	定性	专家评审
	33	医务人员风貌	2	专家随机抽查医务人员，查到1个未携带胸卡/着装不整洁/言行不规范的扣0.3分，5个及以上该项不得分	定性	专家评审
	34	保护患者隐私情况	2	有制度有遮挡基础分1.2分，无制度无遮挡不得分；在此基础上，未在住院患者床头卡写入院诊断0.8分，无制度有遮挡或遮挡患者入院诊断0.8分，写入院诊断0.8分	定性	专家评审

409

续表

一级指标	指标序号	二级指标	分数	计算公式	指标属性	指标获得方式
后勤服务	35	标识情况	2	就诊区域设置建筑平面图，科室分布图得2分，设置其中一种得1分，两种均未设置不得分	定性	专家评审
	36	卫生间卫生情况	2	卫生间清洁、无味、防滑得1.2分；满足清洁/无味/防滑任何两项得0.8分，满足清洁/无味/防滑任何一项得0.4分，检查当日评分0.8分，发现一处便池不能使用扣0.2分，扣完为止	定性	专家评审
	37	门诊便民服务情况	1	提供网络、阅读、餐饮等便民服务，提供3种及以上得满分，提供2种得80%分，提供1种得60%分，未有不得分	定性	专家评审
	38	住院便民服务情况	1	为有需要的住院患者提供健康指导和治疗饮食等便民服务得满分，仅提供健康指导或治疗饮食得60%分，未有不得分	定性	专家评审
	39	医务人员后勤保障服务情况	2	为医务人员提供以下服务（手术室休息间、病区值班室、餐饮、托幼、青年公寓等），提供3种以上得满分，提供2种得60%分，提供1种得30%分，未有不得分	定性	专家评审
合计			100			

（四）医疗服务能力评价指标

国家卫生健康委 2016 年发布了《关于印发三级综合医院医疗服务能力指南（2016 年版）的通知》（国卫办医函〔2016〕936 号），该《指南》根据三级医院功能定位，提出了医疗服务能力要求，包含医院资源配置、技术人员、工作效率与效果、医疗诊治能力与医疗技术水平等。《指南》由六章组成，涵盖了三级综合医院基本设置、运行绩效、疾病/手术覆盖、临床专科服务能力、医技科室服务能力、临床路径单病种平均住院日等。本指南适用于三级综合医院，由于《指南》篇幅较长，无法全部呈现，提供链接方便管理者学习。

网址链接：http：//www.nhc.gov.cn/ewebeditor/uploadfile/2016/10/20161020101032482.pdf

（五）麻醉专业医疗质量控制指标（2015 年版）

1. 麻醉科医患比

定义：麻醉科固定在岗（本院）医师总数占同期麻醉科完成麻醉总例次数（万例次）的比例。

计算公式：

$$麻醉科医患比 = \frac{麻醉科固定在岗（本院）医师总数}{同期麻醉科完成麻醉总例次数（万例次）} \times 100\%$$

意义：是反映医疗机构麻醉医疗质量的重要结构性指标之一。

2. 各 ASA 分级麻醉患者比例

定义：根据美国麻醉医师协会（ASA）分级标准，对于接受麻醉患者的病情危重程度进行分级。各 ASA 分级麻醉患者比例是指该 ASA 分级麻醉患者数占同期各 ASA 分级麻醉患者总数的比例。

计算公式：

$$各 ASA 分级麻醉患者比例 = \frac{该 ASA 分级麻醉患者数}{同期各 ASA 分级麻醉患者总数} \times 100\%$$

意义：体现医疗机构接诊不同病情危重程度患者所占比重，是反映医疗机构麻醉医疗质量的重要结构性指标之一。

3. 急诊非择期麻醉比例

定义：急诊非择期手术所实施的麻醉数占同期麻醉总数的比例。

计算公式：

$$急诊非择期麻醉比例 = \frac{急诊非择期手术所实施的麻醉数}{同期麻醉总数} \times 100\%$$

意义：是反映医疗机构麻醉医疗质量的重要结构性指标之一。

4．各类麻醉方式比例

定义：各类麻醉方式比例是指该麻醉方式数占同期各类麻醉方式总数的比例（见注）。

计算公式：

$$各类麻醉方式比例 = \frac{该麻醉方式数}{同期各类麻醉方式总数} \times 100\%$$

意义：体现医疗机构应用各类麻醉方式所占比重，是反映医疗机构麻醉医疗质量的重要结构性指标之一。

5．麻醉开始后手术取消率

定义：麻醉开始是指麻醉医师开始给予患者麻醉药物。麻醉开始后手术取消率是指麻醉开始后手术开始前手术取消的数占同期麻醉总数的比例。

计算公式：

$$麻醉开始后手术取消率 = \frac{麻醉开始后手术开始前手术取消的数}{同期麻醉总数} \times 1000‰$$

意义：体现麻醉计划性和管理水平，是反映医疗机构医疗质量的重要过程指标之一。

6．麻醉后监测治疗室（PACU）转出延迟率

定义：入 PACU 超过 3 小时的患者数占同期入 PACU 患者总数的比例。

计算公式：

$$麻醉后监测治疗室（PACU）转出延迟率 = \frac{入 PACU 超过 3 小时的患者数}{同期入 PACU 患者总数} \times 1000‰$$

意义：体现手术和麻醉管理水平，是反映医疗机构医疗质量的重要过程指标之一。

7．PACU 入室低体温率

定义：PACU 入室低体温是指患者入 PACU 第一次测量体温低于 35.5℃。PACU 入室低体温率，是指 PACU 入室低体温患者数占同期入 PACU 患者总数的比例。体温测量的方式推荐为红外耳温枪。

注：麻醉方式分为 5 类
(1) 椎管内麻醉：包括硬膜外麻醉，腰麻，腰硬联合麻醉，骶麻，鞍麻；
(2) 插管全麻：包括支气管插管全麻，气管插管全麻，喉罩全麻，喉罩＋气管插管全麻；
(3) 非插管全麻；
(4) 复合麻醉：包括插管全麻＋椎管内麻醉，非插管全麻＋椎管内麻醉；插管全麻＋神经阻滞，非插管全麻＋神经阻滞，椎管内麻醉＋神经阻滞；
(5) 其他麻醉方式：包括神经阻滞，局麻强化 MAC 及其他。

计算公式：

$$PACU 入室低体温率 = \frac{PACU 入室低体温患者数}{同期入 PACU 患者总数} \times 100\%$$

意义：反映围手术期体温保护情况，是反映医疗机构麻醉医疗质量的重要过程指标之一。

8．非计划转入 ICU 率

定义：非计划转入 ICU 是指在开始麻醉诱导前并无术后转入 ICU 的计划，而术中或术后决定转入 ICU。非计划转入 ICU 率，是指非计划转入 ICU 患者数占同期转入 ICU 患者总数的比例。

计算公式：

$$非计划转入 ICU 率 = \frac{非计划转入 ICU 患者数}{同期转入 ICU 患者总数} \times 100\%$$

意义：是反映医疗机构医疗质量的重要结果指标之一。

9．非计划二次气管插管率

定义：非计划二次气管插管是指在患者术后气管插管拔除后 6 小时内，非计划再次行气管插管术。非计划二次气管插管率，是指非计划二次气管插管患者数占同期术后气管插管拔除患者总数的比例。

计算公式：

$$非计划二次气管插管率 = \frac{非计划二次气管插管患者数}{同期术后气管插管拔除患者总数} \times 100\%$$

意义：非计划二次气管插管提示在麻醉复苏阶段，对于拔管指征的掌握可能存在问题，或者患者出现其他问题需要再次进行气管插管，是反映医疗机构麻醉质量管理和/或手术质量的重要过程指标之一。

10．麻醉开始后 24 小时内死亡率

定义：麻醉开始后 24 小时内死亡患者数占同期麻醉患者总数的比例。患者死亡原因包括患者本身病情严重、手术、麻醉以及其他任何因素。

计算公式：

$$麻醉开始后 24 小时内死亡率 = \frac{麻醉开始后 24 小时内死亡患者数}{同期麻醉患者总数} \times 100\%$$

意义：麻醉开始后 24 小时内死亡与患者本身病情轻重、手术质量和麻醉质量等密切相关，是反映医疗机构医疗质量的重要结果指标之一。

11．麻醉开始后 24 小时内心搏骤停率

定义：麻醉开始后 24 小时内心搏骤停是指麻醉开始后 24 小时内非医疗目的的心脏停跳。麻醉开始后 24 小时内心搏骤停率，是指麻醉开始后 24 小时内心搏骤停患者数占同期麻醉患者总数的比例。患者心搏骤停原因包括患者本身病情严重、手术、麻醉以及其他任何因素。

计算公式：

$$麻醉开始后24小时内心搏骤停率 = \frac{麻醉开始后24小时内心搏骤停患者数}{同期麻醉患者总数} \times 100\%$$

意义：麻醉开始后 24 小时内心搏骤停是围手术期的严重并发症，是反映医疗机构医疗质量的重要结果指标之一。

12．术中自体血输注率

定义：麻醉中，接受 400ml 及以上自体血（包括自体全血及自体血红细胞）输注患者数占同期接受 400ml 及以上输血治疗的患者总数的比例。

计算公式：

$$术中自体血输注率 = \frac{麻醉中接受400ml及以上自体血包括自体全血及自体血红细胞输注患者数}{同期麻醉中接受400ml及以上输血治疗的患者总数} \times 100\%$$

意义：自体血的应用可以显著降低异体输血带来的风险，是反映医疗机构医疗质量的重要结构性指标之一。

13．麻醉期间严重过敏反应发生率

定义：严重过敏反应是指发生循环衰竭和/或严重气道反应（痉挛、水肿），明显皮疹，需要使用肾上腺素治疗的过敏反应。麻醉期间严重过敏反应是指麻醉期间各种原因导致的严重过敏反应。麻醉期间严重过敏反应发生率，是指麻醉期间严重过敏反应发生例数占同期麻醉总例数的比例。

计算公式：

$$麻醉期间严重过敏反应发生率 = \frac{麻醉期间严重过敏反应发生例数}{同期麻醉总例数} \times 1000‰$$

意义：麻醉期间严重过敏反应是围手术期的严重并发症，是反映医疗机构医疗质量的重要结果指标之一。

14．椎管内麻醉后严重神经并发症发生率

定义：椎管内麻醉后严重神经并发症，是指在椎管内麻醉后新发的重度头痛、局部感

觉异常（麻木或异感）、运动异常（肌无力甚至瘫痪）等，持续超过 72 小时，并排除其他病因者。椎管内麻醉后严重神经并发症发生率，是指椎管内麻醉后严重神经并发症发生例数占同期椎管内麻醉总例数的比例。

计算公式：

$$\text{椎管内麻醉后严重神经并发症发生率} = \frac{\text{椎管内麻醉后严重神经并发症发生例数}}{\text{同期椎管内麻醉总例数}} \times 1000‰$$

意义：是反映医疗机构麻醉医疗质量的重要结果指标之一。

15．中心静脉穿刺严重并发症发生率

定义：中心静脉穿刺严重并发症是指由中心静脉穿刺、置管引起的气胸、血胸、局部血肿、导管或导丝异常等，需要外科手段（含介入治疗）干预的并发症。中心静脉穿刺严重并发症发生率，是指中心静脉穿刺严重并发症发生例数占同期中心静脉穿刺总例数的比例。

计算公式：

$$\text{中心静脉穿刺严重并发症发生率} = \frac{\text{中心静脉穿刺严重并发症发生例数}}{\text{同期中心静脉穿刺总例数}} \times 1000‰$$

意义：是反映医疗机构麻醉医疗质量的重要结果指标之一。

16．全麻气管插管拔管后声音嘶哑发生率

定义：全麻气管插管拔管后声音嘶哑，是指新发的、在拔管后 72 小时内没有恢复的声音嘶哑，排除咽喉、颈部以及胸部手术等原因。全麻气管插管拔管后声音嘶哑发生率，是指全麻气管插管拔管后声音嘶哑发生例数占同期全麻气管插管总例数的比例。

计算公式：

$$\text{全麻气管插管拔管后声音嘶哑发生率} = \frac{\text{全麻气管插管拔管后声音嘶哑发生例数}}{\text{同期全麻气管插管总例数}} \times 1000‰$$

意义：全麻气管插管拔管后声音嘶哑是围手术期的严重并发症，是反映医疗机构麻醉医疗质量的重要结果指标之一。

17．麻醉后新发昏迷发生率

定义：麻醉后新发昏迷是指麻醉前清醒患者麻醉手术后没有苏醒，持续昏迷超过 24 小时；昏迷原因可包括患者本身疾患、手术、麻醉以及其他任何因素，除外因医疗目的给予镇静催眠者。麻醉后新发昏迷发生率，是指麻醉后新发昏迷发生例数占同期麻醉总例数的比例。

计算公式:

$$麻醉后新发昏迷发生率 = \frac{麻醉后新发昏迷发生例数}{同期麻醉总例数} \times 1000‰$$

意义:麻醉后新发昏迷是围手术期的严重并发症,是反映医疗机构麻醉医疗质量的重要结果指标之一。

(六)重症医学专业医疗质量控制指标(2015年版)

1. ICU患者收治率和ICU患者收治床日率

定义:ICU患者收治率是指ICU收治患者总数占同期医院收治患者总数的比例。ICU患者收治床日率是指ICU收治患者总床日数占同期医院收治患者总床日数的比例。同一患者同一次住院多次转入ICU,记为"多人次"。

计算公式:

$$ICU患者收治率 = \frac{ICU收治患者总数}{同期医院收治患者总数} \times 100\%$$

$$ICU患者收治床日率 = \frac{ICU收治患者总床日数}{同期医院收治患者总床日数} \times 100\%$$

意义:反映全部住院患者ICU患者的比例及收治情况。

2. 急性生理与慢性健康评分(APACHE Ⅱ评分)≥15分患者收治率(入ICU 24 h内)

定义:入ICU 24 h内,APACHE Ⅱ评分≥15分患者数占同期ICU收治患者总数的比例。

计算公式:

$$APACHE\ Ⅱ评分 \geq 15分患者收治率(入ICU\ 24\ h内) = \frac{APACHE\ Ⅱ评分 \geq 15分患者数}{同期ICU收治患者总数} \times 100\%$$

意义:反映收治ICU患者的病情危重程度。

注:具有信息化自动收集能力的医院建议直接提取APACHE Ⅱ评分,并按照<10分,10~15分,15~20分,20~25分,>25分进行分层分析。

3. 感染性休克3 h集束化治疗(bundle)完成率

定义:感染性休克3 h集束化治疗(bundle),是指感染性休克诊断后3 h内完成:测量乳酸浓度;抗菌药物治疗前进行血培养;予以广谱抗菌药物;低血压或乳酸≥4mmol/L给予30ml/kg晶体液进行目标复苏。感染性休克3 h集束化治疗(bundle)完成率,是指入ICU诊断为感染性休克并全部完成3 h bundle的患者数占同期入ICU诊断为感染性休克患者总数的比例。不包括住ICU期间后续新发生的感染性休克病例。

计算公式：

$$\text{感染性休克 3 h 集束化治疗（bundle）完成率} = \frac{\text{入 ICU 诊断为感染性休克并全部完成 3 h bundle 的患者数}}{\text{同期入 ICU 诊断为感染性休克患者总数}} \times 100\%$$

意义：反映感染性休克的治疗规范性及诊疗能力。

4．感染性休克 6 h 集束化治疗（bundle）完成率

定义：感染性休克 6 h 集束化治疗（bundle），是指在 3 h 集束化治疗（bundle）的基础上加上：低血压对目标复苏效果差立即予以升压药；脓毒症休克或乳酸 ≥ 4 mmol/L 容量复苏后仍持续低血压，需立即测量 CVP 和 $ScvO_2$；初始乳酸高于正常患者需重复测量乳酸水平。感染性休克 6 h 集束化治疗（bundle）完成率，是指入 ICU 诊断为感染性休克全部完成 6 h bundle 的患者数占同期入 ICU 诊断为感染性休克患者总数的比例。不包括住 ICU 期间后续新发生的感染性休克病例。

计算公式：

$$\text{感染性休克 6 h 集束化治疗（bundle）完成率} = \frac{\text{入 ICU 诊断为感染性休克并全部完成 6 h bundle 的患者数}}{\text{同期入 ICU 诊断为感染性休克患者总数}} \times 100\%$$

意义：反映感染性休克的治疗规范性及诊疗能力。

5．ICU 抗菌药物治疗前病原学送检率

定义：以治疗为目的使用抗菌药物的 ICU 住院患者，使用抗菌药物治疗前病原学检验标本送检病例数占同期使用抗菌药物治疗病例总数的比例。病原学检验标本包括：各种微生物培养、降钙素原、白介素 -6 等感染指标的血清学检验。

计算公式：

$$\text{ICU 抗菌药物治疗前病原学送检率} = \frac{\text{使用抗菌药物前病原学检验标本送检病例数}}{\text{同期使用抗菌药物治疗病例总数}} \times 100\%$$

意义：反映 ICU 患者抗菌药物使用的规范性。

6．ICU 深静脉血栓（DVT）预防率

定义：进行深静脉血栓（DVT）预防的 ICU 患者数占同期 ICU 收治患者总数的比例。深静脉血栓预防措施包括药物预防（肝素或低分子肝素抗凝）、机械预防（肢体加压泵、梯度压力弹力袜等）以及下腔静脉滤器等。

计算公式：

$$\text{ICU 深静脉血栓（DVT）预防率} = \frac{\text{进行深静脉血栓 DVT 预防的 ICU 患者数}}{\text{同期 ICU 收治患者总数}} \times 100\%$$

意义：反映 ICU 患者 DVT 的预防情况。

7．ICU 患者预计病死率

定义：通过患者疾病危重程度（APACHE Ⅱ评分）来预测的可能病死率。患者死亡危险性（R）的公式：ln（R/1-R）=-3.517+（APACHE Ⅱ评分 ×0.146）+0.603（仅限于急诊手术后患者）+患者入 ICU 的主要疾病得分（按国际标准）。ICU 患者预计病死率是指 ICU 收治患者预计病死率的总和与同期 ICU 收治患者总数的比值。

计算公式：

$$\text{ICU 患者预计病死率} = \frac{\text{ICU 收治患者预计病死率总和}}{\text{同期 ICU 收治患者总数}} \times 100\%$$

意义：反映收治 ICU 患者的疾病危重程度，用来计算患者标化病死指数。

8．ICU 患者标化病死指数（standardized mortality ratio）

定义：通过患者疾病危重程度校准后的病死率，为 ICU 患者实际病死率与同期 ICU 患者预计病死率的比值。ICU 实际病死率为 ICU 死亡患者数（包括因不可逆疾病而自动出院的患者）占同期 ICU 收治患者总数的比例，除外入院时已脑死亡，因器官捐献而收治 ICU 的患者。

计算公式：

$$\text{ICU 患者标化病死指数} = \frac{\text{ICU 患者实际病死率}}{\text{同期 ICU 患者预计病死率}} \times 100\%$$

意义：反映 ICU 整体诊疗水平。

9．ICU 非计划气管插管拔管率

定义：非计划气管插管拔管例数占同期 ICU 患者气管插管拔管总数的比例。

计算公式：

$$\text{ICU 非计划气管插管拔管率} = \frac{\text{非计划气管插管拔管例数}}{\text{同期 ICU 患者气管插管拔管总数}} \times 100\%$$

意义：反映 ICU 的整体管理及治疗水平。

10．ICU 气管插管拔管后 48 h 内再插管率

定义：气管插管计划拔管后 48 h 内再插管例数占同期 ICU 患者气管插管拔管总例数的比例，不包括非计划气管插管拔管后再插管。

计算公式：

$$\text{ICU 气管插管拔管后 48 h 内再插管率} = \frac{\text{气管插管计划拔管后 48 h 内再插管例数}}{\text{同期 ICU 患者气管插管拔管总例数}} \times 100\%$$

意义：反映对 ICU 患者脱机拔管指征的把握能力。

11．非计划转入 ICU 率

定义：非计划转入 ICU 是指非早期预警转入，或在开始麻醉诱导前并无术后转入 ICU 的计划，而术中或术后决定转入 ICU。非计划转入 ICU 率是指非计划转入 ICU 患者数占同期转入 ICU 患者总数的比例。非计划转入 ICU 的原因应进行分层分析（缺乏病情恶化的预警、麻醉因素和手术因素等）。

计算公式：

$$\text{非计划转入 ICU 率} = \frac{\text{非计划转入 ICU 患者数}}{\text{同期转入 ICU 患者总数}} \times 100\%$$

意义：反映医疗机构医疗质量的重要结果指标之一。

12．转出 ICU 后 48 h 内重返率

定义：转出 ICU 后 48 h 内重返 ICU 的患者数占同期转出 ICU 患者总数的比例。

计算公式：

$$\text{转出 ICU 后 48 h 内重返率} = \frac{\text{转出 ICU 后 48 h 内重返 ICU 的患者数}}{\text{同期转出 ICU 患者总数}} \times 100\%$$

意义：反映对 ICU 患者转出 ICU 指征的把握能力。

13．ICU 呼吸机相关性肺炎（VAP）发病率

定义：VAP 发生例数占同期 ICU 患者有创机械通气总天数的比例。单位：例/千机械通气日。

计算公式：

$$\text{ICU 呼吸机相关性肺炎（VAP）发生率（例/千机械通气日）} = \frac{\text{VAP 发生例数}}{\text{同期 ICU 患者有创机械通气总天数}} \times 1000‰$$

意义：反映 ICU 感控、有创机械通气及管理能力。

14．ICU 血管内导管相关血流感染（CRBSI）发病率

定义：CRBSI 发生例数占同期 ICU 患者血管内导管留置总天数的比例。单位：例/千导管日。

计算公式：

$$\text{ICU 血管内导管相关血流感染（CRBSI）发生率（例/千导管日）} = \frac{\text{CRBSI 发生例数}}{\text{同期 ICU 患者血管内导管留置总天数}} \times 1000‰$$

意义：反映 ICU 感控、血管内导管留置及管理能力。

15．ICU 导尿管相关泌尿系感染（CAUTI）发病率

定义：CAUTI 发生例数占同期 ICU 患者导尿管留置总天数的比例。单位：例/千导尿管日。

计算公式：

$$\text{ICU 导尿管相关泌尿系感染（CAUTI）发生率（例/千导尿管日）} = \frac{\text{CAUTI 发生例数}}{\text{同期 ICU 患者导尿管留置总天数}} \times 1000‰$$

意义：反映 ICU 感控、导尿管留置及管理能力。

注：本重症医学专业医疗质量控制指标适用于包括 PICU、EICU、CCU 等所有重症医学救治单元。

（七）急诊专业医疗质量控制指标（2015 年版）

1．急诊科医患比

定义：急诊科固定在岗（本院）医师总数占同期急诊科接诊患者总数（万人次）的比例。

计算公式：

$$\text{急诊科医患比} = \frac{\text{急诊科固定在岗（本院）医师总数}}{\text{同期急诊科接诊患者总数（万人次）}} \times 100\%$$

意义：反映医疗机构急诊医疗质量的重要结构性指标之一。

2．急诊科护患比

定义：急诊科固定在岗（本院）护士（师）总数占同期急诊科接诊患者总数（万人次）的比例。

计算公式：

$$\text{急诊科护患比} = \frac{\text{急诊科固定在岗（本院）护士（师）总数}}{\text{同期急诊科接诊患者总数（万人次）}} \times 100\%$$

意义：是反映医疗机构急诊医疗质量的重要结构性指标之一。

3．急诊各级患者比例

定义：急诊患者病情分级：Ⅰ级是濒危患者，Ⅱ级是危重患者，Ⅲ级是急症患者，Ⅳ级是非急症患者。急诊各级患者比例，是指急诊科就诊的各级患者总数占同期急诊科就诊

患者总数的比例。

计算公式：

$$急诊各级患者比例 = \frac{急诊科就诊的各级患者总数}{同期急诊科就诊患者总数} \times 100\%$$

意义：是反映医疗机构急诊医疗质量的重要结构性指标之一。

4．抢救室滞留时间中位数

定义：抢救室滞留时间是指急诊抢救室患者从进入抢救室到离开抢救室（不包括死亡患者）的时间（以小时为单位）。抢救室滞留时间中位数是指将急诊抢救室患者从进入抢救室到离开抢救室（不包括死亡患者）的时间由长到短排序后取其中位数。

计算公式：

抢救室滞留时间中位数 = $X_{(n+1)/2}$，n 为奇数

抢救室滞留时间中位数 = $(X_{n/2}+X_{n/2+1})/2$，n 为偶数

n 为急诊抢救室患者数，X 为抢救室滞留时间。

意义：是反映急诊抢救室工作量、工作效率的重要指标。

5．急性心肌梗死（STEMI）患者平均门药时间及门药时间达标率

定义：急性心肌梗死（STEMI）患者平均门药时间是指行溶栓药物治疗的急性心肌梗死（STEMI）患者从进入急诊科到开始溶栓药物治疗的平均时间。急性心肌梗死（STEMI）患者门药时间达标是指在溶栓药物时间窗（发病12小时）内，就诊的急性心肌梗死（STEMI）患者门药时间在30分钟内。急性心肌梗死（STEMI）患者门药时间达标率是指急性心肌梗死（STEMI）患者门药时间达标的患者数占同期就诊时在溶栓药物时间窗内应行溶栓药物治疗的急性心肌梗死（STEMI）患者总数的比例。

计算公式：

$$急性心肌梗死（STEMI）患者平均门药时间 = \frac{行溶栓药物治疗的急性心肌梗死（STEMI）患者的门药时间总和}{同期行溶栓药物治疗的急性心肌梗死（STEMI）患者总数} \times 100\%$$

$$急性心肌梗死（STEMI）患者门药时间达标率 = \frac{急性心肌梗死（STEMI）患者门药时间达标的患者数}{同期就诊时在溶栓药物时间窗内应行溶栓药物治疗的急性心肌梗死（STEMI）患者总数} \times 100\%$$

意义：反映急诊绿色通道的效率。

6．急性心肌梗死（STEMI）患者平均门球时间及门球时间达标率

定义：急性心肌梗死（STEMI）患者平均门球时间是指行急诊 PCI 的急性心肌梗死（STEMI）患者，从进入急诊科到开始 PCI 的平均时间。急性心肌梗死（STEMI）患者门球时间达标是指在 PCI 时间窗（发病 12 h）内，就诊的急性心肌梗死（STEMI）患者门球时间在 90 min 内。急性心肌梗死（STEMI）患者门球时间达标率是指急性心肌梗死（STEMI）患者门球时间达标的患者数占同期就诊时在 PCI 时间窗内应行 PCI 的急性心肌梗死（STEMI）患者总数的比例。

计算公式：

$$急性心肌梗死（STEMI）患者平均门球时间 = \frac{行急诊 PCI 的急性心肌梗死（STEMI）患者的门球时间总和}{同期行 PCI 的急性心肌梗死（STEMI）患者总数} \times 100\%$$

$$急性心肌梗死（STEMI）患者门球时间达标率 = \frac{急性心肌梗死（STEMI）患者门球时间达标的患者数}{同期就诊时在 PCI 时间窗内应行 PCI 的急性心肌梗死（STEMI）患者总数} \times 100\%$$

意义：反映急诊绿色通道的效率。

7. 急诊抢救室患者死亡率

定义：急诊抢救室患者死亡是指患者从进入急诊抢救室开始 72 小时内死亡（包括因不可逆疾病而自动出院的患者）。急诊抢救室患者死亡率是指急诊抢救室患者死亡总数占同期急诊抢救室抢救患者总数的比例。

计算公式：

$$急诊抢救室患者死亡率 = \frac{急诊抢救室患者死亡总数}{同期急诊抢救室抢救患者总数} \times 100\%$$

意义：反映急危重症患者救治成功率。

8. 急诊手术患者死亡率

定义：急诊手术患者死亡是指急诊患者接受急诊手术，术后 1 周内死亡，除外与手术无关的原发疾病引起的死亡。急诊手术患者死亡率是指急诊手术患者死亡总数占同期急诊手术患者总数的比例。

计算公式：

$$急诊手术患者死亡率 = \frac{急诊手术患者死亡总数}{同期急诊手术患者总数} \times 100\%$$

意义：反映急诊手术救治成功率。

9．ROSC 成功率

定义：ROSC（心肺复苏术后自主呼吸循环恢复）成功是指急诊呼吸心脏骤停患者，心肺复苏术（CPR）后自主呼吸循环恢复超过 24 h。ROSC 成功率是指 ROSC 成功总例次数占同期急诊呼吸心脏骤停患者行心肺复苏术总例次数的比例。同一患者 24 h 内行多次心肺复苏术，记为"一例次"。

计算公式：

$$\text{ROSC 成功率} = \frac{\text{ROSC 成功总例次数}}{\text{同期急诊呼吸心脏骤停患者行心肺复苏术总例次数}} \times 100\%$$

意义：反映急诊心肺复苏成功率。

10．非计划重返抢救室率

定义：因相同或相关疾病，72 h 内非计划重返急诊抢救室患者总数占同期离开急诊抢救室（出院或转其他区域）患者总数的比例。

计算公式：

$$\text{非计划重返抢救室率} = \frac{\text{72 h 内非计划重返急诊抢救室患者总数}}{\text{同期离开急诊抢救室患者总数}} \times 100\%$$

意义：反映急诊医师对患者病情评估的准确性。

（八）临床检验专业医疗质量控制指标（2015 年版）

1．标本类型错误率

定义：类型不符合要求的标本数占同期标本总数的比例。

计算公式：

$$\text{标本类型错误率} = \frac{\text{类型不符合要求的标本数}}{\text{同期标本总数}} \times 100\%$$

意义：反映所采集标本的类型是否符合要求，是检验前的重要质量指标。标本类型符合要求是保证检验结果准确性的前提条件。

2．标本容器错误率

定义：采集容器不符合要求的标本数占同期标本总数的比例。

计算公式：

$$\text{标本容器错误率} = \frac{\text{采集容器不符合要求的标本数}}{\text{同期标本总数}} \times 100\%$$

意义：反映用于采集标本的容器是否符合要求，是检验前的重要质量指标。

3．标本采集量错误率

定义：采集量不符合要求的标本数占同期标本总数的比例。

计算公式：

$$标本采集量错误率 = \frac{采集量不符合要求的标本数}{同期标本总数} \times 100\%$$

意义：反映标本采集量是否正确，是检验前的重要质量指标。标本采集量不足或过多都可能影响检验结果。

4．血培养污染率

定义：污染的血培养标本数占同期血培养标本总数的比例。

计算公式：

$$血培养污染率 = \frac{污染的血培养标本数}{同期血培养标本总数} \times 100\%$$

意义：反映血培养过程是否操作正确，是检验前的重要质量指标。

5．抗凝标本凝集率

定义：凝集的标本数占同期需抗凝的标本总数的比例。

计算公式：

$$抗凝标本凝集率 = \frac{凝集的标本数}{同期需抗凝的标本总数} \times 100\%$$

意义：反映标本采集过程抗凝剂是否正确使用的情况，是检验前的重要质量指标。

6．检验前周转时间中位数

定义：检验前周转时间是指从标本采集到实验室接收标本的时间（以分钟为单位）。检验前周转时间中位数，是指将检验前周转时间由长到短排序后取其中位数。

计算公式：

检验前周转时间中位数 = $X_{(n+1)/2}$，n 为奇数

检验前周转时间中位数 = $(X_{n/2} + X_{n/2+1})/2$，n 为偶数

n 为检验标本数，X 为检验前周转时间。

意义：反映标本运送的及时性和效率，检验前周转时间是保证检验结果准确性和及时性的重要前提。

7．室内质控项目开展率

定义：开展室内质控的检验项目数占同期检验项目总数的比例。

计算公式：

$$室内质控项目开展率 = \frac{开展室内质控的检验项目数}{同期检验项目总数} \times 100\%$$

意义：反映实验室开展的检验项目中实施室内质控进行内部质量监测的覆盖度，是检验中的重要质量指标。

8．室内质控项目变异系数不合格率

定义：室内质控项目变异系数高于要求的检验项目数占同期对室内质控项目变异系数有要求的检验项目总数的比例。

计算公式：

$$室内质控项目变异系数不合格率 = \frac{室内质控项目变异系数高于要求的检验项目数}{同期对室内质控项目变异系数有要求的检验项目总数} \times 100\%$$

意义：反映实验室检验结果精密度，是检验中的重要质量指标。

9．室间质评项目参加率

定义：参加室间质评的检验项目数占同期特定机构（国家、省级等）已开展的室间质评项目总数的比例。

计算公式：

$$室间质评项目参加率 = \frac{参加室间质评的检验项目数}{同期特定机构已开展的室间质评项目总数} \times 100\%$$

意义：反映实验室参加室间质评计划进行外部质量监测的情况，是检验中的重要质量指标。

10．室间质评项目不合格率

定义：室间质评不合格的检验项目数占同期参加室间质评检验项目总数的比例。

计算公式：

$$室间质评项目不合格率 = \frac{室间质评不合格的检验项目数}{同期参加室间质评检验项目总数} \times 100\%$$

意义：反映实验室参加室间质评计划的合格情况，是检验中的重要质量指标。

11．实验室间比对率（用于无室间质评计划检验项目）

定义：执行实验室间比对的检验项目数占同期无室间质评计划检验项目总数的比例。

计算公式:

$$实验室间比对率 = \frac{执行实验室间比对的检验项目数}{同期无室间质评计划检验项目总数} \times 100\%$$

意义:反映无室间质评计划的检验项目中实施实验室间比对的情况,是检验中的重要质量指标。

12. 实验室内周转时间中位数

定义:实验室内周转时间是指从实验室收到标本到发送报告的时间(以分钟为单位)。实验室内周转时间中位数,是指将实验室内周转时间由长到短排序后取其中位数。

计算公式:

实验室内周转时间中位数 = $X_{(n+1)/2}$,n 为奇数

实验室内周转时间中位数 = $(X_{n/2}+X_{n/2+1})/2$,n 为偶数

n 为检验标本数,X 为实验室内周转时间。

意义:反映实验室工作效率,是实验室可控的检验中和检验后的重要质量指标。

13. 检验报告不正确率

定义:检验报告不正确是指实验室已发出的报告,其内容与实际情况不相符,包括结果不正确、患者信息不正确、标本信息不正确等。检验报告不正确率是指实验室发出的不正确检验报告数占同期检验报告总数的比例。

计算公式:

$$检验报告不正确率 = \frac{实验室发出的不正确检验报告数}{同期检验报告总数} \times 100\%$$

意义:反映实验室检验报告正确性,是检验报告的重要质量指标。

14. 危急值通报率

定义:危急值是指除外检查仪器或试剂等技术原因出现的表明患者可能正处于生命危险的边缘状态,必须立刻进行记录并第一时间报告给该患者主管医师的检验结果。危急值通报率是指已通报的危急值检验项目数占同期需要通报的危急值检验项目总数的比例。

计算公式:

$$危急值通报率 = \frac{已通报的危急值检验项目数}{同期需要通报的危急值检验项目总数} \times 100\%$$

意义:反映危急值通报情况,是检验报告的重要质量指标。

15. 危急值通报及时率

定义:危急值通报时间(从结果确认到与临床医生交流的时间)符合规定时间的检验

项目数占同期需要危急值通报的检验项目总数的比例。

计算公式：

$$危急值通报及时率 = \frac{危急值通报时间符合规定时间的检验项目数}{同期需要危急值通报的检验项目总数} \times 100\%$$

意义：反映危急值通报是否及时，是检验报告的重要质量指标。

（九）病理专业医疗质量控制指标（2015年版）

1．每百张病床病理医师数

定义：平均每100张实际开放病床病理医师的数量。

计算公式：

$$每百张病床病理医师数 = \frac{病理医师数}{同期该医疗机构实际开放床位数/100}$$

意义：反映病理医师资源配置情况。

2．每百张病床病理技术人员数

定义：病理技术人员是指进行病理切片、染色、免疫组化及分子病理等工作的专业技术人员。每百张病床病理技术人员数，是指平均每100张实际开放病床病理技术人员的数量。

计算公式：

$$每百张病床病理技术人员数 = \frac{病理技术人员数}{同期该医疗机构实际开放床位数/100}$$

意义：反映病理技术人员资源配置情况。

3．标本规范化固定率

定义：标本规范化固定是指病理标本及时按行业推荐方法切开，以足量10%中性缓冲福尔马林充分固定。有特殊要求者可使用行业规范许可的其他固定液。标本规范化固定率是指规范化固定的标本数占同期标本总数的比例。

计算公式：

$$标本规范化固定率 = \frac{规范化固定的标本数}{同期标本总数} \times 100\%$$

意义：是反映处理标本是否及时规范的重要指标。

4．HE染色切片优良率

定义：HE染色优良切片是指达到行业优良标准要求的HE染色切片。HE染色优良切片优良率，是指HE染色优良切片数占同期HE染色切片总数的比例。

计算公式：

$$\text{HE 染色切片优良率} = \frac{\text{HE 染色优良切片数}}{\text{同期 HE 染色切片总数}} \times 100\%$$

意义：反映病理科 HE 染色、制片质量的重要指标。

5．免疫组化染色切片优良率

定义：免疫组化染色优良切片是指达到行业优良标准要求的免疫组化染色切片。免疫组化染色优良切片优良率，是指免疫组化染色优良切片数占同期免疫组化染色切片总数的比例。

计算公式：

$$\text{免疫组化染色切片优良率} = \frac{\text{免疫组化染色优良切片数}}{\text{同期免疫组化染色切片总数}} \times 100\%$$

意义：是反映病理科免疫组化染色、制片质量的重要指标。

6．术中快速病理诊断及时率

定义：在规定时间内，完成术中快速病理诊断报告的标本数占同期术中快速病理诊断标本总数的比例。规定时间是指单例标本术中快速病理诊断报告在收到标本后 30 min 内完成。若前一例标本术中快速病理诊断报告未完成，新标本术中快速病理诊断报告在收到标本后 45 min 内完成。

计算公式：

$$\text{术中快速病理诊断及时率} = \frac{\text{在规定时间内完成术中快速病理诊断报告的标本数}}{\text{同期术中快速病理诊断标本总数}} \times 100\%$$

意义：是反映病理科术中快速病理诊断及时率的重要指标。

7．组织病理诊断及时率

定义：在规定时间内，完成组织病理诊断报告的标本数占同期组织病理诊断标本总数的比例。规定时间是指穿刺、内窥镜钳取活检的小标本，自接收标本起，≤ 3 个工作日发出病理报告；其他类型标本自接收标本起，≤ 5 个工作日发出病理报告；需特殊处理、特殊染色、免疫组化染色、分子检测的标本，按照有关行业标准增加相应的工作日。

计算公式：

$$\text{组织病理诊断及时率} = \frac{\text{在规定时间内完成组织病理诊断报告的标本数}}{\text{同期组织病理诊断标本总数}} \times 100\%$$

意义：是反映病理科组织病理诊断及时率的重要指标。

8．细胞病理诊断及时率

定义：在规定时间内，完成细胞病理诊断报告的标本数占同期细胞病理诊断标本总数的比例。规定时间是指自接收标本起，≤2个工作日发出细胞病理诊断报告；需特殊处理、特殊染色、免疫组化染色、分子检测的标本，按照有关行业标准增加相应的工作日。

计算公式：

$$细胞病理诊断及时率 = \frac{在规定时间内完成细胞病理诊断报告的标本数}{同期细胞病理诊断标本总数} \times 100\%$$

意义：反映病理科细胞病理诊断及时率的重要指标。

9．各项分子病理检测室内质控合格率

定义：分子病理检测室内质控合格是指检测流程及结果达到行业标准要求。各项分子病理检测室内质控合格率，是指各项分子病理检测室内质控合格病例数占同期同种类型分子病理检测病例总数的比例。

计算公式：

$$各项分子病理检测室内质控合格率 = \frac{各项分子病理检测室内质控合格病例数}{同期同种类型分子病理检测病例总数} \times 100\%$$

意义：反映病理科分子病理诊断质量的重要指标。

10．免疫组化染色室间质评合格率

定义：免疫组化染色室间质评合格，是指参加省级以上病理质控中心组织的免疫组化染色室间质评，并达到合格标准。免疫组化染色室间质评合格率，是指免疫组化染色室间质评合格次数占同期免疫组化染色室间质评总次数的比例。

计算公式：

$$免疫组化染色室间质评合格率 = \frac{免疫组化染色室间质评合格次数}{同期免疫组化染色室间质评总次数} \times 100\%$$

意义：是反映病理科免疫组化染色质量的重要指标。

11．各项分子病理室间质评合格率

定义：分子病理室间质评合格，是指参加省级以上病理质控中心组织的分子病理室间质评，并达到合格标准。各项分子病理室间质评合格率，是指各项分子病理室间质评合格次数占同期同种分子病理室间质评总次数的比例。

计算公式：

$$各项分子病理室间质评合格率 = \frac{分子病理室间质评合格次数}{同期同种分子病理室间质评总次数} \times 100\%$$

意义：是反映病理科分子病理诊断质量的重要指标。

12．细胞学病理诊断质控符合率

定义：细胞学原病理诊断与抽查质控诊断符合的标本数占同期抽查质控标本总数的比例。抽查标本数应至少占总阴性标本数的5%。

计算公式：

$$\text{细胞学病理诊断质控符合率} = \frac{\text{细胞学原病理诊断与抽查质控诊断符合的标本数}}{\text{同期抽查质控标本总数}} \times 100\%$$

意义：是反映病理科细胞学病理诊断质量的重要指标。

13．术中快速诊断与石蜡诊断符合率

定义：术中快速诊断与石蜡诊断符合是指二者在良恶性病变的定性诊断方面一致。术中快速诊断与石蜡诊断符合率，是指术中快速诊断与石蜡诊断符合标本数占同期术中快速诊断标本总数的比例。

计算公式：

$$\text{术中快速诊断与石蜡诊断符合率} = \frac{\text{术中快速诊断与石蜡诊断符合标本数}}{\text{同期术中快速诊断标本总数}} \times 100\%$$

意义：是反映病理科术中快速诊断准确率的重要指标。

（十）医院感染管理质量控制指标（2015年版）

1．医院感染发病（例次）率

定义：医院感染新发病例是指观察期间发生的医院感染病例，即观察开始时没有发生医院感染，观察开始后直至结束时发生的医院感染病例，包括观察开始时已发生医院感染，在观察期间又发生新的医院感染的病例。医院感染发病（例次）率是指住院患者中发生医院感染新发病例（例次）的比例。

计算公式：

$$\text{医院感染发病（例次）率} = \frac{\text{医院感染新发病例（例次）数}}{\text{同期住院患者总数}} \times 100\%$$

意义：反映医院感染总体发病情况。一般指月发病（例次）率和年发病（例次）率。

2．医院感染现患（例次）率

定义：确定时段或时点住院患者中，医院感染患者（例次）数占同期住院患者总数的比例。

计算公式：

$$医院感染现患（例次）率 = \frac{确定时段或时点住院患者中医院感染患者（例次）数}{同期住院患者总数} \times 100\%$$

意义：反映确定时段或时点医院感染实际发生情况，为准确掌握医院感染现状，判断变化趋势，采取针对性干预措施及干预效果评价提供基础。

3．医院感染病例漏报率

定义：应当报告而未报告的医院感染病例数占同期应报告医院感染病例总数的比例。

计算公式：

$$医院感染病例漏报率 = \frac{应当报告而未报告的医院感染病例数}{同期应报告医院感染病例总数} \times 100\%$$

意义：反映医疗机构对医院感染病例报告情况及医院感染监测、管理情况。

4．多重耐药菌感染发现率

定义：多重耐药菌主要包括：耐碳青霉烯类肠杆菌科细菌（CRE）、耐甲氧西林金黄色葡萄球菌（MRSA）、耐万古霉素肠球菌（VRE）、耐碳青霉烯鲍曼不动杆菌（CRABA）、耐碳青霉烯铜绿假单胞菌（CRPAE）。多重耐药菌感染发现率是指多重耐药菌感染患者数（例次数）与同期住院患者总数的比例。

计算公式：

$$多重耐药菌感染发现率 = \frac{多重耐药菌感染患者数（例次数）}{同期住院患者总数} \times 100\%$$

意义：反映医院内多重耐药菌感染的情况。

5．多重耐药菌感染检出率

定义：多重耐药菌检出菌株数与同期该病原体检出菌株总数的比例。

计算公式：

$$多重耐药菌感染检出率 = \frac{多重耐药菌检出菌株数}{同期该病原体检出菌株总数} \times 100\%$$

意义：反映医院内多重耐药菌感染的总体情况和某种特定菌种多重耐药菌感染情况。

6．医务人员手卫生依从率

定义：受调查的医务人员实际实施手卫生次数占同期调查中应实施手卫生次数的比例。

计算公式:

$$医务人员手卫生依从率 = \frac{受调查的医务人员实际实施手卫生次数}{同期调查中应实施手卫生次数} \times 100\%$$

意义:描述医务人员手卫生实际执行依从程度,反映医务人员手卫生执行情况。

7. 住院患者抗菌药物使用率

定义:住院患者中使用抗菌药物(全身给药)患者数占同期住院患者总数的比例。

计算公式:

$$住院患者抗菌药物使用率 = \frac{住院患者中使用抗菌药物(全身给药)患者数}{同期住院患者总数} \times 100\%$$

意义:反映医院内住院患者抗菌药物使用及管理情况。

8. 抗菌药物治疗前病原学送检率

定义:以治疗为目的使用抗菌药物的住院患者,使用抗菌药物前病原学检验标本送检病例数占同期使用抗菌药物治疗病例总数的比例。病原学检验标本包括:各种微生物培养、降钙素原、白介素-6等感染指标的血清学检验。

计算公式:

$$抗菌药物治疗前病原学送检率 = \frac{使用抗菌药物前病原学检验标本送检病例数}{同期使用抗菌药物治疗病例总数} \times 100\%$$

意义:反映抗菌药物使用的规范性。

9. Ⅰ类切口手术部位感染率

定义:Ⅰ类切口手术部位感染是指发生在Ⅰ类(清洁)切口,即手术未进入炎症区,未进入呼吸、消化及泌尿生殖道,以及闭合性创伤手术符合上述条件的手术切口的感染,包括无植入物手术后30天内、有植入物手术后1年内发生的手术部位感染。Ⅰ类切口手术部位感染率,是指发生Ⅰ类切口手术部位感染病例数占同期接受Ⅰ类切口手术患者总数的比例。

计算公式:

$$Ⅰ类切口手术部位感染率 = \frac{发生Ⅰ类切口手术部位感染病例数}{同期接受Ⅰ类切口手术患者总数} \times 100\%$$

意义:描述Ⅰ类切口手术患者发生手术部位感染的频率,反映医院对接受Ⅰ类切口手术患者医院感染管理和防控情况。

10. Ⅰ类切口手术抗菌药物预防使用率

定义：Ⅰ类切口手术预防使用抗菌药物的患者数占同期Ⅰ类切口手术患者总数的比例。

计算公式：

$$\text{Ⅰ类切口手术抗菌药物预防使用率} = \frac{\text{Ⅰ类切口手术预防使用抗菌药物的患者数}}{\text{同期Ⅰ类切口手术患者总数}} \times 100\%$$

意义：反映Ⅰ类切口手术患者抗菌药物预防用药使用及管理情况。

11. 血管内导管相关血流感染发病率

定义：使用血管内导管住院患者中新发血管内导管相关血流感染的发病频率。单位：例/千导管日。

计算公式：

$$\text{血管内导管相关血流感染发病率} = \frac{\text{血管内导管相关血流感染例次数}}{\text{同期患者使用血管内导管留置总天数}} \times 1000‰$$

意义：反映血管内导管相关血流感染情况和院感防控能力。

12. 呼吸机相关肺炎发病率

定义：使用呼吸机住院患者中新发呼吸机相关肺炎的发病频率。单位：例/千机械通气日。

计算公式：

$$\text{呼吸机相关肺炎发病率} = \frac{\text{呼吸机相关肺炎例次数}}{\text{同期患者使用呼吸机总天数}} \times 1000‰$$

意义：反映呼吸机相关肺炎情况和院感防控能力。

13. 导尿管相关泌尿系感染发病率

定义：使用导尿管住院患者中新发导尿管相关泌尿系感染的发病频率。单位：例/千导尿管日。

计算公式：

$$\text{导尿管相关泌尿系感染发病率} = \frac{\text{导尿管相关泌尿系感染例次数}}{\text{同期患者使用导尿管总天数}} \times 1000‰$$

意义：反映导尿管相关泌尿系感染情况和院感防控能力。

（十一）造血干细胞移植技术临床应用质量控制指标（2017年版）

1. 造血干细胞移植适应证符合率

定义：造血干细胞移植术适应证选择正确的例数占同期造血干细胞移植术总例数的

比例。

计算公式：

$$造血干细胞移植适应证符合率 = \frac{造血干细胞移植术适应证选择正确的例数}{同期造血干细胞移植术总例数} \times 100\%$$

意义：体现医疗机构开展造血干细胞移植技术时，严格掌握适应证的程度，是反映医疗机构造血干细胞移植技术医疗质量的重要过程性指标之一。

2．异基因造血干细胞移植植入率

定义：异基因造血干细胞移植术后 100 天内，实现造血重建（患者外周血中性粒细胞 $> 0.5 \times 10^9/L$ 与血小板 $> 20 \times 10^9/L$）的患者例次数占同期异基因造血干细胞移植患者总例次数的比例。

计算公式：

$$异基因造血干细胞移植植入率 = \frac{异基因造血干细胞移植术后 100 天内实现造血重建的患者例次数}{同期异基因造血干细胞移植患者总例次数} \times 100\%$$

意义：是反映医疗机构造血干细胞移植技术水平的重要指标之一。

3．重度（Ⅲ～Ⅳ度）急性移植物抗宿主病发生率

定义：急性移植物抗宿主病（aGVHD），是指造血干细胞移植术后 100 天内，由于移植物抗宿主反应而引起的免疫性疾病，主要表现为皮疹、腹泻和黄疸，是异基因造血干细胞移植的主要并发症和主要死亡原因。重度（Ⅲ～Ⅳ度）急性移植物抗宿主病发生率，是指异基因造血干细胞移植术后发生重度（Ⅲ～Ⅳ度）急性移植物抗宿主病患者例次数占同期异基因造血干细胞移植患者总例次数的比例。

计算公式：

$$重度（Ⅲ～Ⅳ度）急性移植物抗宿主病发生率 = \frac{重度 Ⅲ～Ⅳ 度异基因造血干细胞移植术后发生急性移植物抗宿主病患者例次数}{同期异基因造血干细胞移植患者总例次数} \times 100\%$$

意义：体现医疗机构对不同移植方式造血干细胞移植术后 aGVHD 的预防水平，是反映医疗机构造血干细胞移植技术医疗质量的重要过程性指标之一。

4．慢性移植物抗宿主病发生率

定义：慢性移植物抗宿主病（cGVHD），是指造血干细胞移植术 100 天后，由于移植物抗宿主反应而引起的慢性免疫性疾病。慢性移植物抗宿主病发生率，是指异基因造血干

细胞移植术后发生慢性移植物抗宿主病患者例次数占同期异基因造血干细胞移植患者总例次数的比例。

计算公式：

$$慢性移植物抗宿主病发生率 = \frac{异基因造血干细胞移植术后发生慢性移植物抗宿主病患者例次数}{同期异基因造血干细胞移植患者总例次数} \times 100\%$$

意义：体现医疗机构对造血干细胞移植术后cGVHD的预防水平，是反映医疗机构造血干细胞移植技术医疗质量的重要过程性指标之一。

5．异基因造血干细胞移植相关死亡率

定义：异基因造血干细胞移植术后100天内非复发死亡患者数占同期异基因造血干细胞移植患者总数的比例。

计算公式：

$$异基因造血干细胞移植相关死亡率 = \frac{异基因造血干细胞移植术后100天内非复发死亡患者数}{同期异基因造血干细胞移植患者总数} \times 100\%$$

意义：体现医疗机构对造血干细胞移植术后患者的综合管理水平，是反映医疗机构造血干细胞移植技术医疗质量的重要结果指标之一。

6．异基因造血干细胞移植总体生存率

定义：异基因造血干细胞移植后1年和3年随访（失访者按未存活患者统计）尚存活的患者数占同期异基因造血干细胞移植患者总数的比例。

计算公式：

$$异基因造血干细胞移植总体生存率 = \frac{异基因造血干细胞移植后1年和3年随访尚存活的患者数}{同期异基因造血干细胞移植患者总数} \times 100\%$$

意义：体现医疗机构造血干细胞移植技术水平，是反映医疗机构造血干细胞移植技术医疗质量的重要结果指标之一。

7．异基因造血干细胞移植无病生存率

定义：异基因造血干细胞移植后1年和3年随访（失访者按未存活患者统计）无病存活的患者数占同期异基因造血干细胞移植患者总数的比例。

计算公式：

$$异基因造血干细胞移植无病生存率 = \frac{异基因造血干细胞移植后1年和3年随访无病存活的患者数}{同期异基因造血干细胞移植患者总数} \times 100\%$$

意义：体现医疗机构造血干细胞移植技术水平，是反映医疗机构造血干细胞移植技术医疗质量的重要结果指标之一。

8．平均住院日

定义：实施异基因造血干细胞移植治疗的患者出院时占用总床日数与同期异基因造血干细胞移植治疗患者出院人数之比。

计算公式：

$$平均住院日 = \frac{出院时所有患者占用总床日数}{同期异基因造血干细胞移植治疗患者出院人数}$$

意义：体现医疗机构造血干细胞移植技术的水平，是反映医疗机构造血干细胞移植技术医疗质量的重要结果指标之一。

9．平均住院费用

定义：实施异基因造血干细胞移植治疗的患者出院时住院总费用与同期异基因造血干细胞移植治疗患者出院人数之比。

计算公式：

$$平均住院费用 = \frac{出院时所有患者住院总费用}{同期异基因造血干细胞移植治疗患者出院人数}$$

意义：体现医疗机构造血干细胞移植技术的社会经济学效益，是反映医疗机构造血干细胞移植技术医疗质量的重要结果指标之一。

10．平均住院药费

定义：实施异基因造血干细胞移植治疗的患者出院时住院药品总费用与同期异基因造血干细胞移植治疗患者出院人数之比。

计算公式：

$$平均住院药费 = \frac{出院时所有患者住院药品总费用}{同期异基因造血干细胞移植治疗患者出院人数}$$

意义：体现医疗机构造血干细胞移植技术的社会经济学效益，是反映医疗机构造血干细胞移植技术医疗质量的重要结果指标之一。

（十二）同种胰岛移植技术临床应用质量控制指标（2017年版）

1．胰岛纯度

定义：采用双硫腙（DTZ）染色法进行胰岛计数。胰岛纯度是指DTZ染色阳性的胰岛数占纯化的细胞团总数的比例。

计算公式：

$$胰岛纯度 = \frac{DTZ 染色阳性胰岛数}{纯化的细胞团总数} \times 100\%$$

意义：反映胰岛纯化效果，是体现胰岛提取技术水平的指标。

2．总胰岛当量

定义：胰岛当量（Islet equivalent quantity，IEQ）是一种胰岛计数方法，一个直径150μm的胰岛为1个胰岛当量。总胰岛当量是指样本中胰岛当量总数（见注）。

计算公式：

$$总胰岛当量 = \frac{3 次计数的胰岛当量 IEQ 之和}{3} \times 20 \times 样本量（ml）$$

意义：用于计算获取胰岛数量，是体现胰岛提取技术水平的指标。

3．胰岛活率

定义：采用活细胞染色技术进行胰岛计数。胰岛活率是指活胰岛数占胰岛总数的比例。

计算公式：

$$胰岛活率 = \frac{活胰岛数}{胰岛总数} \times 100\%$$

意义：用于评价获取胰岛中活细胞的比例，时体现胰岛提取技术水平的指标。

4．胰岛产物微生物培养阳性率

定义：胰岛产物微生物（细菌、真菌、支原体等）培养阳性的样本数占同期胰岛产物微生物培养总样本数的比例。

计算公式：

$$胰岛产物微生物培养阳性率 = \frac{胰岛产物微生物培养阳性的样本数}{同期胰岛产物微生物培养总样本数} \times 100\%$$

意义：用于评价获取胰岛产物的生物安全性。

5．胰岛产物内毒素超标率

定义：胰岛产物内毒素检测超标（＞5 EU/ml / 胰岛受者每公斤体重）的样本数占同期胰岛产物内毒素检测总样本数的比例。

计算公式：

$$\text{胰岛产物内毒素超标率} = \frac{\text{胰岛产物内毒素检测超标的样本数}}{\text{同期胰岛产物内毒素检测总样本数}} \times 100\%$$

意义：用于评价获取胰岛产物的生物安全性。

6．围手术期并发症发生率

定义：围手术期并发症是指同种胰岛移植治疗术后30天内发生的并发症，包括出血、感染、门静脉血栓形成等。围手术期并发症发生率是指围手术期并发症发生的例次数占同期同种胰岛移植治疗总例次数的比例。

计算公式：

$$\text{围手术期并发症发生率} = \frac{\text{围手术期并发症发生的例次数}}{\text{同期同种胰岛移植治疗总例次数}} \times 100\%$$

意义：用于评价同种胰岛移植治疗技术的安全性。

7．术后死亡率

定义：术后死亡是指实施同种胰岛移植治疗的患者，在术后住院期间内死亡（包括因不可逆疾病而自动出院的患者）。术后死亡率是指术后死亡患者人数占同期同种胰岛移植治疗患者总数的比例。

计算公式：

$$\text{术后死亡率} = \frac{\text{术后患者死亡人数}}{\text{同期同种胰岛移植治疗患者总数}} \times 100\%$$

意义：用于评价同种胰岛移植治疗安全性。

8．患者随访率

定义：同种胰岛移植治疗后1、3、5年内进行随访的例次数占同期同种胰岛移植治疗总例次数的比例。

计算公式：

$$\text{患者随访率} = \frac{\text{同种胰岛移植治疗后一定时间内完成随访的例次数}}{\text{同期同种胰岛移植治疗总例次数}} \times 100\%$$

意义：反映同种胰岛移植治疗患者的远期疗效及管理水平。

9．移植后有效率（1年、3年、5年）

定义：符合下列条件之一同种胰岛移植术后患者，可认为移植后有效：

（1）糖基化血红蛋白＜7.0%；

（2）无严重低血糖（血糖浓度低于3.9 mmol/L）；

(3) 血清 C- 肽水平 ≥ 0.3 ng/ml；

(4) 胰岛素用量较前明显减少。

移植后有效率是指同种胰岛移植治疗后 1 年、3 年和 5 年随访，移植后有效的患者数占同期同种胰岛移植治疗患者总数的比例［见注（1）］。

计算公式：

$$移植后有效率 = \frac{移植后有效的患者数}{同期同种胰岛移植治疗患者总数} \times 100\%$$

意义：反映同种胰岛移植治疗患者的远期疗效。

（十三）同种异体运动系统结构性组织移植技术临床应用质量控制指标（2017 年版）

1．各类来源移植物比例

定义：该类来源移植物数占同期移植物总数的比例 [见注（2）]。

计算公式：

$$各类来源移植物比例 = \frac{该类来源移植物数}{同期移植物总数} \times 100\%$$

意义：反映移植物来源的规范性。

2．术中移植物微生物培养阳性率

定义：术中移植物微生物（细菌、真菌、支原体等）培养阳性的样本数占同期术中移植物微生物培养总样本数的比例。

计算公式：

$$术中移植物微生物培养阳性率 = \frac{术中移植物微生物培养阳性的样本数}{同期术中移植物微生物培养总样本数} \times 100\%$$

意义：反映同种异体运动系统结构性组织移植术中感染风险。

3．围手术期并发症发生率

定义：围手术期并发症是指同种异体运动系统结构性组织移植术后 30 天内发生的并发症，包括感染、血栓形成、移植失败等。围手术期并发症发生率是指围手术期并发症发生的例次数占同期同种异体运动系统结构性组织移植手术总例次数的比例。

注：

（1）参考 Lembert 等的方法，用显微镜测量镜检计数的胰岛细胞团直径，计算每 50 微升溶液中 DTZ 染色阳性的胰岛细胞团的 IEQ，按 IEQ 表换算为相当于直径 150 μm 的 IEQ，再按以下公式计算总 IEQ。总 IEQ=（3 次计数的 IEQ 之和 /3）× 20 × 样本量（ml）。

（2）符合规定的同种异体运动系统结构性组织移植物来源分两类：具有国家食品药品监督管理总局（CFDA）产品注册证的移植物和公民逝世后捐献来源的移植物。

计算公式：

$$围手术期并发症发生率 = \frac{围手术期并发症发生的例次数}{同期同种异体运动系统结构性组织移植手术总例次数} \times 100\%$$

意义：反映同种异体运动系统结构性组织移植手术的安全性。

4．移植后临床满意率

定义：实施同种异体运动系统结构性组织移植的患者，移植后临床满意的例次数占同期同种异体运动系统结构性组织移植手术总例次数的比例（见注）。

计算公式：

$$移植后临床满意率 = \frac{移植后临床满意的例次数}{同期同种异体运动系统结构性组织移植手术总例次数} \times 100\%$$

意义：反映同种异体运动系统结构性组织移植手术效果。

5．移植后影像学和电生理学评估优良率

定义：移植后影像学和电生理学评估优良，是指同种异体运动系统结构性组织移植后，按骨关节各亚专科优良率评估标准，影像学（X线片、CT或MRI）和电生理学评估较术前同类检查优良。移植后影像学和电生理学评估优良率是指移植后影像学和电生理学评估优良的例次数占同期同种异体运动系统结构性组织移植手术总例次数的比例。

计算公式：

$$移植后影像学和电生理学评估优良率 = \frac{移植后影像学和电生理学评估优良的例次数}{同期同种异体运动系统结构性组织移植手术总例次数} \times 100\%$$

意义：反映同种异体运动系统结构性组织移植手术效果。

6．微创手术比例

定义：微创同种异体运动系统结构性组织移植手术例次数占同期同种异体运动系统结构性组织移植手术总例次数的比例。

计算公式：

$$微创手术比例 = \frac{微创同种异体运动系统结构性组织移植手术例次数}{同期同种异体运动系统结构性组织移植手术总例次数} \times 100\%$$

注：

移植后临床满意是指同种异体运动系统结构性组织移植后的评价指标（临床症状、体征和功能评分）之一较术前改善，患者满意。

1）临床症状：移植相关范围的疼痛、肿胀、皮肤感觉和肢体运动、主管骨关节稳定性。
2）体征：骨关节各亚专业特殊体征。
3）功能评分：骨关节各亚专业特殊功能评分。

意义：反映同种异体运动系统结构性组织移植手术水平。

7．患者随访率

定义：同种异体运动系统结构性组织移植后，1、3、5年内完成随访的例次数占同期同种异体运动系统结构性组织移植手术总例次数的比例。

计算公式：

$$患者随访率 = \frac{一定时间内完成随访的例次数}{同期同种异体运动系统结构性组织移植手术总例次数} \times 100\%$$

意义：反映同种异体运动系统结构性组织移植治疗患者的远期疗效及管理水平。

（十四）同种异体角膜移植技术临床应用质量控制指标（2017年版）

1．供体使用率

定义：用于临床同种异体角膜移植的供体材料数占同期获取的同种异体角膜移植供体材料总数的比例。

计算公式：

$$供体使用率 = \frac{用于临床同种异体角膜移植的供体材料数}{同期获取的同种异体角膜移植供体材料总数} \times 100\%$$

意义：反映获取的同种异体角膜移植供体材料的实际使用情况。

2．成分供体使用率

（1）同种异体角膜内皮移植供体使用率：

定义：用于临床同种异体角膜内皮移植的供体材料数占同期获取的同种异体角膜移植供体材料总数的比例。

计算公式：

$$同种异体角膜内皮移植供体使用率 = \frac{用于临床同种异体角膜内皮移植的供体材料数}{同期获取的同种异体角膜移植供体材料总数} \times 100\%$$

意义：反映供体材料的质量及医疗技术水平。

（2）同种异体穿透角膜移植供体使用率：

定义：用于临床同种异体穿透角膜移植的供体材料数占同期获取的同种异体角膜移植供体材料总数的比例。

计算公式：

$$同种异体穿透角膜移植供体使用率 = \frac{用于临床同种异体穿透角膜移植的供体材料数}{同期获取的同种异体角膜移植供体材料总数} \times 100\%$$

意义：反映供体材料的质量及医疗技术水平。

(3) 同种异体板层角膜移植供体使用率：

定义：用于临床同种异体板层角膜移植的供体材料数占同期获取的同种异体角膜移植供体材料总数的比例。

计算公式：

$$同种异体板层角膜移植供体使用率 = \frac{用于临床同种异体板层角膜移植的供体材料数}{同期获取的同种异体角膜移植供体材料总数} \times 100\%$$

意义：反映供体材料的质量及医疗技术水平。

(4) 同种异体角膜缘干细胞移植供体使用率：

定义：用于临床同种异体角膜缘干细胞移植的供体材料数占同期获取的同种异体角膜移植供体材料总数的比例。

计算公式：

$$同种异体角膜缘干细胞移植供体使用率 = \frac{用于临床同种异体角膜缘干细胞移植的供体材料数}{同期获取的同种异体角膜移植供体材料总数} \times 100\%$$

意义：反映供体材料的质量及医疗技术水平。

3．同种异体角膜移植成功率

定义：同种异体角膜移植成功是指通过同种异体角膜移植手术达到预期目的（增视性、治疗性、美容性等），植片与植床对合良好无脱落。同种异体角膜移植成功率是指同种异体角膜移植成功的例数占同期同种异体角膜移植总例数的比例。

计算公式：

$$同种异体角膜移植成功率 = \frac{同种异体角膜移植成功的例数}{同期同种异体角膜移植总例数} \times 100\%$$

意义：反映医疗机构同种异体角膜移植技术水平。

4．角膜植片透明率

定义：角膜植片透明是指同种异体角膜移植术后，植片保持透明，或植片与植床对合良好无脱落。角膜植片透明率是指角膜植片透明的例数占同期同种异体角膜移植总例数的比例。

计算公式：

$$角膜植片透明率 = \frac{角膜植片透明的例数}{同期同种异体角膜移植总例数} \times 100\%$$

意义：反映供体材料的质量及医疗技术水平。

5．角膜原发疾病控制率

定义：同种异体角膜移植术后，角膜原发疾病基本改善或治愈的例数占同期同种异体角膜移植总例数的比例。

计算公式：

$$角膜原发疾病控制率 = \frac{角膜原发疾病基本改善或治愈的例数}{同期同种异体角膜移植总例数} \times 100\%$$

意义：反映同种异体角膜移植术后角膜原发疾病的控制情况。

6．并发症发生率

定义：同种异体角膜移植术后发生并发症（排斥反应、眼部感染、青光眼、角膜缝线松脱以及术后屈光不正等）的例数占同期同种异体角膜移植总例数的比例。

计算公式：

$$并发症发生率 = \frac{同种异体角膜移植术后发生并发症的例数}{同期同种异体角膜移植总例数} \times 100\%$$

意义：反映医疗机构同种异体角膜移植技术水平的重要指标之一。

7．术后视力提高率

定义：术后视力提高是指同种异体角膜移植术后，视力提高视力表两行及以上。术后视力提高率是指术后视力提高的例数占同期同种异体角膜移植总例数的比例。

计算公式：

$$术后视力提高率 = \frac{术后视力提高的例数}{同期同种异体角膜移植总例数} \times 100\%$$

意义：反映同种异体角膜移植术后视力改善情况。

8．诊断符合率

定义：诊断符合是指同种异体角膜移植患者的术后诊断（包括病理诊断）与入院诊断符合。诊断符合率是指诊断符合的例数占同期同种异体角膜移植总例数的比例。

计算公式：

$$诊断符合率 = \frac{诊断符合的例数}{同期同种异体角膜移植总例数} \times 100\%$$

意义：反映医疗机构同种异体角膜移植患者入院诊断的准确性。

9．患者随访率

定义：同种异体角膜移植术后1、3年进行随访的例次数占同期同种异体角膜移植手术总例次数的比例。

计算公式：

$$患者随访率 = \frac{同种异体角膜移植术后一定时间内完成随访的例次数}{同期同种异体角膜移植手术总例次数} \times 100\%$$

意义：反映同种异体角膜移植患者的远期疗效及管理水平。

10．角膜组织存活率（1 年、3 年）

定义：同种异体角膜移植术后，1 年和 3 年随访（失访者按角膜组织未存活统计）尚存活的角膜组织数占同期同种异体角膜移植角膜组织总数的比例。

计算公式：

$$患者术后生存率 = \frac{1 年和 3 年随访尚存活的角膜组织数}{同期同种异体角膜移植角膜组织总数} \times 100\%$$

意义：反映同种异体角膜移植患者的远期疗效。

（十五）同种异体皮肤移植技术临床应用质量控制指标（2017 年版）

1．深度创面比例

定义：深度创面是指深Ⅱ度以上烧伤创面或全层皮肤缺损。深度创面比例是指深度创面面积占全身体表面积的比例。

计算公式：

$$深度创面比例 = \frac{深度创面面积}{全身体表面积} \times 100\%$$

意义：反映患者病情严重程度的重要指标之一。

2．异体移植皮肤面积比例

定义：异体移植皮肤面积占受体体表面积的比例。

计算公式：

$$异体移植皮肤面积比例 = \frac{异体移植皮肤面积}{受体体表面积} \times 100\%$$

意义：体现同种异体皮肤组织移植适应证和禁忌证掌握情况，是反映医疗机构医疗质量的重要指标之一。

3．异体移植皮肤成活率

定义：异体移植皮肤成活是指异体皮肤移植 1 周内无脱落、感染、溶解等现象，与基底黏附好。异体移植皮肤成活率是指异体移植皮肤成活面积占同期异体移植皮肤总面积的比例。

计算公式：

$$异体移植皮肤成活率 = \frac{异体移植皮肤成活面积}{同期异体移植皮肤总面积} \times 100\%$$

意义：反映同种异体皮肤组织移植技术水平的重要指标之一。

4．异体移植皮肤感染率

定义：异体移植皮肤感染指异体皮肤移植部位 1 周内有较多分泌物形成，移植皮肤溶解、脱落（以临床判断为准）。异体移植皮肤感染率是指异体移植皮肤感染例次数占同期异体移植皮肤移植总例次数的比例。

计算公式：

$$异体移植皮肤感染率 = \frac{异体移植皮肤感染例次数}{同期异体移植皮肤移植总例次数} \times 100\%$$

意义：反映同种异体皮肤组织移植技术水平的重要指标之一。

5．自异体皮肤混合移植率

定义：自异体皮肤混合移植例次数占同期皮肤移植总例次数的比例［见注（1）］。

计算公式：

$$自异体皮肤混合移植率 = \frac{自异体皮肤混合移植例次数}{同期皮肤移植总例次数} \times 100\%$$

意义：反映皮肤组织移植技术水平的重要指标之一。

6．救治成功率

定义：救治成功是指特重度烧伤患者经过救治最终存活。救治成功率是指救治成功的患者数占同期特重度烧伤患者总数的比例［见注（2）］。

计算公式：

$$救治成功率 = \frac{救治成功的患者数}{同期特重度烧伤患者总数} \times 100\%$$

意义：反映特重度烧伤患者救治能力的重要指标之一。

7．活体供体供皮区平均愈合时间

定义：活体供体是指临床健康自愿捐献皮肤的活体捐献者。活体供体供皮区平均愈合

注：
(1) 自异体混合移植，包括自异体邮票皮混合移植、异体皮覆盖自体微粒皮移植、异体皮开窗自体皮嵌入移植术等。
(2) 小儿特重度烧伤指总面积在 25% 以上或Ⅲ度烧伤面积在 10% 以上者。成人特重度烧伤指总面积在 51% 以上或Ⅲ度烧伤面积在 21% 以上者。

时间是指活体供体从手术取皮到供皮区愈合的平均时间（以天数为单位）。

计算公式：

$$活体供体供皮区平均愈合时间 = \frac{活体供体供皮区愈合时间总和}{同期活体供体总数}$$

意义：反映皮肤组织移植技术水平的重要指标之一。

8．活体供体供皮区并发症发生率

定义：活体供体供皮区并发症是指活体供体供皮区发生感染、创面延迟愈合（超过3周）等。活体供体供皮区并发症发生率是指活体供体供皮区并发症发生的例次数占同期同种异体活体皮肤移植总例次数的比例。

计算公式：

$$活体供体供皮区并发症发生率 = \frac{活体供体供皮区并发症发生的例次数}{同期同种异体活体皮肤移植总例次数} \times 100\%$$

意义：反映皮肤组织移植技术水平的重要指标之一。

9．活体供体平均住院日

定义：出院时所有活体供体占用总床日数与同期活体供体出院人数之比。

计算公式：

$$活体供体平均住院日 = \frac{出院时所有活体供体占用总床日数}{同期活体供体出院人数}$$

意义：反映皮肤组织移植技术水平，是分析成本效益的重要指标之一。

10．受体平均住院日

定义：出院时所有受体占用总床日数与同期受体出院人数之比。

计算公式：

$$受体平均住院日 = \frac{出院时所有受体占用总床日数}{同期受体出院人数}$$

意义：反映皮肤组织移植技术水平，是分析成本效益的重要指标之一。

（十六）性别重置技术临床应用质量控制指标（2017年版）

1．术中输血率

定义：性别重置技术手术对象术中接受400ml及以上输血治疗的手术例数占同期性别重置技术总例数的比例。

计算公式：

$$\text{术中输血率} = \frac{\text{性别重置技术手术对象术中接受 400ml 及}}{\text{同期性别重置技术总例数}} \times 100\%$$

意义：反映医疗机构性别重置技术水平的重要指标之一。

2．术后输血率

定义：性别重置技术手术对象术后接受 400ml 及以上输血治疗的例数占同期性别重置技术总例数的比例。

计算公式：

$$\text{术后输血率} = \frac{\text{性别重置技术手术对象术后接受 400ml 及以上输血的例数}}{\text{同期性别重置技术总例数}} \times 100\%$$

意义：反映医疗机构性别重置技术水平的重要指标之一。

3．术中自体血输注率

定义：性别重置技术手术对象术中接受 400ml 及以上自体血（包括自体全血及自体血红细胞）输注例数占同期术中接受 400ml 及以上输血治疗的总例数的比例。

计算公式：

$$\text{术中自体血输注率} = \frac{\text{术中接受 400ml 及以上自体血}}{\text{同期术中接受 400ml 及以上}} \times 100\%$$
$$\text{输血治疗的总例数}$$

意义：自体血的应用可以显著降低异体输血带来的风险，是反映医疗机构医疗质量的重要结构性指标之一。

4．手术对象满意度

定义：性别重置术后随访手术对象满意的例数占同期性别重置手术总例数的比例。

计算公式：

$$\text{手术对象满意度} = \frac{\text{性别重置术后随访手术对象满意的例数}}{\text{同期性别重置手术总例数}} \times 100\%$$

意义：反映手术对象对性别重置手术的满意度，是反映医疗机构该项医疗技术临床应用水平的指标之一。

5．术后 1 年随访率

定义：性别重置术后 1 年完成随访的例数占同期性别重置手术总例数的比例。

计算公式：

$$\text{术后 1 年随访率} = \frac{\text{性别重置术后 1 年完成随访的例数}}{\text{同期性别重置手术总例数}} \times 100\%$$

意义：反映性别重置技术手术对象的远期疗效及管理水平。

6．术后 2 周内感染率

定义：性别重置术后 2 周内发生感染的例数占同期性别重置手术总例数的比例。

计算公式：

$$\text{术后 2 周内感染率} = \frac{\text{性别重置术后 2 周内发生感染的例数}}{\text{同期性别重置手术总例数}} \times 100\%$$

意义：反映医疗机构性别重置技术水平和安全性重要指标之一。

7．尿瘘发生率

定义：性别重置术后尿瘘发生的例数占同期性别重置手术总例数的比例。

计算公式：

$$\text{尿瘘发生率} = \frac{\text{性别重置术后尿瘘发生的例数}}{\text{同期性别重置手术总例数}} \times 100\%$$

意义：反映医疗机构性别重置技术水平和安全性重要指标之一。

8．再造尿道狭窄率

定义：性别重置术后半年内发生再造尿道狭窄的例数占同期女变男性别重置手术总例数的比例。

计算公式：

$$\text{再造尿道狭窄率} = \frac{\text{性别重置术后半年内发生再造尿道狭窄的例数}}{\text{同期女变男性别重置手术总例数}} \times 100\%$$

意义：反映医疗机构性别重置技术水平和安全性重要指标之一。

9．再造阴道狭窄率

定义：性别重置术后半年内发生再造阴道狭窄的例数占同期男变女性别重置手术总例数的比例。

计算公式：

$$\text{再造阴道狭窄率} = \frac{\text{性别重置术后半年内发生再造阴道狭窄的例数}}{\text{同期男变女性别重置手术总例数}} \times 100\%$$

意义：反映医疗机构性别重置技术水平和安全性重要指标之一。

10．直肠阴道瘘发生率

定义：性别重置术后发生直肠阴道瘘的例数占同期性别重置手术总例数的比例。

计算公式：

$$直肠阴道瘘发生率 = \frac{性别重置术后直肠阴道瘘发生的例数}{同期性别重置手术总例数} \times 100\%$$

意义：反映医疗机构性别重置技术水平和安全性重要指标之一。

11．皮瓣坏死发生率

定义：性别重置术后，再造器官应用的皮瓣发生坏死（部分或全部）的例数占同期性别重置手术总例数的比例。

计算公式：

$$皮瓣坏死发生率 = \frac{性别重置术后再造器官应用的皮瓣发生坏死的例数}{同期性别重置手术总例数} \times 100\%$$

意义：反映医疗机构性别重置技术水平和安全性重要指标之一。

12．术后1周内死亡率

定义：术后1周内死亡是指性别重置手术对象术后1周内死亡（包括因不可逆疾病而自动出院）。术后1周内死亡率是指术后1周内手术对象死亡人数占同期性别重置手术对象总数的比例。

计算公式：

$$术后1周内死亡率 = \frac{术后1周内手术对象死亡人数}{同期性别重置手术对象总数} \times 100\%$$

意义：反映医疗机构性别重置技术水平和安全性重要指标之一。

（十七）质子和重离子加速器放射治疗技术临床应用质量控制指标（2017年版）

1．适应证符合率

定义：符合质子或重离子放射治疗临床适应证的患者例次数占同期质子或重离子放射治疗总例次数的比例。

计算公式：

$$适应证符合率 = \frac{符合该机构制定的临床治疗适应证的例次数}{同期质子或重离子放射治疗总例次数} \times 100\%$$

意义：反映医疗机构质子或重离子放射治疗的规范性。

2. 病理诊断率

定义：实施质子或重离子放射治疗前有明确病理诊断的患者数占同期质子或重离子放射治疗患者总数的比例。

计算公式：

$$病理诊断率 = \frac{接受质子或重离子放射治疗前有明确病理诊断的患者数}{同期质子或重离子放射治疗患者总数} \times 100\%$$

意义：反映医疗机构质子或重离子放射治疗的规范性。

3. 临床 TNM 分期比例

定义：根据 AJCC/UICC 临床 TNM 分期标准，对于接受质子或重离子放射治疗的患者进行分期。临床 TNM 分期比例是指对实施质子或重离子放射治疗的患者进行各临床 TNM 分期的患者数占同期质子或重离子放射治疗患者总数的比例。

计算公式：

$$临床\ TNM\ 分期比例 = \frac{进行各临床\ TNM\ 分期的患者数}{同期质子或重离子放射治疗患者总数} \times 100\%$$

意义：反映医疗机构质子或重离子放射治疗的规范性。

4. MDT 执行率

定义：MDT（multidiciplinary team）是指多学科综合治疗团队。MDT 执行率是指实施质子或重离子放射治疗的患者，治疗前执行 MDT 的患者数占同期质子或重离子放射治疗患者总数的比例。

计算公式：

$$MDT\ 执行率 = \frac{治疗前执行\ MDT\ 的患者数}{同期质子或重离子放射治疗患者总数} \times 100\%$$

意义：反映医疗机构质子或重离子放射治疗的规范性。

5. 知情同意书签署率

定义：实施质子或重离子放射治疗的患者，治疗前签署知情同意书的患者数占同期质子或重离子放射治疗患者总数的比例。

计算公式：

$$知情同意书签署率 = \frac{治疗前签署知情同意书的患者数}{同期质子或重离子放射治疗患者总数} \times 100\%$$

意义：反映医疗机构质子或重离子放射治疗的规范性。

6．治疗方案完成率

定义：实施质子或重离子放射治疗的患者，完成既定治疗方案的患者数占同期质子或重离子放射治疗患者总数的比例。

计算公式：

$$治疗方案完成率 = \frac{完成既定治疗方案的患者数}{同期质子或重离子放射治疗患者总数} \times 100\%$$

意义：反映医疗机构质子或重离子放射治疗的规范性。

7．不良反应发生率

定义：不良反应是指按照常用药物毒性标准（common toxicity criteria，CTC）≥3级的副反应。不良反应发生率是指实施质子或重离子放射治疗的患者，发生不良反应的患者数占同期质子或重离子放射治疗患者总数的比例。

计算公式：

$$不良反应发生率 = \frac{发生不良反应的患者数}{同期质子或重离子放射治疗患者总数} \times 100\%$$

意义：反映医疗机构质子或重离子放射治疗的安全性。

8．6个月内死亡率

定义：6个月内死亡是指患者从第一次接受质子或重离子放射治疗起，6个月之内死亡。6个月内死亡率是指实施质子或重离子放射治疗的患者，6个月内死亡的患者数占同期质子或重离子放射治疗患者总数的比例。

计算公式：

$$6个月内死亡率 = \frac{6个月内死亡的患者数}{同期质子或重离子放射治疗患者总数} \times 100\%$$

意义：反映医疗机构质子或重离子放射治疗的安全性和患者适应证选择的合理性。

9．患者随访率（1年、2年、5年）

定义：质子或重离子放射治疗后一定时间（1年、2年、5年）内完成随访的例次数占同期质子或重离子放射治疗总例次数的比例。

计算公式：

$$患者随访率 = \frac{质子或重离子放射治疗后一定时间内完成随访的例次数}{同期质子或重离子放射治疗总例次数} \times 100\%$$

意义：反映质子或重离子放射治疗患者的远期疗效及管理水平。

10. 在线 IGRT 使用率

定义：实施质子或重离子放射治疗的患者，使用在线 IGRT 的例次数占同期质子或重离子放射治疗总例次数的比例（见注）。

计算公式：

$$在线\ IGRT\ 使用率 = \frac{使用在线\ IGRT\ 的例次数}{同期质子或重离子放射治疗总例次数} \times 100\%$$

意义：反映质子或重离子放射治疗的精准性。

11. 输出射束精度达标率

定义：输出射束精度达标是指质子或重离子加速器输出射束的均匀性评估符合相关标准，达到临床诊疗基本要求。输出射束精度达标率是指达标的输出射束数占同期检测的输出射束总数的比例。

计算公式：

$$输出射束精度达标率 = \frac{达标的输出射束数}{同期检测的输出射束总数} \times 100\%$$

意义：输出射束精度达标是保证质子或重离子加速器治疗质量的最基本条件之一。输出射束精度达标率反映质子或重离子加速器总体性能情况。

12. 输出剂量精度达标率

定义：输出剂量精度达标是指质子或重离子加速器输出剂量评估符合相关标准，达到临床诊疗基本要求。输出剂量精度达标率是指输出剂量达标的检测次数占同期输出剂量检测总次数的比例。

计算公式：

$$输出剂量精度达标率 = \frac{输出剂量达标的检测次数}{同期输出剂量检测总次数} \times 100\%$$

意义：输出剂量精度达标是保证质子或重离子加速器治疗质量的最基本条件之一。输出剂量精度达标率反映质子或重离子加速器输出剂量的稳定性。

13. 能量精度达标率

定义：能量精度达标是指质子或重离子加速器治疗线束能量评估符合相关标准，在模体内布拉格峰深度准确，达到临床诊疗基本要求。能量精度达标率是指能量精度达标的检测次数占同期能量精度检测总次数的比例。

注：IGRT（image guide radiation therapy）影像引导放射治疗，是指采用二维或三维影像技术进行靶区三维空间定位，在三维放疗技术的基础上加入了时间因数的概念，充分考虑了解剖组织在治疗过程中的运动和分次治疗间的位移误差。

计算公式：

$$能量精度达标率 = \frac{能量精度达标的检测次数}{同期能量精度检测总次数} \times 100\%$$

意义：能量精度达标是保证质子或重离子加速器治疗质量的最基本条件之一。能量精度达标率反映质子或重离子加速器能量的稳定性。

14．放疗计划三维验证达标率

定义：放疗计划三维验证达标是指质子或重离子放射治疗计划实施照射的三维剂量分布通过标准值。放疗计划三维验证达标率是指达标的放疗计划三维验证数占同期放疗计划三维验证总数的比例。

计算公式：

$$放疗计划三维验证达标率 = \frac{达标的放疗计划三维验证数}{同期放疗计划三维验证总数} \times 100\%$$

意义：反映质子或重离子放射治疗剂量分布的准确性。

15．设备开机率（半年、1 年）

定义：质子或重离子加速器一定时间（半年、1 年）内正常工作的天数占同期法定工作天数的比例。

计算公式：

$$设备开机率 = \frac{质子或重离子加速器一定时间内正常工作的天数}{同期法定工作天数} \times 100\%$$

意义：反映医疗机构质子或重离子加速器有效使用情况的重要指标之一。

（十八）放射性粒子植入治疗技术临床应用质量控制指标（2017 年版）

1．植入指征正确率

定义：放射性粒子植入治疗技术应用适应证选择正确的例数占同期放射性粒子植入治疗总例数的比例（见注）。

注：

应用放射性粒子植入治疗技术应当符合肿瘤临床分期的诊断指标，包括：

1）局部晚期肿瘤已失去手术机会（前列腺癌除外）。
2）肿瘤最大径 ≤ 7 厘米。
3）手术后、放疗后肿瘤复发或转移，肿瘤转移灶数目 ≤ 5 个，单个转移灶直径 ≤ 5 厘米。
4）患者一般身体状况卡氏评分 70 分以上。
5）拟经皮穿刺者有进针路径。
6）肿瘤空腔脏器（食道、胆道、门静脉）出现恶性梗阻。
7）无严重穿刺禁忌证。
8）患者预计生存期 ≥ 3 个月。
9）患者拒绝其他治疗。

1）~ 3）项指标中至少符合 2 项，且 4）~ 9）项指标中至少符合 3 项即为适应证选择正确。

计算公式：

$$植入指征正确率 = \frac{放射性粒子植入技术应用适应证选择正确的例数}{同期放射性粒子植入治疗总例数} \times 100\%$$

意义：反映医疗机构开展放射性粒子植入技术时严格掌握适应证的程度，是反映医疗机构放射性粒子植入技术医疗质量的重要过程性指标之一。

2．术前制订治疗计划率

定义：术前制订治疗计划，是指放射性粒子植入治疗前，根据患者影像学表现和病理学类型，使用放射性粒子植入治疗计划系统完成植入治疗计划（包括靶区设计、处方剂量、粒子活度等）的制订工作。术前制订治疗计划率，是指放射性粒子植入治疗前，完成植入治疗计划的患者例数占同期放射性粒子植入治疗总例数的比例。

计算公式：

$$术前制订治疗计划率 = \frac{术前完成植入治疗计划（TPS）的患者例数}{同期放射性粒子植入治疗总例数} \times 100\%$$

意义：体现术前对患者病情整体评估，并根据患者病情确定适宜治疗方案的情况，是反映医疗机构放射性粒子植入治疗技术医疗质量的重要过程性指标之一。

3．术后放射剂量验证率

定义：术后放射剂量验证，是指放射性粒子植入术后进行影像学检查，并通过放射性粒子植入治疗计划系统完成放射剂量验证。术后放射剂量验证率，是指放射性粒子植入治疗后，完成术后放射剂量验证的患者例数占同期放射性粒子植入治疗总例数的比例。

计算公式：

$$术后放射剂量验证率 = \frac{术后完成放射剂量验证的患者例数}{同期放射性粒子植入治疗总例数} \times 100\%$$

意义：体现术后对患者病情整体评估情况，是反映医疗机构放射性粒子植入治疗技术医疗质量的重要过程性指标之一。

4．术中及术后 30 天内主要并发症发生率

定义：放射性粒子植入术中及术后 30 天内发生主要并发症的例数占同期放射性粒子植入治疗总例数的比例（见注）。

注：

主要并发症包括穿刺相关和放射性损伤相关并发症。

1）穿刺相关主要并发症包括与穿刺相关的感染、出血、气胸、神经损伤。气胸发生率仅用于肺部实体肿瘤放射性粒子植入病例。神经损伤发生率仅用于坐骨神经等周围神经干区域肿瘤放射性粒子植入病例。

2）放射性粒子植入治疗可能造成粒子植入区域及周围小范围组织放射性损伤，主要包括皮肤溃疡、放射性肺炎、放射性脊髓炎、放射性膀胱炎、放射性肠炎、脑坏死。皮肤溃疡发生率仅用于浅表肿瘤放射性粒子植入病例。放射性肺炎发生率仅用于肺部实体肿瘤放射性粒子植入病例。放射性脊髓炎发生率仅用于骨组织或其邻近组织实体肿瘤放射性粒子植入病例。放射性膀胱炎发生率仅用于盆腔实体肿瘤放射性粒子植入病例。放射性肠炎发生率仅用于腹腔脏器肿瘤放射性粒子植入病例。放射性脑坏死发生率仅用于颅内肿瘤放射性粒子植入病例。

计算公式：

（1）穿刺相关主要并发症发生率。

$$穿刺相关主要并发症总发生率 = \frac{发生穿刺操作相关主要并发症的例数}{同期放射性粒子植入治疗总例数} \times 100\%$$

$$感染发生率 = \frac{发生穿刺相关感染患者例数}{同期放射性粒子植入治疗总例数} \times 100\%$$

$$出血发生率 = \frac{发生穿刺相关感染患者例数}{同期放射性粒子植入治疗总例数} \times 100\%$$

$$气胸发生率 = \frac{发生穿刺相关气胸并发症患者数}{同期肺部实体肿瘤放射性粒子植入例数} \times 100\%$$

$$神经损伤发生率发生率 = \frac{发生穿刺相关神经损伤并发症患者数}{同期放射性粒子植入治疗总例数} \times 100\%$$

（2）放射性损伤相关主要并发症发生率。

$$放射性损伤相关主要并发症总发生率 = \frac{发生放射性损伤相关主要并发症的例数}{同期放射性粒子植入治疗总例数} \times 100\%$$

$$皮肤溃疡发生率发生率 = \frac{发生放射相关皮肤溃疡并发症患者例数}{同期浅表肿瘤放射性粒子植入例数} \times 100\%$$

$$放射性肺炎发生率 = \frac{发生放射性肺炎并发症患者数}{同期肺部实体肿瘤放射性粒子植入例数} \times 100\%$$

$$放射性脊髓炎发生率 = \frac{发生放射性脊髓炎并发症患者例数}{同期骨组织或其邻近组织实体肿瘤放射性粒子植入例数} \times 100\%$$

$$放射性膀胱炎发生率 = \frac{发生放射性膀胱炎并发症患者数}{同期盆腔实体肿瘤放射性粒子植入例数} \times 100\%$$

$$放射性肠炎发生率 = \frac{发生放射性肠炎并发症患者例数}{同期腹腔脏器肿瘤放射性粒子植入例数} \times 100\%$$

$$\text{放射性脑坏死发生率} = \frac{\text{发生放射相关脑坏死并发症患者数}}{\text{同期颅内肿瘤放射性粒子植入例数}} \times 100\%$$

意义：体现放射性粒子植入治疗技术安全性，是反映医疗机构放射性粒子植入治疗技术医疗质量的重要结果指标。

5．放射性粒子植入治疗有效率

定义：放射性粒子植入治疗有效，是指对放射性粒子植入术后进行疗效评价，按照实体瘤疗效评价新标准（Response Evaluation Criteria in Solid Tumors，RECIST）达到完全缓解、部分缓解、肿瘤稳定状态。放射性粒子植入治疗有效率，是指放射性粒子植入治疗有效的患者例数占同期放射性粒子植入治疗总例数的比例［见注（1）］。

计算公式：

$$\text{放射性粒子植入治疗有效率} = \frac{\text{放射性粒子植入治疗有效的患者例数}}{\text{同期放射性粒子植入治疗总例数}} \times 100\%$$

意义：反映医疗机构开展放射性粒子植入技术的效果，是反映医疗机构放射性粒子植入技术医疗质量的重要结果指标之一。

6．术后 30 天内全因死亡率

定义：放射性粒子植入术后 30 天内死亡患者（不论何种原因）例数占同期放射性粒子植入治疗总例数的比例。

计算公式：

$$\text{术后 30 天内全因死亡率} = \frac{\text{放射性粒子植入术后 30 天内全因死亡患者例数}}{\text{同期放射性粒子植入治疗总例数}} \times 100\%$$

意义：体现放射性粒子植入治疗技术的安全性，是反映医疗机构放射性粒子植入治疗技术医疗质量的重要结果指标之一。

7．患者随访率

定义：放射性粒子植入治疗后各随访时间点［见注（2）］完成随访的例次数占同期放射性粒子植入治疗总例次数的比例。

注：
（1）实体瘤疗效评价新标准主要包括以下几项：
1）完全缓解：所有靶病灶消失，无新病灶出现，且肿瘤标志物正常，至少维持 4 周。
2）部分缓解：靶病灶最大径之和减少 ≥ 30%，至少维持 4 周。
3）肿瘤稳定：靶病灶最大径之和缩小未达到部分缓解，或增大未达到肿瘤进展。
4）肿瘤进展：靶病灶最大径之和至少增加 20%，或者出现新病灶。
（2）放射性粒子植入治疗随访的国际标准：治疗后半年内每 2 个月 1 次，治疗后半年至 2 年内每 3 个月 1 次，治疗后 2 年到 5 年每半年 1 次，5 年后每年 1 次。

计算方法：

$$患者随访率 = \frac{放射性粒子植入治疗后一定时间内完成随访的例次数}{同期放射性粒子植入治疗总例次数} \times 100\%$$

意义：反映医疗机构对放射性粒子植入治疗出院患者的长期管理水平。

8．患者术后生存率（2个月、4个月、半年、1年、2年）

定义：放射性粒子植入治疗后某一时间（2个月、4个月、半年、1年、2年）随访（失访者按未存活患者统计）尚存活的患者数占同期放射性粒子植入治疗患者总数的比例。

计算方法：

$$患者术后生存率 = \frac{放射性粒子植入治疗后某一时间随访尚存活的患者数}{同期放射性粒子植入治疗患者总数} \times 100\%$$

意义：反映医疗机构开展放射性粒子植入治疗的长期治疗效果。

（十九）肿瘤深部热疗和全身热疗技术临床应用质量控制指标（2017年版）

1．适应证符合率

定义：肿瘤深部热疗或全身热疗技术适应证选择正确且无技术应用禁忌证的患者例数占同期肿瘤深部热疗或全身热疗技术总患者例数的比例（见注）。

计算公式：

$$肿瘤热疗适应证符合率 = \frac{肿瘤深部热疗或全身热疗技术适应证选择正确且无禁忌证的患者例数}{同期肿瘤深部热疗或全身热疗技术总患者例数} \times 100\%$$

意义：反映医疗机构肿瘤深部热疗或全身热疗的规范性。

注：
（1）肿瘤热疗的适应证和禁忌证
1) 肿瘤深部热疗的适应证包括：头颈部（颅内肿瘤除外）的复发难治性肿瘤或各种软组织肉瘤等；胸部恶性肿瘤以及癌性胸腔积液、癌性心包积液等；腹部恶性肿瘤及癌性腹腔积液等；盆腔恶性肿瘤及癌性盆腔积液等；四肢软组织肉瘤和恶性黑色素瘤等；以及实体肿瘤无法手术切除或患者拒绝手术，且医师认为行热疗有助于改善疾病发展过程的。
2) 肿瘤全身热疗的适应证包括：除外颅内肿瘤的全身恶性肿瘤。
3) 肿瘤深部热疗的禁忌证包括：
绝对禁忌证：孕妇和儿童、有器质性神经疾病和脑转移、恶病质、水电解质严重紊乱、严重肝硬化伴有食管胃底静脉曲张、严重出血倾向、重度贫血、严重冠心病、大动脉瘤、动脉夹层瘤、严重心肺功能不全、严重感染不能耐受加温治疗者等；体内管腔有产生热积聚（过热）金属置入物和起搏器者。
相对禁忌证：腹部加温部位皮下脂肪过厚者，加温局部皮肤有严重感染者。
4) 肿瘤全身热疗的禁忌证包括：孕妇和儿童、有器质性神经疾病和颅内肿瘤、恶病质、水电解质严重紊乱、严重肝硬化伴有食管胃底静脉曲张、严重出血倾向、重度贫血、严重冠心病、大动脉瘤、动脉夹层瘤、活动性血管栓塞性疾病、严重心肺功能不全、严重感染者等；体内管腔有产生热积聚（过热）金属置入物和起搏器者。

2．肿瘤热疗治疗温度和时间选择正确率

定义：肿瘤深部热疗或全身热疗温度和时间选择正确的例数占同期肿瘤深部热疗或全身热疗技术总例数的比例［见注（1）］。

计算公式：

$$肿瘤热疗治疗温度和时间选择正确率 = \frac{肿瘤深部热疗或全身热疗温度和时间选择正确的例数}{同期肿瘤深部热疗或全身热疗技术总例数} \times 100\%$$

意义：反映医疗机构肿瘤深部热疗或全身热疗的规范性。

3．围手术期并发症发生率

定义：围手术期（术后30天内）并发症发生的例次数占同期肿瘤深部热疗或全身热疗技术总例次数的比例［见注（2）］。

计算公式：

$$围手术期并发症发生率 = \frac{围手术期并发症发生的例次数}{同期肿瘤深部热疗或全身热疗技术总例次数} \times 100\%$$

意义：反映医疗机构肿瘤深部热疗或全身热疗的安全性。

4．术后死亡率

定义：术后死亡是指实施肿瘤深部热疗或全身热疗治疗患者，术后（住院期间内）死亡，包括因不可逆疾病而自动出院的患者。术后死亡率是指术后患者死亡人数占同期肿瘤深部热疗或全身热疗治疗患者总数的比例。

计算公式：

$$术后死亡率 = \frac{术后患者死亡人数}{同期肿瘤深部热疗或全身热疗治疗患者总数} \times 100\%$$

意义：反映医疗机构肿瘤深部热疗或全身热疗的安全性。

5．实体肿瘤热疗有效率与控制率

定义：实体肿瘤热疗有效是指实体肿瘤实施肿瘤热疗治疗后实体肿瘤完全缓解或部分

注：

（1）肿瘤热疗温度和治疗时间

1）符合以下条件者为肿瘤深部热疗温度和治疗时间选择正确：热疗设备应当有患者治疗温度实时监控系统；治疗温度应当达到40℃以上、45℃以下（根据不同部位选择温度），维持40～60 min。

2）符合以下条件者为肿瘤全身热疗温度和治疗时间选择正确：热疗设备应当有患者治疗温度实时监控系统；治疗温度应达到39℃以上（直肠或食道温度），维持2 h或全身麻醉下治疗温度达到41.0～41.8℃，维持治疗温度1～2 h。

（2）肿瘤热疗并发症

1）肿瘤深部热疗并发症包括：皮肤烫伤、皮下脂肪硬结和坏死、反应性肺水肿、出血、吻合口裂开、肠穿孔、肠麻痹等。

2）肿瘤全身热疗并发症包括：皮肤烫伤、皮下脂肪硬结和坏死、肺水肿、脑水肿、发热、出血等。

缓解。实体肿瘤热疗控制是指实体肿瘤实施肿瘤热疗治疗后实体肿瘤完全缓解、部分缓解或稳定。实体肿瘤热疗有效率（RR）是指实体肿瘤热疗有效的患者数占同期实体肿瘤热疗治疗患者总数的比例。实体肿瘤热疗控制率（DCR）是指实体肿瘤热疗控制的患者数占同期实体肿瘤热疗治疗患者总数的比例（见注）。

计算公式：

$$\text{实体肿瘤肿瘤热疗有效率} = \frac{\text{实体肿瘤热疗有效的患者数}}{\text{同期实体肿瘤热疗治疗患者总数}} \times 100\%$$

$$\text{实体肿瘤肿瘤热疗控制率} = \frac{\text{实体肿瘤热疗控制的患者数}}{\text{同期实体肿瘤热疗治疗患者总数}} \times 100\%$$

意义：反映实体肿瘤患者肿瘤热疗的疗效。

6．实体肿瘤坏死率

定义：实体肿瘤热疗治疗后，CT扫描肿瘤最大直径层面肿瘤坏死面积与治疗前CT扫描肿瘤最大直径层面肿瘤面积的比值。

计算公式：

$$\text{实体肿瘤坏死率} = \frac{\text{CT扫描肿瘤最大直径层面肿瘤坏死面积}}{\text{治疗前CT扫描肿瘤最大直径层面肿瘤面积}} \times 100\%$$

意义：反映实体肿瘤患者肿瘤热疗的疗效。

7．胸（腹、盆）腔积液消退率

定义：肿瘤热疗治疗前、后胸（腹、盆）腔积液体积差值的绝对值与治疗前胸（腹、盆）腔积液体积的比值。

计算公式：

$$\text{胸腹、盆腔积液消退率} = \frac{\text{肿瘤热疗治疗前、后胸（腹、盆）腔积液体积差值的绝对值}}{\text{治疗前胸（腹、盆）腔积液体积}} \times 100\%$$

意义：反映肿瘤患者肿瘤热疗的疗效。

注：

根据CT或MRI结果，计算实体肿瘤肿瘤热疗治疗前后肿瘤最大直径差值的绝对值与治疗前肿瘤最大直径的比值（多个病灶者计算每个肿瘤直径之和）。

1）完全缓解（CR）：肿瘤完全消失并维持4周以上。
2）部分缓解（PR）：肿瘤消退≥30%，并维持4周以上。
3）稳定（SD）：肿瘤消退＜30%，并维持4周以上。
4）进展（PD）：肿瘤增大≥20%，或肿瘤直径（多个病灶者计算每个肿瘤直径之和）增加至少5 mm，出现一个或多个新病灶。

8. 患者生活质量改善率

定义：肿瘤热疗治疗后生活质量改善的患者数占同期肿瘤热疗治疗患者总数的比例 [见注（1）、（2）]。

计算公式：

$$患者生活质量改善率 = \frac{肿瘤热疗治疗后生活质量改善的患者数}{同期肿瘤热疗治疗患者总数} \times 100\%$$

意义：反映实体肿瘤患者肿瘤热疗的疗效。

注：
(1) 肿瘤患者生活质量评估包括以下几个方面：
1) 体重：体重增加 7%，并保持 4 周以上，不包括（第三间隙积液）认为有效；其他任何情况认为无改善。
2) 疼痛：数字评分法（VAS）将疼痛程度用 0 到 10 共 11 个数字表示，0 表示无痛，10 代表最痛，3 分以下：有轻微疼痛，能够忍受；4～6 分：患者疼痛并影响睡眠，尚能忍受；7～10 分：患者有强烈疼痛，疼痛难忍，影响食欲，影响睡眠。患者根据自身疼痛程度在 11 个数字中挑选一个数字代表疼痛程度。疼痛评分比基线提高 ≥ 50%，并持续 4 周以上，认为有效；任何恶化情况，并持续 4 周以上，认为无效；上述情况以外的情况，认为稳定。
3) 身体一般状况评分（Karnofsky 评分，KPS，百分法）

Karnofsky 评分	
10	正常，无症状和体征，无疾病证据
9	能正常活动，有轻微症状和体征
8	勉强可进行正常活动，有一些症状或体征
7	生活可自理，但不能维持正常生活或工作
6	生活能大部分自理，但偶尔需要别人帮助，不能从事正常工作
5	需要一定帮助和护理，以及给予药物治疗
4	生活不能自理，需要特别照顾和治疗
3	生活严重不能自理，有住院指征，尚不到病重
2	病重，完全失去自理能力，需要住院和积极的支持治疗
1	重危，临近死亡
0	死亡

KPS 评分增加 ≥ 20 分，并且持续 4 周以上，认为有效；任何恶化 ≥ 20，并持续 4 周以上，认为无效；其他所有情况，认为稳定。

(2) 肿瘤患者生活质量评价标准如下：
1) 疼痛、KPS 均为有效，判断为临床有效，生活质量改善。
2) 疼痛、KPS 中的任何一个有效，且另一个稳定，判断为临床有效，生活质量改善。
3) 疼痛、KPS 均为稳定，而体重 ≥ 7% 的增长，则判断为临床有效，生活质量改善。
4) 疼痛、KPS 均阴性，或任何一个阴性，则判断为临床无效，生活质量未改善。
5) 疼痛、KPS 均稳定，而体重稳定或减轻，判断为临床无效，生活质量未改善。

（二十）肿瘤消融治疗技术临床应用质量控制指标（2017年版）

1．肿瘤消融治疗指征正确率

定义：实施肿瘤消融治疗的患者，符合治疗指征的例次数占同期肿瘤消融治疗总例次数的比例［见注（1）］。

计算公式：

$$肿瘤消融治疗指征正确率 = \frac{符合治疗指征的例次数}{同期肿瘤消融治疗总例次数} \times 100\%$$

意义：反映医疗机构肿瘤消融治疗技术的规范性。

2．肿瘤消融治疗完成率

定义：按照肿瘤消融计划，实际完成消融治疗的病灶总数占同期计划完成消融治疗的病灶总数的比例。

计算公式：

$$肿瘤消融治疗完成率 = \frac{实际完成消融治疗的病灶总数}{同期计划完成消融治疗的病灶总数} \times 100\%$$

意义：反映医疗机构肿瘤消融治疗技术水平。

3．肿瘤消融治疗后临床症状有效缓解率

定义：肿瘤消融治疗后临床症状有效缓解的例次数占同期有症状的肿瘤消融治疗总例次数的比例［见注（2）］。

计算公式：

$$肿瘤消融治疗后临床症状有效缓解率 = \frac{肿瘤消融治疗后临床症状有效缓解的例次数}{同期有症状的肿瘤消融治疗总例次数} \times 100\%$$

意义：反映肿瘤消融治疗后临床症状缓解情况。

4．肿瘤消融治疗后局部病灶有效控制率

定义：肿瘤消融治疗后局部病灶有效控制的例次数占同期肿瘤消融治疗总例次数的比例［见注（3）］。

注：
（1）肿瘤消融治疗指征：
1）凝血酶原活动度（PTA）> 50%。
2）无器官功能障碍（按相应器官功能进行评价），如肝功能 Child A、B 级。
3）体能状态评分（ECOG 方法）分级 ≤ 2 级。
4）麻醉评估：病情分级 ≤ Ⅲ 级（美国麻醉医师协会病情分级标准）。
满足上述四项并符合相应肿瘤消融治疗适应证，为肿瘤消融治疗指征选择正确。
（2）临床症状有效缓解是指肿瘤引起的临床症状经消融治疗后24小时内得到明显缓解，如疼痛降低2个级别以上。
（3）肿瘤局部病灶有效控制是指肿瘤消融治疗后1个月内，增强影像学检查证实肿瘤完全消融。

计算公式：

$$\text{肿瘤消融治疗后局部病灶有效控制率} = \frac{\text{肿瘤消融治疗后局部病灶有效控制的例次数}}{\text{同期肿瘤消融治疗总例次数}} \times 100\%$$

意义：反映肿瘤消融治疗后局部病灶的控制情况。

5．肿瘤消融治疗后 30 天内严重并发症发生率

定义：肿瘤消融治疗后 30 天内发生的严重并发症，包括导致患者护理级别提升或住院时间延长、需要进一步住院治疗或者临床处理、致残或者死亡等。肿瘤消融治疗后 30 天内严重并发症发生率是指肿瘤消融治疗后 30 天内严重并发症发生的例次数占同期肿瘤消融治疗总例次数的比例。

计算公式：

$$\text{肿瘤消融治疗后 30 天内严重并发症发生率} = \frac{\text{肿瘤消融治疗后 30 天内严重并发症发生的例次数}}{\text{同期肿瘤消融治疗总例次数}} \times 100\%$$

意义：反映肿瘤消融治疗的安全性。

6．肿瘤消融治疗后 30 天内死亡率

定义：肿瘤消融治疗后 30 天内死亡（包括因不可逆疾病而自动出院的患者）患者数占同期肿瘤消融治疗患者总数的比例。患者死亡原因包括患者本身病情严重、手术、麻醉以及其他任何因素。

计算公式：

$$\text{肿瘤消融治疗后 30 天内死亡率} = \frac{\text{肿瘤消融治疗后 30 天内死亡患者数}}{\text{同期肿瘤消融治疗患者总数}} \times 100\%$$

意义：反映肿瘤消融治疗的安全性。

7．患者随访率（6 月、1 年、2 年、3 年、5 年）

定义：肿瘤消融治疗后一定时间（6 月、1 年、2 年、3 年、5 年）内完成随访的例次数占同期肿瘤消融治疗总例次数的比例。

计算公式：

$$\text{患者随访率} = \frac{\text{肿瘤消融治疗后一定时间内完成随访的例次数}}{\text{同期肿瘤消融治疗总例次数}} \times 100\%$$

意义：反映肿瘤消融治疗患者的远期疗效及管理水平。

8．患者术后生存率（6 月、1 年、3 年、5 年）

定义：肿瘤消融治疗后某一时间（6 月、1 年、3 年、5 年）随访（失访者按未存活患者统计）尚存活的患者数占同期肿瘤消融治疗患者总数的比例。

计算公式：

$$患者术后生存率 = \frac{肿瘤消融治疗后某一时间随访尚存活的患者数}{同期肿瘤消融治疗患者总数} \times 100\%$$

意义：反映肿瘤消融治疗患者的远期疗效。

9．平均住院日

定义：实施肿瘤消融治疗的患者出院时占用总床日数与同期肿瘤消融治疗患者出院人数之比。

计算公式：

$$平均住院日 = \frac{出院时所有患者占用总床日数}{同期肿瘤消融治疗患者出院人数}$$

意义：反映肿瘤消融治疗技术水平，是分析成本效益的重要指标之一。

（二十一）心室辅助技术临床应用质量控制指标（2017 年版）

1．心室辅助技术应用适应证选择正确率

定义：心室辅助技术应用适应证选择正确的例数占同期心室辅助装置应用总例数的比例（见注）。

计算公式：

$$\begin{matrix}心室辅助技术\\应用指征正确率\end{matrix} = \frac{心室辅助技术应用适应证选择正确的例数}{同期心室辅助装置应用总例数} \times 100\%$$

意义：体现医疗机构开展心室辅助技术时严格掌握适应证的程度，是反映医疗机构心室辅助技术医疗质量的重要过程性指标之一。

2．心室辅助装置有效撤除率

定义：心室辅助装置有效撤除，是指心脏功能衰竭 D 期应用心室辅助装置的患者，

注：

心室辅助技术应用适应证为心脏功能衰竭 D 期（难治性终末期心衰），应当符合下列 9 项标准中任意 5 项。

1）心排指数 < 2.0 L/m^2。
2）最大氧耗量 < 12 ml/(kg·min)。
3）6 分钟步行试验 < 150 m。
4）NT-proBNP > 5000 ng/ml。
5）预计生存期限小于 2 年。
6）经 2 个月正规药物治疗无效。
7）肺毛细血管楔压 > 20 mmHg。
8）大剂量血管活性药物下循环功能难以维持。
9）混合静脉血氧饱和度 < 65%。

经积极治疗后心功能改善而撤除心室辅助装置。心室辅助装置有效撤除率，是指有效撤除心室辅助装置例次数占同期心室辅助装置应用总例次数的比例。

计算公式：

$$\text{心室辅助装置有效撤除率} = \frac{\text{有效撤除心室辅助装置例次数}}{\text{同期心室辅助装置应用总例次数}} \times 100\%$$

意义：体现应用心室辅助装置的治疗效果，是反映医疗机构心室辅助技术医疗质量的重要过程性指标之一。

3．术后30天死亡率

定义：心室辅助装置植（介）入术后30天内死亡患者数（不论何种原因）占同期心室辅助装置植（介）入患者总数的比例。

计算公式：

$$\text{全因死亡率} = \frac{\text{心室辅助装置植（介）入术后30天内全因死亡患者数}}{\text{同期心室辅助装置植（介）入患者总数}} \times 100\%$$

意义：体现应用心室辅助装置的治疗效果，是反映医疗机构心室辅助技术医疗质量的重要结果指标之一。

4．心室辅助转换心脏移植率

定义：心室辅助转换心脏移植，是指患者心脏功能衰竭 D 期应用心室辅助装置持续治疗期间，转行心脏移植手术治疗。心室辅助转换心脏移植率，是指心室辅助转换心脏移植例数占同期心室辅助装置应用总例数的比例。

计算公式：

$$\text{心室辅助转换心脏移植率} = \frac{\text{心室辅助转换心脏移植例数}}{\text{同期心室辅助装置应用总例数}} \times 100\%$$

意义：反映心室辅助装置应用后转归的重要过程指标。

5．术中及术后30天内主要并发症发生率

定义：心室辅助装置植（介）入术中及术后30天内，发生主要并发症的患者数占同期心室辅助装置植（介）入患者总数的比例（见注）。

计算公式：

$$\text{血源性感染发生率} = \frac{\text{发生血源性感染患者数}}{\text{同期心室辅助装置植（介）入患者总数}} \times 100\%$$

注：
主要并发症包括血源性感染、出血、溶血、血栓栓塞、右心衰竭、神经系统并发症、肾衰竭、机械故障。

$$出血发生率 = \frac{发生出血并发症患者数}{同期心室辅助装置植（介）入患者总数} \times 100\%$$

$$溶血发生率 = \frac{发生溶血并发症患者数}{同期心室辅助装置植（介）入患者总数} \times 100\%$$

$$血栓栓塞发生率 = \frac{发生血栓栓塞并发症患者数}{同期心室辅助装置植（介）入患者总数} \times 100\%$$

$$右心功能衰竭发生率 = \frac{发生右心功能衰竭患者数}{同期心室辅助装置植（介）入患者总数} \times 100\%$$

$$神经系统并发症发生率 = \frac{发生神经系统并发症患者数}{同期心室辅助装置植（介）入患者总数} \times 100\%$$

$$肾衰竭发生率 = \frac{发生肾衰竭患者数}{同期心室辅助装置植（介）入患者总数} \times 100\%$$

$$机械故障发生率 = \frac{发生机械故障患者数}{同期心室辅助装置植（介）入患者总数} \times 100\%$$

意义：体现应用心室辅助装置的治疗安全性，是反映医疗机构心室辅助技术医疗质量的重要结果指标。

6．术后随访率（1年、3年）

定义：心室辅助装置植（介）入后1年和3年随访的例次数占同期心室辅助装置植（介）入总例次数的比例。

计算方法：

$$术后1年随访率 = \frac{心室辅助装置植（介）入后1年完成随访的例次数}{同期心室辅助装置植（介）入总例次数} \times 100\%$$

意义：反映医疗机构对心室辅助技术治疗出院患者的长期管理水平。

7．患者术后生存率（1年、3年）

定义：心室辅助装置植（介）入后1年和3年随访（失访者按未存活患者统计）尚存活的患者数占同期心室辅助装置植（介）入患者总数的比例。

计算方法：

$$患者术后生存率 = \frac{心室辅助装置植（介）入后1年和3年随访尚存活的患者数}{同期心室辅助装置植（介）入患者总数} \times 100\%$$

意义：反映医疗机构开展心室辅助技术的长期治疗效果。

（二十二）人工智能辅助诊断技术临床应用质量控制指标（2017年版）

1．诊断准确率

定义：诊断准确是指实施人工智能辅助诊断技术所得的诊断与患者病理诊断相符合。诊断准确率是指诊断准确的例数占同期人工智能辅助诊断技术总例数的比例。

计算方法：

$$诊断准确率 = \frac{诊断准确的例数}{同期人工智能辅助诊断技术总例数} \times 100\%$$

意义：反映人工智能辅助诊断技术的准确性。

2．信息采集准确率

定义：信息采集准确是指采集的信息样本能满足人工智能辅助诊断技术需要。信息采集准确率是指信息采集准确的样本数占同期采集的信息样本总数的比例。

计算方法：

$$信息采集准确率 = \frac{信息采集准确的样本数}{同期采集的信息样本总数} \times 100\%$$

意义：反映人工智能辅助诊断系统的客观性。

3．人工智能辅助诊断平均时间

定义：从下达人工智能辅助诊断医嘱到发出诊断报告的平均时间（以分钟为单位）。

计算方法：

$$人工智能辅助诊断平均时间 = \frac{人工智能辅助诊断时间总和}{同期采用人工智能辅助诊断技术总例数}$$

意义：反映人工智能辅助诊断的及时性和管理效率。

4．人工智能辅助诊断增益率

（1）诊断准确率增益率。

定义：单位时间、单位人员条件下，人工智能辅助诊断准确率和人工诊断准确率差值与人工智能辅助诊断准确率和人工诊断准确率中高值的比例。

计算方法：

$$诊断准确率增益率 = \frac{单位时间、单位人员条件下，人工智能辅助诊断准确率与人工诊断准确率差值}{人工智能辅助诊断准确率与人工诊断准确率中的高值} \times 100\%$$

意义：反映人工智能辅助诊断技术的效率。

（2）日人均诊断量增益率。

定义：单位时间、单位人员条件下，日人均人工智能辅助诊断量和日人均人工诊断量差值与日人均人工智能辅助诊断量和日人均人工诊断量中高值的比例。

计算方法：

$$日人均诊断量增益率 = \frac{单位时间、单位人员条件下，日人均人工智能辅助诊断量和日人均人工诊断量差值}{日人均人工智能辅助诊断量和日人均人工诊断量中的高值} \times 100\%$$

意义：反映人工智能辅助诊断技术的效率。

（3）诊断平均时间增益率。

定义：单位时间、单位人员条件下，人工智能辅助诊断平均时间和人工诊断平均时间差值与人工智能辅助诊断平均时间和人工诊断平均时间中高值的比例。

计算方法：

$$诊断平均时间增益率 = \frac{单位时间、单位人员条件下，人工智能辅助诊断平均时间和人工诊断平均时间差值}{人工智能辅助诊断平均时间和人工诊断平均时间中的高值} \times 100\%$$

意义：反映人工智能辅助诊断技术的效率。

（二十三）人工智能辅助治疗技术临床应用质量控制指标（2017年版）

1. 平均术前准备时间

定义：从开始麻醉至手术医师开始实施人工智能辅助治疗技术的平均时间（以分钟为单位）。

计算公式：

$$平均术前准备时间 = \frac{人工智能辅助治疗技术术前准备时间总和}{同期人工智能辅助治疗技术患者总数}$$

意义：反映人工智能辅助治疗技术术前准备的熟练程度。

2．平均手术时间

定义：同一术种从手术医师开始实施人工智能辅助治疗技术到手术完成的平均时间（以分钟为单位）。

计算公式：

$$平均手术时间 = \frac{同一术种人工智能辅助治疗技术手术时间总和}{同一术种同期人工智能辅助治疗技术患者总数}$$

意义：反映手术操作者人工智能辅助治疗技术熟练程度。

3．重大并发症发生率

定义：同一术种实施人工智能辅助治疗技术的患者，术中、术后（住院期间内）发生重大并发症（包括需有创处理的术后出血、重要脏器损伤及功能不全、重症感染、吻合口瘘、麻醉意外等）的例数占同期人工智能辅助治疗技术总例数的比例。

计算公式：

$$重大并发症发生率 = \frac{同一术种术中、术后发生重大并发症的例数}{同一术种同期人工智能辅助治疗技术总例数} \times 100\%$$

意义：反映医疗机构人工智能辅助治疗技术水平及安全性。

4．手术中转率

定义：同一术种实施人工智能辅助治疗技术的患者，术中因各种原因转为其他手术方式的例数占同期人工智能辅助治疗技术总例数的比例。

计算公式：

$$手术中转率 = \frac{同一术种术中因各种原因转为其他手术方式的例数}{同一术种同期人工智能辅助治疗技术总例数} \times 100\%$$

意义：反映医疗机构人工智能辅助治疗技术水平及规范性。

5．术中设备不良事件发生率

定义：实施人工智能辅助治疗技术的患者，术中发生设备不良事件（是指实施人工智能辅助治疗技术过程中，机器人手术系统发生影响手术操作的事件，包括设备故障、手术器械意外损坏等）的例数占同期人工智能辅助治疗技术总例数的比例。

计算公式：

$$术中设备不良事件发生率 = \frac{术中发生设备不良事件的例数}{同期人工智能辅助治疗技术总例数} \times 100\%$$

意义：反映医疗机构人工智能辅助治疗技术手术系统设备管理和维护能力，以及患者安全保障能力。

6．术中及术后死亡率

定义：术中及术后死亡是指实施人工智能辅助治疗技术的患者，术中及术后（住院期间内）死亡，包括因不可逆疾病而自动出院的患者。术中及术后死亡率是指术中及术后患者死亡人数占同期实施人工智能辅助治疗技术患者总数的比例。

计算公式：

$$术中及术后死亡率 = \frac{同一术种术中及术后患者死亡人数}{同一术种同期实施人工智能辅助治疗技术患者总数} \times 100\%$$

意义：反映医疗机构人工智能辅助治疗技术水平的重要结果指标之一。

7．各专业月手术量及人工智能辅助治疗技术比例

定义：各专业月手术量是指各专业（普通外科、泌尿外科、胸外科、心脏大血管外科、妇科、骨科等）每个月开展人工智能辅助治疗（机器人手术系统辅助实施手术，以下同）技术的例数。人工智能辅助治疗技术比例是指同一类型疾病，实施人工智能辅助治疗技术的例次数占同期该类疾病手术治疗总例次数的比例。

计算公式：

$$人工智能辅助治疗技术比例 = \frac{实施人工智能辅助治疗技术的例次数}{同期该类疾病手术治疗总例次数} \times 100\%$$

意义：反映医疗机构相关专业在选择人工智能辅助治疗技术的适宜性和科学性。

8．平均住院日

定义：同一病种实施人工智能辅助治疗技术的患者出院时占用总床日数与同期实施人工智能辅助治疗技术的患者出院人数的比例。

计算公式：

$$人工智能辅助治疗技术比例 = \frac{实施人工智能辅助治疗技术的患者总床日数}{同期实施人工智能辅助治疗技术的患者出院人数} \times 100\%$$

意义：体现人工智能辅助治疗技术的效率，是反映医疗机构人工智能治疗技术医疗质量的重要结果指标之一。

（二十四）颅颌面畸形颅面外科矫治技术临床应用质量控制指标（2017年版）

1．医患比

定义：各学科（口腔颌面外科、整形外科、小儿外科、神经外科、眼科、耳鼻喉科、口腔正畸科等）开展颅颌面畸形颅面外科矫治技术的固定在岗（本医疗机构）医师总数占同期完成颅颌面畸形颅面外科矫治技术总例次数（万例次）的比例。

计算公式：

$$医患比 = \frac{各学科开展颅颌面畸形颅面外科矫治技术的固定在岗（本医疗机构）医师总数}{同期完成颅颌面畸形颅面外科矫治技术总例次数（万例次）} \times 100\%$$

意义：反映医疗机构医疗质量的重要结构性指标之一。

2．各类手术患者比例

定义：根据颅颌面畸形颅面外科矫治技术管理规范，颅颌面畸形颅面外科矫治技术包括颅眶外科手术、正颌外科手术、面部骨轮廓手术。各类手术患者比例是指该类手术患者数占同期颅颌面畸形颅面外科矫治技术患者总数的比例。

计算公式：

$$各类手术患者比例 = \frac{该类手术患者数}{同期颅颌面畸形颅面外科矫治技术患者总数} \times 100\%$$

意义：反映医疗机构医疗水平的重要结构性指标之一。

3．正颌术前正畸比例

定义：正颌术前给予正畸治疗的患者数占同期正颌外科手术患者总数的比例。

计算公式：

$$正颌术前正畸比例 = \frac{正颌术前给予正畸治疗的患者数}{同期正颌外科手术患者总数} \times 100\%$$

意义：反映医疗机构正颌外科手术规范化诊疗情况。

4．颅眶外科手术术前 CT 检查率

定义：颅眶外科手术患者，完成术前 CT 检查的患者数占同期颅眶外科手术患者总数比例。

计算公式：

$$颅眶外科手术术前 CT 检查率 = \frac{完成术前 CT 检查的患者数}{同期颅眶外科手术患者总数} \times 100\%$$

意义：反映医疗机构颅眶外科手术规范化诊疗情况。

5．术前计算机辅助设计系统使用率

定义：正颌外科手术或面部骨轮廓手术患者，术前使用计算机辅助设计系统的患者数占同期正颌外科手术或面部骨轮廓手术患者总数的比例。

计算公式：

$$\text{正颌外科术前计算机辅助设计系统使用率} = \frac{\text{术前使用计算机辅助设计系统的患者数}}{\text{同期正颌外科手术患者总数}} \times 100\%$$

$$\text{面部骨轮廓术前计算机辅助设计系统使用率} = \frac{\text{术前使用计算机辅助设计系统的患者数}}{\text{同期面部骨轮廓手术患者总数}} \times 100\%$$

意义：反映医疗机构正颌外科手术或面部骨轮廓手术规范化诊疗情况。

6．意外骨折发生率

定义：意外骨折是指颅颌面畸形颅面外科矫治技术实施过程中出现的、非实施该技术而必须发生的骨折（包括颅骨、上颌骨或下颌骨骨折）。意外骨折发生率是指发生意外骨折的患者数占同期颅颌面畸形颅面外科矫治技术患者总数的比例。

计算公式：

$$\text{意外骨折发生率} = \frac{\text{发生意外骨折的患者数}}{\text{同期颅颌面畸形颅面外科矫治技术患者总数}} \times 100\%$$

意义：反映医疗机构颅颌面畸形颅面外科矫治技术水平的重要指标之一。

7．输血率

定义：颅颌面畸形颅面外科矫治技术患者，术中、术后（住院期间内）接受 400ml 及以上输血治疗的患者数占同期颅颌面畸形颅面外科矫治技术患者总数的比例。

计算公式：

$$\text{输血率} = \frac{\text{颅颌面畸形颅面外科矫治技术患者术中、术后接受 400ml 及以上输血治疗的患者数}}{\text{同期颅颌面畸形颅面外科矫治技术患者总数}} \times 100\%$$

意义：反映医疗机构颅颌面畸形颅面外科矫治技术水平的重要指标之一。

8．术中自体血输注率

定义：颅颌面畸形颅面外科矫治技术患者，术中接受 400ml 及以上自体血（包括自体全血及自体血红细胞）输注患者数占同期术中接受 400ml 及以上输血治疗的患者总数的比例。

计算公式：

$$\text{术中自体血输注率} = \frac{\text{术中接受 400ml 及以上自体血（包括自体全血及自体血红细胞）输注患者数}}{\text{同期术中接受 400ml 及以上输血治疗的患者总数}} \times 100\%$$

意义：自体血的应用可以显著降低异体输血带来的风险，是反映医疗机构医疗质量的重要结构性指标之一。

9．失血性休克发生率

定义：颅颌面畸形颅面外科矫治技术患者，术中、术后（住院期间内）发生失血性休克的患者数占同期颅颌面畸形颅面外科矫治技术患者总数的比例。

计算公式：

$$失血性休克发生率 = \frac{术中、术后发生失血性休克的患者数}{同期颅颌面畸形颅面外科矫治技术患者总数} \times 100\%$$

意义：反映医疗机构颅颌面畸形颅面外科矫治技术水平的重要指标之一。

10．术后并发症发生率

定义：颅颌面畸形颅面外科矫治技术患者，术后发生各种并发症（面神经损伤、视神经损伤、下牙槽神经损伤、伤口感染、固定夹板松脱/折断、脑脊液漏、颅内感染）的例数占同期颅颌面畸形颅面外科矫治技术总例数的比例。

计算公式：

$$术后面神经损伤发生率 = \frac{术后发生面神经损伤的例数}{同期颅颌面畸形颅面外科矫治技术总例数} \times 100\%$$

$$术后视神经损伤发生率 = \frac{术后发生视神经损伤的例数}{同期颅颌面畸形颅面外科矫治技术总例数} \times 100\%$$

$$术后下牙槽神经损伤发生率 = \frac{术后发生下牙槽神经损伤的例数}{同期颅颌面畸形颅面外科矫治技术总例数} \times 100\%$$

$$术后伤口感染发生率 = \frac{术后发生伤口感染的例数}{同期颅颌面畸形颅面外科矫治技术总例数} \times 100\%$$

$$术后固定夹板松脱、折断发生率 = \frac{术后发生固定夹板松脱、折断的例数}{同期颅颌面畸形颅面外科矫治技术总例数} \times 100\%$$

$$术后脑脊液漏发生率 = \frac{术后发生脑脊液漏的例数}{同期颅颌面畸形颅面外科矫治技术总例数} \times 100\%$$

$$术后颅内感染发生率 = \frac{术后发生颅内感染的例数}{同期颅颌面畸形颅面外科矫治技术总例数} \times 100\%$$

意义：反映医疗机构颅颌面畸形颅面外科矫治技术水平的重要结果指标之一。

11．非计划二次手术率

定义：非计划二次手术是指患者颅颌面畸形颅面外科矫治术后出现出血、固定夹板松脱或折断、气道梗阻需气管切开等情况，非计划再次手术。非计划二次手术率是指非计划二次手术患者数占同期颅颌面畸形外科矫治技术患者总数的比例。

计算公式：

$$非计划二次手术率 = \frac{非计划二次手术患者数}{同期颅颌面畸形颅面外科矫治技术患者总数} \times 100\%$$

意义：反映医疗机构颅颌面畸形颅面外科矫治技术水平的重要过程指标之一。

12．术后抢救率、术后抢救成功率

定义：术后抢救是指颅颌面畸形颅面外科矫治技术患者，术后因紧急情况（上气道梗阻、休克、颅内感染等）出现生命危险，需立即进行气管插管或切开、心肺复苏等治疗。术后抢救成功是指经抢救的术后患者存活超过24小时。术后抢救率是指术后抢救的患者例次数占同期颅颌面畸形颅面外科矫治技术患者总数的比例。术后抢救成功率是指术后抢救成功的患者例次数占同期术后抢救患者总例次数的比例。同一患者24小时内行多次抢救，记为"一例次"。

计算公式：

$$术后抢救率 = \frac{术后抢救的患者例次数}{同期颅颌面畸形颅面外科矫治技术患者总数} \times 100\%$$

$$术后抢救成功率 = \frac{术后抢救成功的患者例次数}{同期术后抢救患者总例次数} \times 100\%$$

意义：反映医疗机构医疗质量和抢救效率的重要指标之一。

13．术中及术后死亡率

定义：术中及术后死亡是指颅颌面畸形颅面外科矫治技术患者，术中及术后（住院期间内）死亡，包括因不可逆疾病而自动出院的患者。术中及术后死亡率是指术中及术后患者死亡人数占同期颅颌面畸形颅面外科矫治技术患者总数的比例。

计算公式：

$$术中及术后死亡率 = \frac{术中及术后患者死亡人数}{同期颅颌面畸形颅面外科矫治技术患者总数} \times 100\%$$

意义：反映医疗机构颅颌面畸形颅面外科矫治技术水平的重要结果指标之一。

（二十五）口腔颌面部肿瘤颅颌联合根治技术临床应用质量控制指标（2017年版）

1．诊断符合率

定义：口腔颌面部肿瘤颅颌联合根治术前诊断与术后诊断符合的患者数占同期口腔颌面部肿瘤颅颌联合根治术患者总数的比例。

计算公式：

$$诊断符合率 = \frac{术前诊断与术后诊断符合的患者数}{同期口腔颌面部肿瘤颅颌联合根治术患者总数} \times 100\%$$

意义：反映口腔颌面部肿瘤颅颌联合根治技术患者诊断水平。

2．术后手术部位感染率

定义：口腔颌面部肿瘤颅颌联合根治术患者，术后经病原学检验确诊发生手术部位感染的患者数占同期口腔颌面部肿瘤颅颌联合根治术患者总数的比例。

计算公式：

$$术后手术部位感染率 = \frac{术后经病原学检验确诊发生手术部位感染的患者数}{同期口腔颌面部肿瘤颅颌联合根治术患者总数} \times 100\%$$

意义：描述口腔颌面部肿瘤颅颌联合根治术患者发生手术部位感染的频率，反映医疗机构对口腔颌面部肿瘤颅颌联合根治术患者医院感染管理和防控水平。

3．术后血肿手术探查率

定义：口腔颌面部肿瘤颅颌联合根治术患者，术后局部伤口血肿形成行手术探查的例次数占同期口腔颌面部肿瘤颅颌联合根治术总例数的比例。同一患者行多次手术探查，记为"多例次"。

计算公式：

$$术后血肿手术探查率 = \frac{术后局部伤口血肿形成行手术探查的例次数}{同期口腔颌面部肿瘤颅颌联合根治术总例数} \times 100\%$$

意义：反映医疗机构口腔颌面部肿瘤颅颌联合根治技术水平的重要结果指标之一。

4．血管危象手术探查率

定义：口腔颌面部肿瘤颅颌联合根治术患者，术后皮瓣发生血管危象行手术探查的例次数占同期口腔颌面部肿瘤颅颌联合根治术总例数的比例。同一患者行多次手术探查，记为"多例次"。

计算公式：

$$血管危象手术探查率 = \frac{术后皮瓣发生血管危象行手术探查的例次数}{同期口腔颌面部肿瘤颅颌联合根治术总例数} \times 100\%$$

意义：反映医疗机构口腔颌面部肿瘤颅颌联合根治技术水平的重要结果指标之一。

5．手术探查后皮瓣成活率

定义：口腔颌面部肿瘤颅颌联合根治术患者，术后皮瓣发生血管危象行手术探查后皮瓣成活的例数占同期口腔颌面部肿瘤颅颌联合根治术后皮瓣血管危象手术探查总例数的比例。同一患者行多次手术探查，记为"1例"。

计算公式：

$$手术探查后皮瓣成活率 = \frac{术后皮瓣发生血管危象行手术探查后皮瓣成活的例数}{同期口腔颌面部肿瘤颅颌联合根治术后皮瓣血管危象手术探查总例数} \times 100\%$$

意义：反映医疗机构口腔颌面部肿瘤颅颌联合根治技术水平的重要结果指标之一。

6．术后脑脊液漏发生率

定义：口腔颌面部肿瘤颅颌联合根治术患者，术后发生脑脊液漏的患者数占同期口腔颌面部肿瘤颅颌联合根治术患者总数的比例。

计算公式：

$$术后脑脊液漏发生率 = \frac{术后发生脑脊液漏的患者数}{同期口腔颌面部肿瘤颅颌联合根治术患者总数} \times 100\%$$

意义：反映医疗机构口腔颌面部肿瘤颅颌联合根治技术水平的重要结果指标之一。

7．术后颅内感染发生率

定义：口腔颌面部肿瘤颅颌联合根治术患者，术后发生颅内感染的患者数占同期口腔颌面部肿瘤颅颌联合根治术患者总数的比例。

计算公式：

$$术后颅内感染发生率 = \frac{术后发生颅内感染的患者数}{同期口腔颌面部肿瘤颅颌联合根治术患者总数} \times 100\%$$

意义：反映医疗机构口腔颌面部肿瘤颅颌联合根治技术水平的重要结果指标之一。

8．术后全身系统严重并发症发生率

定义：术后全身系统严重并发症是指口腔颌面部肿瘤颅颌联合根治术患者，术后发生的心脑血管意外（如心肌梗死、缺血性脑卒中、脑出血等）、肺栓塞、呼吸衰竭、肝衰竭、肾衰竭、深静脉血栓等并发症。术后全身系统严重并发症发生率是指术后发生全身系统严重并发症的患者数占同期口腔颌面部肿瘤颅颌联合根治术患者总数的比例。

计算公式：

$$\text{术后全身系统严重并发症发生率} = \frac{\text{术后发生全身系统严重并发症的患者数}}{\text{同期口腔颌面部肿瘤颅颌联合根治术患者总数}} \times 100\%$$

意义：反映医疗机构口腔颌面部肿瘤颅颌联合根治技术水平的重要结果指标之一。

9．术后抢救率、术后抢救成功率

定义：术后抢救是指口腔颌面部肿瘤颅颌联合根治术患者，术后因紧急情况（呼吸心搏骤停、休克、颅内感染等）出现生命危险，需立即进行气管插管或切开、心肺复苏等治疗。术后抢救成功是指经抢救的术后患者存活超过24小时。术后抢救率是指术后抢救的患者例次数占同期口腔颌面部肿瘤颅颌联合根治术患者总数的比例。术后抢救成功率是指术后抢救成功的患者例次数占同期术后抢救患者总例次数的比例。同一患者24小时内行多次抢救，记为"一例次"。

计算公式：

$$\text{术后抢救率} = \frac{\text{术后抢救的患者例次数}}{\text{同期口腔颌面部肿瘤颅颌联合根治技术患者总数}} \times 100\%$$

$$\text{术后抢救成功率} = \frac{\text{术后抢救成功的患者例次数}}{\text{同期术后抢救患者总例次数}} \times 100\%$$

意义：反映医疗机构医疗质量和抢救效率的重要指标之一。

10．术后死亡率

定义：术后死亡是指口腔颌面部肿瘤颅颌联合根治术患者，术后（住院期间内）死亡，包括因不可逆疾病而自动出院的患者。术后死亡率是指术后患者死亡人数占同期口腔颌面部肿瘤颅颌联合根治技术患者总数的比例。

计算公式：

$$\text{术后死亡率} = \frac{\text{术后患者死亡人数}}{\text{同期口腔颌面部肿瘤颅颌联合根治技术患者总数}} \times 100\%$$

意义：反映医疗机构口腔颌面部肿瘤颅颌联合根治技术水平的重要结果指标之一。

四、相关法规文件

国家的法律、法规、政策是制度建设的依据，而规章制度是国家法律、法规、政策的具体化，是人们行动的准则和依据，是国家各项政策顺利执行和各项工作正常开展的保证。为了更好地理解和运用相关法律法规、行政文件在制度建设中的作用，需要了解法律效力关系,即法律效力位阶。

"所谓法律位阶是指在统一的法律体系内,确定不同类别规范性法律文件之间效力等级与适用顺序的制度。"法律位阶范畴揭示了法律规范在整个法律体系中的纵向地位,是确立法律效力等级制度的根本依据,下位阶的法律必须服从上位阶的法律,所有的法律必须服从最高位阶的法。不同位阶的法律规范之间构成了等级体系,高位阶的法律规范的效力高,低位阶的法律规范的效力低。在中国,按照宪法和立法法规定的立法体制,法律效力位阶共分六级,它们从高到低依次是:根本法、基本法、普通法、行政法规、地方性法规和行政规章。

我国在2000—2015年间对《中华人民共和国立法法》进行了两次修订。《立法法》根据法的效力原理规定下位法不得与上位法的规定相抵触;同位法之间具有同等效力,在各自的权限范围内施行;

第78条规定:"宪法具有最高的法律效力,一切法律、行政法规、地方性法规、自治条例和单行条例、规章都不得同宪法相抵触"

第79条规定:"法律的效力高于行政法规、地方性法规、规章。行政法规的效力高于地方性法规、规章。"

第80条规定:"地方性法规的效力高于本级和下级地方政府规章。省、自治区的人民政府制定的规章的效力高于本行政区域内的较大的市的人民政府制定的规章。"

第82条还规定:"部门规章之间、部门规章与省、自治区、直辖市人民政府规章之间具有同等效力,在各自的权限范围内施行。"属于同位法的关系。

第83条规定:"同一机关制定的法律、行政法规、地方性法规、自治条例和单行条例、规章,特别规定与一般规定不一致的,适用特别规定;新的规定与旧的规定不一致的,适用新的规定。"

对于由同一机关制定的各种规范性文件,优先适用特别规定而不是一般规定;对于由同一机关制定的各种规范性文件,优先适用新的规定而不是旧的规定。

法律位阶关系

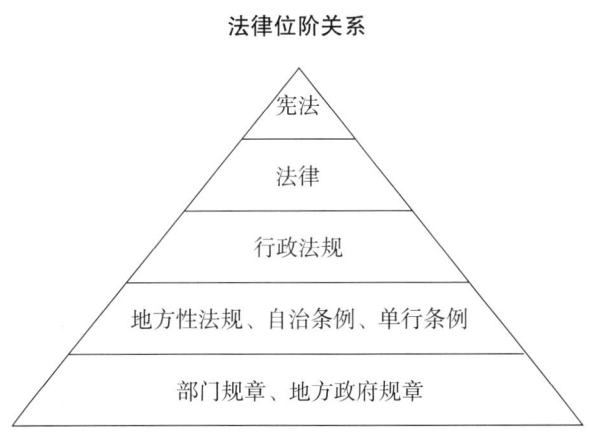

北京大学医院医疗管理制度

为了便于管理者了解我国现行有效的法律法规和政府相关规范文件,现将来自中国政府网、国家卫生健康委网等部门网站上获取的部分目录呈现,便于查询。

(一)法律法规和指导意见

国家主席令	签发/发布日期	发布单位
中华人民共和国户口登记条例(主席令1958.1)	1958-1-9	全国人民代表大会常务委员会
中华人民共和国宪法(1988年、1993年、1999年、2004年、2018年修订)	1982-12-4	全国人民代表大会
中华人民共和国药品管理法(主席令第18号)(2001年、2003年、2015年修订)	1985-7-1	全国人民代表大会
中华人民共和国妇女权益保障法(主席令第58号)(2005年、2018年修订)	1992-4-3	全国人民代表大会
中华人民共和国红十字会法(主席令第14号)(2017年修订)	1993-10-31	全国人民代表大会
中华人民共和国国家赔偿法(主席令第29号)(2010年、2012年修订)	1994-5-12	全国人民代表大会
中华人民共和国母婴保健法(主席令第33号)(2009年、2017年修订)	1994-10-27	全国人民代表大会
中华人民共和国行政处罚法(主席令第63号)(2017年修订)	1996-3-17	全国人民代表大会
中华人民共和国执业医师法(主席令第5号)(2009年修订)	1998-6-26	全国人民代表大会
中华人民共和国献血法(主席令第93号)	1998-10-1	全国人民代表大会
中华人民共和国行政复议法(主席令第18号)(2009年、2012年修订)	1999-4-29	全国人民代表大会
中华人民共和国立法法(主席令第31号)	2000-3-15	全国人民代表大会
中华人民共和国人口与计划生育法(主席令第63号)(2015年修订)	2002-9-1	全国人民代表大会
中华人民共和国行政许可法(主席令第7号)	2003-8-27	全国人民代表大会
中华人民共和国传染病防治法(主席令第15号)2004年8月28日修订;2013年6月29日修订)	1989-2-21	全国人民代表大会
中华人民共和国劳动法(主席令第28号)(2009年修订)	1994-7-5	全国人民代表大会
中华人民共和国侵权责任法(主席令第21号)	2009-12-26	全国人民代表大会
中华人民共和国保守国家秘密法(主席令第21号)	2010-4-29	全国人民代表大会
中华人民共和国职业病防治法(主席令第52号)(2001年发布;2011年、2016年、2017年修订)	2011-12-31	全国人民代表大会
中华人民共和国食品安全法(主席令第21号)	2015-10-1	全国人民代表大会

续表

国家主席令	签发/发布日期	发布单位
中华人民共和国网络安全法（主席令第53号）	2016-11-7	全国人民代表大会常务委员会
中华人民共和国中医药法（主席令第59号）	2016-12-25	全国人民代表大会
中华人民共和国标准化法（主席令第11号）（1988年12月29日发布；2017年修订）	1988-2-29	全国人民代表大会
中华人民共和国精神卫生法（主席令第62号）（2012年11月2日发布，2018年修订）	2018-8-30	全国人民代表大会

国务院令	签发/发布日期	发布单位
公共场所卫生管理条例（2016年修订）	1987-4-1	国务院
尘肺病防治条例（国发〔1987〕105号）	1987-12-3	国务院
女职工劳动保护规定（国务院令第9号）	1988-7-21	国务院
医疗用毒性药品管理办法（国务院令第23号）	1988-12-27	国务院
放射性药品管理办法（国务院令第25号）（2011年、2017修订）	1989-1-13	国务院
中药品种保护条例（国务院令第106号）	1992-10-14	国务院
医疗机构管理条例（国务院令第149号）（2016年修订）	1994-2-26	国务院
食盐加碘消除碘缺乏危害管理条例（国务院令第163号）（2017年修订）	1994-8-23	国务院
红十字标志使用办法（国务院令第194号）	1996-1-29	国务院
血液制品管理条例（国务院令第208号）（2016年修订）	1996-12-30	国务院
国内交通卫生检疫条例（国务院令第254号）	1998-11-28	国务院
医疗器械监督管理条例（国务院令第276号）	2000-4-1	国务院
母婴保健法实施办法（国务院令第308号）（2017年修订）	2001-6-20	国务院
计划生育技术服务管理条例（国务院令第309号）（2004年修订）	2001-10-1	国务院
规章制定程序条例（国务院令第322号）	2001-11-16	国务院
行政法规制定程序条例（国务院令第321号）	2001-11-16	国务院
法规规章备案条例（国务院令第337号）	2001-12-14	国务院
使用有毒物品作业场所劳动保护条例（国务院令第352号）	2002-5-12	国务院
药品管理法实施条例（国务院令第360号）（2016年修订）	2002-8-4	国务院
医疗事故处理条例（国务院令第351号）	2002-9-1	国务院
中医药条例（国务院令第374号）	2003-4-7	国务院

续表

国务院令	签发/发布日期	发布单位
突发公共卫生事件应急条例（国务院令第376号）（2011年修订）	2003-5-9	国务院
医疗废物管理条例（国务院令第380号）（2011年修订）	2003-6-16	国务院
乡村医生从业管理条例（国务院令第386号）	2003-8-5	国务院
病原微生物实验室生物安全管理条例（国务院令第424号）	2004-11-12	国务院
信访条例（国务院令第431号）	2005-1-10	国务院
疫苗流通和预防接种管理条例（国务院令第434号）（2016年修订）	2005-3-24	国务院
放射性同位素与射线装置安全和防护条例（国务院令第449号）（2014年修订）	2005-9-14	国务院
艾滋病防治条例（国务院令第457号）	2006-1-29	国务院
血吸虫病防治条例（国务院令第463号）	2006-4-1	国务院
人体器官移植条例（国务院令第491号）	2007-5-1	国务院
行政机关公务员处分条例（国务院令第495号）	2007-6-1	国务院
加强食品等产品安全监督管理的特别规定（国务院令第503号）	2007-7-26	国务院
行政复议法实施条例（国务院令第499号）	2007-8-1	国务院
护士条例（国务院令第517号）	2008-5-12	国务院
乳品质量安全监督管理条例（国务院令第536号）	2008-10-9	国务院
麻醉药品和精神药品管理条例（国务院令第442号）（2013年、2016年修订）	2009-3-16	国务院
流动人口计划生育工作条例（国务院令第555号）	2009-5-11	国务院
国家职业病防治规划（2009—2015年）（国办发〔2009〕43号）	2009-5-24	国务院办公厅
中国妇女发展纲要（2011—2020年）（国发〔2011〕24号）	2011-7-30	国务院
中国儿童发展纲要（2011—2020年）（国发〔2011〕24号）	2011-7-30	国务院
女职工劳动保护特别规定（国务院令第619号）	2012-4-18	国务院
医疗器械监督管理条例（国务院令第650号）(2017年修订)	2014-4-23	国务院
国家职业病防治规划（2016—2020年）（国办发〔2016〕100号）	2016-12-26	国务院办公厅
国家人口发展规划（2016—2030年）（国发〔2016〕87号）	2016-12-30	国务院
医疗纠纷预防和处理条例（国务院令第701号）	2018-7-31	国务院

国务院指导意见	签发/发布日期	发布单位
关于加强老龄工作的决定（中发〔2000〕13号）	2000-8-21	中共中央/国务院
关于医药卫生体制改革近期重点实施方案（2009—2011年）（国发〔2009〕12号）	2009-3-18	国务院
关于深化医药卫生体制改革的意见（2009年3月17日）	2009-4-6	中共中央/国务院
医药卫生体制改革近期重点实施方案（2009—2011年）（国发〔2009〕12号）	2009-4-7	国务院
关于建立和规范政府办基层医疗卫生机构基本药物采购机制指导意见（国办发〔2010〕56号）	2010-12-8	国务院
2011年公立医院改革试点工作安排（国办发〔2011〕10号）	2011-3-7	国务院
关于建立全科医生制度的指导意见（国发〔2011〕23号）	2011-7-6	国务院
关于县级公立医院综合改革试点意见（国办发〔2012〕33号）	2012-6-15	国务院
关于巩固完善基本药物制度和基层运行新机制的意见（国办发〔2013〕14号）	2013-2-20	国务院
深化医药卫生体制改革2013年主要工作安排（国办发〔2013〕80号）	2013-7-24	国务院
关于加快发展养老服务业的若干意见（国发〔2013〕35号）	2013-9-13	国务院
关于建立统一的城乡居民基本养老保险制度的意见（国发〔2014〕8号）	2014-2-26	国务院
深化医药卫生体制改革2014年重点工作任务（国办发〔2014〕24号）	2014-5-28	国务院
关于加强传染病防治人员安全防护的意见（国办发〔2015〕1号）	2015-2-4	国务院
关于完善公立医院药品集中采购工作的指导意见（国办发〔2015〕7号）	2015-2-28	国务院
关于转发工业和信息化部等部门中药材保护和发展规划（2015—2020年）（国办发〔2015〕27号）	2015-5-4	国务院
关于全面推开县级公立医院综合改革的实施意见（国办发〔2015〕33号）	2015-5-8	国务院
深化医药卫生体制改革2014年工作总结和2015年重点工作任务（国办发〔2015〕34号）	2015-5-9	国务院
关于城市公立医院综合改革试点的指导意见（国办发〔2015〕38号）	2015-5-17	国务院
关于促进社会办医加快发展若干政策措施（国办发〔2015〕45号）	2015-6-15	国务院

续表

国务院指导意见	签发/发布日期	发布单位
关于全面实施城乡居民大病保险的意见（国办发〔2015〕57号）	2015-8-2	国务院
关于整合城乡居民基本医疗保险制度的意见（国发〔2016〕3号）	2016-1-12	国务院
关于整合调整餐饮服务场所的公共场所卫生许可证和食品经营许可证的决定（国发〔2016〕12号）	2016-2-29	国务院
深化医药卫生体制改革2016年重点工作任务（国办发〔2016〕26号）	2016-4-26	国务院
深化医药卫生体制改革2017年重点工作任务（国办发〔2017〕37号）	2017-5-5	国务院
关于支持社会力量提供多层次多样化医疗服务的意见（国办发〔2017〕44号）	2017-5-23	国务院
关于制定和实施老年人照顾服务项目的意见（国办发〔2017〕52号）	2017-6-16	国务院
关于进一步深化基本医疗保险支付方式改革的指导意见（国办发〔2017〕55号）	2017-6-28	国务院
关于促进"互联网+医疗健康"发展的意见（国办发〔2018〕26号）	2018-4-28	国务院
关于改革完善医疗卫生行业综合监管制度的指导意见（国办发〔2018〕63号）	2018-8-3	国务院
医疗卫生领域中央与地方财政事权和支出责任划分改革方案（国办发〔2018〕67号）	2018-8-13	国务院
深化医药卫生体制改革2018年下半年重点工作任务（国办发〔2018〕83号）	2018-8-28	国务院
关于完善国家基本药物制度的意见（国办发〔2018〕88号）	2018-9-19	国务院
加快推进城乡居民大病保险工作（国医改办发〔2014〕1号）	2014-1-28	国务院医改办
关于进一步加强医改监测工作（国卫发明电〔2015〕4号）	2015-2-6	国务院医改办
关于进一步推广深化医药卫生体制改革经验的若干意见	2016-11-8	国务院医改办

（二）部门规章及指导意见

部长或委主任令	签发/发布日期	发布单位
放射防护监督员管理规定（卫生部令第3号）	1990-4-3	卫生部
学校卫生工作条例（国家教育委令第10号、卫生部令第1号）	1990-6-4	国家教委/卫生部

续表

部长或委主任令	签发/发布日期	发布单位
化妆品卫生监督条例实施细则（卫生部令（第13号）	1991-3-27	卫生部
传染病防治法实施办法（卫生部令第17号）	1991-12-6	卫生部
卫生监督员管理办法（卫生部令第20号）	1992-5-11	卫生部
外国医师来华短期行医暂行管理办法（卫生部令第24号）	1992-10-7	卫生部
核设施放射卫生防护管理规定（卫生部令第25号）	1992-10-31	卫生部
鼠疫地区猎捕和处理旱獭卫生管理办法（卫生部令第32号）	1993-3-15	卫生部
医疗机构管理条例实施细则（卫生部令第35号）（2006年、2008年、2017年修订）	1994-8-29	卫生部
灾害事故医疗救援工作管理办法（卫生部令第39号）	1995-4-27	卫生部
保健食品管理办法（卫生部令第46号）	1996-3-15	卫生部
全国卫生统计工作管理办法（卫生部令第3号）	1999-2-25	卫生部
医师资格考试暂行办法（卫生部令第4号）	1999-7-16	卫生部
卫生立法工作管理办法（卫生部令第7号）	1999-10-25	卫生部
行政复议与行政应诉管理办法（卫生部令第9号）	1999-12-20	卫生部
餐饮业食品卫生管理办法（卫生部令第10号）	2000-1-16	卫生部
中外合资、合作医疗机构管理暂行办法（卫生部、对外贸易经济合作部令第11号）	2000-5-15	卫生部/对外贸易经济合作部
医疗气功管理暂行规定（卫生部令第12号）	2000-7-10	卫生部
司法鉴定人管理办法（司法部令第63号）	2000-8-14	司法部
卫生部业务主管社会团体登记管理办法（卫生部令第13号）	2000-10-31	卫生部
人类辅助生殖技术管理办法（卫生部令第14号）	2001-2-20	卫生部
人类精子库管理办法（卫生部令第15号）	2001-2-20	卫生部
计划生育技术服务管理条例实施细则（国家计生委令第6号）	2001-12-29	国家计生委
放射防护器材与含放射性产品卫生管理办法（卫生部令第18号）	2002-1-4	卫生部
食品添加剂卫生管理办法（卫生部令第26号）	2002-3-28	卫生部
消毒管理办法（卫生部令第27号）	2002-3-28	卫生部
职业健康监护管理办法（卫生部令第23号）	2002-5-1	卫生部
医疗美容服务管理办法（卫生部令第19号）	2002-5-1	卫生部
国家职业卫生标准管理办法（卫生部令第20号）	2002-5-10	卫生部
职业卫生技术服务机构管理办法（卫生部令第31号）	2002-7-31	卫生部

续表

部长或委主任令	签发/发布日期	发布单位
医疗事故分级标准（试行）（卫生部令第32号）	2002-9-1	卫生部
医疗事故技术鉴定暂行办法（卫生部令第30号）	2002-9-1	卫生部
产前诊断技术管理办法（卫生部令第33号）	2002-12-13	卫生部
禁止非医学需要的胎儿性别鉴定和选择性别的人工终止妊娠的规定（国家计生委、卫生部、国家药监局第8号令）	2003-3-28	国家计生委、卫生部、国家药品监督管理局
医疗卫生机构医疗废物管理办法（卫生部令第36号）	2003-10-15	卫生部
药品不良反应报告和监测管理办法（卫生部、国家食品药品监督管理局令第7号）	2004-3-4	卫生部、国家食品药品监督管理局
突发公共卫生事件交通应急规定（卫生部、交通部令第2号）	2004-5-1	卫生部/交通部
卫生行政许可管理办法（卫生部令第38号）	2004-11-17	卫生部
疾病预防控制体系建设的若干规定（卫生部令第40号）	2005-1-5	卫生部
卫生监督体系建设的若干规定（卫生部令第39号）	2005-1-5	卫生部
疾病预防控制体系建设的若干规定（卫生部令 第40号）	2005-1-5	卫生部
医疗机构传染病预检分诊管理办法（卫生部令第41号）	2005-2-28	卫生部
传染病病人或疑似传染病病人尸体解剖查验规定（卫生部令第43号）	2005-4-30	卫生部
医师外出会诊管理暂行规定（卫生部令第42号）	2005-4-30	卫生部
血站管理办法（卫生部令第44号）	2005-11-21	卫生部
可感染人类的高致病性病原微生物菌（毒）种或样本运输管理规定（卫生部令第45号）	2005-12-28	卫生部
放射诊疗管理规定（卫生部令第46号）	2006-1-24	卫生部
处方管理办法（卫生部令第53号）	2006-2-14	卫生部
医院感染管理办法（卫生部令第48号）	2006-7-6	卫生部
建设项目职业病危害分类管理办法（卫生部令第49号）	2006-7-27	卫生部
人间传染的高致病性病原微生物实验室和实验活动生物安全审批管理办法（卫生部令第50号）	2006-8-15	卫生部
卫生系统内部审计工作规定（卫生部令51号）	2006-8-30	卫生部
医疗广告管理办法（国家工商行政管理总局、卫生部令第26号）	2006-11-10	国家工商行政管理总局、卫生部
传统医学师承和确有专长人员医师资格考核考试办法（卫生部令第52号）	2006-12-21	卫生部
卫生信访工作办法（卫生部令第54号）	2007-2-16	卫生部
放射工作人员职业健康管理办法（卫生部令第55号）	2007-6-3	卫生部
新资源食品管理办法（卫生部令第56号）	2007-7-2	卫生部

第八章 参考信息

续表

部长或委主任令	签发/发布日期	发布单位
中外合资、合作医疗机构管理暂行办法的补充规定（卫生部、商务部令第57号）	2007-12-30	卫生部、商务部
单采血浆站管理办法（卫生部令第58号）（国家卫生计生委令第6，2015年修订）	2008-1-4	卫生部
预防接种异常反应鉴定办法（卫生部令第60号）	2008-9-11	卫生部
中外合资、合作医疗机构管理暂行办法的补充规定二（卫生部、商务部令第61号）	2009-1-14	卫生部、商务部
新生儿疾病筛查管理办法（卫生部令第64号）	2009-3-5	卫生部
医疗器械广告审查办法（卫生部、国家工商总局、国家食药监局令第65号）	2009-5-15	卫生部、国家工商行政管理总局、国家食品药品监督管理局
餐饮服务食品安全监督管理办法（卫生部令第71号）	2010-3-16	卫生部
餐饮服务许可管理办法（卫生部令第70号）	2010-3-16	卫生部
食品添加剂新品种管理办法（卫生部令第73号）	2010-4-22	卫生部
公共场所卫生管理条例实施细则（卫生部令第80号）	2011-3-22	卫生部
药品不良反应报告和监测管理办法（卫生部令第81号）	2011-5-24	卫生部
医疗器械召回管理办法（试行）（卫生部令第82号）	2011-6-16	卫生部
抗菌药物临床应用管理办法（卫生部令第84号）	2012-5-8	卫生部
医疗机构临床用血管理办法（卫生部令第85号）	2012-6-12	卫生部
卫生行政执法文书规范（卫生部令第87号）（修订：国家卫生计生委令第18号，2017年）	2012-9-6	卫生部
性病防治管理办法（卫生部令第89号）	2012-12-31	卫生部
药品经营质量管理规范（卫生部令第90号）	2013-2-19	卫生部
结核病防治管理办法（卫生部令第92号）	2013-2-20	卫生部
国家基本药物目录（2012年版）（卫生部令第93号）	2013-3-15	卫生部
职业病诊断与鉴定管理办法（卫生部令第91号）	2013-3-18	卫生部
职业卫生技术服务机构监督管理暂行办法（国家安全监管总局令第50号）	2013-3-29	国家安全监管总局
新食品原料安全性审查管理办法（国家卫生计生委令第1号）	2013-7-12	卫生部
院前医疗急救管理办法（国家卫生计生委令第3号）	2013-12-19	卫生部
医师资格考试违纪违规处理规定（国家卫生计生委令第4号）	2014-8-20	国家卫生计生委
煤矿作业场所职业病危害防治规定（国家安全生产监督管理总局令第73号）	2015-3-1	国家卫生计生委

续表

部长或委主任令	签发/发布日期	发布单位
职业健康检查管理办法（卫生计生委令第5号）（2017年修订）	2015-3-26	国家卫生计生委
图解：职业健康检查管理办法（国家卫生计生委令第5号）	2015-4-23	国家卫生计生委
职业卫生技术服务机构监督管理暂行办法（安监总局令第50号令）（安监总局令第80号令，2015年修正）	2012-4-27	国家卫生计生委
医疗质量管理办法（国家卫生计生委令第10号）	2016-10-14	国家卫生计生委
中医医术确有专长人员医师资格考核注册管理暂行办法（国卫生计生委令第15号）	2017-11-10	国家卫生计生委
卫生计生系统内部审计工作规定（国家卫生计生委令第16号）	2017-11-20	国家卫生计生委
消毒管理办法（国家卫生计生委令第18号）（2017年修订）	2018-1-10	国家卫生计生委
医疗技术临床应用管理办法（国家卫生健康委员会令第1号）	2018-8-13	国家卫生健康委

管理办法	签发/发布日期	发布单位
中华人民共和国国境口岸卫生监督办法（2011年修订）	1982-2-4	卫生部、交通部、中国民用航空总局、铁道部
节育并发症管理办法和节育并发症鉴定办法（试行）	1990-1-1	卫生部
母婴保健专项技术服务许可及人员资格管理办法（卫妇发〔1995〕第7号）	1995-8-7	卫生部
脐带血造血干细胞库管理办法（试行）（卫科教发〔1999〕第247号）	1999-5-26	卫生部
药品招标代理机构资格认定及监督管理办法（国药管市〔2000〕306号）	2000-7-11	卫生部
传染性非典型肺炎病毒的毒种保存、使用和感染动物模型的暂行管理办法	2003-5-6	科学技术部、卫生部、国家食品药品监督管理局、国家环境保护总局
传染性非典型肺炎病毒研究实验室暂行管理办法	2003-5-6	科学技术部、卫生部、国家食品药品监督管理局、国家环境保护总局
计划生育流动服务车管理办法（人口厅发〔2003〕17号）	2003-5-14	国家人口计生委办公厅
卫生部关于援外医疗工作人员管理办法（试行）（卫人发〔2003〕184号）	2003-7-9	卫生部
关于一次性使用医疗用品不再纳入消毒管理办法管理的公告（卫生部公告2003年第24号）	2003-11-14	卫生部

续表

管理办法	签发/发布日期	发布单位
大型医用设备配置与使用管理办法（卫规财发〔2004〕474号）	2005-1-24	卫生部、国家发展和改革委员会、财政部
医疗机构临床实验室管理办法（卫医发〔2006〕73号）	2006-2-27	卫生部
计划生育服务站建设项目管理办法（国人口发〔2007〕100号）	2007-10-20	国家人口计生委、发展改革委
接受国（境）外资助的卫生国际合作项目财务管理办法（卫规财发〔2008〕1号）	2008-1-3	卫生部
中小学生健康体检管理办法（卫医发〔2008〕37号）	2008-6-27	卫生部
医疗机构校验管理办法（试行）（卫医政发〔2009〕57号）	2009-6-15	卫生部
城乡医院对口支援工作管理办法（试行）（卫医管发〔2009〕72号）	2009-7-27	卫生部
戒毒医疗服务管理暂行办法（卫医政发〔2010〕2号）	2010-1-5	卫生部、公安部、司法部
国家免费孕前优生健康检查项目试点专项资金管理办法（试行）（财教〔2010〕333号）	2010-9-24	财政部、国家人口计生委
国家卫生应急队伍管理办法（试行）（卫办应急发〔2010〕183号）	2010-11-21	卫生部
香港和澳门服务提供者在内地设立独资医院管理暂行办法（卫医政发〔2010〕109号）	2010-12-22	卫生部、商务部
医院评审暂行办法（卫医管发〔2011〕75号）	2011-9-21	卫生部
国家卫生应急综合示范县（市、区）评估管理办法（试行）（卫办应急发〔2012〕34号）	2012-3-8	卫生部
放射卫生技术服务机构管理办法（卫监督发〔2012〕25号）	2012-4-23	卫生部
防暑降温措施管理办法（安监总安健〔2012〕89号）	2012-7-5	国家安全生产监督管理总局、卫生部、人力资源和社会保障部、中华全国总工会
医疗机构病历管理规定（2013年版）（国卫医发〔2013〕31号）	2013-11-20	国家卫生计生委、国家中医药管理局
国家卫生标准委员会章程（国卫法制发〔2014〕43号）	2014-7-11	国家卫生计生委
卫生标准管理办法（国卫法制发〔2014〕43号）	2014-7-11	国家卫生计生委
医疗卫生机构开展临床研究项目管理办法（国卫医发〔2014〕80号）	2014-10-16	国家卫生计生委、国家食品药品监督管理总局、国家中医药管理局

续表

管理办法	签发/发布日期	发布单位
关于开展全科医生特设岗位计划试点工作暂行办法（国卫人发〔2013〕35号）	2014-12-5	国家卫生计生委、财政部、人力资源和社会保障部、国家中医药管理局、国务院医改办（代章）
戒毒药物维持治疗工作管理办法（国卫疾控发〔2014〕91号）	2014-12-31	国家卫生计生委、公安部、国家食品药品监管总局
肿瘤登记管理办法（国卫疾控发〔2015〕6号）	2015-2-4	国家卫生计生委、国家中医药管理局
国家基本药物目录管理办法（国卫药政发〔2015〕52号）	2015-2-13	国家卫生计生委、国家发展改革委、工业和信息化部、财政部、人力资源社会保障部、商务部、食品药品监管总局、国家中医药局、总后勤部卫生部
非药用类麻醉药品和精神药品列管办法（公通字〔2015〕27号）	2015-9-24	公安部、国家卫生计生委、食品药品监管总局、国家禁毒办
健康扶贫工作考核办法（国卫财务发〔2016〕56号）	2016-10-19	国家卫生计生委、国务院扶贫办
国家慢性病综合防控示范区建设管理办法（国卫办疾控发〔2016〕44号）	2016-10-20	国家卫生计生委办公厅
中医诊所备案管理暂行办法（国家卫生计生委令第14号）	2017-9-22	国家卫生计生委
国家卫生健康委员会属（管）单位基本建设管理办法（国卫规划发〔2018〕7号）	2018-4-17	国家卫生健康委
大型医用设备配置与使用管理办法（试行）（国卫规划发〔2018〕12号）	2018-6-13	国家卫生健康委、国家药品监督管理局
互联网诊疗管理办法（试行）（国卫医发〔2018〕25号）	2018-7-17	国家卫生健康委、国家中医药管理局
互联网医院管理办法（试行）（国卫医发〔2018〕25号）	2018-7-17	国家卫生健康委员会、国家中医药管理局

部或委指导意见	签发/发布日期	发布单位
开展区域卫生规划工作指导意见	1999-3-15	国家计委、财政部、卫生部
全国乙类大型医用设备配置规划指导意见	2005-4-6	卫生部
开展出生缺陷一级预防工作的指导意见	2006-9-13	国家人口计生委办公厅
全面推行医院院务公开的指导意见	2006-11-10	卫生部
中央预算内专项资金（国债）村卫生室建设指导意见	2007-8-13	卫生部
开展人口发展功能区编制工作的指导意见	2008-4-11	国家人口计生委办公厅
改革和完善人口和计划生育目标管理责任制的指导意见	2008-8-11	国家人口计生委办公厅
进一步深化综合改革创新体制机制的指导意见	2009-4-22	国家人口计生委办公厅
县医院、县中医院、中心乡镇卫生院、村卫生室和社区卫生服务中心等5个基层医疗卫生机构建设指导意见	2009-6-24	卫生部
规范城乡居民健康档案管理的指导意见	2009-12-3	卫生部
公立医院改革试点指导意见	2010-2-23	卫生部等五部委
支持新疆卫生事业跨越式发展的指导意见	2010-8-5	卫生部
加强新时期人口和计划生育统计工作指导意见	2011-3-31	国家人口计生委办公厅
卫生行业信息安全等级保护工作的指导意见	2011-12-9	卫生部
实施医院护士岗位管理的指导意见	2012-5-4	卫生部
加强卫生信息化建设的指导意见	2012-6-15	卫生部\国家中医药管理局
开展城乡居民大病保险工作的指导意见	2012-8-31	卫生部
加强医院安全防范系统建设的指导意见	2013-10-22	国家卫生计生委办公厅、公安部办公厅
进一步做好预防接种异常反应处置工作的指导意见	2014-4-30	国家卫生计生委
做好新形势下妇幼健康服务工作的指导意见	2014-6-19	国家卫生计生委
加强人类辅助生殖技术与人类精子库管理的指导意见	2015-5-28	国家卫生计生委
落实完善公立医院药品集中采购工作指导意见	2015-6-19	国家卫生计生委
加强公立医疗卫生机构绩效评价的指导意见	2015-12-21	国家卫生计生委、人力资源社会保障部、财政部、国家中医药管理局
妇幼健康服务机构标准化建设与规范化管理的指导意见	2015-12-28	国家卫生计生委
开展老年人意外伤害保险工作的指导意见	2016-5-6	国家卫生计生委
推进家庭医生签约服务指导意见	2016-6-6	国家卫生计生委
实施健康扶贫工程的指导意见	2016-6-21	国家卫生计生委
推进老年宜居环境建设的指导意见	2016-10-13	国家卫生计生委

续表

部或委指导意见	签发/发布日期	发布单位
加强健康促进与教育的指导意见	2016-11-18	国家卫生计生委
加快推进母婴设施建设的指导意见	2016-11-25	国家卫生计生委
加强心理健康服务的指导意见	2017-1-19	国家卫生计生委
加快医疗机构、医师、护士电子化注册管理改革的指导意见	2017-4-26	国家卫生计生委、国家中医药管理局
促进健康旅游发展的指导意见	2017-5-17	国家卫生计生委
开展制定医院章程试点工作的指导意见	2018-6-14	国家卫生健康委
促进护理服务业改革与发展指导意见	2018-7-6	国家卫生健康委

（三）行业标准和规划纲要

行业标准（通告）	签发/发布日期	发布单位
食物中碘的测定砷铈催化分光光度法为强制性卫生行业标准的通告（卫通〔2008〕17号）	2008-8-12	卫生部
建筑行业职业病危害预防控制规范等2项推荐性国家职业卫生标准的通告（卫通〔2008〕23号）	2008-12-3	卫生部
脊髓灰质炎诊断标准等10项强制性卫生行业标准的通告（卫通〔2008〕24号）	2008-12-16	卫生部
卫生信息数据元标准化规则等4项推荐性卫生行业标准的通告（卫通〔2009〕3号）	2009-2-3	卫生部
血源性病原体职业接触防护导则国家职业卫生标准的通告（卫通〔2009〕4号）	2009-3-5	卫生部
医疗机构标志等2项强制性行业标准（卫通〔2009〕7号）	2009-3-12	卫生部
华支睾吸虫病诊断标准（卫通〔2009〕8号）	2009-3-13	卫生部
职业性化学性皮肤灼伤诊断标准等6项国家职业卫生标准（卫通〔2009〕9号）	2009-3-19	卫生部
放射性神经系统疾病诊断标准等4项国家职业卫生标准（卫通〔2009〕6号）	2009-3-24	卫生部
辐射防护用参考人第4部分：膳食组成和元素摄入量（卫通〔2009〕5号）	2009-3-24	卫生部
医院消毒供应中心第1部分：管理规范等6项卫生行业标准通告（卫通〔2009〕10号）	2009-4-13	卫生部
克山病治疗原则与疗效判定标准（WS/T314-2009）发布（卫通〔2009〕13号）	2009-7-13	卫生部
放射性肿瘤病因判断标准等2项强制性国家职业卫生标准发布（卫通〔2009〕14号）	2009-7-28	卫生部

续表

行业标准（通告）	签发/发布日期	发布单位
2009年1月至2月获批准的消毒产品和涉水产品目录（卫通〔2009〕11号）	2009-7-31	卫生部
消防员职业健康标准的通告（卫通〔2009〕16号）	2009-11-3	卫生部
含密封源仪表的放射卫生防护要求等3项国家职业卫生标准的通告（卫通〔2009〕17号）	2009-11-17	卫生部
关于发布2项推荐性国家职业卫生标准的通告（卫通〔2009〕18号）（GBZ/T 222-2009和GBZ/T 223-2009）	2009-11-23	卫生部
工业企业设计卫生标准等3项国家职业卫生标准的通告（卫通〔2010〕2号）	2010-1-29	卫生部
职业性急性羰基镍中毒诊断标准等12项国家职业卫生标准（卫通〔2010〕6号）	2010-4-7	卫生部
3项国家职业卫生标准（卫通〔2010〕9号）	2010-4-19	卫生部
人间传染的病原微生物菌（毒）种保藏机构设置技术规范（强制性国家职业卫生标准）（卫通〔2010〕10号）	2010-4-19	卫生部
卫生部复审标龄满五年的现行卫生标准（卫通〔2010〕12号）	2010-4-30	卫生部
胃癌诊断标准等5项强制性行业标准（卫通〔2010〕13号）	2010-5-6	卫生部
2010年1月至3月获卫生部批准的消毒产品和涉及饮用水卫生安全产品（卫通〔2010〕11号）	2010-5-7	卫生部
大骨节病诊断为推荐性行业标准的通告（卫通〔2010〕14号）	2010-6-7	卫生部
广州管圆线虫病诊断标准为强制性行业标准的通告（卫通〔2010〕15号）	2010-6-7	卫生部
核电厂职业照射监测规范等2项国家职业卫生标准的通告（卫通〔2010〕16号）	2010-6-7	卫生部
胎儿常见染色体异常与开放性神经管缺陷的产前筛查与诊断技术标准（卫通2010第17号）	2010-6-17	卫生部
原发性肺癌诊断的通告（卫通〔2010〕19号）	2010-8-3	卫生部
骨组织库管理等2项强制性卫生行业标准的通告（卫通〔2010〕20号）	2010-9-9	卫生部
骨组织库管理眼库管理标准发布（卫通〔2010〕20号）	2010-9-10	卫生部
食品安全国家标准制（修）订项目管理规定（卫政法发〔2010〕81号）	2010-9-16	卫生部
外照射放射性骨损伤诊断强制性国家职业卫生标准的通告（卫通〔2010〕22号）	2010-9-25	卫生部

续表

行业标准（通告）	签发/发布日期	发布单位
牙膏功效评价（推荐性卫生行业标准）（卫通〔2010〕25号）	2010-12-14	卫生部
放射工作人员职业健康监护技术规范的通告（卫通〔2011〕2号）	2011-1-27	卫生部
医用常规X射线诊断设备影像质量控制检测规范等2项卫生行业标准（卫通〔2011〕4号）	2011-4-18	卫生部
职业性白斑的诊断等3项国家职业卫生标准（卫通〔2011〕5号）	2011-4-18	卫生部
消毒剂杀灭分枝杆菌实验评价要求的通告（卫通〔2011〕6号）	2011-4-25	卫生部
职业性急性光气中毒的诊断等3项国家职业卫生标准的通告（卫通〔2011〕7号）	2011-4-25	卫生部
克山病诊断推荐性新行业标准（卫通〔2011〕8号）	2011-4-28	卫生部
颈椎人工间盘置换手术等9项卫生行业标准的通告（卫通〔2011〕11号）	2011-7-7	卫生部
卫生信息数据元目录的通告（卫通〔2011〕13号）	2011-8-12	卫生部
氟斑牙诊断为推荐性行业标准的通告（卫通〔2011〕17号）	2011-10-10	卫生部
血红蛋白测定参考方法等13项推荐性卫生行业标准的通告（卫通〔2011〕16号）	2011-10-10	卫生部
大骨节病治疗效果判定为推荐性卫生行业标准的通告（卫通〔2011〕18号）	2011-11-28	卫生部
内照射放射病诊断标准等2项强制性国家职业卫生标准的通告（卫通〔2011〕19号）	2011-11-28	卫生部
电子加速器放射治疗放射防护要求等3项卫生标准的通告（卫通〔2011〕20号）	2011-12-7	卫生部
血清甘油三酯的酶法测定等8项标准为推荐性行业标准的通告（卫通〔2011〕22号）	2011-12-23	卫生部
放射性心脏损伤诊断卫生标准的通告（卫通〔2012〕4号）	2012-3-19	卫生部
旋毛虫病的诊断标准的通告（卫通〔2012〕3号）	2012-3-21	卫生部
卫生信息基本数据集编制规范等23项行业标准的通告（卫通〔2012〕5号）	2012-3-23	卫生部
医疗机构消毒技术规范等2项推荐性卫生行业标准的通告（卫通〔2012〕6号）	2012-4-17	卫生部
维护医疗机构秩序的通告（卫通〔2012〕7号）	2012-5-1	卫生部
带绦虫病的诊断等3项强制性行业标准的通告（卫通〔2012〕9号）	2012-6-12	卫生部

续表

行业标准（通告）	签发/发布日期	发布单位
工作场所职业病危害作业分级第4部分：噪声的通告（卫通〔2012〕10号）	2012-6-12	卫生部
疾病管理基本数据集第6部分：肿瘤病例管理等4项强制性行业标准的通告（卫通〔2012〕11号）	2012-7-31	卫生部
X射线计算机断层摄影放射防护要求的通告（卫通〔2012〕13号）	2012-8-30	卫生部
肺炎诊断等10项卫生行业标准的通告（卫通〔2012〕14号）	2012-9-6	卫生部
临床常用急救操作技术第2部分：催吐、洗胃等6项卫生行业标准的通告（卫通〔2012〕15号）	2012-9-11	卫生部
公共场所集中空调通风系统卫生规范等3项卫生行业标准的通告（卫通〔2012〕16号）	2012-9-24	卫生部
糖尿病筛查和诊断等2项卫生行业标准的通告（卫通〔2012〕17号）	2012-9-26	卫生部
囊尾蚴病的诊断（WS381-2012）标准第1号修改单的通告（卫通〔2012〕18号）	2012-10-18	卫生部
关于批准部分消毒产品和涉及饮用水卫生安全产品的通告（卫通〔2012〕19号）	2012-11-14	卫生部
血液储存要求等3项卫生行业标准的通告（卫通〔2012〕21号）	2012-12-5	卫生部
临床实验室检验项目参考区间的制定的通告（推荐性卫生行业标准）（卫通〔2012〕22号）	2012-12-28	卫生部
临床生物化学检验常规项目分析质量指标等8项推荐性卫生行业标准的通告（卫通〔2012〕23号）	2013-1-9	卫生部
职业性皮肤病的诊断总则等8项国家职业卫生标准的通告（卫通〔2013〕1号）	2013-2-25	卫生部
高压氧临床应用技术规范的通告（卫计生通〔2013〕7号）	2013-5-31	卫生部
公共场所集中空调通风系统清洗消毒规范（WS/T396-2012）标准第1号修改单的通告（卫计生通〔2013〕5号）	2013-5-31	卫生部
血清高密度脂蛋白胆固醇测定（卫计生通〔2013〕8号）	2013-6-3	国家卫生计生委
干扰实验指南等6项推荐性卫生行业标准的通告（国卫通〔2013〕3号）	2013-7-18	国家卫生计生委
裂头蚴病的诊断等2项强制性行业标准的通告（国卫通〔2013〕1号）	2013-9-23	国家卫生计生委
医院电力系统运行管理等4项强制性卫生行业标准的通告（国卫通〔2013〕2号）	2013-9-24	国家卫生计生委

续表

行业标准（通告）	签发/发布日期	发布单位
标龄满5年放射卫生标准复审结果的通告（国卫通〔2013〕8号）	2013-12-19	国家卫生计生委
利用新材料、新工艺和新化学物质生产的涉及饮用水卫生安全产品判定依据的通告（国卫通〔2013〕11号）	2014-1-6	国家卫生计生委
医用X射线诊断放射防护要求的通告（国卫通〔2013〕7号）	2014-1-24	国家卫生计生委
慢性病监测信息系统基本功能规范等4项推荐性卫生行业标准的通告（国卫通〔2014〕	2014-4-23	国家卫生计生委
低能γ射线粒籽源植入治疗放射防护要求与质量控制检测规范等标准的通告（国卫通〔2014〕4号）	2014-5-14	国家卫生计生委
从业人员预防性健康检查沙门菌、志贺菌检验方法的通告（国卫通[2014]3号）（推荐性卫生行业标准）	2014-5-19	国家卫生计生委
医疗机构患者活动场所及坐卧设施安全要求第1部分：活动场所等2项强制性卫生行业标准（国卫通〔2014〕6号）	2014-6-17	国家卫生计生委
电子病历基本数据集第1部分：病例概要等20项卫生行业标准的通告（国卫通〔2014〕5号）	2014-6-19	国家卫生计生委
汽车铸造作业职业危害预防控制指南和推荐性卫生行业标准（推荐性国家职业卫生标准）（国卫通〔2014〕7号）	2014-6-20	国家卫生计生委
临床实验室生物安全指南等两项推荐性卫生行业标准的公告（2014年8号）	2014-7-22	国家卫生计生委
职业性放射性白内障的诊断等2项国家职业卫生标准的通告（国卫通〔2014〕9号）	2014-7-23	国家卫生计生委
消毒专业名词术语的通告（推荐性卫生行业标准）（国卫通〔2014〕10号）	2014-8-25	国家卫生计生委
卫生监督现场快速检测通用技术指南的通告（推荐性卫生行业标准）（国卫通〔2014〕11号）	2014-10-10	国家卫生计生委
职业性手臂振动病的诊断等22项国家职业卫生标准的通告（国卫通〔2014〕14号）	2014-10-29	国家卫生计生委
核和辐射事故医学响应程序的通告（国卫通〔2014〕13号）（推荐性卫生行业标准）	2014-11-6	国家卫生计生委
职业病诊断通则的通告（推荐性国家职业卫生标准）（国卫通〔2014〕12号）	2014-11-13	国家卫生计生委
卫生检测与评价名词术语发布（推荐性卫生行业标准）（国卫通〔2014〕15号）	2014-11-15	国家卫生计生委
医学与生物学实验室使用非密封放射性物质的放射卫生防护基本要求（强制性国家职业卫生标准）（国卫通〔2014〕16号）	2014-11-25	国家卫生计生委

续表

行业标准（通告）	签发/发布日期	发布单位
卫生检测与评价名词术语的通告（国卫通〔2014〕15号）（推荐性卫生行业标准）	2014-12-2	国家卫生计生委
地方性克汀病和地方性亚临床克汀病诊断的通告（推荐性卫生行业标准）（国卫通〔2014〕17号）	2014-12-23	国家卫生计生委
工业X射线探伤放射卫生防护要求等4项国家职业卫生标准的通告（国卫通〔2015〕1号）	2015-1-23	国家卫生计生委
放射性皮肤疾病护理规范的通告（推荐性卫生行业标准）（国卫通〔2015〕2号）	2015-3-6	国家卫生计生委
关于对标龄满5年的放射性疾病诊断及相关标准复审结果的通报（国卫通〔2015〕3号）	2015-3-30	国家卫生计生委
临床常用生化检验项目参考区间第5部分：血清尿素、肌酐等4项推荐性卫生行业标准的通告（国卫通〔2015〕5号）	2015-4-21	国家卫生计生委
职业性急性氨中毒的诊断等3项强制性国家职业卫生标准的通告（国卫通〔2015〕6号）	2015-4-21	国家卫生计生委
食物成分数据表达规范等两项推荐性卫生行业标准的通告（国卫通〔2015〕7号）	2015-4-28	国家卫生计生委
尿中氟化物测定离子选择电极法等3项推荐性卫生行业标准的通告（国卫通〔2015〕8号）	2015-5-7	国家卫生计生委
前列腺特异性抗原检测前列腺癌临床应用等4项推荐性卫生行业标准的通告（国卫通〔2015〕9号）	2015-6-23	国家卫生计生委
0～6岁儿童健康管理技术规范的通告（推荐性卫生行业标准）（国卫通〔2015〕10号）	2015-6-26	国家卫生计生委
职业性急性苯的氨基、硝基化合物中毒的诊断等4项强制性国家职业卫生标准的通告（国卫通〔2015〕12号）	2015-9-9	国家卫生计生委
寄生虫病诊断名词术语等2项推荐性卫生行业标准的通告（国卫通〔2015〕13号）	2015-9-17	国家卫生计生委
老年人健康管理技术规范的通告（推荐性卫生行业标准）（国卫通〔2015〕14号）	2015-11-4	国家卫生计生委
D-二聚体定量检测等2项推荐性卫生行业标准的通告（国卫通〔2015〕15号）	2015-11-6	国家卫生计生委
地震灾区预防性消毒卫生要求的通告（推荐性卫生行业标准）（国卫通〔2015〕17号）	2015-11-8	国家卫生计生委
儿童少年矫正眼镜卫生要求等两项卫生标准的通告（国卫通〔2015〕16号）	2015-11-8	国家卫生计生委
疟疾的诊断的通告（强制性国家职业卫生标准）（国卫通〔2015〕18号）	2015-11-16	国家卫生计生委

续表

行业标准（通告）	签发/发布日期	发布单位
放射治疗机房的辐射屏蔽规范第4部分：锎-252中子后装放射治疗机房等4项推荐性国家职业卫生标准（国卫通〔2015〕19号）	2015-12-4	国家卫生计生委
职业性放射性性腺疾病诊断等2项国家职业卫生标准的通告（国卫通〔2015〕20号）	2015-12-11	国家卫生计生委
弓形虫病的诊断的通告（推荐性卫生行业标准）（国卫通〔2015〕21号）	2015-12-15	国家卫生计生委
职业性镉中毒的诊断等3项强制性国家职业卫生标准的通告（国卫通〔2015〕22号）	2015-12-15	国家卫生计生委
营养名词术语的通告（推荐性卫生行业标准）（国卫通〔2015〕23号）	2015-12-29	国家卫生计生委
职业性氟及其无机化合物中毒的诊断的通告（强制性国家职业卫生标准）（国卫通〔2016〕1号）	2016-1-18	国家卫生计生委
输血医学常用术语（WS/T203—2001）第1号修改单的通告（国卫通〔2016〕2号）	2016-3-1	国家卫生计生委
脊髓灰质炎诊断的通告（强制性国家卫生行业标准）（国卫通〔2016〕6号）	2016-4-26	国家卫生计生委
尿中碘的测定第1部分：砷铈催化分光光度法等两项推荐性卫生行业标准的通告（国卫通〔2016〕3号）	2016-4-28	国家卫生计生委
抗疟药使用规范等两项推荐性卫生行业标准的通告（国卫通〔2016〕4号）	2016-5-20	国家卫生计生委
人群总摄氟量的通告（推荐性卫生行业标准）（国卫通〔2016〕5号）	2016-6-2	国家卫生计生委
职业性放射性皮肤损伤诊断等7项国家职业卫生标准的通告（国卫通〔2016〕8号）	2016-6-28	国家卫生计生委
尿路感染临床微生物实验室诊断等4项推荐性卫生行业标准的通告（国卫通〔2016〕9号）	2016-7-7	国家卫生计生委
职业性镉中毒的诊断（GBZ17—2015）第1号修改单、职业性尘肺病的诊断（GBZ70—2015）第1号修改单（国卫通〔2016〕7号）	2016-7-11	国家卫生计生委
卫生信息共享文档等22项卫生行业标准的通告（国卫通〔2016〕10号）	2016-7-12	国家卫生计生委
医院感染暴发控制指南等两项推荐性卫生行业标准的通告（国卫通〔2016〕11号）	2016-8-8	国家卫生计生委
电子病历共享文档规范第1部分：病历概要等57项卫生行业标准的通告（国卫通〔2016〕12号）	2016-8-23	国家卫生计生委

续表

行业标准（通告）	签发/发布日期	发布单位
健康促进学校规范的通告（推荐性卫生行业标准）（国卫通〔2016〕13号）	2016-8-23	国家卫生计生委
职业性急性丙烯腈中毒的诊断等6项国家职业卫生行业标准的通告（国卫通〔2016〕14号）	2016-8-23	国家卫生计生委
医院中央空调系统运行管理的通告（强制性国家职业卫生标准）（国卫通〔2016〕16号）	2016-11-2	国家卫生计生委
中小制鞋企业职业危害预防控制指南等4项推荐性国家职业卫生标准的通告（国卫通〔2016〕17号）	2016-11-4	国家卫生计生委
尖锐湿疣诊断等3项推荐性卫生行业标准的通告（国卫通〔2016〕18号）	2016-11-29	国家卫生计生委
正己烷职业危害防护导则等3项推荐性国家职业卫生标准的通告（国卫通〔2016〕19号）	2016-11-29	国家卫生计生委
医疗机构内通用医疗服务场所的命名的通告（推荐性卫生行业标准）（国卫通〔2016〕20号）	2016-11-30	国家卫生计生委
远程医疗信息系统基本功能规范等7项卫生行业标准的通告（国卫通〔2016〕21号）	2016-12-13	国家卫生计生委
医院消毒供应中心第1部分：管理规范等10项卫生行业标准的通告（国卫通〔2016〕23号）	2016-12-27	国家卫生计生委
卫生标准清理复审结果的通告（国卫通〔2016〕24号）	2016-12-28	国家卫生计生委
临床实验室质量指标等5项推荐性卫生行业标准的通告（国卫通〔2017〕1号）	2017-1-25	国家卫生计生委
职业性外照射急性放射病诊断等10项卫生标准的通告（国卫通〔2017〕22号）	2017-1-27	国家卫生计生委
医用常规X射线诊断设备质量控制检测规范等8项卫生行业标准的通告（国卫通〔2017〕2号）	2017-4-10	国家卫生计生委
全血及成分血质量监测指南等2项推荐性卫生行业标准的通告（国卫通〔2017〕3号）	2017-5-12	国家卫生计生委
职业性放射性肿瘤判断规范等9项卫生标准的通告（国卫通〔2017〕4号）	2017-5-18	国家卫生计生委
职业性急性甲醇中毒的诊断等11项国家职业卫生行业标准的通告（国卫通〔2017〕5号）	2017-5-18	国家卫生计生委
病原微生物实验室生物安全通用准则等5项卫生行业标准的通告（国卫通〔2017〕7号）	2017-7-24	国家卫生计生委
居民健康卡数据集等18项卫生行业标准的通告（国卫通〔2017〕8号）	2017-7-25	国家卫生计生委

续表

行业标准（通告）	签发/发布日期	发布单位
卫生标准跟踪评价工作指南的通告（推荐性卫生行业标准）（国卫通〔2017〕9号）	2017-7-27	国家卫生计生委
钉螺调查等9项推荐性卫生行业标准的通告（国卫通〔2017〕11号）	2017-8-1	国家卫生计生委
老年人不良风险评估等9项推荐性卫生行业标准的通告（国卫通〔2017〕10号）	2017-8-1	国家卫生计生委
医疗卫生机构常用消毒剂现场快速检测方法的通告（推荐性卫生行业标准）（国卫通〔2017〕12号）	2017-8-11	国家卫生计生委
改水降氟效果评价等两项推荐性卫生行业标准的通告（国卫通〔201713号）	2017-8-16	国家卫生计生委
酶学参考实验室参考方法测量不确定度评定指南等4项推荐性卫生行业标准的通告（国卫通〔2017〕14号）	2017-9-6	国家卫生计生委
卫生湿巾卫生要求的通告（强制性国家职业卫生标准）（国卫通〔2017〕15号）	2017-9-10	国家卫生计生委
高温作业人员膳食指导等3项推荐性卫生行业标准的通告（国卫通〔2017〕16号）	2017-9-13	国家卫生计生委
职业性减压病的诊断等4项国家职业卫生标准的通告（国卫通〔2017〕17号）	2017-9-30	国家卫生计生委
卫生杀虫剂现场药效测定及评价灭蝇饵剂的通告（推荐性卫生行业标准）（国卫通〔2017〕19号）	2017-10-10	国家卫生计生委
0岁~5岁儿童睡眠卫生指南等两项推荐性卫生行业标准的通告（国卫通〔2017〕20号）	2017-10-12	国家卫生计生委
工业X射线探伤室辐射屏蔽规范（GBZ/T250—2014）第1号修改单、《外照射辐射事故中受照人员器官剂量重建规范》（GBZ/T 261—2015）第1号修改单、《细菌性腹泻临床实验室诊断操作指南》第1号修改单（国卫通〔2017〕23号）	2017-10-27	国家卫生计生委
职业人群生物监测方法总则等4项推荐性国家职业卫生行业标准的通告	2017-11-6	国家卫生计生委
结核病分类等两项强制性卫生行业标准的通告（国卫通〔2017〕25号）	2017-11-9	国家卫生计生委
火力发电企业职业危害预防控制指南等3项推荐性国家职业卫生标准的通告（国卫通〔2017〕21号）	2017-11-15	国家卫生计生委
工作场所空气有毒物质测定第1部分：总则等96项推荐性国家职业卫生标准的通告（国卫通〔2017〕24号）	2017-11-24	国家卫生计生委
小型集中式供水消毒技术规范的公告（推荐性卫生行业标准）（国卫通〔2016〕22号）	2017-12-26	国家卫生计生委

续表

行业标准（通告）	签发/发布日期	发布单位
血液储存要求（WS399—2012）第1号修改单的通告（国卫通〔2017〕26号）	2017-12-29	国家卫生计生委
献血相关血管迷走神经反应预防和处置指南的通告（推荐性卫生行业标准）（国卫通〔2018〕1号）	2018-2-5	国家卫生计生委
学龄儿童青少年超重与肥胖筛查等两项推荐性卫生行业标准的通告（国卫通〔2018〕2号）	2018-2-23	国家卫生计生委
蝇类抗药性检测方法家蝇不敏感乙酰胆碱酯酶等位基因检测法的通告（推荐性卫生行业标准）（国卫通〔2018〕3号）	2018-3-1	国家卫生计生委
丙型肝炎诊断等7项卫生行业标准的通告（国卫通〔2018〕4号）	2018-3-6	国家卫生计生委
人口死亡登记信息系统基本功能规范等15项卫生行业标准的通告（国卫通〔2018〕5号）	2018-4-17	国家卫生健康委
真空采血管的性能验证等4项推荐性卫生行业标准的通告（国卫通〔2018〕7号）	2018-4-27	国家卫生健康委
中国居民膳食营养素参考摄入量第2部分：常量元素等5项推荐性卫生行业标准的通告（国卫通〔2018〕6号）	2018-4-27	国家卫生健康委
中小学生书包卫生要求的通告（推荐性卫生行业标准）（国卫通〔2018〕8号）	2018-5-2	国家卫生健康委
口腔颌面部X射线检查操作规范的通告（推荐性卫生行业标准）（国卫通〔2018〕9号）	2018-5-10	国家卫生健康委
医疗机构门急诊医院感染管理规范等2项推荐性卫生行业标准的通告（国卫通〔2018〕10号）	2018-5-23	国家卫生健康委
7岁～18岁儿童青少年血压偏高筛查界值等3项推荐性卫生行业标准的通告	2018-7-5	国家卫生健康委
公众成员的放射性核素年摄入量限值等3项推荐性卫生行业标准的通告（国卫通〔2018〕12号）	2018-7-5	国家卫生健康委
工作场所物理因素测量 第3部分：1Hz～100kHz电场和磁场等11项推荐性职业卫生标准的通告（国卫通〔2018〕13号）	2018-7-27	国家卫生健康委
尿中锑的测定原子荧光光谱法等23项推荐性职业卫生标准的通告（国卫通〔2018〕14号）	2018-8-16	国家卫生健康委
高频电刀安全管理等两项推荐性卫生行业标准的通告（国卫通〔2018〕15号）	2018-8-17	国家卫生健康委
临床实验室定量检验结果的自动审核等两项推荐性卫生行业标准的通告（国卫通〔2018〕16号）	2018-8-20	国家卫生健康委

规划纲要	签发/发布日期	发布单位
关于卫生事业第十个五年计划纲要（卫规财发〔2001〕206号）	2001-7-23	卫生部
全国卫生信息化发展规划纲要2003—2010年（卫办发〔2003〕74号）	2003-3-24	卫生部
中国护理事业发展规划纲要（2005—2010年）	2005-8-1	卫生部
全国防盲治盲规划（2006～2010年）（卫医发〔2006〕282号）	2006-7-18	卫生部
"十一五"期间农村基层计划生育服务体系建设规划（发改社会〔2006〕2244号）	2006-10-19	国家发展改革委、国家人口计生委
全国"十一五"人口和计划生育事业发展规划（国人口发〔2006〕141号）	2006-12-18	国家人口计生委
对人体器官移植技术临床应用规划及拟批准开展人体器官移植医疗机构和医师开展审定工作（卫办医发〔2007〕38号）	2007-2-27	卫生部
全国伽玛射线头部立体定向放射外科治疗系统配置规划（卫办规财发〔2007〕58号）	2007-3-20	卫生部
人口和计划生育系统依法行政"十一五"规划（国人口发〔2007〕22号）	2007-3-21	国家人口计生委
麻风病院村建设规划批复（卫生部转发国家发展改革委）（卫规财发〔2007〕156号）	2007-5-10	卫生部
2008-2010年全国正电子发射型断层扫描仪配置规划（卫办规财发〔2008〕89号）	2008-5-13	卫生部办公厅，国家发展改革委办公厅
"十一五"人口发展规划和事业发展规划中期评估总体方案（国人口发〔2008〕40号）	2008-5-23	卫生部
全国新生儿疾病筛查工作规划（卫办妇社发〔2009〕200号）	2009-11-16	卫生部
中国预防与控制梅毒规划（2010—2020年）（卫疾控发〔2010〕52号）	2010-6-3	卫生部
关于对"十一五"期间农村基层计划生育服务体系建设规划执行情况进行全面总结评估（人口厅发〔2010〕49号）	2010-6-7	国家人口计生委办公厅、国家发展改革委办公厅
医药卫生中长期人才发展规划（2011—2020年）（卫人发〔2011〕15号）	2011-2-12	卫生部
2011-2015年全国卫生应急工作培训规划（卫办应急发〔2011〕114号）	2011-8-19	卫生部办公厅
全国鼠疫防治"十二五"规划（2011—2015年）（卫应急发〔2011〕72号）	2011-9-7	卫生部等3部门

续表

规划纲要	签发/发布日期	发布单位
国家人口发展"十二五"规划（国发〔2011〕39号）	2011-11-23	国务院
中国老龄事业发展"十二五"规划	2011-11-23	卫生部计划生育家庭发展司
中国护理事业发展规划纲要（2011—2015年）（卫医政发〔2011〕96号）	2011-12-31	卫生部
贯彻2011—2020年中国妇女儿童发展纲要实施方案（卫妇社发〔2012〕12号）	2012-2-17	卫生部
人口和计划生育事业发展"十二五"规划（人口发规〔2012〕19号）	2012-3-16	国家人口计生委
做好区域卫生规划和医疗机构设置规划促进非公立医疗机构发展（卫规财发〔2012〕47号）	2012-6-29	卫生部
"十二五"人口和计划生育服务体系建设规划	2012-11-12	国家发展改革委、国家人口计生委
血站设置规划指导原则（卫计生发〔2013〕23号）	2013-5-2	国家卫生计生委
人类辅助生殖技术配置规划指导原则（2015版）（国卫妇幼发〔2015〕53号）	2015-4-9	国家卫生计生委办公厅
国家儿童医学中心及国家儿童区域医疗中心设置规划（国卫办医发〔2016〕31号）	2016-7-7	国家卫生计生委办公厅
突发急性传染病防治"十三五"规划（2016—2020年）（国卫应急发〔2016〕35号）	2016-7-15	国家卫生计生委
医疗机构设置规划指导原则（2016—2020年）（卫医发〔2016〕38号）	2016-7-21	国家卫生计生委
突发事件紧急医学救援"十三五"规划（2016—2020年）（国卫应急发〔2016〕46号）	2016-8-30	国家卫生计生委
全国包虫病等重点寄生虫病防治规划（2016—2020年）（国卫疾控发〔2016〕58号）	2016-10-24	国家卫生计生委、中央统战部、国家发展改革委、教育部、科技部、公安部、民政部、财政部、水利部、农业部、食品药品监管总局、国务院扶贫办
"十三五"全国眼健康规划（国卫医发〔2016〕57号）	2016-11-9	国家卫生计生委
国家免疫规划儿童免疫程序及说明（2016年版）（国卫办疾控发〔2016〕52号）	2016-12-6	国家卫生计生委办公厅
"十三五"全国卫生计生人才发展规划	2017-1-4	国家卫生计生委
"十三五"国家医学中心及国家区域医疗中心设置规划	2017-1-22	国家卫生计生委

续表

规划纲要	签发/发布日期	发布单位
"十三五"健康老龄化规划	2017-3-9	国家卫生计生委等13部门
"十三五"全国地方病防治规划(国卫疾控发〔2017〕15号)	2017-3-13	国家卫生计生委、国家发展改革委、财政部
"十三五"全国血吸虫病防治规划	2017-3-13	国家卫生计生委等5部门
职业病危害治理"十三五"规划(安监总安健〔2017〕82号)	2017-7-11	国家卫生计生委、国家安全监管总局
中国病毒性肝炎防治规划(2017-2020年)(国卫疾控发〔2017〕53号)	2017-10-17	国家卫生计生委等11部门

(四)规范性文件

机构或人员准入	签发/发布日期	发布单位
医疗机构基本标准(试行)(卫医发〔1994〕30号)	1994-9-2	卫生部
医疗机构诊疗科目名录(卫医发〔1994〕第27号)	1994-9-5	卫生部
关于加强大型医用旧设备管理有关问题(卫计发〔1996〕第135号)	1996-7-23	卫生部
改用新编"护士注册申请表"(卫医护发(1996)第73号)	1996-8-28	卫生部医政司
综合医院建设标准	1996-10-3	卫生部
城镇医疗机构分类管理的实施意见(卫医发〔2000〕233号)	2000-7-18	卫生部、国家中医药管理局、财政部、国家计委
出生医学证明管理补充规定(卫基妇发〔2001〕45号)	2001-2-12	卫生部
关于加强出生医学证明管理有关问题(卫基妇发〔2003〕23号)	2003-1-16	卫生部
医疗废物分类目录(卫医发〔2003〕287号)	2003-10-10	卫生部
禁止化妆品进行抗抑菌宣传的公告(2004年第14号)	2004-7-5	卫生部
关于实施吊销《医疗机构执业许可证》有关问题的批复(卫政法发〔2006〕237号)	2006-6-28	卫生部
关于进一步规范医疗机构命名有关问题(卫医发〔2006〕433号)	2006-11-1	卫生部
关于医疗机构冠名红十字(会)的规定(卫医发〔2007〕6号)	2007-1-4	卫生部
关于如何确定职业病诊断机构权限范围的批复(卫监督发〔2007〕36号)	2007-1-26	卫生部

续表

机构或人员准入	签发/发布日期	发布单位
健康相关产品卫生许可有关问题的公告（2007年第2号）	2007-1-26	卫生部
关于修订《医疗机构诊疗科目名录》部分科目（卫医发〔2007〕174号）	2007-5-31	卫生部
医疗机构临床检验项目目录（卫医发〔2007〕180号）	2007-6-4	卫生部
游泳场所卫生规范（卫监督发〔2007〕205号）	2007-6-21	卫生部、国家体育总局
关于加强中外合资合作医疗机构审批管理（卫办医发〔2008〕110号）	2008-6-16	卫生部办公厅
卫生部关于医疗机构审批管理的若干规定（卫医发〔2008〕35号）	2008-6-24	卫生部
关于规范医疗机构临床使用便携式血糖检测仪采血笔（卫医发〔2008〕54号）	2008-10-16	卫生部、国家食品药品监督管理局
人口和计划生育系统区划代码应用管理规范（国人口发〔2009〕76号）	2009-10-16	国家人口计生委
关于加强卫生人才队伍建设的意见（卫人发〔2009〕131号）	2009-12-31	卫生部、国家发展改革委、财政部、人力资源社会保障部、教育部、中央编办
关于加强医疗纠纷人民调解工作的意见（司发通〔2010〕5号）	2010-1-22	司法部、卫生部、保监会
关于进一步做好医疗机构校验工作（卫办医政发〔2010〕28号）	2010-2-25	卫生部
关于加强医疗机构类别和医院妇幼保健院级别审批管理（卫办医政发〔2010〕57号）	2010-4-12	卫生部办公厅
关于加强医疗质量控制中心建设推进同级医疗机构检查结果互认工作（卫办医政发〔2010〕108号）	2010-6-29	卫生部办公厅
关于进一步加强基本建设项目管理（人口办财务〔2010〕74号）	2010-10-14	国家人口计生委办公厅
香港和澳门特别行政区医疗专业技术人员在内地短期执业管理暂行规定（卫医政发〔2010〕106号）	2010-12-16	卫生部
关于调整中外合资合作医疗机构审批权限（卫医政发〔2011〕7号）	2011-1-25	卫生部
关于停止使用计划生育生殖健康技术装备指导目录（2006年版）的通告（人口科技〔2011〕65号）	2011-7-4	国家人口计生委
做好试点城市公立医院布局与结构调整工作（卫规财发〔2011〕78号）	2011-9-30	卫生部
关于扩大香港和澳门服务提供者在内地设立独资医院地域范围（卫医政发〔2012〕19号）	2012-3-21	卫生部、商务部

续表

机构或人员准入	签发/发布日期	发布单位
关于社会资本举办医疗机构经营性质（卫医政发〔2012〕26号）	2012-4-13	卫生部
新型大型医用设备配置管理规定（卫规财发〔2013〕13号）	2013-3-13	卫生部
关于启用新版出生医学证明的公告（2013年第2号）	2013-4-22	卫生部
关于加强医疗机构卫生间管理工作（国卫办医发〔2013〕7号）	2013-7-12	国家卫生计生委办公厅
关于职业卫生技术服务机构丙级资质认可条件及技术评审项目和标准（安监总厅安健〔2013〕112号）	2013-7-18	国家安全监管总局办公厅
医疗机构临床检验项目目录（2013年版）（国卫医发〔2013〕9号）	2013-8-5	国家卫生计生委
关于调整港澳台服务提供者在内地设置独资医院审批权限（国卫医发〔2013〕37号）	2013-12-12	国家卫生计生委
基层医疗机构医院感染管理基本要求（国卫办医发〔2013〕40号）	2013-12-23	国家卫生计生委办公厅
加强医疗废物管理工作（国卫办医发〔2013〕45号）	2013-12-27	国家卫生计生委办公厅，环境保护部办公厅
关于加快发展社会办医的若干意见（国卫体改发〔2013〕54号）	2013-12-30	国家卫生计生委、国家中医院管理局
新消毒产品和新涉水产品卫生行政许可管理规定（国卫办监督发〔2014〕14号）	2014-2-11	国家卫生计生委办公厅
医疗机构新生儿安全管理制度（试行）（国卫办医发〔2014〕21号）	2014-3-14	国家卫生计生委办公厅
关于实施妇幼健康优质服务示范工程（国卫妇幼发〔2014〕39号）	2014-7-2	国家卫生计生委
关于推进医疗机构远程医疗服务的意见（国卫医发〔2014〕51号）	2014-8-21	国家卫生计生委
推进和规范医师多点执业的若干意见（国卫医发〔2014〕86号）	2014-11-5	国家卫生计生委、国家发展改革委、人力资源社会保障部、国家中医药管理局、中国保监会
鼓励民间资本参与养老服务业发展的实施意见（民发〔2015〕33号）	2015-2-3	民政部、发展改革委、教育部、财政部、人力资源社会保障部、国土资源部、住房城乡建设部、卫生计生委、银监会、保监会

续表

机构或人员准入	签发/发布日期	发布单位
关于进一步加强出生医学证明管理（国卫办妇幼发〔2015〕13号）	2015-3-3	国家卫生计生委办公厅
国家食品安全风险评估中心主要职责内设机构和人员编制规定（国卫人发〔2015〕87号）	2015-10-14	国家卫生计生委
关于公布全国爱婴医院名单的公告（2015年第10号）	2015-11-13	国家卫生计生委
医养结合服务机构许可工作（民发〔2016〕52号）	2016-4-8	民政部、国家卫生计生委
关于启用新版无偿献血证（国卫办医发〔2016〕13号）	2016-4-13	国家卫生计生委办公厅
关于切实做好高龄孕产妇管理服务和临床救治的意见（国卫妇幼发〔2016〕15号）	2016-4-21	国家卫生计生委
关于建立人体捐献器官转运绿色通道（国卫医发〔2016〕18号）	2016-5-6	国家卫生计生委、公安部、交通运输部、中国民用航空局、中国铁路总公司、中国红十字会总会
关于进一步加强医师资格考试管理工作（国卫医发〔2016〕40号）	2016-7-26	国家卫生计生委、国家中医药管理局
关于推进分级诊疗试点工作（国卫医发〔2016〕45号）	2016-8-19	国家卫生计生委、国家中医药管理局
关于加强医疗美容主诊医师管理有关问题（国卫医发〔2017〕16号）	2017-3-17	国家卫生计生委
关于公布经批准开展人类辅助生殖技术和设置人类精子库的医疗机构名单的公告（2017年第6号）	2017-4-11	国家卫生计生委
关于修改新消毒产品和新涉水产品卫生行政许可管理规定等5件规范性文件部分条款（国卫监督发〔2017〕27号）	2017-5-9	国家卫生计生委
关于养老机构内部设置医疗机构取消行政审批实行备案管理（国卫办医发〔2017〕38号）	2017-11-8	国家卫生计生委办公厅
关于公布经批准开展产前诊断技术的医疗机构名单的公告（2018年第4号）	2018-5-17	国家卫生健康委
甲类大型医用设备配置许可管理实施细则（国卫规划发〔2018〕14号）	2018-5-30	国家卫生健康委
远程医疗服务管理规范（试行）（国卫医发〔2018〕25号）	2018-7-17	国家卫生健康委、国家中医药管理局

诊疗指南	签发/发布日期	发布单位
早产儿治疗用氧和视网膜病变防治指南（卫医发〔2004〕104号）	2004-4-2	卫生部
流行性脑脊髓膜炎诊疗要点（卫医发〔2005〕66号）	2005-2-24	卫生部
医院管理评价指南（试行）（卫医发〔2005〕104号）	2005-3-17	卫生部
复方新诺明预防艾滋病主要相关机会性感染技术指南（卫办医发〔2005〕223号）	2005-10-9	卫生部办公厅
关于《儿童高铅血症和铅中毒预防指南》及《儿童高铅血症和铅中毒分级和处理原则（试行）》（卫妇社发〔2006〕51号）	2006-2-9	卫生部
道路交通事故受伤人员临床诊疗指南（卫医发〔2007〕175号）	2007-5-31	卫生部
推荐新修订的医院预防与控制传染性非典型肺炎（SARS）医院感染的技术指南（卫医发〔2003〕308号）	2007-11-5	卫生部
人粒细胞无形体病预防控制技术指南（试行）（卫办应急发〔2008〕18号）	2008-2-19	卫生部办公厅
医院管理评价指南（2008版）（卫医发〔2008〕27号）	2008-5-13	卫生部
基孔肯雅热预防控制技术指南（试行）（卫办应急发〔2008〕109号）	2008-6-10	卫生部办公厅
埃博拉出血热等6种传染病预防控制指南和临床诊疗方案（卫办应急发〔2008〕140号）	2008-7-12	卫生部
手足口病诊疗指南（2008年版）（卫办医政发〔2008〕197号）	2008-11-19	卫生部办公厅
重症医学科建设与管理指南（试行）（卫办医政发〔2009〕23号）	2009-2-13	卫生部办公厅
病理科建设与管理指南（试行）（卫办医政发〔2009〕31号）	2009-3-6	卫生部办公厅
中国居民口腔健康指南》（卫办疾控发〔2009〕141号）	2009-9-7	卫生部办公厅
孕产期妇女甲型H1N1流感防治指南（试行）》（卫发明电〔2009〕274号）	2009-12-23	卫生部办公厅
手足口病诊疗指南（2010年版）》（卫发明电〔2010〕38号）	2010-4-20	卫生部办公厅
血液净化标准操作规程（2010版）》（卫医管发〔2010〕15号）	2010-11-25	卫生部
性早熟诊疗指南（试行）》（卫办医政发〔2010〕195号）	2010-12-7	卫生部办公厅
重金属污染诊疗指南（试行）》（卫办医政发〔2010〕171号）	2010-12-13	卫生部办公厅
综合医院康复医学科建设与管理指南（卫医政发〔2011〕31号）	2011-4-14	卫生部

第八章　参考信息

续表

诊疗指南	签发/发布日期	发布单位
临床护理实践指南（2011版）（卫医政发〔2011〕55号）	2011-6-15	卫生部
流感样病例暴发疫情处置指南（2012年版）（卫办疾控发〔2012〕133号）	2012-11-5	卫生部办公厅
胃癌等五种恶性肿瘤规范化诊疗指南（卫办医管发〔2013〕33号）	2013-4-23	国家卫生计生委办公厅
埃博拉出血热医院感染预防与控制技术指南（第一版）（国卫发明电〔2014〕57号）	2014-8-27	国家卫生计生委办公厅
登革热诊疗指南（2014年第2版）（国卫发明电〔2014〕66号）	2014-10-11	国家卫生计生委
远程医疗信息系统建设技术指南（国卫办规划发〔2014〕69号）	2014-12-10	国家卫生计生委办公厅
各级妇幼健康服务机构业务部门设置指南（国卫办妇幼发〔2015〕59号）	2015-12-15	国家卫生计生委
国际紧急医学救援工作指南（试行）等3项指南（国卫办应急发〔2016〕18号）	2016-5-10	国家卫生计生委办公厅
安宁疗护实践指南（试行）（国卫办医发〔2017〕5号）	2017-1-25	国家卫生计生委

标准和规范	签发/发布日期	发布单位
母婴保健专项技术服务基本标准	1995-8-7	卫生部妇幼保健与社区卫生司
国家卫生城市标准及国家卫生城市考核命名办法（全爱卫发〔1999〕第7号）	1999-4-21	全国爱卫会
临床输血技术规范（卫医发〔2000〕184号）	2000-6-2	卫生部
国家卫生区标准（试行）（全爱卫发〔2000〕14号）	2000-11-24	全国爱卫会
关于修订印发单采血浆站基本标准（卫医发〔2000〕424号）	2000-11-29	卫生部
血站基本标准（卫医发〔2000〕448号）	2000-12-14	卫生部
医院感染诊断标准（试行）（卫医发〔2001〕2号）	2001-1-3	卫生部办公厅
脐带血造血干细胞库设置管理规范（试行）（卫医发〔2001〕10号）	2001-1-10	卫生部
美容医疗机构、医疗美容科（室）基本标准（试行）（卫医发〔2002〕103号）	2002-4-16	卫生部
关于国家卫生城市标准》和国家卫生城市考核鉴定和监督管理办法（试行）》（全爱卫发〔2005〕6号）	2005-8-4	全国爱卫会
国家卫生镇（县城）标准（全爱卫发〔2007〕7号）	2007-7-2	全国爱卫会

续表

标准和规范	签发/发布日期	发布单位
综合医院建设标准等14个汶川地震灾区医疗卫生机构建设和装备指导标准（卫办规财发〔2008〕122号）	2008-6-21	卫生部办公厅
各级疾病预防控制中心基本职责和疾病预防控制工作绩效评估标准（卫疾控发〔2008〕68号）	2008-12-1	卫生部
医学检验所基本标准（试行）（卫医政发〔2009〕119号）	2009-12-14	卫生部
关于对医疗机构血液透析室实行执业登记管理（附件：医疗机构血液透析室基本标准（试行））（卫医政发〔2010〕32号）	2010-3-12	卫生部
国家卫生城市、区标准及其考核命名和监督管理办法（全爱卫发〔2010〕3号）	2010-6-3	全国爱卫会
国家卫生乡镇（县城）标准及其考核命名和监督管理办法（全爱卫发〔2010〕6号）	2010-12-2	全国爱卫会
护理院基本标准（2011版）（卫医政发〔2011〕21号）	2011-3-15	卫生部
三级综合医院评审标准（2011年版）（卫医管发〔2011〕33号）	2011-4-18	卫生部
三级综合医院评审标准实施细则（2011年版）（卫办医管发〔2011〕148号）	2011-11-25	卫生部办公厅
地方卫生标准工作管理规范（卫政法发〔2011〕93号）	2011-12-29	卫生部
关于职业卫生技术服务机构资质认可条件评审项目标准及认可工作程序（安监总安健〔2012〕88号）	2012-7-3	国家安全监管总局办公厅
三级肿瘤医院、三级眼科医院评审标准（2011年版）实施细则（卫办医管发〔2012〕144号）	2012-11-30	卫生部办公厅
疾病预防控制工作绩效评估标准（2012年版）（卫疾控发〔2013〕3号）	2013-1-7	卫生部
需要紧急救治的急危重伤病标准及诊疗规范（国卫办医发〔2013〕32号）	2013-11-18	国家卫生计生委办公厅
国家卫生城市标准（2014版）（全爱卫发〔2014〕3号）	2014-5-15	全国爱卫会
养老机构医务室基本标准（试行）和养老机构护理站基本标准（试行）（国卫办医发〔2014〕57号）	2014-10-31	国家卫生计生委办公厅
县医院医疗服务能力基本标准和推荐标准（国卫办医发〔2016〕12号）	2016-4-11	国家卫生计生委办公厅
医学检验实验室基本标准和管理规范（试行）（国卫医发〔2016〕37号）	2016-7-20	国家卫生计生委
医学影像诊断中心基本标准和管理规范（试行）（国卫医发〔2016〕36号）	2016-7-20	国家卫生计生委

标准和规范	签发/发布日期	发布单位
三级和二级妇幼保健院评审标准（2016年版）（国卫妇幼发〔2016〕44号）	2016-8-22	国家卫生计生委
三级和二级妇幼保健院评审标准实施细则（2016年版）（国卫办妇幼发〔2016〕36号）	2016-9-7	国家卫生计生委办公厅
病理诊断中心基本标准和管理规范（试行）（国卫医发〔2016〕65号）	2016-11-21	国家卫生计生委
血液透析中心基本标准和管理规范（试行）（国卫医发〔2016〕67号）	2016-12-2	国家卫生计生委

技术规范	签发/发布日期	发布单位
消毒技术规范（2002年版）（卫法监发〔2002〕282号）	2002-11-15	卫生部
内镜清洗消毒机消毒效果检验技术规范（试行）（卫法监发〔2003〕330号）	2003-11-22	卫生部
内镜清洗消毒技术操作规范（2004年版）（卫医发〔2004〕100号）	2004-4-1	卫生部
医疗机构口腔诊疗器械消毒技术操作规范（卫医发〔2005〕73号）	2005-3-3	卫生部
血液透析器复用操作规范（卫医发〔2005〕330号）	2005-8-11	卫生部
预防接种工作规范（卫疾控发〔2005〕373号）	2005-9-20	卫生部
血铅临床检验技术规范（卫医发〔2006〕10号）	2006-1-9	卫生部
公共场所集中空调通风系统卫生规范等三个规范（卫监督发〔2006〕58号）	2006-2-16	卫生部
血站质量管理规范（卫医发〔2006〕167号）	2006-4-25	卫生部
血站实验室质量管理规范（卫医发〔2006〕183号）	2006-5-9	卫生部
肝脏、肾脏、心脏、肺脏移植技术管理规范（卫医发〔2006〕243号）	2006-6-27	卫生部
单采血浆站质量管理规范（卫医发〔2006〕377号）	2006-9-18	卫生部
人工耳蜗临床技术操作规范（卫医发〔2006〕473号）	2006-12-11	卫生部
医院中药饮片管理规范（国中医药发〔2007〕11号）	2007-3-12	国家中医药管理局、卫生部
消毒产品生产企业卫生规范（2009年版）（卫监督发〔2009〕53号）	2009-6-9	卫生部
医院感染暴发报告及处置管理规范（卫医政发〔2009〕73号	2009-7-20	卫生部

续表

技术规范	签发/发布日期	发布单位
医院手术部（室）管理规范（试行）（卫医政发〔2009〕90号）	2009-9-18	卫生部
国家基本公共卫生服务规范（2009年版）（卫妇社发〔2009〕98号）	2009-10-10	卫生部
全国儿童保健工作规范（试行）（卫妇社发〔2009〕235号）	2009-12-17	卫生部办公厅
医疗机构血液透析室管理规范（卫医政发〔2010〕35号）	2010-3-23	卫生部
国家免费孕前优生健康检查项目试点工作技术服务规范（试行）（国人口发〔2010〕31号）	2010-5-14	国家人口计生委
关于修订《血站质量管理规范》"8.4"条（卫医政发〔2010〕69号）	2010-7-23	卫生部
新生儿疾病筛查技术规范（2010年版）（卫妇社发〔2010〕96号）	2010-11-10	卫生部
漂白粉、漂粉精类消毒剂卫生质量技术规范（试行）（卫办监督发〔2010〕204号）	2010-12-27	卫生部
医疗质量安全事件报告暂行规定（卫医管发〔2011〕4号）	2011-1-14	卫生部
全国慢性病预防控制工作规范（试行）（卫疾控发〔2011〕18号）	2011-3-3	卫生部
国家基本公共卫生服务规范（2011年版）（卫妇社发〔2011〕38号）	2011-4-25	卫生部
孕产期保健工作管理办法和孕产期保健工作规范（卫妇社发〔2011〕56号）	2011-6-23	卫生部
心血管疾病介入诊疗技术管理规范（2011年版）（卫办医政发〔2011〕107号）	2011-8-12	卫生部办公厅
血站技术操作规程（2012版）（卫医政发〔2012〕1号）	2011-12-21	卫生部
重性精神疾病管理治疗工作规范（2012年版）（卫疾控发〔2012〕20号）	2012-4-5	卫生部办公厅
新生儿访视等儿童保健技术规范（卫办妇社发〔2012〕49号）	2012-4-20	卫生部办公厅
学校卫生监督工作规范（卫监督发〔2012〕62号）	2012-9-24	卫生部
口腔种植技术管理规范（卫办医政发〔2013〕32号）	2013-4-23	国家卫生计生委办公厅
启用和规范管理新版出生医学证明（国卫妇幼发〔2013〕52号）	2013-12-27	国家卫生计生委、公安部
职业卫生档案管理规范（安监总厅安健〔2013〕171号）	2013-12-31	国家安全监管总局办公厅
消毒产品卫生监督工作规范（国卫监督发〔2014〕40号）	2014-7-3	国家卫生计生委

续表

技术规范	签发/发布日期	发布单位
化学品毒性鉴定管理规范（国卫疾控发〔2015〕69号）	2015-6-9	国家卫生计生委
职业卫生技术服务档案管理规范和职业卫生技术服务机构实验室布局与管理规范（安监总厅安健〔2015〕93号）	2015-9-29	国家安全监管总局办公厅
职业卫生技术服务机构检测工作规范（安监总厅安健〔2016〕9号）	2016-2-6	国家安全监管总局办公厅
加强预防接种工作规范管理（国卫办疾控发〔2016〕26号）	2016-6-8	国家卫生计生委办公厅
预防接种工作规范（2016年版）（国卫办疾控发〔2016〕51号）	2016-12-6	国家卫生计生委办公厅
安宁疗护中心基本标准和管理规范（试行）（国卫医发〔2017〕7号）	2017-1-25	国家卫生计生委
《造血干细胞移植技术管理规范（2017年版）》等15个"限制临床应用"的医疗技术管理规范（国卫办医发〔2017〕7号）	2017-2-14	国家卫生计生委办公厅
早产儿保健工作规范（国卫办妇幼发〔2017〕9号）	2017-2-22	国家卫生计生委办公厅
学校结核病防控工作规范（2017版）（国卫办疾控发〔2017〕22号）	2017-6-26	国家卫生计生委办公厅、教育部办公厅
发孕产妇妊娠风险评估与管理工作规范（国卫办妇幼发〔2017〕35号）	2017-9-22	国家卫生计生委办公厅
康复医疗中心、护理中心基本标准和管理规范（试行）（国卫医发〔2017〕51号）	2017-10-30	国家卫生计生委
中医诊所基本标准和中医（综合）诊所基本标准（国卫医发〔2017〕55号）	2017-12-1	国家卫生计生委、国家中医药管理局
关于修改用人单位劳动防护用品管理规范（安监总厅安健〔2018〕3号）	2018-1-15	国家安全监管总局办公厅
医疗质量安全核心制度要点（国卫医发〔2018〕8号）	2018-4-18	国家卫生健康委
医疗消毒供应中心等三类医疗机构基本标准和管理规范（试行）（国卫医发〔2018〕11号）	2018-5-17	国家卫生健康委
严重精神障碍管理治疗工作规范（2018年版）（国卫疾控发〔2018〕13号）	2018-5-28	国家卫生健康委
人工流产后避孕服务规范（2018版）（国卫办妇幼发〔2018〕17号）	2018-8-7	国家卫生健康委

疾病与技术管理	签发/发布日期	发布单位
改革医疗服务价格管理的意见（计价格〔2000〕962号）	2000-7-20	国家计委、卫生部
关于实行原料血浆采集报告制度（卫医发〔2000〕268号）	2000-8-15	卫生部办公厅
防止疯牛病传入的公告（2002年第3号）	2002-4-25	卫生部
关于进一步加强职业病诊断鉴定管理工作（卫法监发〔2003〕350号）	2003-12-23	卫生部
关于做好高致病性禽流感防治工作的公告（卫生部公告2004年第2号）	2004-2-6	卫生部
医务人员艾滋病病毒职业暴露防护工作指导原则（试行）（卫医发〔2004〕108号）	2004-4-6	卫生部
关于艾滋病抗病毒治疗管理工作的意见（卫医发〔2004〕106号）	2004-6-7	卫生部、国家中医药管理局
取消卫生用品备案的公告（卫生部公告2004年第13号）	2004-7-1	卫生部
关于二级以上综合医院感染性疾病科建设（卫医发〔2004〕292号）	2004-9-3	卫生部
关于《二级以上综合医院感染性疾病科工作制度和工作人员职责》和《感染性疾病病人就诊流程》（卫办医发〔2004〕166号）	2004-10-19	卫生部办公厅
关于推荐《传染性非典型性肺炎（SARS）诊疗方案（2004版）（卫医发〔2005〕80号）	2005-5-25	卫生部
关于加强预防控制传染病境外传入和通过交通工具传播（卫应急发〔2005〕247号）	2005-6-17	卫生部、铁道部、交通部、民航总局
人禽流感诊疗方案（2005版）（卫医发〔2005〕331号）	2005-8-11	卫生部
卫生部农业部关于人畜共患传染病防治合作机制（卫疾控发〔2005〕383号）	2005-9-20	卫生部、农业部
人禽流感诊疗方案（2005版修订版）》（卫医发〔2005〕447号）	2005-11-23	卫生部
炭疽病诊断治疗与处置方案（2005年版）（卫医发〔2005〕497号）	2005-12-14	卫生部医政司
人间传染的病原微生物名录（卫科教发〔2006〕15号）	2006-1-11	卫生部
人体器官移植技术临床应用管理暂行规定（卫医发〔2006〕94号）	2006-3-16	卫生部
联合印发《单采血浆站转制的工作方案》（卫医发〔2006〕118号）	2006-3-25	卫生部、中央编办、国家发展和改革委员会、人事部、劳动和社会保障部、国有资产监督管理委员会、国家税务总局、国家工商总局、国家食品药品监督管理局

续表

疾病与技术管理	签发/发布日期	发布单位
学校和托幼机构传染病疫情报告工作规范（试行）（卫办疾控发〔2006〕65号）	2006-4-6	卫生部办公厅、教育部办公厅
关于进一步加强救灾防病工作	2006-9-1	卫生部
人感染猪链球菌病诊疗方案（卫医发[2006]461号）	2006-11-29	卫生部
人感染高致病性禽流感应急预案（卫应急发〔2006〕197号）	2007-2-15	卫生部
2007年"以病人为中心，以提高医疗服务质量为主题"的医院管理年活动方案（卫医发〔2007〕84号）	2007-3-2	卫生部、国家中医药管理局
关于在《医疗机构诊疗科目名录》中增加"疼痛科"诊疗科目（卫医发〔2007〕227号）	2007-7-16	卫生部
关于职业卫生技术服务机构资质续展有关事宜（卫办监督发〔2008〕33号）	2008-3-4	卫生部办公厅
2008年"以病人为中心，以提高医疗服务质量为主题"的医院管理年活动方案（卫医发〔2008〕28号）	2008-5-12	卫生部
关于进一步加强职业病防治工作（卫办监督发〔2008〕135号）	2008-7-8	卫生部
灾后妇幼卫生服务应急方案（卫办妇社发〔2008〕37号）	2008-7-21	卫生部办公厅
关于在《医疗机构诊疗科目名录》中增加"重症医学科"诊疗科目（卫医政发〔2009〕9号）	2009-1-19	卫生部
转发中国地震局关于学校、医院等人员密集场所建设工程抗震设防要求确定原则（中震防发〔2009〕49号）	2009-5-18	卫生部办公厅
综合医院分级护理指导原则（试行）（卫医政发〔2009〕49号）	2009-5-22	卫生部
农村妇女"两癌"检查项目管理方案（卫妇社发〔2009〕61号）	2009-6-24	卫生部、全国妇联
增补叶酸预防神经管缺陷项目管理方案（卫妇社发〔2009〕60号）	2009-6-24	卫生部
促进基本公共卫生服务逐步均等化的意见（卫妇社发〔2009〕70号）	2009-7-14	卫生部、财政部、国家人口和计划生育委员会
乡镇甲型H1N1流感防控工作方案（试行）（卫发明电〔2009〕150号）	2009-8-18	卫生部办公厅
农村妇女宫颈癌检查项目技术方案（试行）（卫办妇社发〔2009〕135号）	2009-8-24	卫生部办公厅
临床路径管理指导原则（试行）（卫医管发〔2009〕99号）	2009-10-13	卫生部
住院患者基础护理服务项目（试行）等三个文件（卫医政发〔2010〕9号）	2010-1-22	卫生部

续表

疾病与技术管理	签发/发布日期	发布单位
关于执行《全国卫生监督调查制度》等4项制度（卫办发〔2010〕19号）	2010-2-22	卫生部
右下肢、双下肢残疾人驾驶机动车身体条件规定（卫医政发〔2010〕34号）	2010-3-28	卫生部、公安部、中国残联
消毒产品中丙酸氯倍他索和盐酸左氧氟沙星测定-液相色谱-串联质谱法（卫办监督发〔2010〕54号）	2010-3-30	卫生部办公厅
加强少数民族地区癌症综合防治工作的意见（卫疾控发〔2010〕40号）	2010-4-13	卫生部、国家民委
中国消除疟疾行动计划（2010—2020年）（卫疾控发〔2010〕47号）	2010-5-19	卫生部、发展改革委、教育部、科技部、工业和信息化部、公安部、财政部、商务部、质检总局、广电总局、国家旅游局、总后勤部卫生部、武警部队后勤部
2010年增补叶酸预防神经管缺陷项目管理方案（卫办妇社发〔2010〕102号）	2010-6-22	卫生部办公厅
关于在医疗机构推行表格式护理文书（卫办医政发〔2010〕125号）	2010-7-23	卫生部办公厅
防治包虫病行动计划（2010-2015年）（卫疾控发〔2010〕100号）	2010-11-24	卫生部
医院实施优质护理服务工作标准（试行）（卫医政发〔2010〕108号）	2010-12-22	卫生部
鼠疫诊疗方案（试行）（卫办应急发〔2011〕18号）	2011-1-11	卫生部办公厅
预防艾滋病、梅毒和乙肝母婴传播工作实施方案（卫办妇社发〔2011〕19号）	2011-2-12	卫生部办公厅
2011年推广优质护理服务工作方案（卫医政发〔2011〕23号）	2011-3-23	卫生部
外科10个病种县医院版临床路径（卫办医政发〔2011〕100号）	2011-7-12	卫生部办公厅
传染病治疗药品和急救药品类基本药物供应保障工作的意见（卫办药政发〔2011〕139号）	2011-10-31	卫生部、工业和信息化部办公厅
关于单采血浆站管理有关事项（卫医政发〔2012〕5号）	2012-1-10	卫生部
干部教育培训改革实施意见（2012—2020年）（人口人事〔2012〕18号）	2012-3-9	国家人口计生委办公厅
《2012年推广优质护理服务工作方案》（卫办医政发〔2012〕47号）	2012-4-19	卫生部

第八章　参考信息

续表

疾病与技术管理	签发/发布日期	发布单位
关于进一步扩大国家免费孕前优生健康检查项目试点范围（人口科技〔2012〕33号）	2012-5-18	国家人口计生委、财政部
关于执行〈全国卫生资源与医疗服务调查制度〉等5项制度》（卫办发〔2012〕83号）	2013-1-4	卫生部
部预算管理单位国有资产处置管理暂行办法（卫规财发〔2013〕18号）	2013-3-15	卫生部
四肢骨折等9个常见病种（手术）早期康复诊疗原则（卫办医政发〔2013〕25号）	2013-4-2	国家卫生计生委办公厅
人感染H7N9禽流感疫情防控方案（第二版）（卫发明电〔2013〕9号）	2013-4-3	国家卫生计生委办公厅
人感染H7N9禽流感疫情防控方案（第一版）（卫发明电〔2013〕9号）	2013-4-3	国家卫生计生委办公厅
人感染H7N9禽流感诊疗方案（2013年第2版）（卫发明电〔2013〕17号）	2013-4-10	卫生部办公厅
深入开展2013年全国医疗卫生系统"三好一满意"活动（卫计生发〔2013〕20号）	2013-4-19	国家卫生计生委
全面推进血站核酸检测工作实施方案（2013—2015年）（卫计生发〔2013〕22号）	2013-4-26	国家卫生计生委
关于省级流感参比中心评估管理方案（国卫办疾控发〔2013〕2号）	2013-6-26	国家卫生计生委办公厅
"服务百姓健康行动"实施计划（国卫党发〔2013〕14号）	2013-8-1	中共国家卫生计生委党组
进一步推进艾滋病防治工作（国卫疾控发〔2013〕33号）	2013-11-30	国家卫生计生委、国家发展改革委、民政部、财政部、人力资源社会保障部、国务院扶贫办
《内镜诊疗技术临床应用管理暂行规定》和普通外科等10个专业内镜诊疗技术管理规范（国卫办医发〔2013〕44号）	2013-12-27	国家卫生计生委办公厅
职业病分类和目录（国卫疾控发〔2013〕48号）	2013-12-30	国家卫生计生委等4部门
关于进一步加强老年人优待工作的意见（全国老龄办发〔2013〕97号）	2013-12-31	全国老龄办、国家卫生计生委等24部门
人感染H7N9禽流感诊疗方案（2014年版）（国卫办医发〔2014〕6号）	2014-1-24	国家卫生计生委办公厅
关于进一步加强控烟履约工作（国卫办宣传发〔2014〕8号）	2014-1-26	国家卫生计生委办公厅

续表

疾病与技术管理	签发/发布日期	发布单位
人感染 H7N9 禽流感疫情防控方案（第三版）（国卫办疾控发〔2014〕9 号）	2014-1-27	国家卫生计生委办公厅
加强临床使用基因测序相关产品和技术管理（食药监办械管〔2014〕25 号）	2014-2-14	食品药品监管总局办公厅、国家卫生计生委办公厅
消毒产品卫生安全评价规定（国卫监督发〔2014〕36 号）	2014-7-9	国家卫生计生委
全面提升县级医院综合能力工作方案（国卫医发〔2014〕48 号）	2014-8-7	国家卫生计生委、国家中医药管理局
埃博拉出血热相关病例诊断和处置路径（国卫发明电〔2014〕44 号）	2014-8-14	国家卫生计生委办公厅
口岸埃博拉出血热留观病例与疑似病例转运工作方案（国卫发明电〔2014〕46 号）	2014-8-18	国家卫生计生委办公厅、质检总局办公厅
埃博拉出血热病例诊断程序（国卫发明电〔2014〕48 号）	2014-8-20	国家卫生计生委办公厅
关于做好政府购买养老服务工作（财社〔2014〕105 号）	2014-9-3	财政部、国家发改委、民政部、全国老龄工作委员会办公室
关于做好埃博拉出血热医疗救治准备工作（国卫发明电〔2014〕69 号）	2014-10-16	国家卫生计生委
关于进一步落实受艾滋病影响儿童医疗教育和生活保障等政策措施（国卫办疾控发〔2014〕72 号）	2014-12-21	国家卫生计生委办公厅、教育部办公厅、民政部办公厅
改善医疗服务行动计划（国卫医发〔2015〕2 号）	2015-1-12	国家卫生计生委
关于做好血站核酸检测工作（国卫办医发〔2015〕11 号）	2015-2-13	国家卫生计生委办公厅、财政部办公室
关于进一步深化优质护理、改善护理服务（国卫办医发〔2015〕15 号）	2015-3-12	国家卫生计生委办公厅、国家中医药管理局办公室
关于全面开展预防艾滋病、梅毒和乙肝母婴传播工作（国卫办妇幼发〔2015〕23 号）	2015-4-9	国家卫生计生委办公厅
进一步改善医疗服务行动计划实施方案（2015—2017 年）（国卫办医发〔2015〕33 号）	2015-5-29	国家卫生计生委
关于进一步做好中东呼吸综合征医疗救治准备工作（国卫发明电〔2015〕28 号）	2015-6-1	国家卫生计生委办公厅、国家中医药管理局办公室
中东呼吸综合征疫情防控方案（第二版）（国卫办疾控发〔2015〕34 号）	2015-6-5	国家卫生计生委办公厅

续表

疾病与技术管理	签发/发布日期	发布单位
关于进一步做好中东呼吸综合征医疗救治和院感防控准备工作（国卫发明电〔2015〕32号）	2015-6-11	国家卫生计生委办公厅、国家中医药管理局办公室
关于进一步加强血液管理工作的意见（国卫医发〔2015〕68号）	2015-6-12	国家卫生计生委
关于建立社会组织参与艾滋病防治基金（国卫疾控发〔2015〕74号）	2015-7-6	国家卫生计生委、财政部、民政部
职业暴露感染艾滋病病毒处理程序规定（国卫办疾控发〔2015〕38号）	2015-7-8	国家卫生计生委
关于建立疫情通报制度进一步加强学校艾滋病防控工作（国卫办疾控发〔2015〕40号）	2015-8-10	国家卫生计生委
中国癌症防治三年行动计划（2015-2017年）（国卫疾控发〔2015〕78号）	2015-9-9	国家卫生计生委、国家发展改革委、教育部、科技部、工业和信息化部、民政部、财政部、人力资源社会保障部、环境保护部、农业部、新闻出版广电总局、体育总局、安全监管总局、食品药品监管总局、知识产权局、国家中医药管理局
职业病危害因素分类目录（国卫疾控发〔2015〕92号）	2015-11-30	国家卫生计生委、人力资源社会保障部、安全监管总局、全国总工会
加强农民工尘肺病防治工作的意见（国卫疾控发〔2016〕2号）	2016-1-20	国家卫生计生委、国家发展改革委、科技部、工业和信息化部、民政部、财政部、人力资源社会保障部、国务院国资委、安全监管总局、全国总工会
寨卡病毒病防控方案（第一版）（国卫发明电〔2016〕4号）	2016-2-3	国家卫生计生委办公厅
寨卡病毒病诊疗方案（国卫发明电〔2016〕5号）	2016-2-3	国家卫生计生委办公厅
医养结合重点任务分工方案（国卫办家庭发〔2016〕340号）	2016-4-1	国家卫生计生委办公厅

续表

疾病与技术管理	签发/发布日期	发布单位
关于进一步做好重度残疾人医疗服务及保障工作（国卫办医发〔2016〕15号）	2016-4-25	国家卫生计生委办公厅、民政部办公厅、财政部办公厅、人力资源社会保障部办公厅、中国残联办公厅
关于做好加强汛期血吸虫病防控工作（国卫发明电〔2017〕38号）	2016-7-11	国家卫生计生委办公厅
加强结核病防治工作（国卫疾控发〔2016〕39号）	2016-7-20	国家卫生计生委
遏制细菌耐药国家行动计划（2016—2020年）（国卫医发〔2016〕43号）	2016-8-5	国家卫生计生委
关于加强生育全程基本医疗保健服务的若干意见（国卫妇幼发〔2016〕53号）	2016-10-14	国家卫生计生委、国家发展改革委、教育部、财政部、人力资源社会保障部
母子健康手册推广使用工作方案（国卫办妇幼发〔2017〕3号）	2017-1-22	国家卫生计生委办公厅
关于做好人感染H7N9禽流感医疗救治工作（国卫发明电〔2017〕3号）	2017-1-24	国家卫生计生委办公厅
关于加强人感染H7N9禽流感医疗救治工作（国卫发明电〔2017〕10号）	2017-2-19	国家卫生计生委办公厅
人感染H7N9禽流感早诊早治专家共识（特急 国卫发明电〔2017〕14号）	2017-2-26	国家卫生计生委办公厅
关于全民健康生活方式行动方案（2017—2025年）（国卫办疾控发〔2017〕16号）	2017-4-25	国家卫生计生委办公厅、体育总局办公厅、全国总工会办公厅、共青团中央办公厅、全国妇联办公厅
全民健康生活方式行动方案（2017—2025年）（国卫办疾控发〔2017〕16号）	2017-4-25	国家卫生计生委、体育总局办公厅、全国总工会办公厅、共青团中央办公厅、全国妇联办公厅
改革完善短缺药品供应保障机制的实施意见（国卫药政发〔2017〕37号）	2017-6-27	国家卫生计生委
关于做好汛期血吸虫病防控工作（国卫发明电〔2017〕38号）	2017-7-11	国家卫生计生委办公厅

续表

疾病与技术管理	签发/发布日期	发布单位
关于做好高温天气医疗工作（国卫发明电〔2017〕40号）	2017-7-14	国家卫生健康委办公厅
关于加强母婴安全保障工作（国卫妇幼发〔2017〕42号）	2017-7-21	国家卫生计生委
医疗机构临床路径管理指导原则（国卫医发〔2017〕49号）	2017-8-30	国家卫生计生委、国家中医药管理局
疑难病症诊治能力提升工程项目遴选工作方案（发改办社会〔2017〕1513号）	2017-9-12	国家发展改革委办公厅、国家卫生计生委办公厅
进一步改善医疗服务行动计划（2018-2020年）（国卫医发〔2017〕73号）	2017-12-29	国家卫生计生委
关于做好2018年流感防治工作（国卫发明电〔2018〕1号）	2018-1-8	国家卫生计生委办公厅、国家中医药管理局办公室
关于做好流感医院感染管理工作（国卫发明电〔2018〕3号）	2018-1-29	国家卫生计生委办公厅
疑难病症诊治能力提升工程项目储备库（发改办社会〔2018〕347号）	2018-2-26	国家发展改革委办公厅、国家卫生计生委办公厅
发布大型医用设备配置许可管理目录（2018年）（国卫规划发〔2018〕5号）	2018-3-29	国家卫生计生委
关于进一步加强患者安全管理工作（国卫办医发〔2018〕5号）	2018-4-12	国家卫生健康委办公厅
母婴安全行动计划（2018-2020年）和健康儿童行动计划（2018-2020年）（国卫妇幼发〔2018〕9号）	2018-4-27	国家卫生健康委
关于持续做好抗菌药物临床应用管理有关工作（国卫办医发〔2018〕9号）	2018-5-9	国家卫生健康委
关于公布第一批罕见病目录（国卫医发〔2018〕10号）	2018-5-11	国家卫生健康委
国家卫生健康委员会政府采购管理暂行办法（国卫财务发〔2018〕17号）	2018-6-13	国家卫生健康委
关于进一步改革完善医疗机构、医师审批工作（国卫医发〔2018〕19号）	2018-6-15	国家卫生健康委、国家中医药管理局
关于做好2018年国家基本公共卫生服务项目工作（国卫基层发〔2018〕18号）	2018-6-20	国家卫生健康委、财政部、国家中医药管理局
关于进一步做好分级诊疗制度建设有关重点工作（国卫医发〔2018〕28号）	2018-8-7	国家卫生计生委
关于坚持以人民健康为中心推动医疗服务高质量发展的意见（国卫医发〔2018〕29号）	2018-8-7	国家卫生健康委、国家中医药管理局

续表

疾病与技术管理	签发/发布日期	发布单位
加强和完善麻醉医疗服务意见（国卫医发〔2018〕21号）	2018-8-8	国家卫生健康委、国家发展改革委、教育部、财政部、人力资源社会保障部、国家中医药管理局、国家医疗保障局
关于做好百白破疫苗接种咨询服务工作（国卫发明电〔2018〕18号）	2018-8-15	国家卫生健康委办公厅
儿童白血病救治管理工作（国卫医发〔2018〕16号）	2018-8-23	国家卫生健康委
残疾人家庭医生签约服务指导手册	2018-8-31	国家卫生健康委基层卫生司、中国残疾人联合会康复部

药品与药事管理	签发/发布日期	发布单位
关于施行《抗菌药物临床应用指导原则》（卫医发〔2004〕285号）	2004-8-19	卫生部、国家中医药管理局、总后卫生部
化学品毒性鉴定技术规范（卫监督发〔2005〕272号）	2005-7-11	卫生部
关于《麻醉药品、第一类精神药品购用印鉴卡》管理规定（卫医发〔2005〕421号）	2005-11-2	卫生部
关于《医疗机构麻醉药品、第一类精神药品管理规定》（卫医发〔2005〕438号）	2005-11-14	卫生部
关于加强抗菌药物临床应用和细菌耐药监测工作（卫办医政发〔2012〕72号）	2006-7-17	卫生部
精神药品临床应用指导原则（卫医发〔2007〕39号）	2007-1-25	卫生部
麻醉药品临床应用指导原则（卫医发〔2007〕38号）	2007-1-25	卫生部
社区卫生服务机构用药参考目录（卫医发〔2007〕251号）	2007-9-28	卫生部
加强抗菌药物临床应用管理（卫办医发〔2008〕48号）	2008-3-19	卫生部
加强医疗机构含兴奋剂药品使用管理（卫办医发〔2008〕61号）	2008-4-2	卫生部
关于公布含有兴奋剂目录所列物质药品名单（国食药监办〔2008〕85号）（关于更正含有兴奋剂目录所列物质药品名单（急件）（国食药监办〔2008〕169号）	2008-4-15	国家食品药品监督管理局
关于加强多重耐药菌医院感染控制工作（卫办医发〔2008〕130号）	2008-6-27	卫生部办公厅

续表

药品与药事管理	签发/发布日期	发布单位
关于加强兴奋剂管理有关规定的公告（国食药监办〔2008〕341号）	2008-7-9	国家食品药品监督管理局、工业和信息化部、公安部、卫生部、海关总署、国家工商行政管理总局、国家体育总局、第29届奥林匹克运动组织委员会
关于进一步加强中药注射剂生产和临床使用管理（卫医政发〔2008〕71号）	2008-12-24	卫生部、国家食品药品监督管理局、国家中医药管理局
关于进一步规范医疗机构药品集中采购工作的意见（卫规财发〔2009〕7号）	2009-1-17	卫生部、国务院纠正行业不正之风办公室、国家发展和改革委员会、国家工商行政管理总局、国家食品药品监督管理局、国家中医药管理局
关于加强全国合理用药监测工作（卫办医政发〔2009〕13号）	2009-1-22	卫生部、总后勤部卫生部、国家中医药管理局
关于抗菌药物临床应用管理有关问题（卫办医政发〔2009〕38号）	2009-3-23	卫生部
关于建立国家基本药物制度的实施意见（卫药政发〔2009〕78号）	2009-8-18	卫生部、国家发展和改革委员会、工业和信息化部、监察部、财政部、人力资源和社会保障部、商务部、国家食品药品监督管理局、国家中医药管理局
中国国家处方集（化学药品与生物制品卷）（2010年版）（卫医政发〔2010〕10号	2010-2-9	卫生部
关于《全国合理用药监测方案（技术部分）》和监测点医院名单（卫办医政发〔2010〕33号）	2010-3-10	卫生部办公厅
二、三级综合医院药学部门基本标准（试行）（卫医政发〔2010〕99号）	2010-12-3	卫生部
医疗机构药事管理规定（卫医政发〔2011〕11号）	2011-3-30	卫生部、国家中医药管理局、总后勤部卫生部
中华人民共和国药典2010年版第一增补本的公告（2012年第12号）	2012-7-5	卫生部

续表

药品与药事管理	签发/发布日期	发布单位
关于进一步开展全国抗菌药物临床应用专项整治活动（卫办医政发〔2013〕37号）	2013-5-6	国家卫生计生委办公厅
关于保障儿童用药的若干意见（国卫药政发〔2014〕29号）	2014-5-21	国家卫生计生委
关于进一步加强基层医疗卫生机构药品配备使用管理工作的意见（国卫药政发〔2014〕50号）	2014-8-21	国家卫生计生委
抗菌药物临床应用指导原则（2015年版）（国卫办医发〔2015〕43号）	2015-7-24	国家卫生计生委
关于进一步加强抗菌药物临床应用管理工作（国卫办医发〔2015〕42号）	2015-8-27	国家卫生计生委办公厅、国家中医药管理局办公室
关于进一步做好药物临床试验机构自查工作（国卫发明电〔2015〕64号）	2015-11-13	国家卫生计生委办公厅
捐赠药品进口管理规定（食药监药化管〔2016〕66号）	2016-5-20	食品药品监管总局、民政部、国家卫生计生委、海关总署
加强戒毒药物维持治疗和社区戒毒、强制隔离戒毒、社区康复衔接工作（国卫办疾控发〔2016〕934号）	2016-8-19	国家卫生计生委办公厅、公安部办公厅、司法部办公厅
关于进一步加强抗菌药物临床应用管理遏制细菌耐药（国卫办医发〔2017〕10号）	2017-3-3	国家卫生计生委办公厅
关于基本药物定点生产试点第一批部分品种延续试点（工信厅联消费〔2017〕52号）	2017-5-22	工业和信息化部办公厅、国家卫生计生委办公厅、国家发展改革委办公厅、国家食品药品监管总局办公厅
关于加强药事管理转变药学服务模式（国卫办医发〔2017〕26号）	2017-7-12	国家卫生计生委办公厅、国家中医药管理局办公室
疫苗储存和运输管理规范（2017年版）（国卫疾控发〔2017〕60号）	2017-12-15	国家卫生计生委、食品药品监管总局
医疗机构处方审核规范（国卫办医发〔2018〕14号）	2018-6-29	国家卫生健康委办公厅、国家中医药管理局办公室、中央军委后勤保障部办公厅

第八章 参考信息

医改 - 行风 - 监管	签发 / 发布日期	发布单位
加强《献血法》执法工作（卫医发〔1999〕第5号）	1999-1-7	卫生部办公厅
医疗机构药品集中招标采购试点工作若干规定（卫规财发〔2000〕232号）	2000-7-7	卫生部、国家计委、国家经贸委、国家药品监管局、国家中医药局
医院药品收支两条线管理暂行办法（卫规财发〔2000〕229号）	2000-7-8	卫生部
关于实行病人选择医生促进医疗机构内部改革的意见（卫医发〔2000〕234号）	2000-7-18	卫生部、国家中医药管理局
全国医疗服务价格项目规范（试行）（计价格〔2000〕1751号）	2000-10-24	国家发展计划委员会、卫生部、国家中医药管理局
卫生事业单位人事制度改革配套文件（卫人发〔2002〕325号）	2002-12-27	卫生部
关于卫生事业单位人事制度改革配套文件（卫人发〔2002〕325号）	2002-12-27	卫生部
关于人口和计划生育宣传教育工作改革创新的意见（人口厅发〔2004〕16号）	2004-3-1	国家人口计生委办公厅
关于人口和计划生育宣传教育工作改革创新的意见（人口厅发〔2004〕16号）	2004-3-1	国家人口计生委
进一步加强医药价格监管减轻社会医药费负担有关问题（发改价格〔2004〕2190）	2004-10-9	卫生部
关于职业卫生监督管理职责分工意见（卫监督发〔2005〕31号）	2005-1-17	卫生部
中组部印发实施《干部教育培训工作条例》（试行）	2006-4-4	卫生部
全国整顿和规范药品市场秩序加强药品使用环节管理专项工作方案（卫医发〔2006〕412号）	2006-9-26	卫生部、国家中医药管理局
严禁高校附属医院向所在高校交纳"管理费"、"基金"等各种不合理费（卫规财发〔2006〕13号）	2007-3-26	卫生部、财政部、国家中医药管理局
关于加强城市社区和农村基本用药定点生产、使用和价格管理（国食药监市〔2007〕308号）	2007-5-28	国家食品药品监督管理局、国家发展改革委员会、卫生部
关于《全国医疗服务价格项目规范》新增和修订项目（2007年）（发改价格〔2007〕2193号）	2007-9-4	国家发展和改革委员会、卫生部、国家中医药管理局
《全国医疗服务价格项目规范》新增和修订项目（2007年）（发改价格〔2007〕2193号）	2007-9-4	国家发展和改革委员会、卫生部、国家中医药管理局

续表

医改 - 行风 - 监管	签发 / 发布日期	发布单位
加强医疗机构价格管理控制医药费用不合理增长（卫规财发〔2008〕6号）	2008-1-23	卫生部
国家人口和计划生育委员会政府采购实施细则（人口厅发〔2009〕49号）	2008-8-3	国家人口计生委办公厅
关于医疗机构不得宣传、推销和代售麻醉意外险等保险产品（卫办医政发〔2008〕200号）	2008-11-21	卫生部办公厅
关于推行公共场所卫生监督量化分级管理制度（卫监督发〔2009〕5号）	2009-1-16	卫生部
进一步规范医疗机构药品集中采购工作的意见有关问题说明（卫规财发〔2009〕59号）	2009-6-19	卫生部、国务院纠正不正之风办公室、国家发展和改革委员会、国家工商行政管理总局、国家食品药品监督管理局、国家中医药管理局
关于全面开展城镇居民基本医疗保险工作（人社部发〔2009〕35号）	2009-6-23	人力资源和社会保障部、财政部、卫生部
国家人口和计划生育委员会政府采购实施细则（人口厅发〔2009〕49号）	2009-8-3	国家人口计生委办公厅
健康体检管理暂行规定（卫医政发〔2009〕77号）	2009-8-5	卫生部
计划生育避孕药具政府采购目录（2009年版）（国人口发〔2009〕64号）	2009-8-27	国家人口计生委办公厅
医疗机构药品集中采购工作规范（卫规财发〔2010〕64号）	2010-7-7	卫生部、国务院纠风办、发展改革委、监察部、财政部、工商总局、食品药品监管局
关于将部分医疗康复项目纳入基本医疗保障范围（卫农卫发〔2010〕80号）	2010-9-6	卫生部
传染病防治日常卫生监督工作规范（卫监督发〔2010〕82号）	2010-9-17	卫生部
卫生系统领导干部防止利益冲突的若干规定（卫政法发〔2011〕92号）	2011-12-26	卫生部
关于加强人口文化建设的意见（人口宣教〔2012〕11号）	2012-1-17	国家人口计生委办公厅
关于确定县级公立医院综合改革试点县（卫医管发〔2012〕43号）	2012-6-25	卫生部、财政部、国务院深化医药卫生体制改革领导小组办公室

续表

医改 - 行风 - 监管	签发 / 发布日期	发布单位
关于确定县级公立医院综合改革试点县（卫医管发〔2012〕43号）	2012-6-26	卫生部、财政部、国务院深化医药卫生体制改革领导小组办公室
2012年公立医院改革工作（卫医管发〔2012〕53号）	2012-8-1	卫生部、国务院医改办等五部委
预防与控制医院感染行动计划（2012-2015年）（卫医政发〔2012〕63号）	2012-9-25	卫生部
关于开展基本医疗保险付费总额控制的意见（人社部发〔2012〕70号）	2012-11-14	卫生部
关于进一步加强消毒产品监管工作（国卫办监督发〔2013〕18号）	2013-9-10	国家卫生计生委办公厅
关于进一步规范母乳代用品宣传和销售行为（食药监食监一〔2013〕214号）	2013-10-17	国家食品药品监管总局、国家卫生计生委、国家工商总局
关于规范儿童微量元素临床检测（国卫办医发〔2013〕29号）	2013-10-18	国家卫生计生委办公厅
纠正医药购销和医疗服务中不正之风专项治理工作实施意见（国卫医发〔2013〕47号）	2013-12-13	国家卫生计生委等9部门
维护医疗秩序打击涉医违法犯罪专项行动方案（国卫医发〔2013〕43号）	2013-12-20	国家卫生计生委、中央综治办、中宣部、最高人民法院、最高人民检察院、公安部、民政部、司法部、工商总局、中国保监会、国家中医药局
无烟国家卫生计生委机关管理规定（国卫办宣传发〔2014〕5号）	2014-1-23	国家卫生计生委办公厅
关于非公立医疗机构医疗服务实行市场调节价有关问题（发改价格〔2014〕503号）	2014-3-25	国家发展改革委、国家卫生计生委、人力资源社会保障部
推进县级公立医院综合改革意见（国卫体改发〔2014〕12号）	2014-3-26	国家卫生计生委、财政部、中央编办、发展改革委、人力资源社会保障部
关于推进县级公立医院综合改革意见（国卫体改发〔2014〕12号）	2014-3-26	国家卫生计生委、财政部、中央编办、发展改革委、人力资源社会保障部

续表

医改 - 行风 - 监管	签发/发布日期	发布单位
常用低价药品供应保障工作意见（国卫药政发〔2014〕14号）	2014-4-1	国家卫生计生委
关于确定县级公立医院综合改革第二批试点县（国卫体改发〔2014〕13号）	2014-4-1	国家卫生计生委、财政部、国务院深化医药卫生体制改革领导小组办公室
关于确定第二批公立医院改革国家联系试点城市及有关工作（国卫体改发〔2014〕21号）	2014-5-8	国家卫生计生委、财政部、国务院深化医药卫生体制改革领导小组办公室
关于做好常用低价药品采购管理工作（国卫办药政发〔2014〕36号）	2014-5-28	国家卫生计生委
消毒产品卫生安全评价规定（国卫监督发〔2014〕36号）	2014-6-27	国家卫生计生委
关于加强医疗责任保险工作的意见（国卫医发〔2014〕42号）	2014-7-11	国家卫生计生委、司法部、财政部、中国保监会、国家中医药管理局
深化"平安医院"创建活动进一步做好打击涉医违法犯罪维护正常医疗秩序工作（国卫发明电〔2014〕59号）	2014-9-4	国家卫生计生委、中央综治办、公安部
关于加强打击防控采血鉴定胎儿性别行为（国卫家庭发〔2014〕90号）	2014-12-26	国家卫生计生委等十四部门
急（抢）救药品采购供应工作（国卫办药政发〔2015〕3号）	2015-1-6	国家卫生计生委办公厅、国家中医药管理局办公室
公立医院预决算报告制度暂行规定（国卫办财务发〔2015〕17号）	2015-3-24	国家卫生计生委办公厅
关于规范人类辅助生殖技术与人类精子库审批的补充规定（国卫妇幼发〔2015〕56号）	2015-4-13	国家卫生计生委
关于规范预防接种工作（国卫办疾控发〔2015〕29号）	2015-4-30	国家卫生计生委办公厅
关于推进药品价格改革意见（发改价格〔2015〕904号）	2015-5-4	国家发展改革委、国家卫生计生委、人力资源社会保障部、工业和信息化部、财政部、商务部、食品药品监管总局
推进药品价格改革意见（发改价格〔2015〕904号）	2015-5-7	国家发展改革委、国家卫生计生委、人力资源社会保障部、工业和信息化部、财政部、商务部、食品药品监管总局

续表

医改 - 行风 - 监管	签发/发布日期	发布单位
关于确定第三批公立医院改革国家联系试点城市及有关工作（国卫体改发〔2015〕62号）	2015-5-8	国家卫生计生委、财政部、国务院深化医药卫生体制改革领导小组办公室
进一步加强卫生计生系统行风建设的意见（国卫纠发〔2015〕1号）	2015-5-12	国家卫生计生委等2部门
2015纠正医药购销和医疗服务中不正之风专项治理工作要点（国卫医发〔2015〕64号）	2015-5-22	国家卫生计生委等9部门
县级公立医院成本核算操作办法（国卫办财务发〔2015〕39号）	2015-7-28	国家卫生计生委
深入开展创建"平安医院"活动依法维护医疗秩序的意见（国卫医发〔2015〕84号）	2015-8-12	国家卫生计生委、中央综治办、中宣部、最高人民法院、最高人民检察院、公安部、民政部、司法部、工商总局、中国保监会、国家中医药管理局
卫生计生单位接受公益事业捐赠管理办法（试行）（国卫财务发〔2015〕77号）	2015-8-26	国家卫生计生委
控制公立医院医疗费用不合理增长的若干意见（国卫体改发〔2015〕89号）	2015-10-27	国家卫生计生委
关于进一步加强消毒产品事中事后监管（国卫监督发〔2015〕90号）	2015-10-30	国家卫生计生委
关于同步推进公立中医医院综合改革的实施意见（国中医药医政发〔2015〕33号）	2015-11-24	国家卫生计生委、国家中医药管理局
关于同步推进公立中医医院综合改革的实施意见（国中医药医政发〔2015〕33号）	2015-11-24	国家卫生计生委、国家中医药管理局
公共卫生服务补助资金管理暂行办法	2016-2-1	国家卫生计生委财务司
公立医院补助资金管理暂行办法	2016-2-1	国家卫生计生委财务司
关于建立卫生计生监督执法全过程记录制度（国卫办监督发〔2016〕3号）	2016-2-3	国家卫生计生委办公厅
关于新增部分医疗康复项目纳入基本医疗保障支付范围（人社部发〔2016〕23号）	2016-3-9	人力资源社会保障部、国家卫生计生委、民政部、财政部、中国残联
关于进一步做好维护医疗秩序工作（国卫医发〔2016〕10号）	2016-3-24	国家卫生计生委、中央综治办、公安部、司法部

续表

医改 - 行风 - 监管	签发 / 发布日期	发布单位
关于重新核发中央管理的卫生计生部门行政事业性收费标准等有关问题（发改价格〔2016〕488号）	2016-4-8	国家发展改革委、财政部
关于做好国家谈判药品集中采购（国卫药政发〔2016〕19号）	2016-4-25	国家卫生计生委、国家发展改革委、工业和信息化部、人力资源社会保障部、商务部、工商总局、食品药品监管总局
关于确定第四批公立医院改革国家联系试点城市及有关工作（国卫体改发〔2016〕20号）	2016-5-10	国家卫生计生委、财政部、国务院医改办
关于确定第四批公立医院改革国家联系试点城市及有关工作（国卫体改发〔2016〕20号）	2016-5-12	国家卫生计生委、财政部、国务院医改办
加强儿童医疗卫生服务改革与发展意见（国卫医发〔2016〕21号）	2016-5-18	国家卫生计生委、国家发展改革委、教育部、财政部、人力资源社会保障部、国家中医药管理局
加强儿童医疗卫生服务改革与发展意见（国卫医发〔2016〕21号）	2016-5-18	国家卫生计生委、国家发展改革委、教育部、财政部、人力资源社会保障部、国家中医药管理局
加强新形势下计划生育宣传工作的意见（国卫办宣传发〔2016〕21号）	2016-5-20	国家人口计生委办公厅
严厉打击涉医违法犯罪专项行动方案（国卫医发〔2016〕34号）	2016-7-8	国家卫生计生委、国家卫生计生委、中央综治办、中宣部、中央网信办、最高人民法院、最高人民检察院、公安部、司法部、中国保监会
关于进一步加强预防接种监督工作（国卫办监督发〔2016〕32号）	2016-7-15	国家卫生计生委办公厅
2016年城乡居民大病保险工作（国医改办发〔2016〕2号）	2016-7-26	国家卫生计生委
关于规范有序开展孕妇外周血胎儿游离DNA产前筛查与诊断工作（国卫办妇幼发〔2016〕45号）	2016-10-27	国家卫生计生委办公厅

续表

医改 - 行风 - 监管	签发/发布日期	发布单位
进一步加强委预算单位所办企业国有资产管理（国卫财务发〔2016〕71号）	2016-12-21	国家卫生计生委
关于协调医疗机构做好异地就医费用核查工作（国卫办基层发〔2016〕55号）	2016-12-23	国家卫生计生委
关于进一步加强医疗救助与城乡居民大病保险有效衔接（民发〔2017〕12号）	2017-1-16	民政部财政部、人力资源社会保障部、国家卫生计生委、保监会、国务院扶贫办
关于开展城乡居民基本医疗保险（新型农村合作医疗）跨省就医结报服务框架协议签署工作（国卫办基层发〔2017〕6号）	2017-2-13	国家卫生计生委办公厅
进一步完善中央财政科研项目资金管理等政策的若干意见（中办发〔2016〕50号）	2017-2-14	国家卫生计生委
关于加强卫生计生系统行风建设的意见（国卫纠发〔2017〕1号）	2017-2-15	国家卫生计生委、国家中医药管理局
关于全面推开公立医院综合改革工作（国卫体改发〔2017〕22号）	2017-4-19	国家卫生计生委、财政部、中央编办国家发展改革委、人力资源社会保障部、国家中医药局、国务院医改办
城乡居民基本医疗保险（新型农村合作医疗）跨省就医联网结报定点医疗机构操作规范（试行）（国卫办基层发〔2016〕17号）	2017-4-28	国家卫生计生委办公厅
加快推进三级公立医院建立总会计师制度的意见（国卫财务发〔2017〕31号）	2017-5-19	国家卫生计生委
严密防控涉医违法犯罪维护正常医疗秩序意见（国卫办医发〔2017〕27号）	2017-6-26	国家卫生计生委办公厅、公安部办公厅、国家中医药管理局办公室
关于做好国家卫生计生委和国家中医药局属管医院参加属地公立医院综合改革有关工作（国卫体改发〔2017〕38号）	2017-7-3	国家卫生计生委、财政部、国家发展改革委、教育部、人力资源社会保障部、国家中医药局、国务院医改办
2017年纠正医药购销和医疗服务中不正之风专项治理工作要点	2017-7-11	国家卫生计生委等9部门

续表

医改 - 行风 - 监管	签发 / 发布日期	发布单位
医疗机构推进生活垃圾分类管理（国卫办医发〔2017〕30 号）	2017-9-4	国家卫生计生委办公厅、中宣部办公厅、国家发展改革委办公厅、工业和信息化部办公厅、住房和城乡建设部办公厅、商务部办公厅、环境保护部办公厅、国家中医药管理局办公室
关于进一步规范医疗废物管理工作（国卫办医发〔2017〕32 号）	2017-9-27	国家卫生计生委办公厅、环境保护部办公厅、国家发展改革委办公厅、公安部办公厅、国家中医药管理局办公室
关于进一步加强和改进公共场所集中空调通风系统卫生监督管理工作（国卫办监督发〔2018〕2 号）	2018-2-13	国家卫生计生委办公厅
加强和改进公共场所集中空调通风系统卫生监督管理工作（国卫办监督发〔2018〕2 号）	2018-2-13	国家卫生计生委办公厅
巩固破除以药补医成果持续深化公立医院综合改革（国卫体改发〔2018〕4 号）	2018-3-5	国家卫生计生委、财政部、国家发展改革委、人力资源社会保障部、国家中医药管理局、国务院医改办
关于加强公立医院党的建设工作的意见	2018-6-25	中共中央办公厅
医疗联合体综合绩效考核工作方案（试行）（国卫医发〔2018〕26 号）	2018-7-26	国家卫生健康委、国家中医药管理局

援助与应急管理	签发 / 发布日期	发布单位
关于城市卫生支援农村卫生工作的意见（卫医发（2002）316 号）	2002-12-22	卫生部、国家中医药管理局、总后卫生部、国家计委、财政部、农业部、国务院扶贫办
卫生部应对流感大流行准备计划与应急预案（试行）（卫办疾控发〔2005〕196 号）	2005-9-28	卫生部
国家突发公共卫生事件应急预案	2006-1-10	卫生部
高温中暑事件卫生应急预案（卫应急发〔2007〕229 号）	2007-7-19	卫生部、中国气象局
关于医疗卫生对口支援地震灾区工作方案（卫办应急发〔2008〕121 号）	2008-6-20	卫生部、国家中医药管理局

续表

援助与应急管理	签发/发布日期	发布单位
关于进一步完善城乡医疗救助制度的意见（民发〔2009〕81号）	2009-6-15	民政部、财政部、卫生部、人力资源和社会保障部
卫生部核事故和辐射事故卫生应急预案（卫应急发〔2009〕101号）	2009-10-15	卫生部
卫生部突发中毒事件卫生应急预案（卫应急发〔2011〕40号）	2011-5-12	卫生部
关于突发中毒事件卫生应急处置15个技术方案（卫办应急发〔2011〕94号）	2011-7-6	卫生部办公厅
国家卫生应急综合示范县（市、区）创建工作指导方案（卫办应急发〔2011〕135号）	2011-10-25	卫生部办公厅
关于深化城乡医院对口支援工作 进一步提高县级医院医疗服务能力（卫医管发〔2012〕60号）	2012-9-17	卫生部、国家中医药管理局、总后卫生部
关于做好高温天气医疗卫生服务工作（国卫发明电〔2013〕5号）	2013-8-2	国家卫生计生委办公厅
关于进一步深化城乡医院对口支援工作的意见（国卫医发〔2014〕7号）	2014-2-9	国家卫生计生委、国家中医药管理局
疾病应急救助有关工作（国卫发明电〔2014〕34号）	2014-6-20	国家卫生计生委办公厅
关于扎实推进农村卫生和计划生育扶贫工作实施方案（国卫财务发〔2014〕45号）	2014-7-17	国家卫生计生委、国家发展改革委、财政部、国务院扶贫办、国家中医药管理局
全国医疗机构卫生应急工作规范（试行）和全国疾病预防控制机构卫生应急工作规范（国卫办应急发〔2015〕54号）	2015-10-28	国家卫生计生委办公厅
加强三级医院对口帮扶贫困县县级医院工作方案（国卫医发〔2016〕7号）	2016-2-17	国家卫生计生委、国务院扶贫办、国家中医药管理局、中央军委政治工作部、中央军委后勤保障部
关于做好自然灾害卫生应急工作（国卫发明电〔2016〕30号）	2016-4-25	国家卫生计生委办公厅
关于切实加强防汛抗洪卫生应急工作的紧急通知（国卫发明电〔2016〕48号）	2016-7-6	国家卫生计生委办公厅
援外医疗队员选拔暂行规定（国卫办国际发〔2016〕37号）	2016-8-23	国家卫生计生委办公厅

续表

援助与应急管理	签发/发布日期	发布单位
关于加强卫生应急工作规范化建设指导意见（国卫应急发〔2016〕68号）	2016-12-15	国家卫生计生委
健康扶贫工程"三个一批"行动计划（国卫财务发〔2017〕19号）	2017-4-12	国家卫生计生委、民政部、财政部、人力资源社会保障部、保监会、国务院扶贫办
疾病应急救助工作指导规范（试行）（国卫办医发〔2017〕15号）	2017-4-19	国家卫生计生委办公厅

信息与数据	签发/发布日期	发布单位
关于启用全国护士注册信息管理系统（卫医护发〔2000〕43号）	2000-7-31	卫生部办公厅
基层育龄妇女信息系统服务信息引导工作规范（试行）（国人口发〔2005〕93号）	2005-12-2	国家人口计生委
法定传染病疫情和突发公共卫生事件信息发布方案（卫办发〔2006〕79号）	2006-3-20	卫生部
第四次全国人口和计划生育系统人事统计公报（2006年第1号）	2006-4-6	卫生部
2006年全国人口和计划生育抽样调查主要数据公报（2007年第2号）	2007-3-21	卫生部
国家卫生统计信息网络直报管理规定（试行）（卫办发〔2007〕267号）	2007-10-11	卫生部
2007年我国卫生事业发展统计公报	2008-4-29	卫生部
全员人口个案管理信息系统基础数据结构与分类代码（试行）（人口厅发〔2008〕59号）	2008-9-26	国家人口计生委办公厅
健康档案基本架构与数据标准（试行）（卫办发〔2009〕46号）	2009-5-15	卫生部
基于健康档案的区域卫生信息平台建设指南（试行）	2009-5-31	卫生部
病历书写基本规范（试行）（卫医政发〔2010〕11号）	2010-1-22	卫生部
2009年全国人口和计划生育事业发展公报（国人口发〔2010〕37号）	2010-5-24	卫生部
关于加强公立医院改革试点信息报送工作（卫办医管发〔2011〕44号）	2011-3-31	卫生部办公厅
2010年全国人口和计划生育事业发展公报（人口发规〔2011〕74号）	2011-8-12	卫生部

续表

信息与数据	签发/发布日期	发布单位
关于做好突发事件紧急医疗救援信息报告工作（卫办应急发〔2011〕117号）	2011-9-2	卫生部办公厅
电子病历系统功能应用水平分级评价方法及标准（试行）（卫办医政发〔2011〕137号）	2011-10-24	卫生部
医疗机构病历管理规定（2013年版）（国卫医发〔2013〕31号）	2013-11-20	国家卫生计生委、国家中医药管理局
进一步规范人口死亡医学证明和信息登记管理工作（国卫规划发〔2013〕57号）	2013-12-31	国家卫生计生委、公安部、民政部
关于进一步加强医院感染暴发信息报告工作（国卫办医发〔2014〕30号）	2014-4-25	国家卫生计生委办公厅
关于医院、计划生育技术服务机构等9类医疗卫生机构信息公开目录（国卫办政务发〔2015〕12号）	2015-2-25	国家卫生计生委办公厅
传染病信息报告管理规范（2015年版）（国卫办疾控发〔2015〕53号）	2015-10-29	国家卫生计生委办公厅
关于加强出生人口信息管理工作（国卫指导发〔2016〕72号）	2016-12-21	国家卫生计生委、国家发展改革委、公安部、民政部、国家统计局
电子病历应用管理规范（试行）（国卫办医发〔2017〕8号）	2017-2-15	国家卫生计生委
医疗机构、医师、护士电子化注册管理规范（试行）等文件（国卫办医发〔2017〕18号）	2017-5-8	国家卫生计生委办公厅、国家中医药管理局办公室
计划生育特殊家庭服务管理信息标准和规范（国卫办家庭发〔2018〕3号）	2018-3-29	国家卫生计生委办公厅
全国医院信息化建设标准与规范（试行）（国卫办规划发〔2018〕4号）	2018-4-2	国家卫生计生委办公厅
2017年我国卫生健康事业发展统计公报	2018-6-12	国家卫生健康委
国家健康医疗大数据标准、安全和服务管理办法（试行）（国卫规划发〔2018〕23号）	2018-7-12	国家卫生健康委
进一步推进以电子病历为核心的医疗机构信息化建设工作（国卫办医发〔2018〕20号）	2018-8-22	国家卫生健康委

(五)其他规范性文件

无文号文件	签发/发布日期	发布单位
X-射线计算机体层摄影装置(CT)等大型医用设备配置与应用管理实施细则	1996-8-1	卫生部
启用医疗卫生机构统一标志	2001-11-22	卫生部
医疗机构药事管理暂行规定	2002-1-21	卫生部、国家中医药管理局
收治传染性非典型肺炎患者医院建筑设计要则	2003-5-14	卫生部、建设部办公厅
国家卫生镇标准	2003-7-15	卫生部
关于加强院前急救网络建设及"120"特服号码管理	2004-5-26	卫生部、信息产业部
切实做好医院管理年活动各项工作	2005-8-15	卫生部
卫生部部属(管)单位基本建设管理办法(试行)	2006-7-14	卫生部
处方常用药品通用名目录	2007-3-26	卫生部
结核病预防控制工作规范	2007-8-4	卫生部
非职业性一氧化碳中毒事件应急预案	2008-1-16	卫生部
非职业性一氧化碳中毒事件应急预案	2008-1-16	卫生部
地震灾区预防接种指南	2008-5-23	卫生部办公厅
人感染猪流感预防控制技术指南(试行)	2009-4-29	卫生部办公厅
甲型H1N1流感医院感染控制技术指南(试行)	2009-5-13	卫生部办公厅
甲型H1N1流感确诊病例出院标准(试行)	2009-5-15	卫生部办公厅
健康档案公用数据元标准(试行)	2009-5-19	卫生部
学校甲型H1N1流感防控工作方案(试行)	2009-6-22	教育部、卫生部
关于加强核和辐射突发事件卫生应急工作	2009-10-15	卫生部
病媒生物预防控制管理规定	2009-10-29	全国爱国卫生运动委员会、卫生部
消毒产品生产企业卫生许可规定	2009-11-16	卫生部
精神专科医院建筑设计方案参考图集	2009-12-8	卫生部办公厅
2010年农村妇女"两癌"检查项目管理方案	2010-7-2	卫生部、全国妇联
2010-2012年全国消除麻疹行动方案	2010-7-7	卫生部、国家发展改革委、教育部、财政部、国家食品药品监管局
医疗卫生机构医学装备管理办法	2011-3-24	卫生部
发热伴血小板减少综合征经接触传播预防控制要点	2011-8-12	卫生部
伤害干预系列技术指南	2011-8-26	卫生部疾病预防控制局(全国爱国卫生委员会办公室)

续表

无文号文件	签发/发布日期	发布单位
人感染H7N9禽流感医院感染预防与控制技术指南（2013年版）	2013-4-2	国家卫生计生委办公厅
人感染H7N9禽流感病例诊断程序	2013-4-10	国家卫生计生委办公厅
进一步加强项目资金监管工作	2013-10-12	国家卫生计生委
依法惩处涉医违法犯罪维护正常医疗秩序的意见	2014-4-30	最高人民法院、最高人民检察院、公安部、司法部、国家卫生计生委
埃博拉出血热防控方案（第二版）	2014-8-15	国家卫生计生委
169家器官移植医院名单	2015-2-4	国家卫生计生委
医疗机构消防安全管理九项规定	2015-10-10	国家卫生计生委、公安部、国家中医药管理局
公共卫生服务补助资金管理暂行办法	2016-2-1	国家卫生计生委财务司
公立医院补助资金管理暂行办法	2016-2-1	国家卫生计生委财务司
2016年部门预算	2016-4-15	国家卫生计生委
关于加快推进城乡居民基本医疗保险（新型农村合作医疗）跨省就医联网结报工作	2017-4-11	国家卫生计生委办公厅
阿片类物质使用相关障碍诊断治疗指导原则	2017-12-6	国家卫生计生委
危重孕产妇和新生儿救治中心建设与管理指南	2017-12-8	国家卫生计生委办公厅
推广先进安全技术装备目录（职业健康）（ZW—XT—2018—002）	2018-3-15	国家卫生健康委
原国家卫生计生委2017年度部门决算	2018-7-20	国家卫生健康委

相关管理函	签发/发布日期	发布单位
2006年疾病预防控制（爱国卫生）工作要点（卫疾控综合便函〔2006〕6号）	2006-1-9	卫生部
"男子"等词语不能作为医疗机构识别名称的批复（卫医函〔2008〕231号）	2008-5-30	卫生部
新生儿死亡评审规范（试行）（卫妇社儿卫便函〔2009〕109号）	2009-9-14	卫生部妇社司
中国7岁以下儿童生长发育参照标准（卫生部妇社司）（卫妇社儿卫便函〔2009〕116号）	2009-9-22	卫生部
关于糖尿病管理模式推广项目实施方案和技术操作手册（卫疾控慢病便函〔2009〕103号）	2009-10-19	卫生部
关于推荐使用《医疗知情同意书》（卫医政疗便函〔2010〕42号）	2010-3-4	卫生部医政司

续表

相关管理函	签发/发布日期	发布单位
三级综合医院医疗质量管理与控制指标（2011年版）（卫办医政函〔2011〕54号）	2011-1-14	卫生部办公厅
我委事业单位国有资产管理实施细则（试行）（人口财务函〔2011〕69号）	2011-3-17	卫生部
关于建立公立医院改革国家联系试点城市派驻联络员制度（卫办医管函〔2011〕267号）	2011-3-31	卫生部办公厅
关于建立公立医院改革国家联系试点城市派驻联络员制度（卫办医管函〔2011〕267号）	2011-3-31	卫生部办公厅
关于开展全国三级医院优质护理服务检查评价（卫办医政函〔2011〕973号）	2011-10-24	卫生部
全国卫生应急工作培训大纲（2011—2015年）（卫办应急函〔2011〕1057号）	2011-11-21	卫生部
统一规范医院等级标牌（卫办医管函〔2012〕285号）	2012-3-26	卫生部
关于确定社会资本举办医院级别（卫办医政函〔2012〕452号）	2012-5-17	卫生部办公厅
关于启用城乡医院对口支援信息管理系统查询功能（卫办医管函〔2012〕820号）	2012-8-30	卫生部办公厅、国家中医药管理局办公室
医疗机构主要负责人任期经济责任内部审计要点（卫办规财函〔2013〕199号）	2013-3-11	卫生部
医疗机构主要负责人任期经济责任内部审计要点（卫办规财函〔2013〕199号）	2013-3-11	卫生部
脑卒中等8个常见病种（手术）康复医疗双向转诊标准（试行）（卫办医政函〔2013〕259号）	2013-4-2	国家卫生计生委
关于公布第一批外周血管介入诊疗培训基地名单（卫办医政函〔2013〕266号）	2013-4-3	国家卫生计生委办公厅
关于规范医师定期考核电子化认证工作（卫办医管函〔2013〕389号）	2013-5-10	国家卫生计生委办公厅
关于转发财政部进一步加强行政事业单位资金往来结算票据使用管理（卫办规财函〔2013〕467号）	2013-6-6	国家卫生计生委办公厅
加强植入性医疗器械临床使用监管工作（国卫办医函〔2013〕61号）	2013-7-15	国家卫生计生委办公厅
关于开展2013年血液安全督导检查工作（国卫办医函〔2013〕77号）	2013-7-19	国家卫生计生委办公厅
关于开展2013年基层医疗机构集中整顿工作督导检查（国卫办医函〔2013〕91号）	2013-7-24	国家卫生计生委办公厅

第八章　参考信息

续表

相关管理函	签发/发布日期	发布单位
关于开展卫生计生监督执法专项稽查（国卫办监督函〔2013〕98号）	2013-7-26	国家卫生计生委办公厅
关于开展县级公立医院综合改革试点自评估工作（国医改办函〔2013〕1号）	2013-8-5	国务院医改办
控烟健康教育核心信息（国卫办宣传函〔2013〕号）	2013-8-14	国家卫生计生委办公厅
关于开展县级公立医院综合改革试点现场评估工作（国医改办函〔2013〕12号）	2013-8-15	国务院医改办
关于加强登革热防控工作（国卫办疾控函〔2013〕207号）	2013-9-5	国家卫生计生委办公厅
关于加强合理用药健康教育工作（国卫办宣传函〔2013〕288号）	2013-9-22	国家卫生计生委办公厅、国家食品药品监管总局办公厅、中国科协办公厅
关于进一步加强项目资金监管工作（国卫财务函〔2013〕134号）	2013-10-12	国家卫生计生委
《2013年空气污染（雾霾）人群健康影响监测和农村环境卫生监测工作方案》（国卫办疾控函〔2013〕305号）	2013-10-15	国家卫生计生委
健康中国行—全民健康素养促进活动方案（2013-2016年）（国卫办宣传函〔2013〕355号）	2013-11-5	国家卫生计生委办公厅
2013年百万贫困白内障患者复明工程项目（国卫办医函〔2013〕371号）	2013-11-6	国家卫生计生委办公厅、中国残联办公厅
2013年贫困地区新生儿疾病筛查项目方案（国卫办妇幼函〔2013〕384号）	2013-11-9	国家卫生计生委办公厅、中国残联办公厅
关于做好困难群体医疗救治工作（国卫办医函〔2013〕467号）	2013-12-3	国家卫生计生委办公厅
精神障碍治疗指导原则（2013年版）等文件（国卫办医函〔2013〕525号）	2013-12-23	国家卫生计生委
关于实施小儿内科等专业12个病种临床路径（国卫办医函〔2013〕547号）	2013-12-27	国家卫生计生委办公厅
百千万志愿者结核病防治知识传播活动工作方案（2014-2015年）（国卫办宣传函〔2014〕24号）	2014-1-8	国家卫生计生委办公厅
关于做好甲巯咪唑生产供应工作（国卫办药政函〔2014〕100号）	2014-1-29	国家卫生计生委
关于开展医患双方签署不收和不送"红包"协议书工作（国卫办医函〔2014〕107号）	2014-1-29	国家卫生计生委办公厅
关于落实医药购销领域商业贿赂不良记录规定有关工作（国卫办药政函〔2014〕163号）	2014-2-26	国家卫生计生委办公厅

续表

相关管理函	签发/发布日期	发布单位
关于做好2014年全国预防接种宣传工作（国卫办疾控函〔2014〕198号）	2014-3-11	国家卫生计生委办公厅
学校结核病防控工作自查（国卫办疾控函〔2014〕223号）	2014-3-14	国家卫生计生委办公厅、教育部办公厅
关于做好2014年抗菌药物临床应用管理工作（国卫办医函〔2014〕300号）	2014-4-14	国家卫生计生委
关于规范院前医疗急救管理工作（国卫办医函〔2014〕304号）	2014-4-16	国家卫生计生委办公厅
关于修订艾滋病患者免费抗病毒治疗标准（国卫办医函〔2014〕326号）	2014-4-30	国家卫生计生委办公厅
培育和践行社会主义核心价值观2014年工作方案（国卫办宣传函〔2014〕378号）	2014-5-7	国家卫生计生委办公厅
关于职业卫生技术服务机构业务范围划分和认定有关事项（安健函〔2014〕27号）	2014-5-28	国家卫生计生委
关于做好高温天气医疗卫生服务工作（国卫发明电〔2013〕5号）（国卫办应急函〔2014〕452号）	2014-5-30	国家卫生健康委办公厅
2014年关爱女孩青年志愿者行动工作方案的函（国卫办家庭函〔2014〕445号）	2014-6-1	国家卫生计生委办公厅
关于开展2014年国家医疗队巡回医疗工作（国卫办医函〔2014〕487号）	2014-6-5	国家卫生计生委办公厅
关于开展优质护理服务评价工作（国卫办医函〔2014〕522号）	2014-6-16	国家卫生计生委办公厅
关于抓好2014年县级公立医院综合改革试点工作落实（国卫办体改函〔2014〕504号）	2014-6-17	国家卫生计生委办公厅
关于精神科从业医师执业注册有关事项（国卫办医函〔2014〕605号）	2014-7-2	国家卫生计生委办公厅
关于开展设立外资独资医院试点工作（国卫医函〔2014〕244号）	2014-7-25	国家卫生计生委、商务部
登革热诊疗指南（2014年版）（国卫办医函〔2014〕746号）	2014-8-19	国家卫生计生委办公厅
心血管疾病高危人群早期筛查和综合干预项目管理办法（试行）（国卫办疾控函〔2014〕780号）	2014-8-27	国家卫生计生委办公厅
"撤村改居"后原乡村医生执业问题的批复（国卫法制函〔2014〕314号）	2014-9-3	国家卫生计生委
中国居民慢性病与营养监测工作方案（试行）（国卫办疾控函〔2014〕814号）	2014-9-10	国家卫生计生委

续表

相关管理函	签发/发布日期	发布单位
当前登革热防治工作（国卫办疾控函〔2014〕815号）	2014-9-11	国家卫生计生委
关于开展基层医疗机构医院感染管理培训工作（国卫办医函〔2014〕839号）	2014-9-17	国家人口计生委办公厅
深入持久开展全国医疗卫生系统"三好一满意"活动（国卫办医函〔2014〕831号）	2014-9-17	国家卫生计生委办公厅
贯彻实施传染病医院建筑设计规范（国卫办规划函〔2014〕835号）	2014-9-17	国家卫生计生委办公厅
关于继续做好可能发生的中东呼吸综合征疫情医疗救治准备工作（国卫办医函〔2014〕854号）	2014-9-22	国家卫生计生委办公厅
关于卫生计生经济管理队伍建设方案（2014-2020年）（国卫办财务函〔2014〕882号）	2014-9-30	国家卫生计生委办公厅
老年健康核心信息（国卫办家庭函〔2014〕885号）	2014-10-7	国家卫生计生委办公厅
关于全国人体重点寄生虫病现状调查方案（国卫办疾控函〔2014〕898号）	2014-10-15	国家卫生计生委办公厅
自愿戒毒医疗服务信息报送工作（国卫办医函〔2014〕925号）	2014-10-15	国家卫生计生委
城市三级医院对口支援县医院考核指标体系（国卫办医函〔2014〕946号）	2014-10-20	国家卫生计生委
埃博拉出血热疫情防控健康教育工作（国卫办宣传函〔2014〕1061号）	2014-11-21	国家卫生计生委
2014年贫困地区儿童营养改善项目方案（国卫办妇幼函〔2014〕1076号）	2014-11-24	国家卫生计生委办公厅
2014年贫困地区新生儿疾病筛查项目方案（国卫办妇幼函〔2014〕1077号）	2014-11-24	国家卫生计生委办公厅、中国残联办公厅
规范机构改革过渡期间卫生行政执法文书使用工作（国卫办监督函〔2014〕1191号）	2014-12-23	国家卫生计生委办公厅
关于公布第三批国家慢性病综合防控示范区审核结果（国卫办疾控函〔2014〕1207号）	2014-12-26	国家卫生计生委办公厅
全面提升县级医院综合能力第一阶段500家县医院名单（国卫办医函〔2014〕1206号）	2014-12-26	国家卫生计生委办公厅
关于开展消毒产品生产企业和放射卫生技术服务机构专项整治工作（国卫办监督函〔2015〕57号）	2015-1-26	国家卫生计生委办公厅
大型医院巡查工作方案（2015-2017年度）（国卫办医函〔2015〕75号）	2015-1-29	国家卫生计生委办公厅
关于公布首批全国健康促进县（区）项目试点（国卫办宣传函〔2015〕80号）	2015-1-31	国家卫生计生委办公厅

续表

相关管理函	签发/发布日期	发布单位
关于做好流感等春夏季重点传染病防控工作（国卫办疾控函〔2015〕172号）	2015-3-6	国家卫生计生委办公厅 全国爱卫会办公室
关于提升急性心脑血管疾病医疗救治能力（国卫办医函〔2015〕189号）	2015-3-11	国家卫生计生委办公厅
关于做好2015年全国预防接种科普宣传工作（国卫办疾控函〔2015〕216号）	2015-3-23	国家卫生计生委办公厅
麻醉等6个专业质控指标（2015年版）（国卫办医函〔2015〕252号）	2015-3-31	国家卫生计生委
关于推进出生医学证明管理信息系统建设（国卫办妇幼函〔2015〕279号）	2015-4-8	国家卫生计生委办公厅
戒毒药物维持治疗机构基本要求等3个文件（国卫办疾控函〔2015〕287号）	2015-4-9	国家卫生计生委办公厅
中国临床戒烟指南（国卫办宣传函〔2015〕370号）	2015-5-15	国家卫生计生委办公厅
关于戊二醛类消毒剂监管有关问题（国卫办监督函〔2015〕434号）	2015-5-19	国家卫生计生委办公厅
关于开展城乡医院对口支援督查工作（国卫办医函〔2015〕475号）	2015-5-28	国家卫生计生委办公厅
关于全面开展县级公立医院综合改革培训（国卫办体改函〔2015〕537号）	2015-6-11	国家人口计生委办公厅
关于加强汛期急性血吸虫感染防控工作（国卫办疾控函〔2015〕587号）	2015-7-13	国家卫生计生委办公厅
关于开展超过1500张床位公立医院备案工作（国卫办规划函〔2015〕640号）	2015-7-16	国家卫生计生委办公厅
健康科普信息生成与传播指南（试行）（国卫办宣传函〔2015〕665号）	2015-7-22	国家卫生计生委办公厅
法定传染病报告质量和管理现状调查方案（国卫办疾控函〔2015〕648号）	2015-7-23	国家卫生计生委办公厅
药物代谢酶和药物作用靶点基因检测技术指南（试行）和肿瘤个体化治疗检测技术指南（试行）（国卫医医护便函〔2015〕240号）	2015-7-29	国家卫生计生委医政医管局
进一步加快中央财政转移支付地方卫生计生项目结余结转资金使用（国卫财务函〔2015〕261号）	2015-8-4	国家卫生计生委
公立医疗机构改制后名称核定有关问题的批复（国卫医函〔2015〕280号）	2015-8-17	国家卫生计生委
卫生计生行政部门政府网站信息内容建设与管理规范（试行）（国卫办宣传函〔2015〕720号）	2015-8-17	国家卫生计生委办公厅

续表

相关管理函	签发/发布日期	发布单位
关于进一步加强医疗机构儿童用药配备使用工作（国卫办药政函〔2015〕719号）	2015-8-24	国家卫生计生委办公厅
关于进一步加强公立医院卫生应急工作（国卫办应急函〔2015〕725号）	2015-8-26	国家卫生计生委办公厅
预防接种规范管理专项活动（国卫办疾控函〔2015〕790号）	2015-9-10	国家卫生计生委办公厅
结核病患者健康管理服务规范（国卫办基层函〔2015〕880号）	2015-10-19	国家卫生计生委办公厅
2015年儿科医师转岗培训方案（国卫办医函〔2015〕926号）	2015-10-27	国家卫生计生委
关于加强医疗机构和医师注册联网管理系统维护使用工作（国卫办医函〔2015〕963号）	2015-10-31	国家卫生计生委办公厅、国家中医药管理局办公室
高血压、糖尿病分级诊疗试点工作（国卫办医函〔2015〕1026号）	2015-11-17	国家卫生计生委
血吸虫病消除工作评估方案（国卫办疾控函〔2015〕1077号）	2015-12-1	国家卫生计生委办公厅
转发食品药品监管总局关于进一步加强药物临床试验数据自查核查（食药监药化管〔2015〕226号）（国卫办医函〔2015〕1169号）	2015-12-28	国家卫生计生委办公厅
中国公民健康素养-基本知识与技能（2015年版）（国卫办宣传函〔2015〕1188号）	2015-12-30	国家卫生计生委办公厅
关于临床检验项目管理有关问题（国卫办医函〔2016〕167号）	2016-2-25	国家卫生计生委办公厅
关于公布第二批健康促进县（区）项目试点（国卫办宣传函〔2016〕194号）	2016-3-4	国家卫生计生委办公厅
全国消除麻风病危害规划（2011—2020年）中期评估（国卫办疾控函〔2016〕200号）	2016-3-7	国家卫生计生委办公厅
转发重新发布中央管理的卫生计生部门行政事业性收费项目（国卫办财务函〔2016〕202号）	2016-3-8	国家卫生计生委
寨卡病毒病诊疗方案（2016年第2版）（国卫办医函〔2016〕259号）	2016-3-17	国家卫生计生委办公厅
寨卡病毒病防控方案（第二版）（国卫办疾控函〔2016〕311号）	2016-3-28	国家卫生计生委办公厅
黄热病诊疗方案（2016年版）（国卫办医函〔2016〕323号）	2016-3-30	国家卫生计生委办公厅

续表

相关管理函	签发/发布日期	发布单位
全国碘缺乏病监测方案（国卫办疾控函〔2016〕359号）	2016-4-8	国家卫生计生委办公厅
2016年深入落实进一步改善医疗服务行动计划重点工作方案（国卫办医函〔2016〕362号）	2016-4-11	国家卫生计生委
百千万志愿者结核病防治知识传播活动工作方案和结核病防治核心信息及知识要点（国卫办疾控函〔2016〕367号）	2016-4-11	国家卫生计生委
黄热病防控方案（2016年版）（国卫办疾控函〔2016〕382号）	2016-4-15	国家卫生计生委办公厅、质检总局办公厅
关于实施阿尔茨海默病等24个病种临床路径（国卫办医函〔2016〕401号）	2016-4-19	国家卫生计生委办公厅
关于开展2015年度全国健康科普统计调查工作（国卫办宣传函〔2016〕428号）	2016-4-26	国家卫生计生委办公厅
关于增加上海等7省（区、市）开展综合医改试点的函（国医改函〔2016〕1号）	2016-5-5	国务院医改办
关于公布国家药品价格谈判结果（国卫办药政函〔2016〕515号）	2016-5-17	国家卫生计生委办公厅
血站加强寨卡病毒防范工作（国卫办医函〔2016〕525号）	2016-5-19	国家卫生计生委办公厅
关于首批鼓励研发申报儿童药品清单（国卫办药政函〔2016〕573号）	2016-5-31	国家卫生计生委委办公厅、工业和信息化部办公厅、食品药品监管总局办公厅
关于实施苯丙酮尿症等26个病种临床路径（国卫办医函〔2016〕577号）	2016-5-31	国家卫生计生委办公厅
产科表格化病历模板（国卫办医函〔2016〕604号）	2016-6-6	国家卫生计生委办公厅
关于调整艾滋病免费抗病毒治疗标准（国卫办医函〔2016〕618号）	2016-6-8	国家卫生计生委办公厅
关于尽快确定医疗费用增长幅度（国卫办体改函〔2016〕645号）	2016-6-15	国家卫生计生委办公厅、国家中医药管理局办公室
关于确定第一批国家级医养结合试点单位（国卫办家庭函〔2016〕644号）	2016-6-16	国家卫生计生委办公厅、民政部办公厅
关于尽快确定医疗费用增长幅度（国卫办体改函〔2016〕645号）	2016-6-20	国家卫生计生委
2016年纠正医药购销和医疗服务中不正之风专项治理工作要点（国卫医函〔2016〕172号）	2016-6-24	国家卫生计生委等9部门
医疗人才"组团式"援藏首席专家管理办法（国卫办医函〔2016〕723号）	2016-6-29	国家卫生计生委办公厅

第八章　参考信息

续表

相关管理函	签发/发布日期	发布单位
关于做好2016-2017年度提升医疗质量相关工作（国卫办医函〔2016〕765号）	2016-7-6	国家卫生计生委
关于开展2016年国家医疗队巡回医疗工作（国卫办医函〔2016〕854号）	2016-7-29	国家卫生计生委办公厅
关于做好暑期儿科医疗服务工作（国卫办医函〔2016〕849号）	2016-8-3	国家卫生计生委办公厅
关于《中国消除疟疾行动计划（2010-2020年）》中期评估报告（国卫办疾控函〔2016〕927号）	2016-8-18	国家卫生计生委办公厅、国家质检总局办公厅
全国消除疟疾工作方案（2016-2020年）（国卫办疾控函〔2016〕931号）	2016-8-25	国家卫生计生委办公厅、科技部办公厅、商务部办公厅、国家质检总局办公厅、国家旅游局办公室
三级综合医院医疗服务能力指南（2016年版）（国卫办医函〔2016〕936号）	2016-8-29	国家卫生计生委办公厅
关于做好2016年县级公立医院综合改革工作（国卫办体改函〔2016〕972号）	2016-9-5	国家卫生计生委办公厅、财政部办公厅
关于简化人类辅助生殖技术治疗时生育证明查验程序（国卫妇幼函〔2016〕247号）	2016-9-6	国家卫生计生委
关于做好季节性疾病高发期儿科医疗服务工作（国卫办医函〔2016〕1182号）	2016-11-3	国家卫生计生委办公厅
医院卒中中心建设与管理指导原则（试行）（国卫办医函〔2016〕1235号）	2016-11-17	国家卫生计生委办公厅
关于提高二级以上综合医院细菌真菌感染诊疗能力（国卫办医函〔2016〕1281号）	2016-11-29	国家卫生计生委办公厅
关于进一步做好冬春季传染病防控工作（国卫办疾控函〔2016〕1336号）	2016-12-7	国家卫生计生委办公厅
冠状动脉粥样硬化性心脏病和脑血管疾病分级诊疗技术方案（国卫办医函〔2016〕1424号）	2016-12-22	国家卫生计生委办公厅、国家中医药管理局办公室
慢性阻塞性肺疾病分级诊疗服务技术方案（国卫办医函〔2016〕1414号）	2016-12-22	国家卫生计生委办公厅、国家中医药管理局办公室
乳腺癌和甲状腺癌分级诊疗技术方案（国卫办医函〔2016〕1446号）	2016-12-29	国家卫生计生委办公厅、国家中医药管理局办公室

续表

相关管理函	签发/发布日期	发布单位
关于开展健康扶贫工程示范县建设（国卫办财务函〔2017〕131号）	2017-1-25	国家卫生计生委
农村贫困人口大病专项救治工作方案（国卫办医函〔2017〕154号）	2017-2-11	国家卫生计生委办公厅、民政部办公厅、国务院扶贫开发领导小组办公室综合司
关于计划生育手术并发症相关问题的批复（国卫妇幼函〔2017〕87号）	2017-2-14	国家卫生计生委
2017年深入落实进一步改善医疗服务行动计划重点工作方案（国卫办医函〔2017〕139号）	2017-2-16	国家卫生计生委
关于开展国家致病菌识别网有关工作（国卫办疾控函〔2017〕149号）	2017-2-16	国家卫生计生委办公厅
农村贫困住院患者县域内先诊疗后付费工作方案（国卫办医函〔2017〕186号）	2017-2-24	国家卫生计生委办公厅
加强医疗机构传染病管理工作（国卫办医函〔2017〕250号）	2017-3-15	国家卫生计生委办公厅
关于糖尿病视网膜病变分级诊疗服务技术方案（国卫办医函〔2017〕280号）	2017-3-23	国家卫生计生委办公厅
关于公布第三批健康促进县（区）项目试点（国卫办宣传函〔2017〕307号）	2017-3-29	国家卫生计生委办公厅
关于全国流感监测方案（2017年版）（国卫办疾控函〔2017〕296号）	2017-3-30	国家卫生计生委办公厅
关于贯彻落实中国遏制与防治艾滋病"十三五"行动计划（国卫办疾控函〔2017〕345号）	2017-4-10	国家卫生计生委办公厅
关于调整部分地方三级医院帮扶贫困县县级医院对口关系（国卫办医函〔2017〕421号）	2017-4-19	国家卫生计生委办公厅、国务院扶贫办综合司、国家中医药管理局办公室
关于做实2017年家庭医生签约服务工作（国卫基层函〔2017〕164号）	2017-5-2	国家卫生计生委
同步启动全民健康生活方式第二阶段行动（国卫办疾控函〔2017〕495号）	2017-5-16	国家卫生计生委办公厅
第二批鼓励研发申报儿童药品清单（国卫办药政函〔2017〕528号）	2017-5-26	国家卫生计生委办公厅、工业和信息化部办公厅、食品药品监管总局办公厅
关于实施有关病种临床路径（国卫办医函〔2017〕537号）	2017-5-31	国家卫生计生委办公厅

第八章　参考信息

续表

相关管理函	签发/发布日期	发布单位
关于加强疾病应急救助工作信息化管理（国卫办医函〔2017〕551号）	2017-6-2	国家卫生计生委办公厅
包虫病诊疗方案（2017年版）（国卫办医函〔2017〕559号）	2017-6-2	国家卫生计生委办公厅
原发性肝癌诊疗规范（2017年版）（国卫办医函〔2017〕553号）	2017-6-2	国家卫生计生委办公厅
卫生计生系统开展督查工作（国卫办函〔2017〕201号）	2017-6-7	国家卫生计生委
关于做好夏秋季重点传染病防控工作的通知（国卫办疾控函〔2017〕594号）	2017-6-15	国家卫生计生委办公厅、全国爱卫会办公室
关于调整肺结核传染病报告分类（国卫办疾控函〔2017〕600号）	2017-6-15	国家卫生计生委办公厅
关于做好夏秋季重点传染病防控工作（国卫办疾控函〔2017〕594号）	2017-6-15	国家卫生计生委办公厅、全国爱卫会办公室
关于医疗保健机构中从事计划生育技术服务的人员合格证问题的批复（国卫妇幼函〔2017〕253号）	2017-7-13	国家卫生计生委
洪涝灾害后卫生防疫有关方案（国卫办疾控函〔2017〕758号）	2017-7-25	国家卫生计生委办公厅
关于开展健康旅游示范基地建设（国卫规划函〔2017〕257号）	2017-7-25	国家卫生计生委、国家发展改革委、财政部、国家旅游局、国家中医药局
三级妇产医院医疗服务能力指南（2017年版）（国卫办医函〔2017〕768号）	2017-7-31	国家卫生计生委办公厅
加强健康教育信息服务管理（国卫办宣传函〔2017〕823号）	2017-8-21	国家卫生计生委办公厅
关于开展医院满意度调查试点工作（国卫办医函〔2017〕849号）	2017-8-25	国家卫生计生委
关于确定公立医院综合改革首批国家级示范城市和第二批国家级示范县（国医改办函〔2017〕116号）	2017-8-28	国务院医改办、国家卫生计生委、财政部、国家中医药局
关于做好贫困人口慢病家庭医生签约服务工作（国卫办基层函〔2017〕928号）	2017-9-13	国家卫生计生委办公厅、国务院扶贫办综合司
关于做好残疾人家庭医生签约服务工作（国卫办基层函〔2017〕956号）	2017-9-25	国家卫生计生委办公厅、中国残疾人联合会办公厅
胸痛中心建设与管理指导原则（试行）（国卫办医函〔2017〕1026号）	2017-10-22	国家卫生计生委办公厅

续表

相关管理函	签发/发布日期	发布单位
关于开展县级医院信息采集工作（国卫医资源便函〔2017〕368号）	2017-10-25	国家卫生计生委医政医管局
"十三五"健康老龄化规划重点任务分工（国卫办家庭函〔2017〕1082号）	2017-11-2	国家卫生计生委办公厅
关于同意医院管理研究所开展电子病历系统应用水平分级评价有关工作的批复（国卫医函〔2017〕417号）	2017-11-3	国家卫生计生委
日间手术试点医院名单（国卫办医函〔2017〕1100号）	2017-11-7	国家卫生计生委办公厅、人力资源社会保障部办公厅
关于委属（管）单位能源资源消费统计实施方案（国卫办规划函〔2017〕1113号）	2017-11-14	国家卫生计生委办公厅
关于做好儿童冬季疾病高发期儿科医疗服务工作（国卫办医函〔2017〕1173号）	2017-11-29	国家卫生计生委办公厅
医疗机构麻醉科门诊和护理单元设置管理工作（国卫办医函〔2017〕1191号）	2017-12-1	国家卫生计生委办公厅
感染性疾病相关个体化医学分子检测技术指南和个体化医学检测微阵列基因芯片技术规范（国卫办医函〔2017〕1190号）	2017-12-5	国家卫生计生委
医院信息化建设应用技术指引（2017年版）（国卫办规划函〔2017〕1232号）	2017-12-13	国家卫生计生委办公厅
关于开展特色医院文化医院建设工作（国卫办宣传函〔2017〕1299号）	2017-12-29	国家卫生计生委办公厅
关于全国水源性高碘地区监测方案（2018版）（国卫办疾控函〔2018〕19号）	2018-1-5	国家卫生计生委办公厅
2017年度国家基本公共卫生服务项目绩效评价（考核）（国卫基层函〔2018〕16号）	2018-1-16	国家卫生计生委、财政部
全国布鲁氏菌病监测工作方案（国卫办疾控函〔2018〕141号）	2018-2-23	国家卫生计生委办公厅
健康扶贫领域作风问题专项治理实施方案（国卫办财务函〔2018〕198号）	2018-3-23	国家卫生计生委
关于实施麻醉药品、第一类精神药品购用印鉴卡电子化管理（国卫办医函〔2018〕205号）	2018-3-28	国家卫生计生委
关于做好2018年家庭医生签约服务工作（国卫办基层函〔2018〕209号）	2018-3-29	国家卫生健康委办公厅
全国学生常见病和健康影响因素监测方案（2018年版）（国卫办疾控函〔2018〕229号）	2018-4-8	国家卫生健康委办公厅

续表

相关管理函	签发/发布日期	发布单位
关于加强脑卒中诊疗管理相关工作（国卫办医函〔2018〕269号）	2018-4-20	国家卫生健康委办公厅
"世界家庭医生日"宣传活动（国卫办基层函〔2018〕281号）	2018-4-26	国家卫生健康委办公厅
贯彻实施妇幼健康服务机构建设标准（国卫办规划函〔2018〕313号）	2018-5-8	国家卫生健康委办公厅
手足口病诊疗指南（2018年版）（国卫办医函〔2018〕327号）	2018-5-15	国家卫生健康委办公厅
关于罕见病目录制订工作程序（国卫办医发〔2018〕11号）	2018-5-28	国家卫生健康委
近视防治指南、斜视诊治指南和弱视诊治指南（国卫办医函〔2018〕393号）	2018-6-1	国家卫生健康委办公厅
关于进一步提升创伤救治能力（国卫办医函〔2018〕477号）	2018-6-21	国家卫生健康委办公厅
关于做好2018年上半年疾病应急救助信息报送工作（国卫办医函〔2018〕516号）	2018-7-3	国家卫生健康委
建档立卡贫困人口慢病家庭医生签约服务工作方案（国卫办基层函〔2018〕562号）	2018-7-12	国家卫生健康委
首个"中国医师节"活动（国卫办医函〔2018〕602号）	2018-7-24	国家卫生健康委办公厅、国家中医药管理局办公室、中央军委后勤保障部卫生局
病毒性肝炎防治知识要点（国卫疾控艾防便函〔2018〕110号）	2018-7-26	国家卫生健康委
关于做好效价不合格百白破疫苗异地补种工作（国卫办疾控函〔2018〕699号）	2018-8-17	国家卫生健康委
"优质服务基层行"活动（国卫基层函〔2018〕195号）	2018-8-22	国家卫生健康委、国家中医药局
癌症疼痛诊疗规范（2018年版）（国卫办医函〔2018〕734号）	2018-8-27	国家卫生健康委
关于做好《医疗纠纷预防和处理条例》贯彻实施工作（国卫办医函〔2018〕798号）	2018-9-13	国家卫生健康委办公厅、国家中医药管理局办公室
关于新型抗肿瘤药物临床应用指导原则（2018年版）（国卫办医函〔2018〕821号）	2018-9-14	国家卫生健康委医政医管局
关于碳青霉烯类抗菌药物临床应用专家共识等3个技术文件（国卫办医函〔2018〕822号）	2018-9-18	国家卫生健康委

续表

相关管理函	签发/发布日期	发布单位
关于进一步改善医疗服务行动计划（2018—2020年）考核指标（国卫办医函〔2018〕894号）	2018-10-16	国家卫生健康委办公厅